中国少数民族特需商品
传统生产工艺和技术保护工程
第十一期工程

中国民族药医院制剂目录

第一卷

中央民族大学民族药医院制剂目录课题组　编著

化学工业出版社
·北京·

内容提要

《中国民族药医院制剂目录》分四卷出版：第一卷收载藏药医院制剂，第二卷收载蒙药医院制剂，第三卷收载维药、傣药和彝药医院制剂，第四卷收载苗药和其他民族药医院制剂。民族药医院制剂是已获省（自治区）食药监督管理部门批准的、有制剂批准文号的民族药成药。本目录还适当收载民族医医疗机构的协定处方剂。

《中国民族药医院制剂目录》收载医院制剂所涉及的少数民族，均设有民族医医院或民族医专科，包括藏、蒙古、维吾尔、傣、彝、苗、土家、畲、侗、壮、瑶、朝鲜、满、哈萨克、回、白、纳西、水、羌、傈僳、布依共21个民族。共计收入这些民族药医院制剂（含部分临床协定处方剂）共1882种。本目录为全面展示民族药医院制剂，选择了89家医疗机构，既有公立医院，又有民营医院；既有部队医院，又有寺庙医院；既有专门的民族医医院，又有中医院或中西医结合医院内设的民族医专科。

《中国民族药医院制剂目录》可供中医特别是少数民族地区的医务工作者、民族药生产和经销人员参考。

图书在版编目（CIP）数据

中国民族药医院制剂目录. 第一卷/中央民族大学民族药医院制剂目录课题组编著. —北京：化学工业出版社，2020.8
中国少数民族特需商品传统生产工艺和技术保护工程第十一期工程
ISBN 978-7-122-37046-4

Ⅰ.①中… Ⅱ.①中… Ⅲ.①少数民族-民族医学-制剂-中国-目录 Ⅳ.①R29-62

中国版本图书馆CIP数据核字（2020）第083878号

责任编辑：刘俊之 褚红喜 姜 静　　　　　　　　　　美术编辑：韩 飞
责任校对：刘曦阳

出版发行：化学工业出版社（北京市东城区青年湖南街13号 邮政编码100011）
印　　装：北京缤索印刷有限公司
787mm×1092mm 1/16 印张39¹/₂ 字数804千字 2020年9月北京第1版第1次印刷

购书咨询：010-64518888　　　　　　　　　　　　　　售后服务：010-64518899
网　　址：http：//www.cip.com.cn
凡购买本书，如有缺损质量问题，本社销售中心负责调换。

定　　价：238.00元

中国少数民族特需商品传统生产工艺和技术保护工程第十一期工程
中国民族药医院制剂目录

项目指导小组成员

顾　　问：陈改户
主　　任：张志刚
副 主 任：彭泽昌　张丽君
成　　员：叶　青　马　磊

项目组成员

主　　任：张丽君
副 主 任：杨思远　马　博　王润球
成　　员：黎　明　王天瑞　成瑞雪　艾　舒　石　越　宋志娇　戴婧妮　宋希双
　　　　　罗红艳　唐思蓉　孙　咏　张　鹏

专家评审组成员

叶祖光　中国中医科学院首席研究员、中国中医科学院药物安全评价中心主任、教授
谢雁鸣　中国中医科学院首席研究员、中国中医科学院临床基础所常务所长、教授、
　　　　民族药再评价专家
包金山　内蒙古民族大学附属医院主任医师、国医大师
占　堆　西藏藏医医院原院长、国医大师
阿尔甫 · 买买提尼亚孜
　　　　现任新疆维吾尔自治区人民政府参事、新疆维吾尔自治区科学技术协会委
　　　　员、原新疆维吾尔自治区卫生厅副巡视员、中医民族医管理处处长、新疆维
　　　　吾尔医学专科学校特聘教授
孙亚丽　中国民族医药协会副秘书长、教授（组长）
郝应芬　西昌彝医药研究所所长、研究员、四川省彝族医药非物质文化遗产传承人

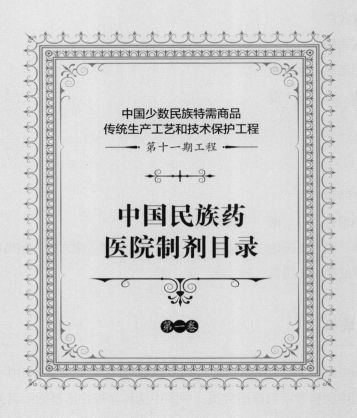

中国少数民族特需商品
传统生产工艺和技术保护工程
· 第十一期工程 ·

中国民族药
医院制剂目录

第一卷

前　言

论中国民族药医院制剂

杨思远

民族药成药有三种存在形式：国药准字成药、有省（区）医药主管部门批准文号的医院制剂和临床协定处方剂，其中医院制剂是民族药成药的重要组成部分。在我国少数民族医药体系中，由于国药准字成药限于藏、蒙、维、傣、彝、苗六个民族，品种数量共计不足千种❶。因此，在民族医疗保障体系运行中，除国药准字成药满足临床患者用药的需求外，各民族药医院制剂成为少数民族地区临床治疗各种常见病、多发病、疑难病、特种地方病的必需药品，也是满足少数民族患者用药的特需商品。

2018年7月19日至8月18日，2019年1月3日至29日，2019年7月30日至8月6日，国家民委中国民族药医院制剂目录调研组对民族药医院制剂进行了实地典型调查，并编辑出版《中国民族药医院制剂目录》（共四卷）。这次民族药医院制剂调查，在中国少数民族医药史上尚属首次。调查包括16个省、市、自治区的21个民族，国家公立二甲及以上的民族医医院51家，还包括国家卫生部、国家中医药管理局重点专科的医院，民营医院和有行医资格的医馆、诊所等，共收录医院制剂1246个，临床协定处方剂636个，总计1882个品种。

一、民族药医院制剂及其在我国医疗体系中的地位

民族药医院制剂是民族医医疗机构依据《中华人民共和国药典》，或国家卫生部部颁药品标准、国家食品药品监督管理总局局颁药品标准，或各省（区）民族药药品标准生产的，

---

❶ 据《国家民委关于印发少数民族特需商品目录（2014年版）的通知》，藏、蒙、维、傣、彝、苗六大民族药收录的品种为862个。由化学工业出版社和中国经济出版社出版的《中国民族药成药目录》（2020年版），收载的六大民族药成药品种为860个。

并经省（区）食品药品监督管理部门注册、再注册或备案的，获有医院制剂品种批准文号，并在医疗机构临床使用的有固定处方的制剂。

经本省（区）食品药品监督管理部门审核和注册，取得医院制剂品种批准文号，是民族药医院制剂的首要特征。各省（区）食品药品监督管理局依据《中华人民共和国药品管理法》及其实施条例，以及《医疗机构制剂注册管理办法》，在审查民族医医疗机构制剂的申报材料后，对符合要求的制剂品种予以注册或再注册，并核发制剂批准文号。因此，每个医院制剂品种均有批准文号。例如，2018年3月9日，西藏自治区食品药品监督管理局批准的西藏自治区藏医院（三级甲等医院）的藏药医院制剂68个品种，其中"八味沉香利尿丸"批准文号为"藏药制字Z220080388"，"六味余甘子汤散"批准文号为"藏药制字Z220120617"；再如，2015年12月9日由青海省食品药品监督管理局批准的塔尔寺藏医院的藏药医院制剂204个品种中，"八味杜鹃丸"批准文号为"青药制字Z20152412"，"十八味降香丸"批准文号为"青药制字Z20152424"。未获准医院制剂号的品种，不能在医院临床使用。

已注册过的医院制剂一般每隔3年需要再注册。民族药医院制剂多源于经典方剂，地域性强。为保证临床用药安全和适应质量标准再提高的要求，实行医院制剂注册批准文号管理，使用期限3年。虽然遴选出的医院制剂品种是临床常用药，疗效确切，使用安全，价格合理，但随着人们生活水平的提高，对剂型稳定性差、服用不方便的医院制剂需要质量再提高，一般通过3年的临床实践优胜劣汰。对医院制剂实行再注册管理，重新核发医院制剂批准文号，能够推陈出新。例如，2008年3月11日，青海省食品药品监督管理局对青海省河南蒙古族自治县蒙藏医院（三级甲等医院）的"金刚普灭丸"等87个医院制剂品种和"利尿红花散"等61个医院制剂品种进行了注册；2011年4月13日和9月6日，又分别对"金刚普灭丸"等148个医院制剂品种和"九味黑药散"等41个医院制剂进行了再注册；2015年1月21日对"利尿红花散"等189个医院制剂品种又进行再注册；2018年1月23日对"利尿红花丸"等141个医院制剂品种进行了第三次再注册。❶通过对医院制剂再注册管理，使原有的医院制剂品种的安全和疗效得到定期监测，使品种优胜劣汰进入正常循环状态。

执行一定标准，是医院制剂的显著特征。我国现行药品标准是2015年版《中华人民共和国药典》（以下简称《中国药典》）。此外，还有能够体现少数民族医药基础理论用药，自成体系又具有民族特色的卫生部部颁药品标准。如1995年版《藏药药品标准》《维药药品标准》和《蒙药药品标准》，统称为部颁药品标准。2012年，国家食品药品监督管理局组织对市场流通领域的药品进行整顿，有些地方药品标准提升为国家药品标准后，即对提升

---

❶《青海省食品药品监督管理局（批复）》，青食药注复【2008】11号、【2008】14号、【2011】31号、【2011】148号，参见《河南蒙古族自治县蒙藏医院文件》，河蒙藏医【2014】15号。

标准的药品颁布了新的药品标准，统称为局颁药品标准，设化药、中药和民族药分册。上述《中国药典》和部颁标准、局颁标准均为国家药品标准，既是药品生产标准，又是各省（区）食品药品监督管理局批准医院制剂的质量标准。为在全国范围内加强对医疗机构医院制剂的管理，国家食品药品监督管理局在2000年印发了《医疗机构制剂配制质量管理规范（试行）》管理办法（以下简称GPP）。将全国医院包括民族医医院纳入了标准化管理范畴，生产医院制剂和生产国药准字成药一样，有法可依、依法管理。从民族医医疗机构管理到医院制剂生产的双重管理体制的建立，说明国家加强了对医院制剂管理的力度。现行医院制剂有生产质量标准可依，但在标准执行和医院制剂生产中，同一医院制剂品种，由于地域差异、地方用药习惯差异、临床传承差异，同物异名的差异和炮制工艺的差异，执行标准不尽相同。为防止标准执行中的不统一，早在1979年我国有藏族居住的地区，以省（区）间协作组的形式编纂出版了《六省区藏药标准》，对藏药药材炮制、组方、基本检测方法做了统一规定。这是首次对藏药标准的修改、制定和统一，这在当时对藏药标准化发展起到了重要推动作用。在这个标准基础上，五大藏区藏药标准又相继在国家"十一五""十二五"期间，分别推出更细化的藏药质量标准。如1992年青海省药监局印发了《青海省藏药标准》，2013年青海省药监局和藏药标准化办公室又重新出版了《青海省藏药标准》。藏药标准的再修订，意味着民族药包括国药准字成药和医院制剂在内的产品技术含量的不断提升。

由此可见，民族药医院制剂生产形成一个标准体系，同一制剂品种，可能执行不同标准。例如，青海省黄南藏族自治州河南蒙古族自治县蒙藏医院生产的三种医院制剂"三臣散""六锐散""二十八味槟榔丸"，执行1992年版省级《青海省藏药标准》，而相同的这三种医院制剂在塔尔寺藏医院执行的是1995年版国家卫生部部颁《藏药药品标准》。尽管执行国家标准的版本可不同，但在本省（区）药监局申报审批过程中，医院制剂标准必须符合国家现行药品生产标准，医院制剂的内控标准必须高于国家药品标准，因为只有这样，才能确保医院制剂质量。

河南蒙古族自治县蒙藏医院是一家公立二级甲等医院，调查期间已取得医院制剂批准文号的制剂品种有202个。这些医院制剂执行《中国药典》标准、省级药品标准的有162个，另40个品种是协定处方剂。这类品种，首先源于临床应用至少30年以上甚至更久，医院再自主研发。青海省食品药品监督管理局批准的该医院"仁庆养肝宝""十三味仁庆达西""魂苏丸""二十五味明目丸""吾吉德谢""无味珍珠胶囊（散）""赛皎闹日""夏朵丸""鹏谢闹日"等，以协定处方剂提供临床使用。

青海省藏医院是三级甲等医院，为全国首家具有药物临床试验机构资质的藏医医疗机构（GCP）。2018年4月27日，在获得青海省食品药品监督管理局再注册的117个医院制剂中，除"白热散"（青药制字Z20180241）外，其余116个品种是该医院自定的医院制剂质量标准。这是由于青海藏医医院是国家中医药管理局重点民族医医院，开展藏医传统诊疗技术有200多种，这些医院制剂在治疗常见病、多发病，特别是风湿性、类风湿性关节炎、心脑血管疾病、肝胆系统疾病、妇科病、胃肠病重点专科方面，具有特色优势，疗效显著，医院标准的制定源于这些优势病种，也是临床传承使用、临床积累沉淀的验方方剂。青海省药监局为充分发挥这些医院制剂在医疗体系中的重要作用，全部核发了医院制剂批准文号❶，获得批准文号的368种医院制剂中，有312个藏药制剂纳入了青海省城镇职工医疗保险、城镇居民医疗保险、新型农村合作医疗保险三大医保报销范围，85%的医院制剂纳入省级医保报销范围，解决了藏区百姓看病难、看病贵、有病无药的现状。与青海省藏医院情况相同的还有青海省河南蒙古族自治县蒙藏医院、西藏自治区藏医医院、内蒙古自治区国际蒙医医院等。

民族药医院制剂成方，除上述国家药品标准外，还有相当一部分源于称为宝典的经典方剂，在现代医学中广泛使用。这些方剂均有科学依据和长期安全、疗效的用药保证。我国少数民族保留了大量珍贵的医药学经典，如藏医学的《四部医典》《月王药诊》《晶珠本草》《临床札记》，蒙医学的《四部甘露》《饮膳正要》，维吾尔医学的《木接热巴提 阿日普》，傣医学的《档哈雅龙》以及贝叶经《桑格龙》等，少数民族医医院的许多处方直接源自经典，称为经典方或经方。例如，西藏山南市藏医医院依据《四部医典》研制的"罗君丸""郭齐久松丸""珀嘎久杰丸""西切久吉丸""十五味乳鹏丸"❷；西藏自治区藏医医院依据《四部医典》开发的肝胆科制剂"给旺古巴丸"和止血制剂"八味红花丸"，依据《尼阿甲杂堆孜西嘎昌瓦》开发的妇科制剂"韦色尼阿丸"，依据《藏医秘诀补遗》开发的风湿病科制剂"二十三味儿茶丸"，依据《长寿珠串》开发的妇科制剂"十九味沙棘丸"等❸，都是临床效果很好的经典方剂。此外，我国少数民族医药学专家，在长期的临床实践中研制和开发了大量协定处方剂。例如，新疆巴音郭楞蒙古族自治州蒙医医院药浴科蒙医医师尼满，研制出治疗风湿性关节炎的协定处方剂阿尔山1号❹，蒙医医师航喜研制的治疗寻常型银屑病的阿尔山2号❺，同样取得了良好的疗效，目前作为医院和专家之间的协定处方制剂供患者使用。

民族药医院制剂一般主要由民族医医院生产，各民族医医院设有制剂室或制剂中心。

---

❶ 青海省食品药品监督管理局：医疗机构制剂注册批件，批件号YZX201802。

❷ 西藏山南市藏医医院：医疗机构制剂注册申报资料项目——制剂名称及命题依据，西藏山南市藏医医院档案室。

❸ 西藏自治区藏医医院：医疗机构制剂注册申报资料项目——制剂名称及命题依据，西藏自治区藏医医院门孜康制剂室。

❹ "巴州蒙医医院处方笺"，开具日期：2018-08-12。患者姓名：拉杰；门诊号/病历号：20125644；床号：yy26；科别：药浴科；临床诊断：风湿性关节炎；用法：外用，每日1次。医师：尼满。

❺ "巴州蒙医医院处方笺"，开具日期：2018-08-14。患者姓名：那仁；门诊号/病历号：20125497；床号：yy22；科别：药浴科；临床诊断：寻常型银屑病，用法：外用，每日2次。医师：航喜。

青海省河南蒙古族自治县蒙藏医院院长扎西才让指出："医院制剂中心，不仅是制剂的中心，也是医院的中心。"❶近年来各医院制剂室尽管规模大小不一，但均按照GPP的要求，完成技术改造，验收后投入使用。

内蒙古自治区国际蒙医院是一家三级甲等医院，建有国家级医院制剂中心，四川甘孜藏族自治州德格县达玛乡的宗萨藏医院是一家乡级民营医院，但无论国家级，或是乡级，建成的医院制剂室（中心）都能够达到GPP要求。自治区（省）级三甲民族医医院还有新疆维吾尔自治区维吾尔医医院、西藏自治区藏医院、广西壮族自治区国际壮医医院、青海省藏医院等，地市级三甲民族医医院还有吉林延边市朝医医院、内蒙古通辽市内蒙古民族大学附属医院、云南傣族自治州傣医医院、云南楚雄州彝医医院、贵州黔东南布依族苗族自治州民族医医院、四川凉山彝族自治州中西医结合医院、新疆和田地区维吾尔医医院、西藏山南市藏医医院、青海玉树州藏医院等，县级市有湖北省长阳市土家族民族医医院、新疆墨玉县维吾尔医医院、四川甘孜藏族自治州德格县藏医医院等，尽管这些民族医医院所处地域不同、行政级别不同、民族医医种不同、民族医医院的公立民营属性不同，但医院制剂室（中心）建设都力求达到GPP标准。为此，这些医院不断进行改造、升级，以保证民族药医院制剂的生产质量，确保患者用药安全。

新疆和田地区维吾尔医医院，1985年建立的医院制剂室不足100m²，1996年改造后达到3500m²，2012年按GPP标准，投入3000余万元对制剂室进行第三次技术改造，改造后面积达8949m²，可生产13个剂型99个维吾尔药的制剂品种，制剂室人员45人，技术员36人。青海省藏医院制剂室有散剂、丸剂、酒剂、栓剂、煎膏剂等12种藏药剂型生产线，共生产368种医院制剂，年生产能力达200吨，是我国目前最大的民族药医院制剂室。为适应用药需求的增加，民族医医院有计划地改造医院制剂室以扩大规模，提升产能。

医院制剂并非都由各医院自己配制。制剂室建设投资浩大，制剂生产需要大量专业人才，经济实力较弱的民族医医院难以承担，很多民族医医院并不设立制剂室，或者虽有制剂室，但达不到GPP规范因而未获相应的生产资质，制剂生产只能委托民族药生产企业。实际上，许多民族药生产企业最初是从医院制剂室独立而来。例如，具有悠久藏医药文化历史，国家级非物质文化遗产藏医特色诊疗技术——尿诊发源地的西藏山南市藏医医院制剂室，于1985年独立为西藏山南雍布拉康藏药厂，1999年在国企改制后更名为西藏金珠雅砻藏药股份有限责任公司，为保证医院临床用药，山南市藏医医院于2010年不得不重建制剂室。❷究其原因，西藏金珠雅砻藏药有限公司生产十几个品种的国药准字成药，远远不能满足山南市对藏药用药品种的需求，不能全覆盖医疗病种用药需求。重建后的医

❶ 在国家民委民族药医院制剂目录调研组与青海河南蒙古族自治县蒙藏医院座谈会上扎西才让院长的发言记录，2018年7月29日上午，西宁市丽枫酒店一楼会议室。

❷ 在国家民委民族药医院制剂目录调研组与西藏山南市藏医医院座谈会上拉巴副院长的发言记录，2018年8月7日中午，山南市藏医医院会议室。

院制剂室可生产188个医院制剂品种，年产量100多吨。❶

对于没有能力建设制剂室的民族医医院来说，除委托生产外，另一个途径是通过省（区）级民族医院制剂室（中心）予以调剂使用，这是目前民族医医院满足临床用药最普遍的办法。对一些较小的民族医医疗机构在临床制剂品种需求上进行帮扶，国家药监局对民族药医院制剂在本省（区）内的调剂使用，给予了一定的政策支持。

民族药医院制剂均为处方药，必须有民族医职业医师或医生开具的处方方可使用，因此，民族药医院制剂主要是民族医医院内部的临床用药。在实地调研中，可见到大多数二级甲等以上的民族医医院也设有中成药、西药房，国药准字成药（中药、民族药）使用量少，西药按照急诊用药配备。民族医医院临床用药的主体部分是医院制剂，还有的民族医医院全部使用本院医院制剂，如青海省河南蒙古族自治县蒙藏医院。民族医医院的重要收入来源是本院制剂，其自采药材成本低，因而制剂价格低。医院制剂品种多，可满足各病种广泛治疗的用药需求，特别对疑难杂症和各医院的重点专科治疗，临床积累多年的有效验方发挥了积极作用，患者易于接受。在价格方面，民族药医院制剂有明显优势。价格的差异与加工制备工艺、剂型（微丸和大丸）、药材的来源有直接的关系，但是临床选择上，患者更倾向于选择传统剂型且价格较低的民族药。

因此，经注册、再注册或备案、有制剂批准文号、有制剂生产执行标准、由符合GPP规范的民族药医院制剂室（中心）配制或委托生产、供医院临床使用或调剂使用、有固定处方，是民族药医院制剂的主要规定。

目前，由于获得国药准字的民族药成药品种少，不能满足临床患者的需求，医院制剂作为处方药就成了民族医医院临床用药的主体，覆盖了医院内、外、妇、儿、皮肤等各科到全科用药。因此，医院制剂是维系民族医医疗体系的主要支撑，是民族药成药的主要存在形式，也是少数民族患者的特需商品，在我国医疗保险体系中占有极为重要的地位。民族医医改必须从这个基本实情出发，才有可能顺利进行并取得较好的医疗和经济效益。

二、《民族药医院制剂目录》收载的重点

迄今为止，我国民族药医院制剂总数是多少，没有确切记载。据中国民族药医院制剂目录调研组初步估计，各民族药医院制剂累计达数万个品种。❷对数量如此庞大的医院制剂

---

❶ 可生产的188个品种中，98个已获医院制剂批准文号，另有90个正在受理审批中。《山南市藏医院制剂室目前情况介绍》，2018年8月7日，第1页。

❷ 2018年8月5日下午，在西藏自治区藏医院国医大师工作室同国家民族药医院制剂目录调研组的座谈会上，国医大师、原西藏自治区藏医院占堆院长甚至认为"光藏药制剂就有3万多种"，但他所说的"制剂"包括经验方剂，不都属于医院制剂。

如何进行选择十分重要，它是把握医院制剂特点，准确划分调查范围，确定调查重点，全面反映民族药医院制剂应用状况，顺利而有效开展典型调查的基本前提。

对民族药医院制剂的选择涉及五个方面：民族、地区、民族医医院、重点品种、剂型，以下分述之。

1. 确定调研的民族

以民族为分类标准，我们把55个少数民族中拥有民族医医院或民族医科的21个民族作为调研范围，开展实地调研，这些民族是藏、蒙、维吾尔、傣、彝、苗、土家、畲、侗、壮、瑶、朝、满、哈萨克、回、白、纳西、水、羌、傈僳、布依族。

2. 确定调研的地区

我国少数民族有大杂居与小聚居的特点，使得医院制剂调研耗资巨大、耗时漫长、行程艰难，地区选择不准，难以达到典型要求。为此，调研组确定选择典型调研地的依据有三：少数民族自治区、州、县和民族乡；少数民族人口聚集地区；民族医药文化的发祥地与典型地，以深度反映少数民族在基层一线用药的现状和需求。本项目调研将全国5个自治区全部纳入；确定调查的自治州有19个，占全国自治州总数的63.3%；自治县有12个，占全国自治县总数的10.3%。

有的地方，虽未设立自治机关，但少数民族人口集中，是民族医药发展较快、较为典型的地区。例如，辽宁丹东市是满族人口集中地，满族人口超过10%；又如，福建福安市是畲族人口集中地，达到7万多人，是全国唯一的畲族自治县景宁县1.5万人口的4倍以上。这些地区在调研时不应忽视。

民族医药文化的发祥地与典型地。藏医药发祥地在拉萨和山南，十五世纪初出现南北两派。以向玛·郎加扎桑为代表的"北方寒凉派"发祥地在拉萨和山南，北派以高原和雪山地产药材主攻高寒地区常发病和多发病；以舒卡·娘尼多吉为代表的"南方温热派"的藏药发祥地则在四川甘孜藏族自治州的德格县，南派以南方药材主攻南方地区多发病。藏药典型地包括传统的卫藏、安多和康巴地区，即现在的西藏、青海、甘肃、四川、云南五大藏区，本次调研全部纳入调查对象。

内蒙古呼和浩特和通辽地区为蒙医药典型地区。青海的河南蒙古族自治县蒙医药与藏医药相结合，是蒙藏医药文化结合的典型地区；新疆的巴州和博州蒙医药则深受维吾尔族医药和哈萨克医药影响，是蒙医药和维吾尔族医药、哈萨克族医药文化结合的典型地区。

维吾尔族医药发祥地在和田，乌鲁木齐市是典型地。傣医药发祥地在云南西双版纳傣族自治州，延续至今仍是傣医药文化的典型地。彝医药的发祥地是四川凉山彝族自治州，典型地还包括云南楚雄地区。苗医药的发祥地和典型地在贵州黔东南州和黔南州，典型地还包括贵阳。其他民族医药发祥地大多在本民族自治地方或人口集中地区。这些地区是调研的首选对象。

3. 确定调研的民族医医院

卫生部批准的全国284家民族医医院，数量众多，分布极广。调研组确定的选择标准：国家公立民族医医院（三级甲等、三级乙等、二级甲等、二级乙等）；国家公立中医医院、中西医结合医院（三级甲等、三级乙等、二级甲等、二级乙等）；国家批准有营业执照的民营医院；省（区）医药卫生主管部门批准的具有行医资格的个体诊所、医馆。

4. 择优确定调研的重点品种

我们将临床常用、优势病种、重点专科、临床用于疑难杂症、临床用于防止重大传染病的民族药医院制剂，作为调研重点。例如，青海省藏医院有国家级临床重点专科3个，国家中医药管理局重点专科8个，在治疗常见病、多发病，特别是在风湿性、类风湿性关节炎，心脑血管疾病，肝胆系统疾病，妇科病，肠胃病方面发挥了藏药特色优势，疗效显著。[1]囊谦县藏医院的"省级重点专科主要集中在藏药浴、外治、胃病、心脑血管、风湿、抗肿瘤方面"。[2]喀什地区维吾尔医医院拥有国家级和自治区级临床重点专科共7个，即国家中医药管理局"十一五"时期皮肤病专科，"十二五"时期维吾尔医心血管内科和维吾尔医妇科重点专科，自治区级的有维吾尔医骨伤科、肺病科、皮肤科和骨病科。[3]儿科是喀什地区维吾尔医医院的重点专科。新疆巴州蒙医院的"五疗康复科为自治区重点专科，塔布恩阿尔膳科为自治区重点专科项目，内科胃肠科为国家重点专科协作组成员单位，骨性关节炎为自治区级蒙医优势病种诊疗方案梳理项目，内科胃肠病为自治区重点专科"。[4]青海省黄南州河南蒙古族自治县蒙藏医院有"国家十二五重点专科蒙藏医院药浴科"[5]。这些各级重点专科、特色专科、重点专病、优势病种临床用药中的医院制剂和部分协定处方剂，理所当然成为本次目录收载的重点。

常用品种是指民族医院用量大的制剂品种。之所以将常用品种列为调查和收载的重点，主要考虑到这些制剂是民族医疗体系的主要支撑，也是少数民族患者不可或缺的特

---

[1] 青海省藏医院：《青海省藏医院简介》，第2页，2018年8月。

[2] 在国家民委民族药医院制剂项目调研组与青海河南蒙古族自治县蒙藏医院座谈会上扎西才让院长的发言记录，2018年7月29日上午，西宁市丽枫酒店一楼会议室。

[3] 喀什地区维吾尔医医院：《重点专科建设项目实施情况》，第2页，2018年8月。

[4] 中共巴州蒙医医院委员会：《巴州蒙药医院制剂室基本情况汇报》，第1-2页，2018年8月14日。

[5] 河南蒙古族自治县蒙藏医院院长扎西才让：《黄南州河南蒙古族民族传承和发展民族医学调研材料》，第4页，2018年7月28日。

需药品，对于保证特需供应的政治意义和民族药产业化发展的经济意义巨大。例如，和田地区维吾尔医医院的制剂祛寒玛得土力阿亚特丸（新药制字M20030028）用量最大，其次为比亚糖浆（新药制字M20030109）和苹果糖浆（新药制字M20030110），是必需收录的医院制剂品种。

在制剂品种选择上，各医院共同生产的品种，因所含成分不同，且包含了各自的秘诀（藏、蒙、维吾尔药制剂尤为普遍），应尽量收录。例如，藏药制剂中的"八味獐牙菜丸"，药名虽同，各藏医院所用八味药材并不完全相同；与民族药国药准字成药配方相同的医院制剂，则尽量少收录。对于六大民族药之外的少数民族药医院制剂，本身品种数量较少，选择余地并不大。例如，延边朝医医院朝药医院制剂只有2种，丹东市中医院和丹东市妇女儿童医院两家医疗机构的满药医院制剂一共只有15种，吴忠黄宝栋回医医院和银川宁夏张氏回医正骨医院两家医疗机构的回药医院制剂总计只有4种，云南大理瑞鹤药业有限公司只有1种白药医院制剂，新疆阿勒泰地区哈萨克医医院只有10种哈萨克药医院制剂，湘西土家族自治州民族中医院只有1种土家药医院制剂，恩施土家族自治州民族医院只有14种土家药医院制剂等。出于品种数量少和全面反映该民族药医院制剂基本面貌的考虑，一般尽可能全部收录。

5. 确定调研的剂型

民族药医院制剂的剂型多样，可分为丸剂、丹剂、散剂、片剂、茶剂、颗粒剂、露剂、口服液、糖浆剂、糖膏剂、合剂、油剂、软膏剂、蜜膏剂、酒剂、熏剂、洗剂、搽剂、香剂、贴剂、酊剂、锭剂、胶囊剂、注射剂等二十余个剂型。其中，膏剂、散剂、丸剂、丹剂最为常见，而胶囊剂、注射剂等是现代剂型。不同民族，在医院制剂剂型上也有所偏好，藏药医院制剂偏重于丸剂、丹、散剂；香剂大概为藏药、蒙药医院制剂所专有，尤其见于寺庙医院制剂，蒙药制剂还偏重散剂、丸剂；维吾尔药医院制剂偏爱蜜膏剂，包括糖膏剂和水膏剂；拨云锭是彝药医院制剂中的锭剂，大概是锭剂的唯一品种；酊剂、酒剂则多出现在苗药、彝药医院制剂中。能够全面反映各种剂型、突出民族特色剂型的医院制剂品种，是调研和目录收载必须考虑的一个方面。

在调研和编制中国民族药医院制剂目录时，我们不得不考虑适当收录民族医医院的部分协定处方剂。这是因为协定处方剂在临床用药中对医院制剂起到辅助作用，离开协定处方剂，医院制剂难以独立满足临床用药的需要。由于申报一种医院制剂需要做各种药学研究、安全性评估试验，包括动物试验，还需要长期的临床试验，投资巨大，耗时漫长，对于那些起步较晚而经济实力较小的民族医医院来说，很难成功获批，因而很多药剂以协定处方剂形式存在。藏、蒙、维吾尔、傣四个民族医院制剂较多，协定处方剂较少，其他民族则存在大量院内协定处方剂。在选择协定处方剂时，我们考虑的主要依据是特色用药和对医院制剂的辅助作用，收录的量很有限，只有630个品种，占本目录总品种数的33.6%。

三、民族药医院制剂的组方和重点品种

1. 民族药医院制剂的组方

民族药医院制剂的组方特点以本民族地产药材为主，这些药材大部分收载于民族地区省（区）的药材标准。一种医院制剂的组方中，通常至少含有一种民族药材。民族药医院制剂的组方，是在长期民族医临床实践中传承下来，并随时代发展而臻于完备、定型。各民族医药典籍是传承配方的一种载体，而医家的世代传承则是另一种方式。各民族药医院制剂的组方体现了该民族医药特色。在处方组方中，可以看到小复方组方药、大复方组方药和单味植物药。组方配伍过程中，有的含矿物药，有的含动物药，有的是鲜药入药，大量存在的则是植物药材。

小复方组方的民族药医院制剂，所含民族药药材味数少，常见于彝药、傣药、苗药、侗药、羌药、傈僳药、纳西药和土家药。两三味药材，经制备入药后，就成为制成方剂。

大复方组方的民族药医院制剂，组方药味数多，一般十多种药材，有时多达数十上百种，如佐太炮制。这种大复方的民族药医院制剂，以藏药、蒙药为多，但藏药和蒙药的组方还略有区别。藏药制备善用金属和矿物药，这是它的主要特点之一。藏药医院制剂的第二个特点是剂型以丸剂居多，且藏药丸需用水浸润软后服用。一方治多病也是藏药医院制剂的特点。蒙古族历史上以游牧狩猎为生，善以动物药入药是蒙药医院制剂的一个特点，组方特点是处方虽大，但习以生药粉入药，一次服用剂量少，一般严格控制在3克以下，这是蒙药医院制剂的又一特点。此外，蒙药医院制剂的剂型多为散剂。

维吾尔药医院制剂组方的鲜明特色是多用植物药，擅长使用芳香类药物。常用的维吾尔药医院制剂使用的药材有数百种，主要是玫瑰花、黄花柳、麝香、龙涎香、海狸香、薰衣草、丁香、豆蔻、荜茇、巴旦杏、索索葡萄、孜然、驱虫斑鸠菊、刺糖、洋甘菊、莳萝、唇香草、新疆鹰嘴豆、异叶青兰、雪莲花、胡桐泪（胡杨）、黑种草子等。

傣药医院制剂注重使用植物药，在临床上的特点是习用鲜药，这与西双版纳热带雨林地区植物药材丰富且生长速度快密不可分。畲医医院的协定处方剂大多使用鲜药。

2. 民族药医院制剂重点品种

民族药医院制剂对某些疾病的奇特疗效，已经引起广泛关注。与中西药相比，民族药在某些疾病的治疗方面具有无可替代的作用。

藏药医院制剂"七十味珍珠丸"是藏医治疗各种急慢性心脑血管疾病、脑卒中及神经系统最名贵的珍宝药，成方于八世纪，始载于《四部医典》，公元十五世纪由活佛舒卡·娘尼多吉改进为现用方剂，组方选用的是生长在高寒、高海拔青藏高原特殊生态环境下珍贵、稀有、天然的药材70余种。用于黑白脉病、隆血不调，中风（脑卒中）、瘫痪、半身不遂、癫痫、脑溢血（脑出血）、脑震荡、心脏病、高血压及神经性障碍。由于国药准字成药品种"七十味珍珠丸"价格昂贵，藏医院的许多医务人员经常服用自产的七十味珍珠丸医院制剂。

蒙古族喜好游牧、骑马、摔跤、狩猎活动，牧民跌打损伤和骨伤病常发多发。内蒙古民族大学附属医院生产的医院制剂科尔沁接骨丹（哲卫准字9604—85）、科尔沁伤痛贴（哲卫准字200004—07）瞄准的正是跌打损伤和骨科病，效果很好。

新疆和田地区维吾尔药医院制剂止咳祖帕片（新药制字M20030041），对于止咳、化痰、润肺功效十分显著，是治疗感冒咳嗽、气喘的良药。复方艾维欣颗粒（新药制字M20030102），养心安神，对治疗冠心病、心律不齐、神经衰弱效果显著。复方麦尔瓦依特片（新药制字M20030082），强心安神、活血理气。用于冠心病、心律不齐、心动过速、心悸失眠、神经衰弱。强心口服液（新药制字M20030121）、高滋斑露（新药制字M20030099）、凉血参德力露（新药制字M20030098）、复方巴迪然吉布亚合剂（新药制字M20030107），均为心脑血管疾病的良药。墨玉县维吾尔医医院配制的艾皮蜜膏（新药制字M20042222）、清血曲比亲蜜膏（新药制字M20042230）等，都是治疗妇科病的特效医院制剂。

西双版纳地处热带和亚热带，许多热带传染病和流行病发病率高，尤以疟疾为盛。西双版纳傣族自治州傣医医院配制的医院制剂百解胶囊（傣语：雅解沙把；滇药制字Z20082252K）清热解毒、定心安神，是保护肝脏功能，解除有害物质对人体的损害和治疗热毒炽盛引起的咽喉肿痛、口舌生疮、面部疗疖、斑疹、便秘的良药。灯台叶止咳合剂（傣语：雅罕唉喃；滇药制字Z20082246K）清火解毒，化痰止咳，对治疗风热感冒引起的咳嗽痰多、色黄、咽喉肿痛和急、慢性气管炎，支气管炎，咽喉炎引起的咳嗽，疗效既快又好。这两种制剂也是调剂使用中该院调出的主要品种。

彝族主要聚居在金沙江两岸的哀牢山、凉山和乌蒙山一带，云贵高原亚热带地区，易患疟疾、上呼吸道感染、胃肠消化病、风湿病、类风湿病、妇科慢性病等。凉山彝医馆配制的"彝药痛风灵"，具有清热、除湿、除风、排毒、通气、通血、通筋、通骨、散结、止痛、降低血尿酸浓度的功效，专治四肢关节红、肿、热、痛，小便气味大，血尿酸浓度高，痛风结石等急慢性痛风性关节炎。"彝药类风灵"专治风湿、类风湿性疾病，具有除风、除湿、除寒、除热、通气、通筋经、通骨、纠正骨关节与止痛的作用。"湿毒清"主治风湿、皮肤病、妇科病、胃肠病等。"彝药肺咽舒"与"彝咽茶"则是治疗咽喉发痒、咽部肿痛的良药。凉山彝族自治州第二人民医院研制的彝药医院制剂桔梅咽炎袋泡茶（川药制字

Z20080265）、光敏清热袋泡茶（川药制字 Z20080267）、愈疡胶囊（川药制字 Z20080094）、蓝肾补气强身茶（川药制字 Z20080266），用于治疗凉山地区的常发病与多发病。

苗族主要生活在云贵高原深山大川中，风湿性关节炎、类风湿、皮肤病、呼吸道疾病、跌打损伤发病率高。都匀黔南布依族苗族自治州中医医院苗医皮肤病专科生产的苗药医院制剂苗药活血通脉丹、苗药活血通脉酒，主治风湿、类风湿，苗药 II 号清热止痛膏主治湿疹、带状疱疹等症。黔南州中医医院中医药文化陈列馆陈列的苗药医院制剂酒剂中骨痛药酒（蒙松酒）祛风定痛、舒筋活络，用于筋骨疼痛、关节不利、四肢麻木，效果十分显著。

中国有 1.1 亿糖尿病患者，视网膜病变、糖足、皮肤病、肾病等并发症多且凶险。贵州百灵中医糖尿病医院研发的苗药医院制剂糖宁通络胶囊（黔药制字 Z20140033）和糖宁通络片（黔药制字 Z20150074），通过药效学研究，证明降糖效果不低于西药二甲双胍，但对并发症的抑制作用却是二甲双胍的 3 倍❶。

朝鲜族人喜饮酒，脂肪肝、酒精性肝病多发。延边朝鲜族自治州朝医医院研制的参蒿肝康丸（吉药制字 Z20170013），用于治疗因肝郁脾虚所致的疲乏纳差、口干苦、消瘦、胁痛腹胀，以及脂肪肝、酒精性肝病及早期肝硬化等症。松针正脑丸（吉药制字 Z20170012），用于治疗因气虚血瘀、热毒内盛所致的头痛，以及紧张性头痛、偏头痛、血管神经性头痛等症，效果十分明显。

丹东市中医院研制的满药医院制剂复方五加参颗粒（辽药制字 Z04060013）、利眠颗粒（辽药制字 Z04060011）、补肾健脾合剂（辽药制字 Z0906004），均为补肾健脾之良药。伤科祛瘀合剂（辽药制字 Z0906006）、伤科壮骨合剂（辽药制字 Z1006002），则是骨伤科治疗的首选药物。

回药医院制剂在糖尿病、烫伤治疗方面有上佳表现。宁夏吴忠黄宝栋回医医院配制的回药医院制剂克糖丸 1 号（宁药制字 20150001Z）清胰脱脂、清血涤浊降糖，是糖尿病隐匿期治疗的首选；克糖丸 2 号（宁药制字 20150001Z）清胰脱脂、燮理气机、降糖扶正，是糖尿病显现期的最佳选择。

浙江省丽水市畲族医药研究所研制的畲药医院制剂复方红藤灌肠剂（浙药制字 Z20050170），清热解毒、凉血消肿，是治疗慢性盆腔炎、附件炎等多种妇科炎症的良药。老畲汤（批准文号：闽卫消证字 2011 第 0004 号）可杀菌消炎、除臭止痒、促进血液循环、改善睡眠、消除疲劳、预防疾病、延缓衰老，是畲家足浴养生秘方。丽水市中医医院的畲药医院制剂降脂轻身茶（浙药制字 Z20100152），为鲜嫩芽叶精致加工，具有健脾消食、理气化积、祛风解表、清热解毒功效。畲族郎中常用于治疗感冒，肚袭坏炊，肚袭矴邪，肚

---

❶ 在国家民委民族药医院制剂目录调研组与贵州百灵中医糖尿病医院座谈会上副总经理骆敏的发言记录，2019年 1 月 16 日下午，贵州百灵中医糖尿病医院会议室。

袭疼，肚袭痪、缰恬坏炊（畲语音译）等常见病。

"瑶族是唯一没有妇科病和皮肤病的民族"❶，这是调研组到广西金秀瑶族自治县瑶医医院听到的印象最深的一句话。妇科病各族皆有，瑶族亦不例外。梁琼平院长解释这句话的含义是，瑶族妇女产后善用药浴，因此产后第二天就可以下地干活。该院根据这一民间药浴方剂研制出医院制剂产后三泡浴剂（桂药制字 M20150001），瑶语称"随拉不漂"，是妇科病的克星，瑶族产妇的福音。不仅如此，瑶药系列药浴包和洗剂汤，对皮肤病、肿瘤、风湿痹症及各种慢性病，均有显著的疗效。

羌族地区山高路险、气候寒冷，骨伤病和风湿病常发多发。北川中羌医医院的协定处方剂阿胶固元糕、跌打新伤药酒（寺格新伤药酒）、二乌骨刺酒、消肿止痛散、续筋接骨免煎方（哈孜葛朴）、止痛消炎散、三黄散在骨伤科治疗方面有不俗表现。汶川市的羌医医馆馆长蔡光正研制的"七七活络散"具有活血化瘀、舒筋活络、消肿镇痛等功效，是各种新旧闭合性软组织损伤、风湿关节痛、肩颈腰腿痛、肌肉疲劳酸痛及骨折骨裂治疗的最佳选择。

云南丽江古城朱氏草堂朱瑞林大夫配制的傈僳医协定处方剂"朱氏诊疗外用擦剂"，用30 多味草药泡制而成，无毒，具有舒筋活血、消肿止痛、祛风除湿等功效，对跌打损伤、骨质增生、风湿关节炎、痛风、肌肉拉伤具有明显疗效，被列入云南省非物质文化遗产目录。王震和中医馆配制的纳西医协定处方剂"西榄利咽茶"，主要成分是纳西族独有药材滇榄橄，对治疗扁桃体炎、咽炎有奇效；"烟熏鼻吸秘方"通络开窍，行气止痛，芳香醒脑，是治疗血管神经性偏头痛，足阳明经、足少阳经、足厥阴经头痛及各类鼻渊导致之头痛和顽固性头痛的良药。

恩施州民族医院配制的土家药医院制剂清感口服液（鄂药制字 Z20110115），宣清退热，和卫解表，用于感冒发热、恶寒咳嗽、头痛鼻塞、流清涕等疗效甚佳。三金排石颗粒（鄂药制字 Z20180307），清热利水，通淋排石，是膀胱结石、肾结石、输尿管结石等泌尿系统结石的克星。长阳土家族自治县民族医院研制的土家医临床协定处方剂通络止痛散、威灵仙、三百棒，具有舒筋活血、祛风止痛的效果。妇科消炎散主治盆腔炎，则是土家族妇女的福音。

四、民族药医院制剂的调剂使用

国药准字成药可进入市场流通，而民族药医院制剂仅限于院内使用和调剂使用。调剂使用是民族医医院之间满足临床用药需求的一种帮扶关系。医院制剂的调剂使用，保证了

---

❶ 广西金秀瑶族自治县瑶医医院院长梁琼平在欢迎国家民委民族药医院制剂调研组时的讲话记录，2019 年 1 月21 日上午，金秀瑶族自治县瑶医医院药品库库房。

调入方医疗机构的临床用药需求，保证了偏远地区、农村和牧区患者公平、平等用药，促进了调出制剂生产规模的扩大和各民族医医院制剂配制特色的形成。

民族医医院使用民族药的比例很高。例如，墨玉县维吾尔医医院使用维吾尔药制剂达90%，而和田地区维吾尔医医院则达到100%。民族医医院的制剂生产能力强，拥有批准文号的制剂品种多，是大量使用医院制剂的前提条件。例如，和田地区维吾尔医医院的制剂品种有99个，墨玉县维吾尔医医院有97个，喀什地区维吾尔医医院有77个。但根本原因是民族医医院的专业人员多为民族医，患者更愿意接受民族医药。在这种情况下，如果因为制剂部门的生产不符合GPP规范而被迫停产，则很难保证民族医疗机构临床用药的充足供应。新疆巴音郭楞蒙古族自治州蒙医医院，虽曾注册了126个蒙药医院制剂品种，但因制剂生产达不到GPP标准而被迫停产。如不能调剂，则医院只能关门。各民族医医疗机构拥有批准文号的制剂品种数量不同，经济实力不同，造成制剂生产能力的差异，导致一些医疗机构成为制剂的调入方，而另一些医疗机构则成为制剂的调出方，供需矛盾是医院制剂调剂使用的动力。对于许多县级民族医院以及乡村卫生所，往往是民族药医院制剂调剂的需求方。例如，湖北恩施土家族苗族自治州来凤县中心医院于2018年12月6日获批从恩施州民族医院调剂"金芪胶囊"（鄂药制字Z20180313）和"三金排石颗粒"（鄂药制字Z20180307）两种土家药医院制剂。❶2007年4月《内蒙古自治区医疗机构蒙药制剂调剂使用暂行办法》颁布，时任内蒙古卫生厅副厅长的乌兰同志指出："蒙药制剂是体现蒙医临床疗效的重要方面，由于多年来投入不足，各级蒙医医院的蒙药制剂室基础设施破旧、设备落后、制药工艺和制作手段难以符合制剂室规范化、标准化要求，大多数蒙药制剂室未达到GPP标准，致使一些基层蒙医医院蒙药制剂生产困难，难以满足患者对蒙药制剂的需求。"❷所以，在医院制剂室验收时，保留了达标的制剂室，取缔了小而全未达标的制剂室，发展了制剂中心集约化直供模式，保证了人民用药需求。此外，有些民族医医院不建在民族地区，例如北京藏医院是藏医药设在首都的一个窗口，医院制剂的供应全部依靠藏区的藏医院，这种跨区的医院制剂调剂使用需要向国家药监局报批、报备。

医院制剂的调剂就是"调有余以补不足"。目前，制剂调剂使用不平衡较为突出，省（区）内调剂远多于省（区）间的调剂。产生这种格局并不奇怪。一方面，不同医种的民族医院在各省（区）分布差异大；另一方面，医院制剂的审批和注册，以及医院制剂的调剂审批均由各省（区）食品药品监督管理局负责。这是一个行政机构，权力限于本省（区），无权审批跨省（区）医院制剂的调剂。

当前，各省（区）内部制剂的调剂使用较为活跃。2007年，藏药、蒙药、维吾尔药制

---

❶ 恩施土家族苗族自治州食品药品监督管理局：《医疗机构制剂调剂使用批件》。批件号：鄂恩制调2018003。

❷ 内蒙古："蒙药制剂可以在医疗机构之间调剂使用"，新华网，2007年4月20日。

剂调剂区内暂行办法均已颁布实施，三个自治区内部民族药医院制剂调剂就此出现。2008年8月5日，《青海省藏蒙医疗机构制剂注册管理办法（试行）》（简称《办法》）开始施行。《办法》的第三章是"调剂使用"，规定"藏蒙医疗机构制剂一般不得调剂使用。在青海省境内本民族自治州（县）辖区内的藏蒙医疗机构、综合性医院藏蒙医科等医疗机构之间确因临床需要调剂使用的，经批准后，可在本辖区内调剂使用"。甘肃省从2010年开始，至2018年先后推出五省内调剂使用院内中药制剂推荐目录。第一、第二批目录中就包含天祝县藏医药开发研究所研制的"华锐洁白丸"等6种藏药制剂❶，到第五批时该所可调剂的藏药制剂扩展到"十味乳香丸"等60个品种。四川省民族药制剂调剂使用起步较晚，2017年省政府办公厅下发《进一步改革完善药品生产流通使用政策实施方案的通知》，才开始出现民族药制剂的调剂使用，但调研中发现德格县宗萨藏医院是藏药制剂的重要调出方，不仅调出的品种多，而且规模大，日销售额在万元以上，有时达3万元。2017年"云南省中医医疗集团内调剂使用纳入城乡居民医保支付范围制剂目录"开始执行。西双版纳州傣医医院百解胶囊（傣语：雅解沙把；滇药制字Z20082252K）等8个傣药制剂，迪庆州藏医医院鬼臼调经丸（滇药制字Z20082529R）等6个藏药制剂，可以在云南中医集团内部进行调剂。2015年贵州省出台政策措施，扶持苗药做大市场，由省政府办公厅下发《通知》（黔府办发[2015]19号），其中第七条为"扶持苗药做大市场"有如下规定："（1）积极争取国家将我省更多苗药品种纳入医保目录，同等条件下优先纳入我省医保增补目录。（2）在我省已取得批准文号的治疗性苗药医院制剂，经批准可在省内调剂使用，按规定纳入医保报销范围。"由此可见，贵州省对苗药制剂调剂使用之重视。

影响制剂调剂使用的因素很多，民族医疗机构的数量和分布、医院制剂生产能力的大小、制剂特色和药品监管是四个最突出的因素。同一个民族的医疗机构数量多、分布广（这与民族人口数量与分布有关），则制剂调剂使用的规模就大，如果一个民族在全国只有一个自治州或自治县，医疗机构数量少、分布集中，则制剂调剂的规模就小。藏族分布在五省藏区，蒙古族分布在八省蒙区，维吾尔族广泛分布于新疆各地，因此这几个民族药医院制剂调剂范围和规模就较大，而像朝药、满药、瑶药、水药、纳西药、傈僳药、羌药、布依药、侗药、白药、回药、哈萨克药医院制剂的调剂范围和规模就小得多。

各民族医院制剂生产能力存在差异，是影响制剂调剂使用的重要因素。制剂生产能力强的民族医院希望多调出，能力弱的医院希望多调入。如果民族医院众多，制剂生产能力的差异不大，小而全、作坊式的制剂室，则抑制制剂调剂规模。

制剂是否有特色，疗效是否独到，是影响制剂调剂使用的关键因素。那些特色鲜明、疗效显著、远近驰名的医院制剂，往往是调剂使用的主要品种。贵州百灵中医糖尿病医院

---

❶ "天祝六种藏药制剂列入甘肃调剂使用中药制剂推荐目录"，威武日报，2011年3月24日。

的苗药医院制剂糖宁通络胶囊（黔药制字Z20140033），在糖尿病治疗上特色显著，被贵州省新型农村合作医疗工作领导小组办公室纳入省级新农合药物目录，并下发通知要求扩大在贵州大学附属医院等24家医疗机构的调剂使用❶。糖宁通络胶囊每盒价格达到120元❷，年销售额达5000多万元。相反，如果各民族医院配制的制剂品种趋同，缺乏特色，则调剂使用实无必要。西藏的藏药医院制剂调剂规模很大，但部分配制单位无法达到国家相关要求，小规模、作坊式的配制行为，给制剂质量带来了较大的安全隐患；法定标准中收载的藏药材品种较少，满足不了藏药制剂生产和调剂需求；藏药医院制剂中缺乏特色制剂，多年来，各医疗机构都在配制同样的品种，低水平重复配制，没能发挥各自医院的特色优势。❸

　　民族药医院制剂的调剂由政府药品监管部门严格控制。省（区）食品药品监督管理局对制剂调剂双方的资质、制剂要求、申报材料、审查程序、双方义务和责任、调剂合同签订、调剂数量、品种规格、有效期限等均作出规定。以2007年《内蒙古自治区医疗机构蒙药制剂调剂使用暂行办法》为例，医疗机构蒙药制剂调剂使用的调出方必须持有《医疗机构执业许可证》和《医疗机构制剂许可证》，具备开展制剂全项检验所必需的药学技术人员、设施、检验仪器等；调入方必须是从事蒙医诊疗活动且持有《医疗机构执业许可证》的医疗机构（不含诊所）。调剂使用的蒙药制剂必须安全、有效、质量可控，并取得制剂批准文号；调入制剂只能在本医疗机构内，凭蒙医执业医师、蒙医执业助理医师或经注册的乡村医生的处方使用，并与《医疗机构执业许可证》所载明的诊疗范围一致。申请医疗机构蒙药制剂调剂使用，应当由调入方医疗机构向所在地盟市卫生局提出申请，填写《医疗机构制剂调剂使用申请表》，说明调剂使用的理由、期限、数量和范围等，并提供相应的证明文件。这些规定型塑了制剂调剂的主体、调剂行为、调剂规模和管理范式，对保证医疗机构民族药医院制剂调剂使用管理，规范制剂调剂使用的申报与审批，提高民族医临床用药水平，发挥了重要作用。需要指出，医疗机构制剂调剂的价格由物价局规定，调出方按照制剂销售价格销售，调入方以实际购进价格为基础加不超过5%的利润制定零售价格。

　　由于存在药品监管，民族药制剂调剂使用不是完全的市场行为。调入方对调入的制剂应当严格按照说明书使用，超出范围使用或使用不当造成的不良后果由调入方负责，调入的制剂不能超出批准的期限、数量和品种范围，调入后按要求贮存。调出方对调出制剂的质量负责，必须提供真实无误的《医疗机构制剂许可证》及制剂批准文号，调出的制剂经

---

❶ 贵州省新型农村合作医疗工作领导小组办公室文件：《关于将"糖宁通络片"纳入省级新农合药物目录及扩大"糖宁通络胶囊"在有关医疗机构调剂使用的通知》，黔合医办发【2016】22号。
❷ 贵州百灵中医糖尿病医院有限责任公司：《关于糖宁通络胶囊药品价格的定价》，百灵药价【2015】第001号。
❸ 西藏自治区食品药品监督管理局：藏药制剂发展座谈会，2014年7月18日，拉萨。

检验合格。对于宣传或变相宣传制剂疗效的，抽检制剂质量不合格的，不按GPP规范、不能保证制剂质量的，未真实、准确、完整记录调剂制剂使用情况的，曾超出所批准的调剂制剂品种、范围或数量调出或调入医疗机构制剂的，调剂制剂的申请将不被许可。因此，有监管的医院制剂调剂使用是患者用药安全、有效的保证。省（区）内制剂调剂使用不是要摆脱政府药监部门的监管，而是要加强监管。

对于省（区）际调剂使用，《中华人民共和国药品管理法（2019年修订）》第七十六条规定："医疗机构配制的制剂，应当是本单位临床需要而市场上没有供应的品种，并应当经所在地省、自治区、直辖市人民政府药品监督管理部门批准；但是，法律对配制中药制剂另有规定的除外。医疗机构配制的制剂应当按照规定进行质量检验；合格的，凭医师处方在本单位使用。经国务院药品监督管理部门或者省、自治区、直辖市人民政府药品监督管理部门批准，医疗机构配制的制剂可以在指定的医疗机构之间调剂使用。医疗机构配制的制剂不得在市场上销售。"这就是说，省际调剂制剂必须得到药品监督管理部门的批准。

2017年7月以来，在落实"放管服"改革要求中，国家市场监督管理总局酝酿出台医疗机构制剂跨省调剂使用新政策，在《关于调整医疗机构管理审批事项的决定（征求意见稿）》（以下简称《决定》）中，将医疗机构制剂的跨省调剂的审批权委托给调剂双方所在地的省级药品监督管理部门承担，由其以国家药品监督管理局的名义作出审批决定。以往医疗机构制剂的跨省调剂为国家药品监督管理局负责的行政许可事项，但考虑到医疗机构制剂的注册及管理主要在省级药品监督管理部门，无论是从对调剂品种的安全性和有效性的认识，还是对调剂使用需求的了解程度来讲，由省级药品监督管理部门负责审批更为科学、可行和便利。

关于跨省调剂制剂的申请审批程序，《决定》规定，跨省调剂的申请人须为持有医疗机构制剂批准文号或备案号的医疗机构（调出方），由调出方向所在地省级药品监督管理部门提出调出申请。经调出方向所在地省级药品监督管理部门审查同意后，由使用单位（调入方）将审查意见和相关资料报其所在地省级药品监督管理部门，由使用方所在地省级药品监督管理部门作出审批决定。此程序主要基于属地监管的考虑，而调入方作为跨省调剂的使用单位，应对调剂使用的合理性和必要性有充分的认识和理由。跨省调剂涉及四方责任：调出方、调入方、调出方所在地省级药品监督管理部门、调入方所在地省级药品监督管理部门。《决定》根据权、责、利对等原则，确定调出方和调入方需对调剂使用的制剂负责，保证制剂质量和合理安全用药，并签订质量保证协议书，明确各自在配制、运输、储存、使用等环节的责任。根据职责，调出方所在地省级药品监督管理部门对制剂的配制环节进行监督检查，调入方所在地省级药品监督管理部门应加强使用环节监管。此外，强调了不良反应监测和报告的各方责任，尤其是信息相互反馈，形成合力，确保安全用药。

调研组遇到跨省制剂调剂使用的有两例：一是北京藏医院从西藏山南市藏医医院的制剂调剂，到2018年停调，之后北京藏医院临床用药制剂从青海久美藏医院调剂❶。二是新疆巴音郭楞州蒙药医院制剂生产因达不到GPP规范于2012年被停产后，一直从通辽内蒙古民族大学附属医院调剂蒙药制剂，价格走市场价。

省际调剂使用对藏药和蒙药医院制剂的发展意义尤为重要。这是因为，青、藏、甘、川、滇五大藏区的藏药制剂具有较大的调剂空间，黑、吉、辽、蒙、冀、甘、青、新八省（区）蒙区的蒙药制剂也具有跨省区可调剂性。此外，闽、浙的畲药制剂，湘、鄂的土家药制剂，川、滇的彝药制剂，黔、桂的苗药制剂，冀、辽的满药制剂，甘、青、宁的回药制剂，两广的壮药制剂等，也是发展省际调剂使用的几个重点。

民族药医院制剂的国际调剂使用也开始出现。新疆巴州蒙医医院和蒙古国有过合作，调出过巴州蒙医院制剂❷。延边朝医医院的朝药制剂得到过韩国医药界的认可，不少患者就曾将朝药医院制剂松针正脑丸（吉药制字Z20170012）带回国。西双版纳傣医医院不仅接纳不少缅甸、老挝、泰国和越南的患者，而且输出傣药医院制剂。新疆阿勒泰地区哈萨克医医院准备搞大健康产业国际合作，部分制剂品种的输出是其中内容之一。随着"一带一路"倡议的实行，民族药医院制剂更大规模走出国门当属大概率事件。因此，努力实现与沿线国家在医院制剂国际调剂上的"政策沟通"，是"一带一路"建设的一个合作重点。

五、民族药医院制剂的监管体制

为加强对医疗机构制剂的管理，规范医疗机构制剂的申报与审批，依据《中华人民共和国药品管理法》及实施条例，国家食品药品监督管理局于2005年6月22日颁布《医疗机构制剂注册管理办法（试行）》（以下简称《办法》），对医疗机构制剂实行注册管理制度。注册制对化学药、中药和民族药制剂均适用。根据《办法》，医疗机构配制的制剂应是市场没有供应的品种。医院制剂的申请人，应持有《医疗机构执业许可证》并取得《医疗机构制剂许可证》，所配制的制剂只能在本医疗机构内凭执业医师或者执业助理医师的处方使用，并与《医疗机构执业许可证》所载明的诊疗范围一致。这就是说，为保障用药安全，国家对医院制剂实行既对医疗机构，又对医院制剂的双重管理体制。

根据规定，申请医疗机构制剂，需要进行相应的临床前研究。申请制剂所用的化学原料药及实施批准文号管理的中药材、中药饮片必须具有药品批准文号，并符合法定的药品

---

❶ 在国家民委民族药医院制剂目录调研组与西藏山南市藏医医院座谈会上拉巴副院长的发言记录，2018年8月7日上午，山南市藏医医院会议室。

❷ 在国家民委民族药医院制剂目录调研组与巴州蒙医医院座谈会上巴托院长的发言记录，2018年8月14日上午，巴州蒙医医院会议室。

标准。医疗机构配制制剂使用的辅料和直接接触制剂的包装材料、容器等，应符合国家有关管理规定。申请配制医院制剂，申请人应填写《医疗机构制剂注册申请表》，向所在地食品药品监督管理部门提出申请，报送有关资料和制剂实样，经3批抽检样品合格，发给《医疗机构制剂临床研究批件》。

临床研究用的制剂，需要按照GPP或GMP的要求配制，配制的制剂要符合经地方食品药品监督管理部门审定的质量标准。同时取得受试者知情同意书及伦理委员会的同意，按照《药物临床试验质量管理规范》的要求实施。医疗机构制剂的临床研究，需要在本医疗机构按照临床研究方案进行，受试例数不得少于60例。完成临床研究后，申请人向所在地食品药品监督管理部门报送临床研究总结资料。食品药品监督管理部门组织完成技术审评，做出是否准予许可的决定。符合规定的，向申请人核发《医疗机构制剂注册批件》及制剂批准文号；不符合规定的，书面通知申请人并说明理由。

医疗机构制剂批准文号的有效期为3年。有效期届满需要继续配制的，申请人应按照原申请配制程序提出再注册申请。准予再注册的，予以换发《医疗机构制剂注册批件》，并报国家食品药品监督管理局备案。有下列四种情形之一的，不予再注册：市场上已有供应的品种；应予撤销批准文号的；未在规定时间内提出再注册申请的；其他不符合规定的。已被注销批准文号的医疗机构制剂，不得配制和使用；已经配制的，由当地食品药品监督管理部门监督销毁或者处理。

医院制剂实行注册制，对于维护制剂安全、有效起到了重要的保障作用，是药品市场体制的重要组成部分。注册制将所有申报的医院制剂一律当作新药来注册，而且是按照化学药新药注册的标准来要求民族药。这集中体现在《办法》的第七条："申请医疗机构制剂，应当进行相应的临床前研究，包括处方筛选、配制工艺、质量指标、药理、毒理学研究等。"许多民族药医院制剂是按照民族医学基础理论和处方配制的，不属于西医理论范式，注册制却要按西医药范式要求做临床研究。民族医长期临床用药中安全性和有效性已经确定的固定处方，有的处方来自民族医学经典，临床已有上千年历史，当作新药来注册，大大提高了医院制剂申报的成本，延长了取得制剂批准文号的时间，不利于医院制剂的生产、研发和使用。相反，日本将我国许多长期临床效果较好的民族药经验方加以注册❶，生产出的药品再出口到我国，使我国的民族药在国际竞争中处于不利地位。

2018年2月9日，国家食品药品监督管理总局发布《关于对医疗机构应用传统工艺配制中药制剂实施备案管理的公告》（2018年第19号）。从注册制到备案制的改革，意在简化制

---

❶ 日本先于中国注册了《伤寒杂病论》《金匮要略》等中医典籍中的210个古方专利。参见《日本抢走中国210个古方专利，谁才是中医没落的元凶？》搜狐网，2016年12月18日。2012年8月29日上午，国家民委民族药传统生产工艺和技术保护工程项目调研组，在走访云南楚雄彝族自治州著名医彝药专家、老拨云堂彝医馆馆长张之道先生时，他也提供了日本抢注彝药经验方的许多例证。

剂注册手续，消除注册制的弊端，促进医疗机构医院制剂的发展。但是备案制要求医疗机构提供的资料更多，要求更为严格，且第三条第二款要求"与市场上已有供应的品种相同处方的不同剂型品种"不得备案。

针对备案制带来的新问题，西藏山南市藏医医院扎西院长认为："民族药还是不要进国家医保目录为好，因为进入医保目录甲类药，只对药厂有利，药厂大规模生产必然导致原材料不足，大规模采集野生药材必然破坏藏区脆弱的生态。医院制剂只进自治区医保目录，且为乙类，所用药材量有限。千百年来，藏药只为满足藏族人的用药需要，一旦进入国家医保目录就要满足全国甚至全球患者需要，必然破坏青藏高原的生态。所以，备案制强调市场已有供应的品种医院不能配制，不利于生态文明建设。" ❶

从注册制到备案制，方向是正确的，但需要分阶段推进。在民族药医院制剂仍然是民族医药体系的主要支撑的现阶段，需要增加制剂品种的备案数量，需要增加民族药国药品种，逐步使国药品种取代医院制剂成为民族医药体系的主要支撑，成为民族医医院临床的主要用药和少数民族患者的主要用药，而这又要以少数民族群众收入水平和医疗费用支出水平的提高为条件。

由于我国少数民族医药事业起步晚，直至20世纪90年代中期才开始启动，当时受新药研发资金投入的限制，国准字号民族药品种太少。2003年，国家采取民族药和中药同步优选品种地标升国标后，民族药成药品种增加了400余个，但和中药品种数量仍相差甚远。为满足民族医疗机构临床用药需求和民族地区患者特需，保留了众多品种的民族药医院制剂，并延续至今。医院制剂是目前民族医药体系的主要支撑，是医院临床用药的主要来源，在短期内不会改变。一味通过行政手段限制民族药医院制剂的生产和应用，不如通过市场竞争的过程逐渐达到规范管理的目的。如通过扩大民族药医院制剂省内和省际调剂使用，就可以在竞争中不断涌现一批又一批富有特色、安全和有效的医院制剂。医疗机构及时将这些制剂申报为国药准字成药，逐步改变依靠医院制剂支撑民族医药体系的格局。在这个过程中，那些小规模、作坊式生产方式生产的品种必然在竞争中被淘汰，这是一个自然历史过程，较行政命令方式取消医院制剂更为自然、有效，且震动较小。民族药医院制剂是少数民族特需用品，具有重要的政治意义，民族医医改需谨慎以对。

---

❶ 西藏山南市藏医医院院长扎西于2018年8月7日中午在与国家民委医院制剂目录调研组座谈会上的发言记录，山南市藏医医院会议室。

《中国民族药医院制剂目录》编制方法

　　本目录分四卷出版：第一卷收载藏药医院制剂，第二卷收载蒙药医院制剂，第三卷收载维吾尔药、傣药和彝药医院制剂，第四卷收载苗药和其他民族药医院制剂。

　　本目录收载医院制剂所涉及的少数民族，均设有民族医医院或民族医专科，包括藏、蒙古、维吾尔、傣、彝、苗、土家、畲、侗、壮、瑶、朝鲜、满、哈萨克、回、白、纳西、水、羌、傈僳、布依共21个民族。本目录收入这些民族药医院制剂（含部分临床协定处方剂）共1882种，其中，藏族566种、蒙古族368种、维吾尔族311种、傣族14种、彝族113种、苗族114种、土家族46种、畲族52种、侗族47种、壮族33种、瑶族58种、朝鲜族4种、满族15种、哈萨克族10种、回族22种、白族7种、纳西族14种、水族9种、羌族70种、傈僳族8种、布依族1种。

　　本目录为全面展示民族药医院制剂，选择了89家医疗机构、生产医院制剂的民族医药研究所、制药企业。其中，民族医的三级甲等、三级乙等、二级甲等医院51家，其余的既有公立医院，又有民营医院；既有部队医院，又有寺庙医院；既有专门的民族医医院，又有中医院或中西医结合医院内设的民族医专科。

　　民族药医院制剂是已获省（自治区）食药监督管理部门批准的、有制剂批准文号的民族药成药。民族药医院制剂中既有中药和各族通用药材，也有本民族地产药材。本目录识别的依据是，按照民族药配方生产，且含有至少一味民族地产药材的制剂，即认定为民族药医院制剂。

　　本目录还适当收载民族医疗机构的协定处方剂。它是指由获得执业资格的医师或执业助理医师根据临床医疗需要，整理选定的经民族医院认可，与院方订有协议的处方剂；或经注册的民族医"乡村医生"的临床用药。协定处方剂在临床用药中对医院制剂起辅助作用，为完整再现民族医院临床用药情况，本目录对部分协定处方剂予以收载。目录中各民族药的医院制剂排在前面，协定处方剂排在后面。

　　无论医院制剂或协定处方剂，本目录主要收录常用品种和重点品种。常用品种为医疗机构用量较大的品种，对民族药产业化及带动农牧民脱贫具有重要的经济价值；重点品种为医疗机构建设的国家、省（自治区）、地区（州）级重点专科、专病的临床用药和名药品种，具有重要的医疗价值。

本目录收载的制剂品种，名称统一用汉文和汉语拼音注明。

本目录对于同一品种相同名称或不同名称，或因组方，或因执行标准，或因制字号不同，分别收录。例如，同属藏药八味沉香丸，在各藏医医院的实际组方并不相同，因此在各藏医医院名下分别收录。同品种不同剂型的医院制剂，也分别收载。

存在医院制剂调剂情况时，本目录所选的制剂品种均列于调出方医院名下。例如，北京藏医院使用的医院制剂品种先后从西藏山南市藏医院和青海久美藏医院调剂，因此，不在北京藏医院中收载，而在西藏山南市藏医院名下收载。

本目录对民族药医院制剂的分类排序按四个层次进行：民族、医院、病科、制剂名称。民族按藏、蒙、维吾尔、傣、彝、苗、土家、畲、侗、壮、瑶、朝鲜、满、哈萨克、回、白、纳西、水顺序排列；医院按照等级排序，先公立后私立，先世俗后寺庙；制剂按病科分类；制剂名称按汉字笔画排序。

本目录收载每一种医院制剂样品的实物图片，图文并茂。图片反映医院制剂外包装盒正反面，显示民族文字。固体制剂见剂型，液体制剂不见剂型。本目录文字说明以该制剂注册时的批件和产品说明书为依据，协定处方剂以协定书为依据。

医院制剂属于处方药，为方便患者就医，每家民族医疗机构独立介绍，置于该家医院制剂品种之前。

第一卷

第一章　藏药医院制剂

第一节　西藏自治区藏医院

第二节　山南市藏医医院

第三节　青海省藏医院

第四节　塔尔寺藏医院

第五节　玉树州藏医院

第六节　囊谦县藏医院

第九节 迭部县藏医院

第十节 甘南州合作市卡加曼寺藏医院

第十三节　天祝藏族自治县藏医院

第十四节　天祝藏族自治县天堂镇卫生院

第十五节　德格县藏医院

第十六节　若尔盖县藏医院

第十七节　木里藏族自治县中藏医院

第十八节　迪庆州藏医医院

附录　藏药协定处方剂

第二卷

第二章　蒙药医院制剂

附录　蒙药协定处方剂

第三卷

第三章　维吾尔药医院制剂

第四章　傣药医院制剂

第五章　彝药医院制剂

附录　维吾尔、彝药协定处方剂

第四卷

第六章　苗药医院制剂

第七章　土家药医院制剂

第八章　畲、侗药医院制剂

第九章　壮、瑶药医院制剂

第十章　朝、满药医院制剂

第十一章　哈萨克、回药医院制剂

第十二章　白、纳西、水药医院制剂

附录　苗等14个民族药协定处方剂

第一章

藏药医院制剂

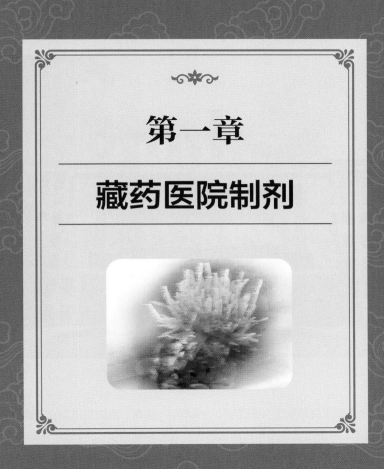

第一节
西藏自治区藏医院

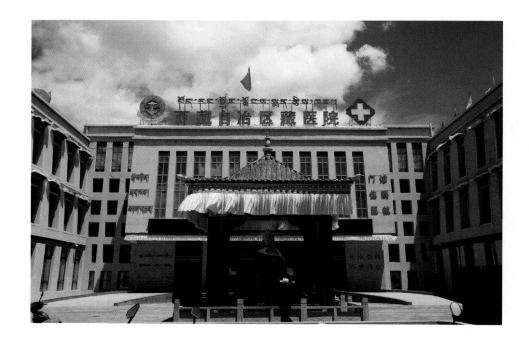

西藏自治区藏医院有着悠久的历史。1696年，第司·桑杰嘉措创立了药王山利众医学院。1916年，斋康吉恰堪布和钦热诺布大师在拉萨创立了"门孜康"，即藏医历算院，承担医疗和教育两项任务，分藏医和天文历算两个专业。1959年药王山医学利众院和拉萨门孜康的师生共80人合并组建了拉萨市藏医院。"文革"期间，更名为"拉萨市劳动人民医院"，1978年恢复为拉萨市藏医院。

1980年9月1日，拉萨市藏医院扩建为西藏自治区藏医院，并成立藏医研究所和天文历算研究所，成为西藏自治区卫生厅直属医院，藏文名称仍沿用"门孜康"。2005年，被评为三级甲等民族医医院。2006年，西藏自治区藏医药研究院正式成立。2007年，被确定为第一批国家中医药管理局重点民族医医院建设单位。2009年，被确定为全国唯一的国家民族医临床研究基地。2015年，被确定为国家中医药管理局中医优势学科继续教育基地和藏医住院医师规范化培训示范基地。

1959年，拉萨藏医院在老门孜康内创办有6位药剂师和7名药工组成的制剂室。1964年，位于拉萨玉妥桥西南边的造纸厂划拨给拉萨藏医院，制剂生产规模得以扩大。1982年，制剂室迁到娘热路23号，新建原材料库、配药车间、粉碎车间、炮制车间、制丸车间、干燥车间等功能齐全的制剂生产厂，挂牌成立"西藏自治区藏医院制药厂"。1994年，在藏医院制剂室基础上，成立了"西藏藏药股份有限公司"和"甘露藏药股份有限公司"。2014年，甘露藏药股份有限公司迁至开发区后，拉萨自治区藏医院制剂室重新在原址区设立。目前，制剂室已拥有117个品种的制剂准字号，并已申报145个品种的医院制剂号，正准备申报23个专科药和14个卡擦品种，年生产藏成药70多吨，其中医院制剂约30吨，是西藏自治区规模最大的医院制剂室。在肝胆病、心脑血管病、风湿类风湿、眼科病、妇科病、骨伤等重点专科专病方面形成了自己的用药特色。

一、肝胆科

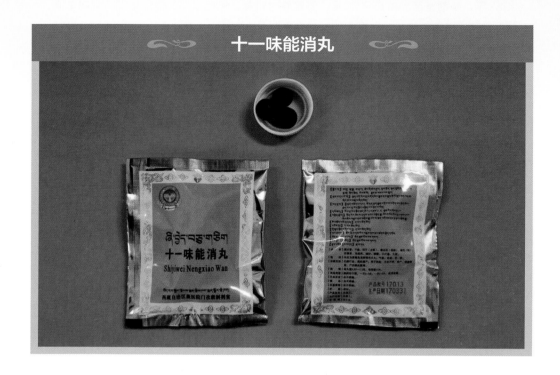

【药品名称】十一味能消丸 Shiyiwei Nengxiao Wan

【批准文号】藏药制字Z220080451

【执行标准】医疗机构制剂注册批件（藏ZJ20180451）附件

【处方组成】藏木香、小叶莲、干姜、沙棘膏、诃子（去核）、蛇肉（制）、大黄、螃蟹、寒水石（制）、硇砂、碱花（制）。

【性　　状】本品为黄褐色至黄棕色水丸；气微，味咸、苦、涩。

【功能主治】化瘀行血，通经催产。用于闭经，月经不调，难产，胎盘不净，产后瘀血腹痛。

【规　　格】每丸重0.95～1.2克，每袋装10丸。

【用法用量】捣碎后口服。一次1～2丸，一日2～3次，或遵医嘱。

【不良反应】尚不明确。

【禁　　忌】尚不明确。

【注意事项】尚不明确。

【贮　　藏】密封。

【有 效 期】24个月。

【生产单位】西藏自治区藏医院门孜康制剂室

　　　　　　本制剂仅限本医疗机构使用。

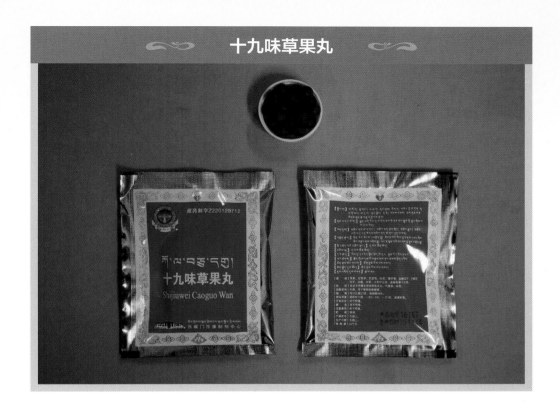

【药品名称】十九味草果丸 Shijiuwei Caoguo Wan

【批准文号】藏药制字Z220120712

【执行标准】医疗机构制剂注册批件（藏ZJ20120712）附件

【处方组成】草果、石灰华、巴夏嘎、红花、印度獐牙菜、波棱瓜子、木棉花、诃子（去核）、豆蔻、木香、大托叶云实、渣驯膏等十九味组成。

【性　　状】本品为灰褐色至灰棕色水丸；气微香，味苦。

【功能主治】补脾。用于寒热性脾脏病。

【规　　格】每10丸重2.5克，每袋装40丸。

【用法用量】捣碎后口服。一次6～8丸，一日2～3次，或遵医嘱。

【不良反应】尚不明确。

【禁　　忌】尚不明确。

【注意事项】尚不明确。

【贮　　藏】密封。

【有 效 期】24个月。

【生产单位】西藏自治区藏医院门孜康制剂室

　　　　　　本制剂仅限本医疗机构使用。

三味獐牙菜汤散

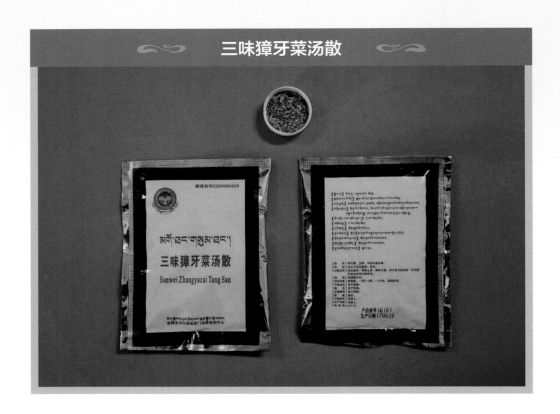

【药品名称】三味獐牙菜汤散 Sanwei Zhangyacai Tangsan

【批准文号】藏药制字Z220090529

【执行标准】医疗机构制剂注册批件（藏ZJ20090529）附件

【处方组成】印度獐牙菜、龙骨、莪嘎。

【性　　状】本品为灰色粗粉；味苦。

【功能主治】活血散瘀，消肿止痛，调和三因。用于跌打损伤和亚玛病引起的各类头部
疼痛。

【规　　格】每袋装5克。每袋装25克。

【用法用量】水煎服。一次5克，一日1～2次，或遵医嘱。

【不良反应】尚不明确。

【禁　　忌】尚不明确。

【注意事项】尚不明确。

【贮　　藏】密封。

【有 效 期】24个月。

【生产单位】西藏自治区藏医院门孜康制剂室
本制剂仅限本医疗机构使用。

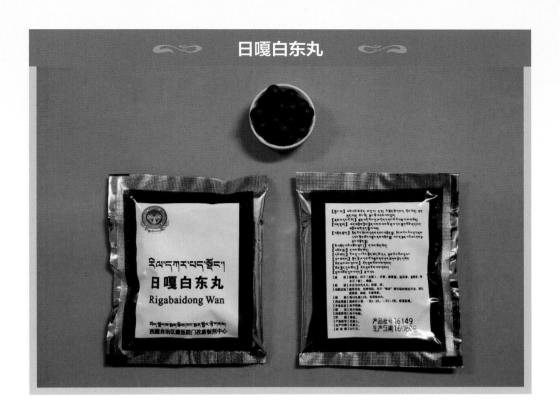

日嘎白东丸

【药品名称】日嘎白东丸 Rigabaidong Wan

【批准文号】藏药制字Z220080434

【执行标准】医疗机构制剂注册批件（藏ZJ20180434）附件

【处方组成】塞哇梅朵、诃子（去核）、木香、日官孜玛、洪连、渣驯膏、寒水石（制）、蜂蜜。

【性　　状】本品为白色水丸；味涩、苦。

【功能主治】健胃消食，祛寒利胆。用于培赤病引起的消化不良，消化道溃疡，胸烧，头痛等症。

【规　　格】每10丸重2.5克，每袋装40丸。

【用法用量】捣碎后口服。一次6～8丸，一日2～3次，或遵医嘱。

【不良反应】尚不明确。

【禁　　忌】尚不明确。

【注意事项】尚不明确。

【贮　　藏】密封。

【有 效 期】24个月。

【生产单位】西藏自治区藏医院门孜康制剂室

本制剂仅限本医疗机构使用。

白热丸

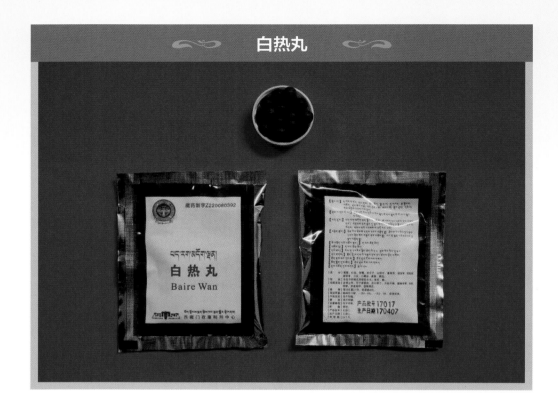

【药品名称】白热丸 Baire Wan

【批准文号】藏药制字Z220080392

【执行标准】医疗机构制剂注册批件（藏ZJ20080392）附件

【处方组成】蜀葵、红花、豆蔻、余甘子、山矾叶、紫草茸、藏茜草、刺柏膏、渣驯膏、刀豆、小檗皮、蒺藜等。

【性　　状】本品为棕褐色至棕色水丸；味苦、酸。

【功能主治】益肾止带。用于肾损病，赤白带下，月经不调，腰酸疼痛，尿频，尿痛，尿道瘙痒，遗精等症。

【规　　格】每10丸重2.5克，每袋装40丸。

【用法用量】捣碎后口服。一次6～8丸，一日2～3次，或遵医嘱。

【不良反应】尚不明确。

【禁　　忌】尚不明确。

【注意事项】尚不明确。

【贮　　藏】密封。

【有 效 期】24个月。

【生产单位】西藏自治区藏医院门孜康制剂室

本制剂仅限本医疗机构使用。

西切朱巴丸

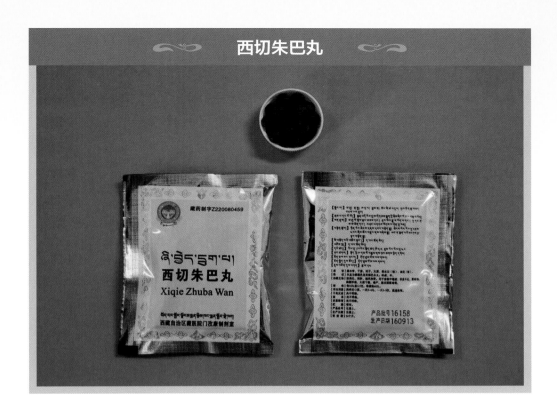

【药品名称】西切朱巴丸 Xiqie Zhuba Wan

【批准文号】藏药制字Z220080459

【执行标准】医疗机构制剂注册批件（藏ZJ20080459）附件

【处方组成】藏木香、干姜、诃子（去核）、大黄、寒水石（热制）、碱花（制）。

【性　　状】本品为棕褐色至灰褐色水丸；味咸、辛。

【功能主治】助消化，消肿，理风和胃。用于食物中毒症，积食不化，胃疼痛，胸腹肿胀，大便干燥，难产，胎盘不净等。

【规　　格】每10丸重5克，每袋装20丸。

【用法用量】捣碎后口服。一次3～4丸，一日2～3次，或遵医嘱。

【不良反应】尚不明确。

【禁　　忌】尚不明确。

【注意事项】尚不明确。

【贮　　藏】密封。

【有 效 期】24个月。

【生产单位】西藏自治区藏医院门孜康制剂室

本制剂仅限本医疗机构使用。

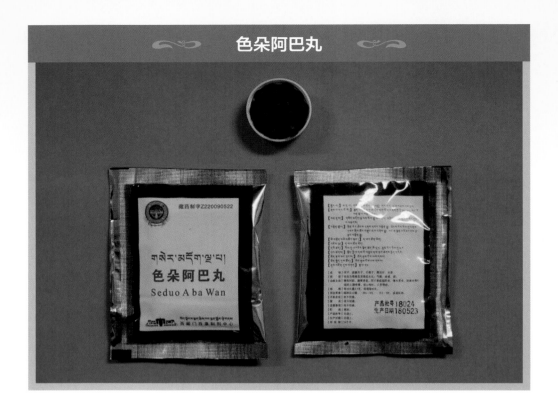

色朵阿巴丸

【药品名称】色朵阿巴丸 Seduo Aba Wan

【批准文号】藏药制字Z220090522

【执行标准】医疗机构制剂注册批件（藏ZJ20090522）附件

【处方组成】诃子（去核）、波棱瓜子、石榴子、黑冰片（制）、木香。

【性　　状】本品为黑色水丸；气微，味咸、涩。

【功能主治】清热利胆，健胃消食。用于黄疸型肝炎，慢性胃炎，胆囊炎等引起的上腹疼痛，恶心呕吐，口苦等症。

【规　　格】每10丸重2.5克，每袋装40丸。

【用法用量】捣碎后口服。一次6～8丸，一日2～3次，或遵医嘱。

【不良反应】尚不明确。

【禁　　忌】尚不明确。

【注意事项】尚不明确。

【贮　　藏】密封。

【有 效 期】24个月。

【生产单位】西藏自治区藏医院门孜康制剂室

　　　　　　本制剂仅限本医疗机构使用。

汤钦尼阿卡擦丸

【药品名称】汤钦尼阿卡擦丸 Tangqin Ni'akaca Wan

【批准文号】藏药制字Z220120714

【执行标准】医疗机构制剂注册批件（藏ZJ20120714）附件

【处方组成】西红花、红花、诃子（去核）、毛诃子、余甘子、藏木香、木香、波棱瓜子、石榴子、豆蔻、巴夏嘎、渣驯膏等二十六味组成。

【性　　状】本品为黄棕色至黄褐色水丸；气芳香，味苦、甜。

【功能主治】调和隆、赤巴、培根，解毒，开胃，愈溃疡，止血。用于木布引起的消化道出血，陈旧热症，久病不愈的身倦体重，上腹疼痛，食欲不振，月经过多，鼻衄等。

【规　　格】每丸重0.95～1.2克，每袋装5丸。

【用法用量】捣碎后口服。一次1～2丸，一日2～3次，或遵医嘱。

【不良反应】尚不明确。

【禁　　忌】尚不明确。

【注意事项】尚不明确。

【贮　　藏】密封。

【有 效 期】24个月。

【生产单位】西藏自治区藏医院门孜康制剂室

　　　　　　本制剂仅限本医疗机构使用。

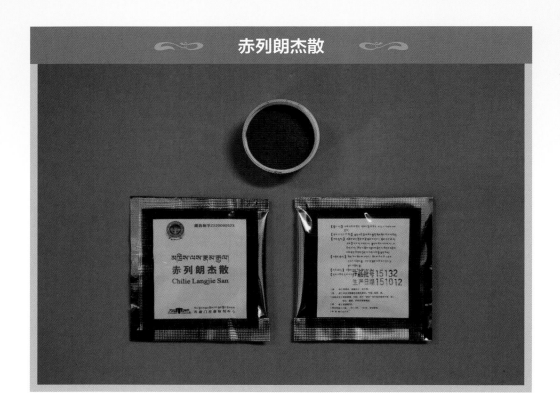

赤列朗杰散

【药品名称】赤列朗杰散 Chilie Langjie San

【批准文号】藏药制字Z220090523

【执行标准】医疗机构制剂注册批件（藏ZJ20090523）附件

【处方组成】塞哇梅朵、波棱瓜子、诃子（去核）。

【性　　状】本品为淡黄色至黄色粉末；气香，味苦、涩。

【功能主治】清热解毒，利胆。用于赤巴病引起的食欲不振，恶心，呕吐，腹胀，肝胆区疼痛等症。

【规　　格】每袋装2克。

【用法用量】口服。一次2克，一日1次，或遵医嘱。

【不良反应】尚不明确。

【禁　　忌】尚不明确。

【注意事项】尚不明确。

【贮　　藏】密封。

【有 效 期】24个月。

【生产单位】西藏自治区藏医院门孜康制剂室

　　　　　　本制剂仅限本医疗机构使用。

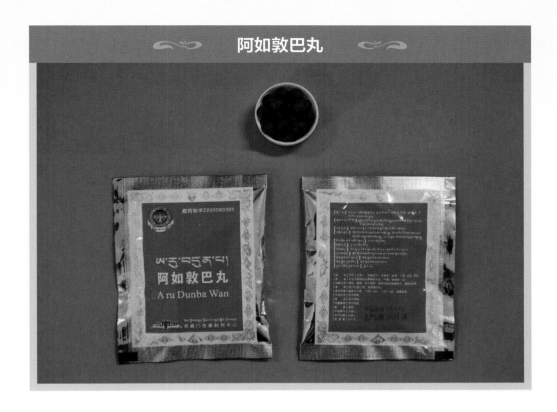

阿如敦巴丸

【药品名称】阿如敦巴丸 Aru Dunba Wan

【批准文号】藏药制字Z220080385

【执行标准】医疗机构制剂注册批件（藏ZJ20080385）附件

【处方组成】诃子（去核）、波棱瓜子、木棉花、草果、丁香、甘松、荜茇。

【性　　状】本品为黄棕色至黄褐色水丸；气微，味微苦、辛。

【功能主治】清热，镇痛。用于脾热，劳伤引起的脾脏肿大，腹部肿胀等。

【规　　格】每10丸重2.5克，每袋装40丸。

【用法用量】捣碎后口服。一次6～8丸，一日2～3次，或遵医嘱。

【不良反应】尚不明确。

【禁　　忌】尚不明确。

【注意事项】尚不明确。

【贮　　藏】密封。

【有 效 期】24个月。

【生产单位】西藏自治区藏医院门孜康制剂室

　　　　　　本制剂仅限本医疗机构使用。

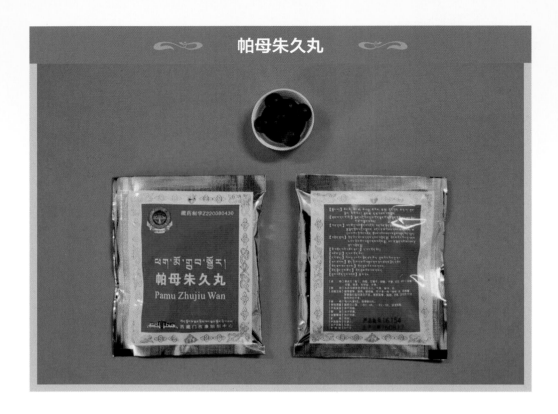

【药品名称】帕母朱久丸 Pamu Zhujiu Wan

【批准文号】藏药制字Z220080430

【执行标准】医疗机构制剂注册批件（藏ZJ20080430）附件

【处方组成】寒水石（制）、肉桂、石榴子、黑胡椒、干姜、红花、诃子（去核）、豆蔻、荜茇、光明盐、木香。

【性　　状】本品为棕灰色至棕色水丸；气微，味辛、酸。

【功能主治】健胃散寒，除痰，破痞瘤。用于单一性培根病，胃痞瘤，胃溃疡引起的消化不良，胃脘胀痛、胸烧，泛酸。亦可用于功能性消化不良。

【规　　格】每10丸重5克，每袋装20丸。

【用法用量】捣碎后口服。一次3～4丸，一日2～3次，或遵医嘱。

【不良反应】尚不明确。

【禁　　忌】尚不明确。

【注意事项】尚不明确。

【贮　　藏】密封。

【有 效 期】24个月。

【生产单位】西藏自治区藏医院门孜康制剂室

本制剂仅限本医疗机构使用。

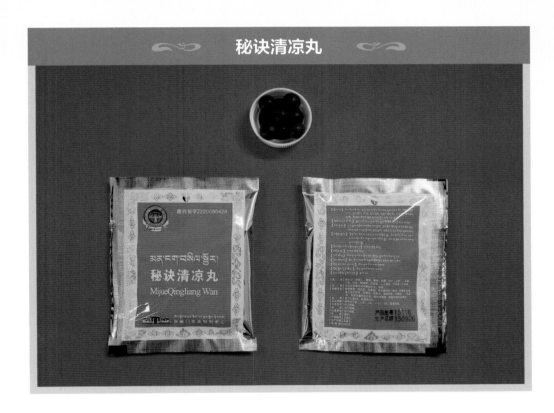

秘诀清凉丸

【药品名称】秘诀清凉丸 Mijue Qingliang Wan

【批准文号】藏药制字Z220080428

【执行标准】医疗机构制剂注册批件（藏ZJ20080428）附件

【处方组成】寒水石（奶制）、檀香、紫檀、沉香、诃子（去核）、豆蔻、丁香、红花、绿绒蒿、巴夏嘎、麝香、牛黄等二十四味组成。

【性　　状】本品为棕褐色至灰褐色水丸；味苦。

【功能主治】清热解毒，凉血热，化痰湿。用于瘟热窜入脉道，肝脾坏血增盛引起的肝炎，肝硬化，肝肿大，胸满背痛；中毒症，木布症，热势亢盛的合并症，热性培根病，热病后期的余热症。

【规　　格】每10丸重5克，每袋装20丸。

【用法用量】捣碎后口服。一次3～4丸，一日2～3次，或遵医嘱。

【不良反应】尚不明确。

【禁　　忌】尚不明确。

【注意事项】尚不明确。

【贮　　藏】密封。

【有 效 期】24个月。

【生产单位】西藏自治区藏医院门孜康制剂室

本制剂仅限本医疗机构使用。

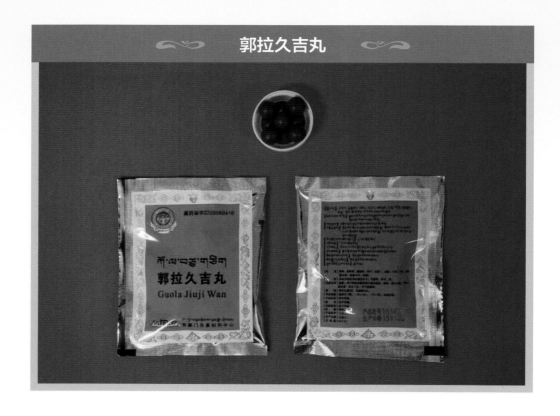

郭拉久吉丸

【药品名称】郭拉久吉丸 Guola Jiuji Wan

【批准文号】藏药制字Z220080416

【执行标准】医疗机构制剂注册批件（藏ZJ20080416）附件

【处方组成】草果、紫草茸、藏茜草、诃子（去核）、麻黄、木香、丁香、豆蔻、藏木香、波棱瓜子、荜茇。

【性　　状】本品为棕色至红棕色水丸；气微香，味辛、涩。

【功能主治】健脾。用于寒热性脾脏病引起的腹胀、肠鸣，脾区疼痛，舌和口唇发紫，消化不良，矢气频频等。

【规　　格】每10丸重5克，每袋装20丸。

【用法用量】捣碎后口服。一次3～4丸，一日2～3次，或遵医嘱。

【不良反应】尚不明确。

【禁　　忌】尚不明确。

【注意事项】尚不明确。

【贮　　藏】密封。

【有 效 期】24个月。

【生产单位】西藏自治区藏医院门孜康制剂室

　　　　　　本制剂仅限本医疗机构使用。

娘摘阿巴丸

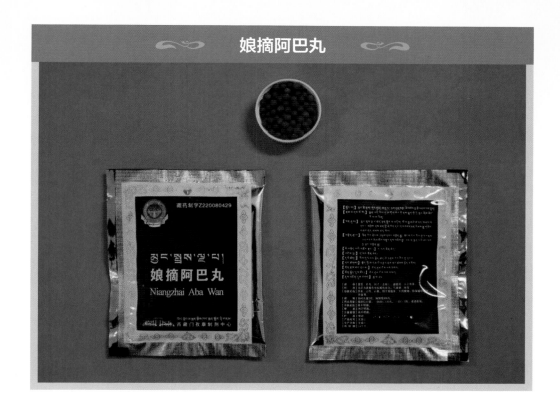

【药品名称】娘摘阿巴丸 Niangzhai Aba Wan

【批准文号】藏药制字Z220080429

【执行标准】医疗机构制剂注册批件（藏ZJ20080429）附件

【处方组成】鸡爪黄连、红花、诃子（去核）、渣驯膏、麝香。

【性　　状】本品为黄褐色至棕褐色水丸；气微香，味苦。

【功能主治】消炎，止泻，止痛。用于胃肠炎，久泻腹痛，胆偏盛引起的厌食等。

【规　　格】每10丸重0.3克，每袋装300丸。

【用法用量】捣碎后口服。一次60丸，一日2～3次，或遵医嘱。

【不良反应】尚不明确。

【禁　　忌】尚不明确。

【注意事项】尚不明确。

【贮　　藏】密封。

【有 效 期】24个月。

【生产单位】西藏自治区藏医院门孜康制剂室

　　　　　　本制剂仅限本医疗机构使用。

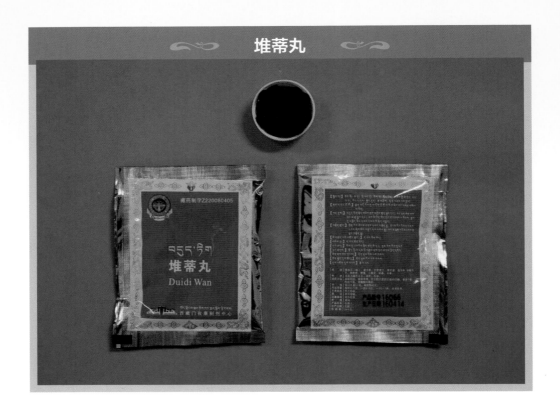

堆蒂丸

【药品名称】堆蒂丸 Duidi Wan

【批准文号】藏药制字Z220080405

【执行标准】医疗机构制剂注册批件（藏ZJ20080405）附件

【处方组成】寒水石（制）、藏木香、甘青青兰、印度獐牙菜、洪连、波棱瓜子、角茴香、榜嘎、小檗皮、苦麦菜、木香。

【性　　状】本品为褐色水丸；味苦；性凉。

【功能主治】清热利胆，健胃导滞。用于胆汁淤积引起的泛酸，食欲不振，消化不良，背痛胸灼等症。

【规　　格】每10丸重2.5克，每袋装40丸。

【用法用量】捣碎后口服。一次6～8丸，一日2～3次，或遵医嘱。

【不良反应】尚不明确。

【禁　　忌】尚不明确。

【注意事项】尚不明确。

【贮　　藏】密封。

【有 效 期】24个月。

【生产单位】西藏自治区藏医院门孜康制剂室

本制剂仅限本医疗机构使用。

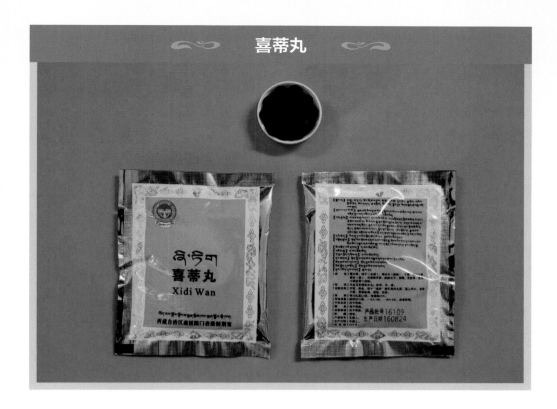

喜蒂丸

【药品名称】喜蒂丸 Xidi Wan

【批准文号】藏药制字Z220120727

【执行标准】医疗机构制剂注册批件（藏ZJ20120727）附件

【处方组成】藏木香、大黄、印度獐牙菜、角茴香、干姜、寒水石（制）、榜嘎、小檗皮、木香、诃子（去核）、波棱瓜子、洪连等共十五味组成。

【性　　状】本品为灰褐色水丸；味苦、辛、咸。

【功能主治】调"培赤"，促消化。用于培赤合症或赤巴热证引起的头痛，恶心呕吐，食欲不振，胃腹胀痛，便秘以及妊娠反应。

【规　　格】每10丸重2.5克，每袋装40丸。

【用法用量】捣碎后口服。一次6～8丸，一日2～3次，或遵医嘱。

【不良反应】尚不明确。

【禁　　忌】尚不明确。

【注意事项】尚不明确。

【贮　　藏】密封。

【有 效 期】24个月。

【生产单位】西藏自治区藏医院门孜康制剂室

本制剂仅限本医疗机构使用。

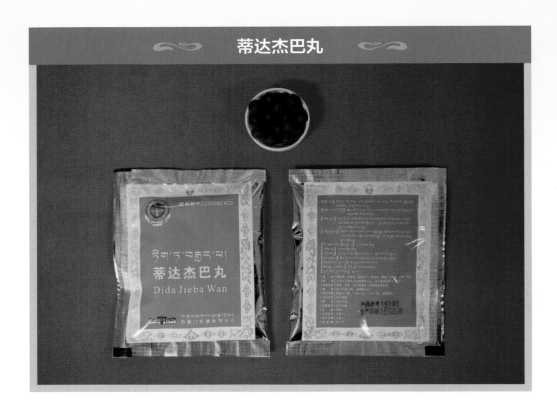

蒂达杰巴丸

【药品名称】蒂达杰巴丸 Dida Jieba Wan

【批准文号】藏药制字Z220080403

【执行标准】医疗机构制剂注册批件（藏ZJ20080403）附件

【处方组成】印度獐牙菜、洪连、波棱瓜子、角茴香、榜嘎、小檗皮、苦麦菜、木香。

【性　　状】本品为灰褐色至灰黄褐色水丸；具木香特异香气，味苦。

【功能主治】清热，利胆。用于胆囊炎，初期黄疸型肝炎。

【规　　格】每10丸重2.5克，每袋装40丸。

【用法用量】捣碎后口服。一次6～8丸，一日2～3次，或遵医嘱。

【不良反应】尚不明确。

【禁　　忌】尚不明确。

【注意事项】尚不明确。

【贮　　藏】密封。

【有 效 期】24个月。

【生产单位】西藏自治区藏医院门孜康制剂室

　　　　　　本制剂仅限本医疗机构使用。

渣驯古巴丸

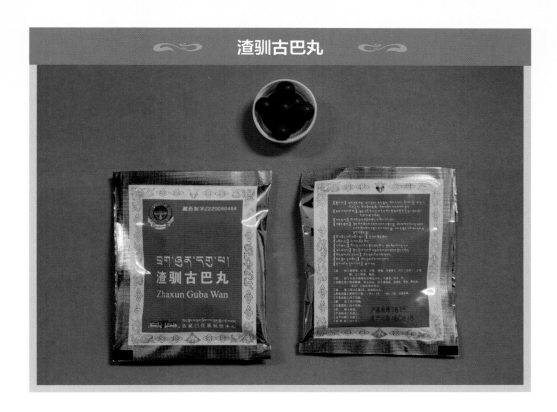

【药品名称】渣驯古巴丸 Zhaxun Guba Wan

【批准文号】藏药制字Z220080464

【执行标准】医疗机构制剂注册批件（藏ZJ20080464）附件

【处方组成】渣驯膏、红花、豆蔻、榜嘎、甘青青兰、诃子（去核）、力嘎都、麝香等。

【性　　状】本品为黄褐色至褐色水丸；气微香，味苦、辛。

【功能主治】清热解毒，活血凉血。用于胃热症，胆热症，胃炎，胃出血，"赤巴"引起的腹泻等症。

【规　　格】每10丸重5克，每袋装20丸。

【用法用量】捣碎后口服。一次3～4丸，一日2～3次，或遵医嘱。

【不良反应】尚不明确。

【禁　　忌】尚不明确。

【注意事项】尚不明确。

【贮　　藏】密封。

【有 效 期】24个月。

【生产单位】西藏自治区藏医院门孜康制剂室
　　　　　　本制剂仅限本医疗机构使用。

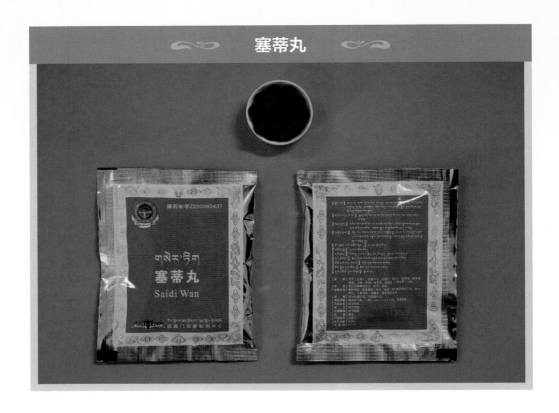

【药品名称】 塞蒂丸 Saidi Wan

【批准文号】 藏药制字Z220080437

【执行标准】 医疗机构制剂注册批件（藏ZJ20080437）附件

【处方组成】 诃子（去核）、波棱瓜子、石榴子、黑冰片（制）、渣驯膏、印度獐牙菜、榜嘎、木香、苦麦菜、洪连、角茴香、小檗皮等十三味组成。

【性　　状】 本品为黑褐色水丸；味苦；性凉。

【功能主治】 清热利胆，消食健胃。用于赤隆病引起的消化不良，恶心呕吐，头晕目赤，胆囊炎，黄疸型肝炎等。

【规　　格】 每10丸重2.5克，每袋装40丸。

【用法用量】 捣碎后口服。一次6～8丸，一日2～3次，或遵医嘱。

【不良反应】 尚不明确。

【禁　　忌】 尚不明确。

【注意事项】 尚不明确。

【贮　　藏】 密封。

【有 效 期】 24个月。

【生产单位】 西藏自治区藏医院门孜康制剂室

　　　　　　　本制剂仅限本医疗机构使用。

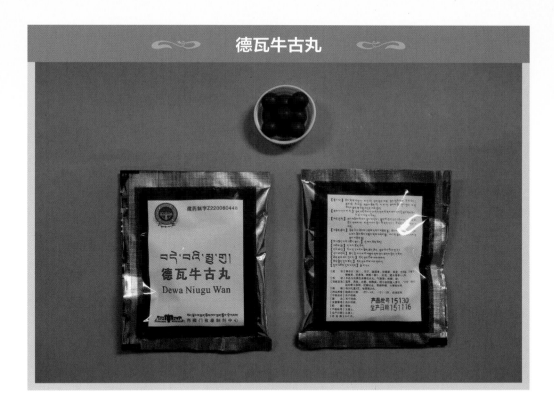

德瓦牛古丸

【药品名称】德瓦牛古丸 Dewa Niugu Wan

【批准文号】藏药制字Z220080448

【执行标准】医疗机构制剂注册批件（藏ZJ20080448）附件

【处方组成】寒水石（奶制）、诃子（去核）、渣驯膏、沙棘膏、荜茇、光明盐、石榴子、绿绒蒿、巴夏嘎、铁屑（诃子制）、红花、藏木香等十七味。

【性　　状】本品为灰黑色至黑色水丸；气微香，味辣、涩。

【功能主治】温胃，消食，止酸，愈溃疡。用于血胆溢入胃内，木布病引起的胃火衰弱，泛酸吐血，溃疡肿瘤，大便秘结等。

【规　　格】每10丸重5克，每袋装20丸。

【用法用量】捣碎后口服。一次3～4丸，一日1～2次，或遵医嘱。

【不良反应】尚不明确。

【禁　　忌】尚不明确。

【注意事项】尚不明确。

【贮　　藏】密封。

【有 效 期】24个月。

【生产单位】西藏自治区藏医院门孜康制剂室

本制剂仅限本医疗机构使用。

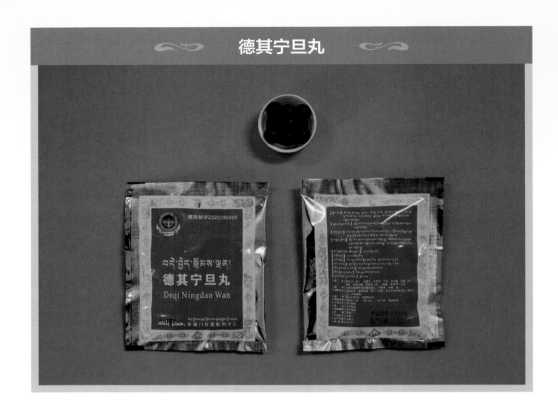

【药品名称】德其宁旦丸 Deqi Ningdan Wan

【批准文号】藏药制字Z220080402

【执行标准】医疗机构制剂注册批件（藏ZJ20080402）附件

【处方组成】寒水石（制）、石榴子、石灰华、丁香、肉豆蔻、豆蔻、诃子（去核）、肉桂、达里、岗蒂（制）、黑胡椒、荜茇等十八味组成。

【性　　状】本品为微黄色至灰黄色水丸；气微香，味辣、涩。

【功能主治】湿运脾胃，除痰化湿。用于培根的合并症和混合症，消化不良，胃痛腹胀。

【规　　格】每10丸重5克，每袋装20丸。

【用法用量】捣碎后口服。一次3～4丸，一日2～3次，或遵医嘱。

【不良反应】尚不明确。

【禁　　忌】尚不明确。

【注意事项】尚不明确。

【贮　　藏】密封。

【有 效 期】24个月。

【生产单位】西藏自治区藏医院门孜康制剂室

本制剂仅限本医疗机构使用。

二、心脑血管科

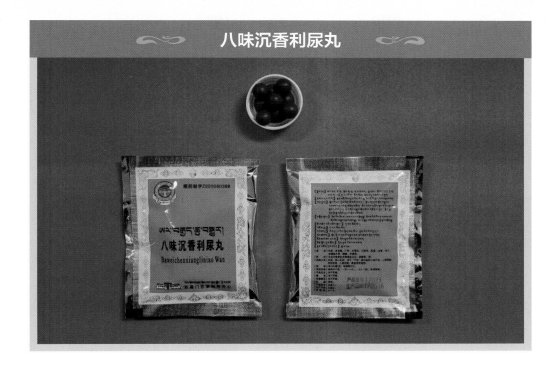

八味沉香利尿丸

【药品名称】八味沉香利尿丸 Bawei Chenxiang Liniao Wan

【批准文号】藏药制字Z220080388

【执行标准】医疗机构制剂注册批件（藏ZJ20080388）附件

【处方组成】沉香、肉豆蔻、广枣、木棉花、石灰华、贝嘎、木香、诃子（去核）、志达萨增、螃蟹、冬葵果、色其。

【性　　状】本品为浅黄色至黄褐色水丸；味微苦、涩。

【功能主治】利尿，养心安神。用于宁隆病引起的心神不定，心悸背胀，两肋刺痛，心慌失眠，眼睑浮肿等症。

【规　　格】每10丸重5克，每袋装20丸。

【用法用量】捣碎后口服。一次3～4丸，一日1～2次，或遵医嘱。

【不良反应】尚不明确。

【禁　　忌】尚不明确。

【注意事项】尚不明确。

【贮　　藏】密封。

【有 效 期】24个月。

【生产单位】西藏自治区藏医院门孜康制剂室

本制剂仅限本医疗机构使用。

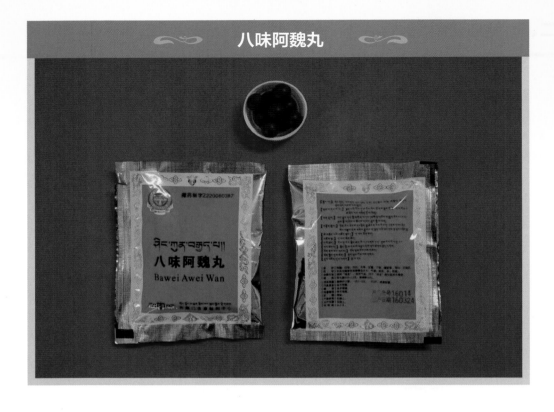

八味阿魏丸

【药品名称】八味阿魏丸 Bawei Awei Wan

【批准文号】藏药制字Z220080387

【执行标准】医疗机构制剂注册批件（藏ZJ20080387）附件

【处方组成】阿魏、沉香、当归、木香、肉豆蔻、丁香、藏茴香、苟归那布、羊脑浆。

【性　　状】本品为褐黄色至棕褐色水丸；气腥，味苦、辛；性温。

【功能主治】调和培隆，温补气血。用于培隆病引起的头晕症。

【规　　格】每丸重0.95～1.2克，每袋装10丸。

【用法用量】捣碎后口服。一次1～2丸，一日2次，或遵医嘱。

【不良反应】尚不明确。

【禁　　忌】尚不明确。

【注意事项】尚不明确。

【贮　　藏】密封。

【有 效 期】24个月。

【生产单位】西藏自治区藏医院门孜康制剂室

　　　　　　本制剂仅限本医疗机构使用。

毕玛拉丸

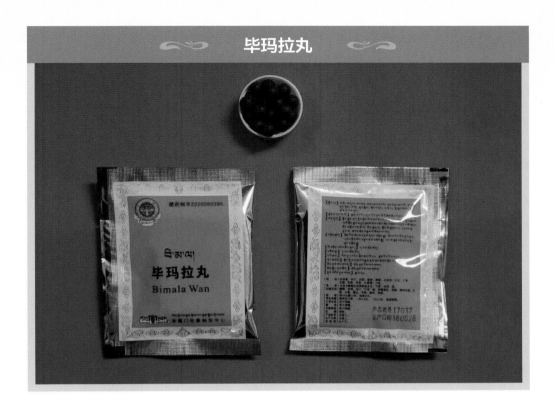

【药品名称】毕玛拉丸 Bimala Wan

【批准文号】藏药制字Z220080395

【执行标准】医疗机构制剂注册批件（藏ZJ20080395）附件

【处方组成】肉豆蔻、诃子（去核）、沉香、檀香、紫檀、石灰华、红花、丁香、豆蔻、贝嘎、草果、牛黄等二十味组成。

【性　　状】本品为棕褐色至深褐色水丸；气香，味苦、涩。

【功能主治】镇静，安神。用于宁隆病，神智紊乱，烦躁，精神恍惚，失眠，头晕，健忘，耳鸣，颤抖，惊悸。

【规　　格】每10丸重2.5克，每袋装40丸。

【用法用量】捣碎后口服。一次6～8丸，一日2～3次，或遵医嘱。

【不良反应】尚不明确。

【禁　　忌】尚不明确。

【注意事项】尚不明确。

【贮　　藏】密封。

【有 效 期】24个月。

【生产单位】西藏自治区藏医院门孜康制剂室
　　　　　　本制剂仅限本医疗机构使用。

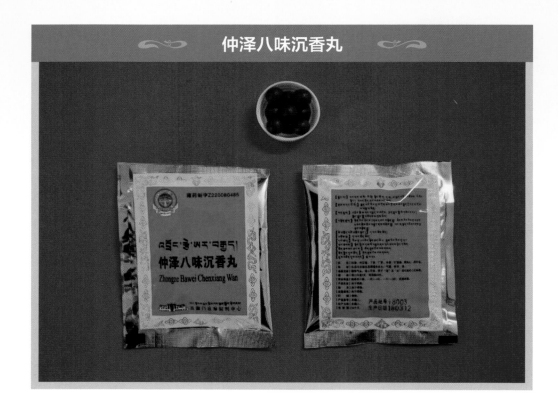

仲泽八味沉香丸

【药品名称】仲泽八味沉香丸 Zhongze Bawei Chenxiang Wan

【批准文号】藏药制字Z220080465

【执行标准】医疗机构制剂注册批件（藏ZJ20080456）附件

【处方组成】沉香、肉豆蔻、丁香、广枣、木香、打箭菊、兔心、野牛血。

【性　　状】本品为灰褐色至深褐色水丸；气腥，味苦、涩。

【功能主治】调和气血，清心开窍。用于"隆"及"血"症引起的心区疼痛，风攻心致使神昏谵语、突然昏厥、心颤身抖、急躁不安、发怒，健忘，失眠等。

【规　　格】每10丸重5克，每袋装20丸。

【用法用量】捣碎后口服。一次3～4丸，一日2～3次，或遵医嘱。

【不良反应】尚不明确。

【禁　　忌】尚不明确。

【注意事项】尚不明确。

【贮　　藏】密封。

【有 效 期】24个月。

【生产单位】西藏自治区藏医院门孜康制剂室
　　　　　　本制剂仅限本医疗机构使用。

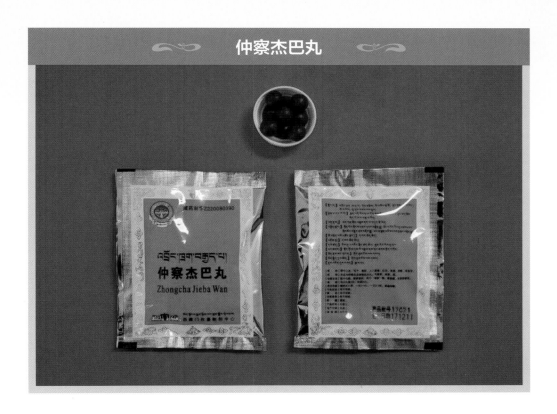

仲察杰巴丸

【药品名称】仲察杰巴丸 Zhongcha Jieba Wan

【批准文号】藏药制字Z220080390

【执行标准】医疗机构制剂注册批件（藏ZJ20080390）附件

【处方组成】野牦血、诃子（去核）、麝香、红花、荜茇、黑胡椒、苟归那布等。

【性　　状】本品为浅黄色至棕黄色水丸；气微香，味苦、涩。

【功能主治】温中化痰，散瘀破解。用于培根病，胃溃疡，食道痞瘤等。

【规　　格】每10丸重5克，每袋装20丸。

【用法用量】捣碎后口服。一次3～4丸，一日2～3次，或遵医嘱。

【不良反应】尚不明确。

【禁　　忌】尚不明确。

【注意事项】尚不明确。

【贮　　藏】密封。

【有　效　期】24个月。

【生产单位】西藏自治区藏医院门孜康制剂室

　　　　　　本制剂仅限本医疗机构使用。

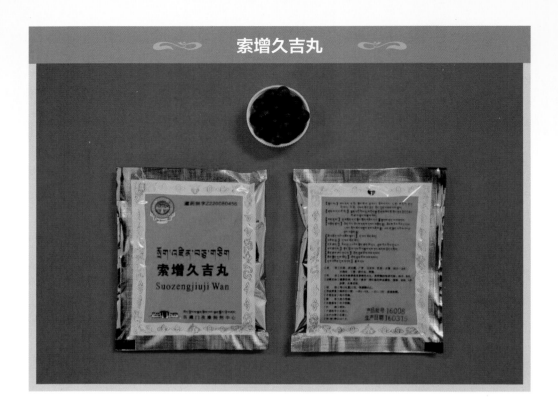

索增久吉丸

【药品名称】索增久吉丸 Suozengjiuji Wan

【批准文号】藏药制字Z220080456

【执行标准】医疗机构制剂注册批件（藏ZJ20080456）附件

【处方组成】沉香、肉豆蔻、广枣、石灰华、贝嘎、木香、诃子（去核）、木棉花、丁香、牦牛心血、阿魏。

【性　　状】本品为淡黄色至黄褐色水丸；具阿魏的特异气味，味辛、微涩。

【功能主治】镇静安神。用于索隆病引起的神志紊乱，惊悸，哑结，失眠多梦、头晕目眩。

【规　　格】每10丸重2.5克，每袋装40丸。

【用法用量】捣碎后口服。一次6～8丸，一日2～3次，或遵医嘱。

【不良反应】尚不明确。

【禁　　忌】尚不明确。

【注意事项】尚不明确。

【贮　　藏】密封。

【有 效 期】24个月。

【生产单位】西藏自治区藏医院门孜康制剂室

　　　　　　本制剂仅限本医疗机构使用。

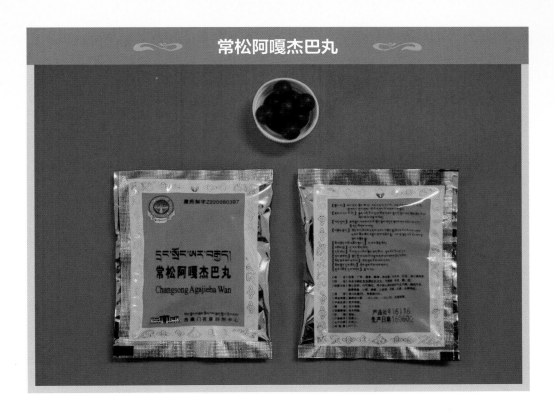

常松阿嘎杰巴丸

【药品名称】常松阿嘎杰巴丸 Changsong Agajieba Wan

【批准文号】藏药制字Z220080397

【执行标准】医疗机构制剂注册批件（藏ZJ20080397）附件

【处方组成】沉香、广枣、檀香、紫檀、肉豆蔻、石灰华、红花、索罗素扎等。

【性　　状】本品为棕红色至紫红色水丸；气微香，味苦、辣、涩。

【功能主治】清心安神，行气降压。用于气血不调，胸闷气足，胸背疼痛，心慌，心悸，高血压，心血管疾病及肺心病。

【规　　格】每10丸重5克，每袋装20丸。

【用法用量】捣碎后口服。一次3～4丸，一日2～3次，或遵医嘱。

【不良反应】尚不明确。

【禁　　忌】尚不明确。

【注意事项】尚不明确。

【贮　　藏】密封。

【有 效 期】24个月。

【生产单位】西藏自治区藏医院门孜康制剂室

本制剂仅限本医疗机构使用。

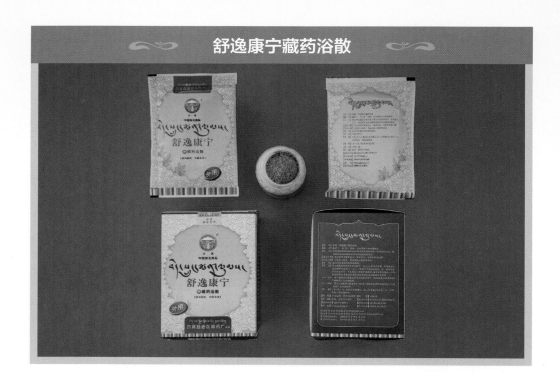

舒逸康宁藏药浴散

【药品名称】舒逸康宁藏药浴散 Shuyi Kangning Zangyaoyu San

【批准文号】藏卫妆试字（2007）第001号

【执行标准】Q/ZYYS001-1

【处方组成】藏萝卜、天门冬、刺柏、大籽蒿等十余味。

【性　　状】本品为棕黄色或棕褐色散剂。

【功能主治】本品适用于疲劳无力、体虚多病、失眠多梦等人群。

【规　　格】每袋（15±1）克，每盒装10袋。散剂（速溶型）。

【用法用量】将1袋藏药浴散置于药浴桶中，加入1～5升开水冲泡，并迅速加入凉水调
节水温38～44℃（略高于平时洗浴温度）后，置适用部位于浴液当中。
可反复加入适量开水浸泡，每天最多不超过一小时。药浴时用浴布覆盖
浴桶并对适用部位进行按摩效果更佳。（1）浴足：将一袋藏药浴散置
放于专业的浴足桶中（浸泡深度30厘米最佳），严格按照以上方法使
用。（2）浴体：将3～5袋藏药浴散置放于浴缸里（根据适用者的体格而
定），严格按照以上方法使用。1～3天1次。藏药浴专家建议：进入冬季
每2日药浴一次，坚持使用，效果更好。

【禁　　忌】患有心脏病、高血压病人群慎用本品。

【贮　　藏】密闭，置阴凉干燥处。

【有 效 期】3年。

【生产单位】西藏自治区藏药厂

本制剂仅限本医疗机构使用。

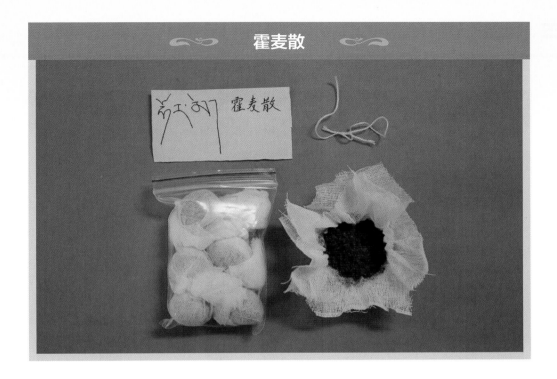

【药品名称】霍麦散 Huomai San

【批准文号】藏药制字Z220120725

【执行标准】医疗机构制剂注册批件（藏ZJ20180725）附件

【处方组成】肉豆蔻、藏茴香。

【性　　状】本品为棕色粗粉；气浓。

【功能主治】养心祛隆，安神镇静。用于重症隆病引起的晕倒，惊慌，四肢僵硬，头晕心悸，痰迷心窍等症。

【规　　格】每扎装5克，每袋装5扎。

【用法用量】外用。一次1扎，一日1～2次，或临时用一扎煮于酥油，将温度控制在50℃左右，热敷于隆穴之位，或遵医嘱。

【不良反应】尚不明确。

【禁　　忌】尚不明确。

【注意事项】尚不明确。

【贮　　藏】密封。

【有 效 期】24个月。

【生产单位】西藏自治区藏医院门孜康制剂室

　　　　　　本制剂仅限本医疗机构使用。

三、风湿关节科

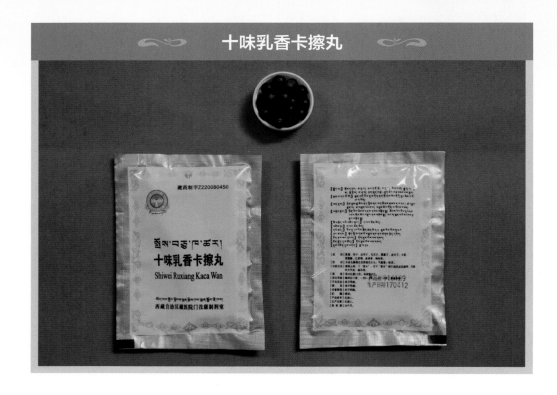

十味乳香卡擦丸

【药品名称】十味乳香卡擦丸 Shiwei Ruxiang Kaca Wan

【批准文号】藏药制字Z220080450

【执行标准】医疗机构制剂注册批件（藏ZJ20080450）附件

【处方组成】贝嘎、诃子（去核）、决明子、毛诃子、黄葵子、余甘子、木香、宽筋藤、巴夏嘎、渣驯膏、刺柏膏。

【性　　状】本品为黑褐色至深褐色水丸；气微香，味苦。

【功能主治】清热止痒，干黄水。用于黄水病引起的皮肤瘙痒，风湿性关节炎，痛风等。

【规　　格】每10丸重2.5克，每袋装40丸。

【用法用量】捣碎后口服。一次6～8丸，一日2～3次，或遵医嘱。

【不良反应】尚不明确。

【禁　　忌】尚不明确。

【注意事项】尚不明确。

【贮　　藏】密封。

【有 效 期】24个月。

【生产单位】西藏自治区藏医院门孜康制剂室

本制剂仅限本医疗机构使用。

风恫舒藏药浴散

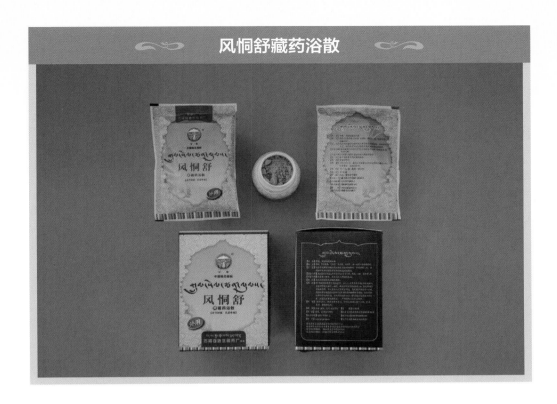

【药品名称】风恫舒藏药浴散 Fengdongshu Zangyaoyu San

【批准文号】藏卫妆试字（2007）第001号

【执行标准】Q/ZYYS001-2

【处方组成】刺柏、烈香杜鹃、大籽蒿、水柏枝、决明子、独一味等十余味藏药材。

【性　　状】本品为棕黄色或棕褐色散剂。

【功能主治】本品适用于风湿性关节炎引起的关节红肿、疼痛、积水、变形等。

【规　　格】每袋（15±1）克，每盒装10袋，散剂（速溶型）。

【用法用量】将1袋藏药浴散置于药浴盆中，加入1～5升开水冲泡，并迅速加入凉水调节水温38～44℃（略高于平时洗浴温度）后，置适用部位于浴液当中。可反复加入适量开水浸泡，每天最多不超过一小时。药浴时用浴布覆盖浴盆并对适用部位进行按摩效果更佳。如适用部位不便于局部浸泡，可采用浸泡全身法；将3～5袋本品置放于浴缸里（根据适用者体格而定），严格按照以上方法使用。1～3天1次。藏药浴专家建议：针对适用部位每日一次，坚持使用，效果更好。

【禁　　忌】患有心脏病、高血压病人群慎用本品。

【贮　　藏】密闭，置阴凉干燥处。

【有 效 期】3年。

【生产单位】西藏自治区藏药厂

　　　　　　本制剂仅限本医疗机构使用。

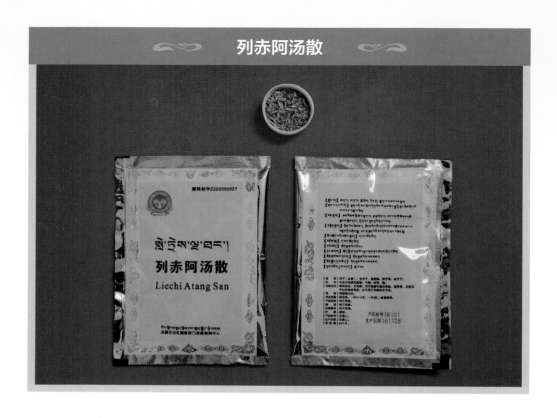

列赤阿汤散

【药品名称】列赤阿汤散 Liechi Atang San

【批准文号】藏药制字Z220090527

【执行标准】医疗机构制剂注册批件（藏ZJ20090527）附件

【处方组成】诃子（去核）、毛诃子、宽筋藤、印度獐牙菜、余甘子。

【性　　状】本品为浅黄色粗粉；气微，味苦、酸。

【功能主治】清热凉血、祛风利痹。用于流感引起的发热、流鼻涕，四肢关节红肿酸痛等症。亦可用于风湿性关节炎。

【规　　格】每袋装5克。每袋装25克。

【用法用量】煎汤服。一次5克，一日2次，或遵医嘱。

【不良反应】尚不明确。

【禁　　忌】尚不明确。

【注意事项】尚不明确。

【贮　　藏】密封。

【有 效 期】24个月。

【生产单位】西藏自治区藏医院门孜康制剂室

　　　　　　本制剂仅限本医疗机构使用。

四、肠胃科

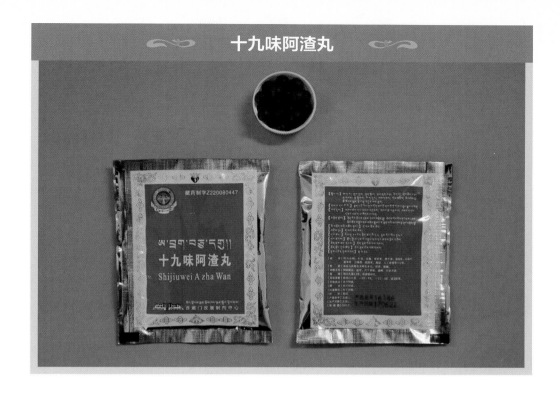

【药品名称】十九味阿渣丸 Shijiuwei Azha Wan

【批准文号】藏药制字Z220080447

【执行标准】医疗机构制剂注册批件（藏ZJ20080447）附件

【处方组成】诃子（去核）、红花、豆蔻、渣驯膏、印度獐牙菜、刺柏膏、山矾叶、紫草茸、力嘎都、藏茜草、麝香等十七味组成。

【性　　状】本品为灰褐色至褐色水丸；味苦、微酸。

【功能主治】调和精血，益肾。用于肾损，遗精，月经不调。

【规　　格】每10丸重2.5克，每袋装40丸。

【用法用量】捣碎后口服。一次6～8丸，一日2～3次，或遵医嘱。

【不良反应】尚不明确。

【禁　　忌】尚不明确。

【注意事项】尚不明确。

【贮　　藏】密封。

【有 效 期】24个月。

【生产单位】西藏自治区藏医院门孜康制剂室

　　　　　　本制剂仅限本医疗机构使用。

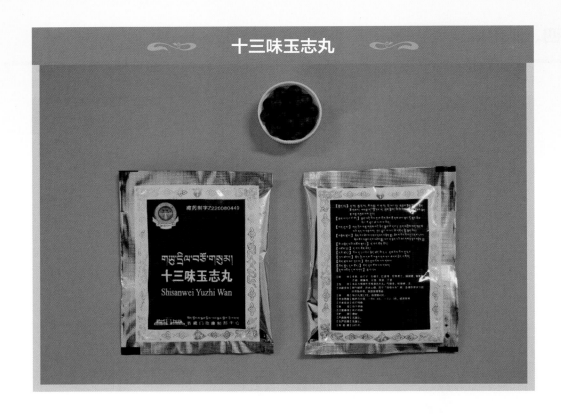

十三味玉志丸

【药品名称】十三味玉志丸 Shisanwei Yuzhi Wan

【批准文号】藏药制字Z220080449

【执行标准】医疗机构制剂注册批件（藏ZJ20080449）附件

【处方组成】木香、余甘子、石榴子、巴夏嘎、甘青青兰、绿绒蒿、日官孜玛、亚瓦卡热、酸藤果、豆蔻、荜茇、干姜等十三味组成。

【性　　状】本品为褐绿色至褐黄色水丸；气微香，味微辣、苦。

【功能主治】理气健胃，消炎止痛。用于培根木布病，急慢性胃炎引起的胃肠绞痛，脘腹胀痛等症。

【规　　格】每10丸重2.5克，每袋装40丸。

【用法用量】捣碎后口服。一次6～8丸，一日2～3次，或遵医嘱。

【不良反应】尚不明确。

【禁　　忌】尚不明确。

【注意事项】尚不明确。

【贮　　藏】密封。

【有 效 期】24个月。

【生产单位】西藏自治区藏医院门孜康制剂室

本制剂仅限本医疗机构使用。

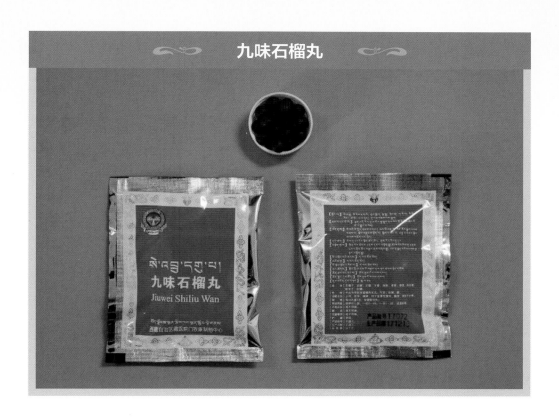

九味石榴丸

【药品名称】九味石榴丸 Jiuwei Shiliu Wan

【批准文号】藏药制字Z220171069

【执行标准】医疗机构制剂注册批件（藏藏ZJ20171069）附件

【处方组成】石榴子、黑胡椒、豆蔻、干姜、肉桂、草果、荜茇、肉豆蔻、蛇床子、红糖。

【性　　状】本品为浅棕至黄褐色水丸；气香，味辣、酸。

【功能主治】止泻，温胃，健脾。用于急慢性腹泻，腹痛，顽固不化等。

【规　　格】每10丸重5克，每袋装20丸。

【用法用量】捣碎后口服。一次3～4丸，一日1～2次，或遵医嘱。

【不良反应】尚不明确。

【禁　　忌】尚不明确。

【注意事项】尚不明确。

【贮　　藏】密封。

【包　　装】内包材为铝塑复合袋。

【有 效 期】24个月。

【生产单位】西藏自治区藏医院门孜康制剂室

　　　　　　本制剂仅限本医疗机构使用。

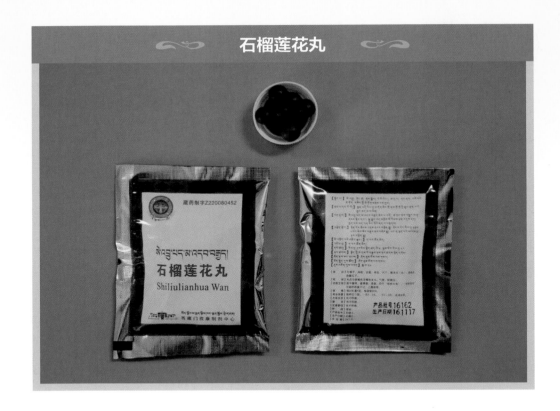

【药品名称】石榴莲花丸 Shiliulianhua Wan

【批准文号】藏药制字Z220080452

【执行标准】医疗机构制剂注册批件（藏ZJ20080392）附件

【处方组成】石榴子、肉桂、豆蔻、荜茇、诃子（去核）、黑冰片（制）、塞哇梅朵、波棱瓜子。

【性　　状】本品为黄褐色至褐色水丸；气微，味微苦。

【功能主治】温中健胃，愈溃疡，消食。用于培根木布、培根斯布引起的积食不化，上腹疼痛。

【规　　格】每10丸重5克，每袋装20丸。

【用法用量】捣碎后口服。一次3～4丸，一日1～2次，或遵医嘱。

【不良反应】尚不明确。

【禁　　忌】尚不明确。

【注意事项】尚不明确。

【贮　　藏】密封。

【有 效 期】24个月。

【生产单位】西藏自治区藏医院门孜康制剂室

　　　　　　本制剂仅限本医疗机构使用。

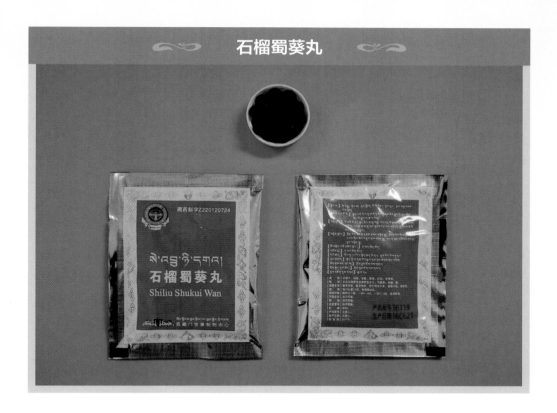

【药品名称】 石榴蜀葵丸 Shiliu Shukui Wan

【批准文号】 藏药制字Z220120724

【执行标准】 医疗机构制剂注册批件（藏ZJ20120724）附件

【处方组成】 石榴子、肉桂、豆蔻、荜茇、红花、冬葵果。

【性　　状】 本品为浅黄色至黄棕色水丸；气微香，味酸、辣。

【功能主治】 健胃消食，温胃利尿。用于消化不良，食欲不振，尿闭等。

【规　　格】 每10丸重2.5克，每袋装40丸。

【用法用量】 捣碎后口服。一次6～8丸，一日2～3次，或遵医嘱。

【不良反应】 尚不明确。

【禁　　忌】 尚不明确。

【注意事项】 尚不明确。

【贮　　藏】 密封。

【有 效 期】 24个月。

【生产单位】 西藏自治区藏医院门孜康制剂室

　　　　　　　本制剂仅限本医疗机构使用。

四味石榴丸

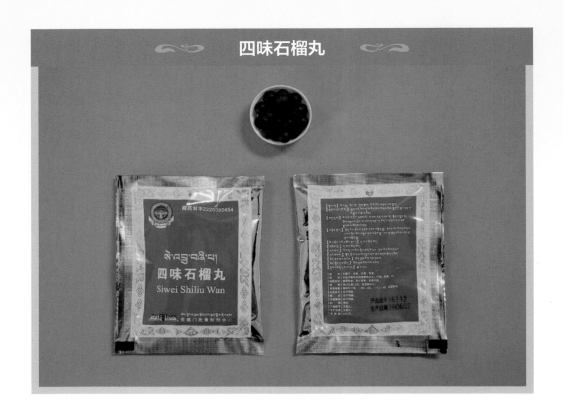

【药品名称】四味石榴丸 Siwei Shiliu Wan

【批准文号】藏药制字Z220080454

【执行标准】医疗机构制剂注册批件（藏ZJ20080454）附件

【处方组成】石榴子、肉桂、豆蔻、荜茇。

【性　　状】本品为黄色至浅棕黄色水丸；气微，味酸、辛。

【功能主治】健胃消食。用于胃寒，食欲不振。

【规　　格】每10丸重2.5克，每袋装40丸。

【用法用量】捣碎后口服。一次6～8丸，一日2～3次，或遵医嘱。

【不良反应】尚不明确。

【禁　　忌】尚不明确。

【注意事项】尚不明确。

【贮　　藏】密封。

【有 效 期】24个月。

【生产单位】西藏自治区藏医院门孜康制剂室

　　　　　　本制剂仅限本医疗机构使用。

四味藏木香汤散

【药品名称】四味藏木香汤散 Siwei Zangmuxiang Tangsan

【批准文号】藏药制字Z220090528

【执行标准】医疗机构制剂注册批件（藏ZJ20090528）附件

【处方组成】藏木香、悬钩木、宽筋藤、干姜。

【性　　状】本品为浅黄色至灰黄色粗粉；味苦。

【功能主治】清热解表，止咳祛痰。用于伤风感冒引起的打寒，四肢关节疼痛，发热，头痛，咳嗽，空虚热，血症等。

【规　　格】每袋装5克。每袋装25克。

【用法用量】煎汤服。一次5克，一日2次，或遵医嘱。

【不良反应】尚不明确。

【禁　　忌】尚不明确。

【注意事项】尚不明确。

【贮　　藏】密封。

【有 效 期】24个月。

【生产单位】西藏自治区藏医院门孜康制剂室

本制剂仅限本医疗机构使用。

色朱阿巴丸

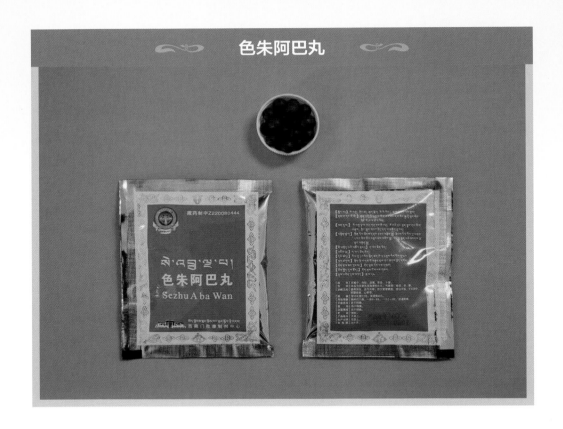

【药品名称】色朱阿巴丸 Sezhu Aba Wan

【批准文号】藏药制字Z220080444

【执行标准】医疗机构制剂注册批件（藏ZJ20080444）附件

【处方组成】石榴子、肉桂、豆蔻、荜茇、干姜。

【性　　状】本品为灰黄色至浅棕黄色水丸；气微香，味苦、辛、辣。

【功能主治】温胃消食。益气补肾，用于胃寒腹胀，消化不良，手足发冷，肾腰疼痛，心悸等。

【规　　格】每10丸重2.5克，每袋装40丸。

【用法用量】捣碎后口服。一次6～8丸，一日2～3次，或遵医嘱。

【不良反应】尚不明确。

【禁　　忌】尚不明确。

【注意事项】尚不明确。

【贮　　藏】密封。

【有 效 期】24个月。

【生产单位】西藏自治区藏医院门孜康制剂室

本制剂仅限本医疗机构使用。

杰阿丸

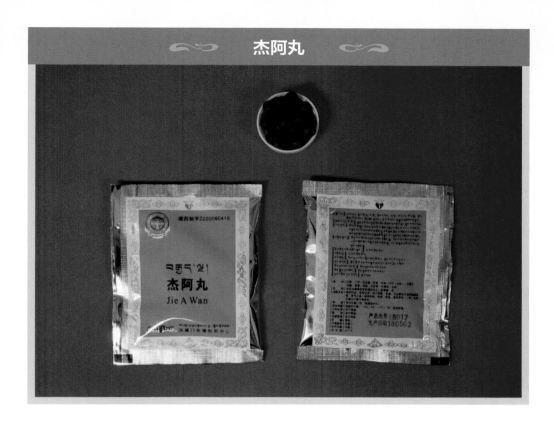

【药品名称】杰阿丸 Jie A Wan

【批准文号】藏药制字Z220080419

【执行标准】医疗机构制剂注册批件（藏ZJ20080419）附件

【处方组成】沉香、广枣、肉豆蔻、贝嘎、木香、诃子（去核）、石榴子、豆蔻、荜茇、肉桂、石灰华、木棉花等十三味组成。

【性　　状】本品为黄褐色至灰褐色水丸；味微酸、苦。

【功能主治】调和气血，温胃补肾。用于胃寒，肾虚，气血紊乱引起的脘腹胀痛，胃气上逆；腰肾疼痛，尿频、尿急、寒性浮肿；心悸、失眠、注意力不集中等症状。

【规　　格】每10丸重2.5克，每袋装40丸。

【用法用量】捣碎后口服。一次6～8丸，一日2～3次，或遵医嘱。

【不良反应】尚不明确。

【禁　　忌】尚不明确。

【注意事项】尚不明确。

【贮　　藏】密封。

【有 效 期】24个月。

【生产单位】西藏自治区藏医院门孜康制剂室

　　　　　　本制剂仅限本医疗机构使用。

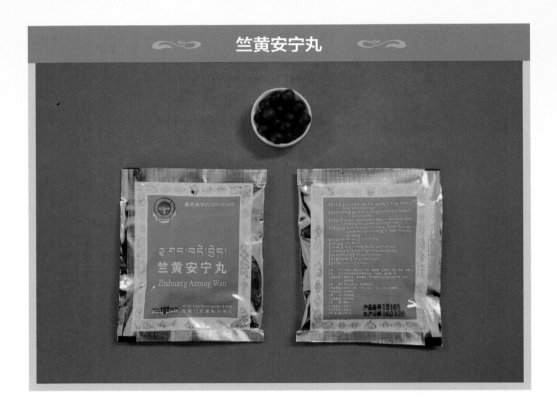

【药品名称】竺黄安宁丸 Zhuhuang Anning Wan

【批准文号】藏药制字Z220080466

【执行标准】医疗机构制剂注册批件（藏ZJ20080466）附件

【处方组成】天竺黄、红花、丁香、绿绒蒿、石榴子、荜茇、肉桂。

【性　　状】本品为浅褐色至褐色水丸；气微香，味辛辣、甜。

【功能主治】健脾开胃，调和寒热。用于脾胃不和引起的食欲不振，咳嗽，浮肿等症。

【规　　格】每10丸重5克，每袋装20丸。

【用法用量】捣碎后口服。一次3～4丸，一日2～3次，或遵医嘱。

【不良反应】尚不明确。

【禁　　忌】尚不明确。

【注意事项】尚不明确。

【贮　　藏】密封。

【有 效 期】24个月。

【生产单位】西藏自治区藏医院门孜康制剂室

　　　　　　　本制剂仅限本医疗机构使用。

党坐散

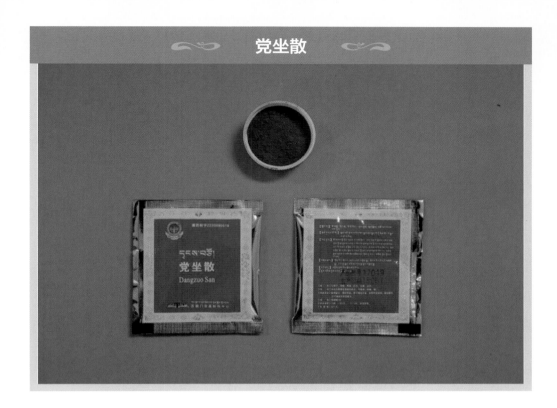

【药品名称】党坐散 Dangzuo San

【批准文号】藏药制字Z220090519

【执行标准】医疗机构制剂注册批件（藏ZJ20090519）附件

【处方组成】石榴子、肉桂、荜茇、红花、豆蔻、坐台。

【性　　状】本品为棕黄色至棕色粉末；气微香，味酸、辣。

【功能主治】温胃益火，保肝利胆。用于消化不良，各种肝胆疾病，寒性腹泻。亦可增强机体免疫力。

【规　　格】每袋装2克。

【用法用量】口服。一次2克，一日1～2次，或遵医嘱。

【不良反应】尚不明确。

【禁　　忌】尚不明确。

【注意事项】尚不明确。

【贮　　藏】密封。

【有 效 期】24个月。

【生产单位】西藏自治区藏医院门孜康制剂室

本制剂仅限本医疗机构使用。

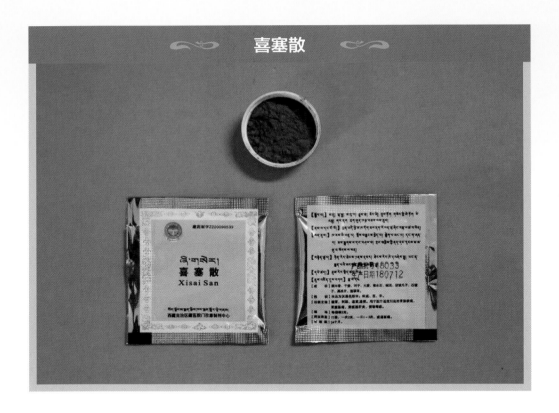

【药品名称】喜塞散 Xisai San

【批准文号】藏药制字Z220090533

【执行标准】医疗机构制剂注册批件（藏ZJ20090533）附件

【处方组成】藏木香、干姜、诃子（去核）、大黄、寒水石（制）、碱花（制）、波棱瓜子、石榴子、黑冰片（制）、渣驯膏。

【性　　状】本品为灰黑色粉末；味咸、涩、辛。

【功能主治】健胃，利胆，退黄，通便。用于胆汁返流引起的胃肠绞痛，胃腹胀痛，黄疸型肝炎，便秘等症。

【规　　格】每袋装2克。

【用法用量】口服。一次2克，一日2次，或遵医嘱。

【不良反应】尚不明确。

【禁　　忌】尚不明确。

【注意事项】尚不明确。

【贮　　藏】密封。

【有 效 期】24个月。

【生产单位】西藏自治区藏医院门孜康制剂室

　　　　　　本制剂仅限本医疗机构使用。

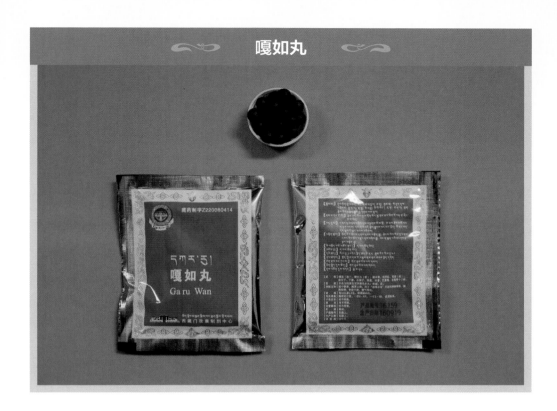

【药品名称】嘎如丸 Garu Wan

【批准文号】藏药制字Z220080414

【执行标准】医疗机构制剂注册批件（藏ZJ20080414）附件

【处方组成】碱花（制）、寒水石（制）、藏木香、光明盐、果汰、余甘子、干姜、石榴子、荜茇、木香、巴夏嘎、豆蔻等十三味组成。

【性　　状】本品为浅黄色至灰黄色水丸；味咸、苦。

【功能主治】温中散寒，健胃止痛。用于培根木布引起的寒凝胃痛，脘腹胀满，食欲不振，嗳气，呕吐。

【规　　格】每10丸重2.5克，每袋装40丸。

【用法用量】捣碎后口服。一次6～8丸，一日2～3次，或遵医嘱。

【不良反应】尚不明确。

【禁　　忌】尚不明确。

【注意事项】尚不明确。

【贮　　藏】密封。

【有 效 期】24个月。

【生产单位】西藏自治区藏医院门孜康制剂室

本制剂仅限本医疗机构使用。

儒喜丸

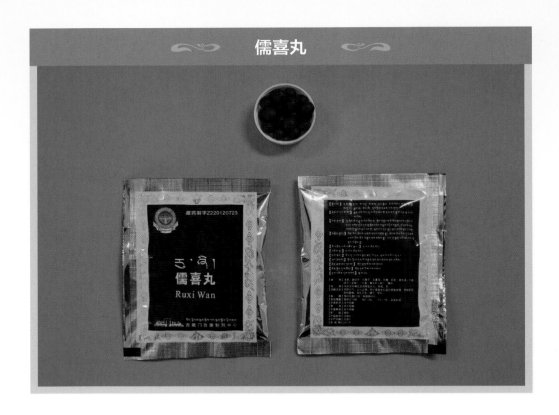

【药品名称】儒喜丸 Ruxi Wan

【批准文号】藏药制字Z220120723

【执行标准】医疗机构制剂注册批件（藏ZJ20120723）附件

【处方组成】木香、余甘子、石榴子、巴夏嘎、豆蔻、荜茇、藏木香、干姜、诃子（去核）、大黄、寒水石（制）、碱花（制）。

【性　　状】本品为灰褐色至浅黑色水丸；味咸、苦。

【功能主治】开郁行气，止吐止痛。用于胃肠炎引起的胃肠疼痛、胃胀肠鸣、急性腹痛，消化不良，嗳气，呕吐。

【规　　格】每10丸重2.5克，每袋装40丸。

【用法用量】捣碎后口服。一次6～8丸，一日2～3次，或遵医嘱。

【不良反应】尚不明确。

【禁　　忌】尚不明确。

【注意事项】尚不明确。

【贮　　藏】密封。

【有 效 期】24个月。

【生产单位】西藏自治区藏医院门孜康制剂室

　　　　　　本制剂仅限本医疗机构使用。

五、肺病科

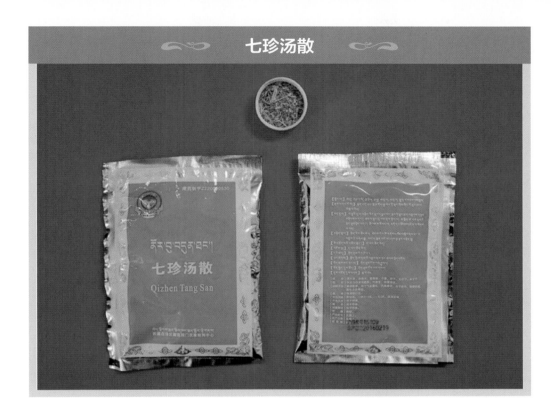

【药品名称】七珍汤散 Qizhen Tangsan

【批准文号】藏药制字Z220090530

【执行标准】医疗机构制剂注册批件（藏ZJ20090530）附件

【处方组成】藏木香、悬钩木、宽筋藤、干姜、诃子（去核）、毛诃子、余甘子。

【性　　状】本品为浅黄色粗粉；气微香，味微苦涩。

【功能主治】解表散寒。用于气血紊乱，风寒感冒，关节疼痛，热病初起，恶性发热等症。

【规　　格】每袋装5克。每袋装25克。

【用法用量】煎汤服。一次5克，一日2次，或遵医嘱。

【不良反应】尚不明确。

【禁　　忌】尚不明确。

【注意事项】尚不明确。

【贮　　藏】密封。

【有 效 期】24个月。

【生产单位】西藏自治区藏医院门孜康制剂室

　　　　　　本制剂仅限本医疗机构使用。

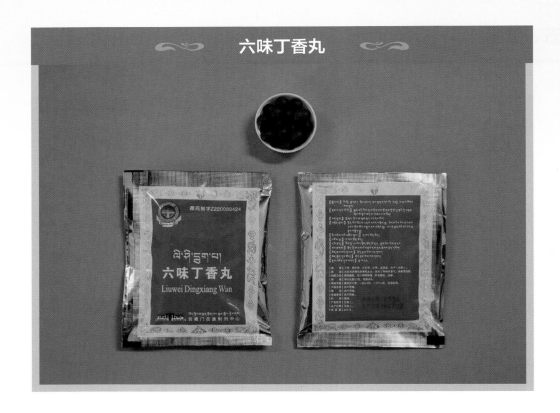

六味丁香丸

【药品名称】六味丁香丸 Liuwei Dingxiang Wan

【批准文号】藏药制字Z220080244

【执行标准】医疗机构制剂注册批件（藏ZJ20100410）附件

【处方组成】丁香、木香、石灰华、甘草、龙胆花、诃子（去核）。

【性　　状】本品为灰褐色至褐色水丸；具有丁香特异香气，味微苦、甜。

【功能主治】清热解毒，用于咽喉肿痛，声音嘶哑，咳嗽。

【规　　格】每10丸重2.5克，每袋装40丸。

【用法用量】捣碎后口服。一次6～8丸，一日2～3次，或遵医嘱。

【不良反应】尚不明确。

【禁　　忌】尚不明确。

【注意事项】尚不明确。

【贮　　藏】密封。

【有 效 期】24个月。

【生产单位】西藏自治区藏医院门孜康制剂室

　　　　　　本制剂仅限本医疗机构使用。

四味高山辣根菜汤散

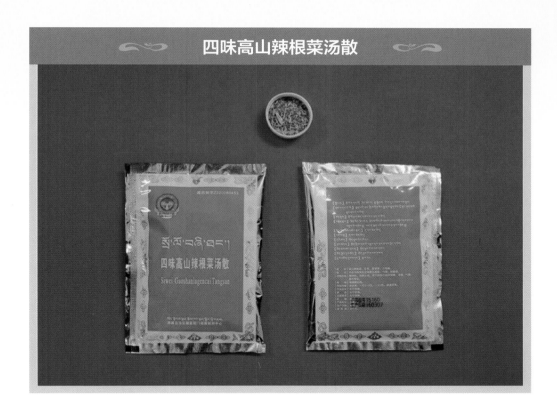

【药品名称】四味高山辣根菜汤散 Siwei Gaoshanlagencai Tangsan

【批准文号】藏药制字Z220080453

【执行标准】医疗机构制剂注册批件（藏ZJ20080453）附件

【处方组成】索罗素扎、甘草、紫草茸、力嘎都。

【性　　状】本品为紫棕色粗粉；气微，味微甜。

【功能主治】清肺热，祛痰止咳。用于肺热引起的咳嗽，发烧，气短，痰中带血。

【规　　格】每袋装5克。每袋装25克。

【用法用量】水煎服。一次5克，一日1～2次，或遵医嘱。

【不良反应】尚不明确。

【禁　　忌】尚不明确。

【注意事项】尚不明确。

【贮　　藏】密封。

【有 效 期】24个月。

【生产单位】西藏自治区藏医院门孜康制剂室

　　　　　　本制剂仅限本医疗机构使用。

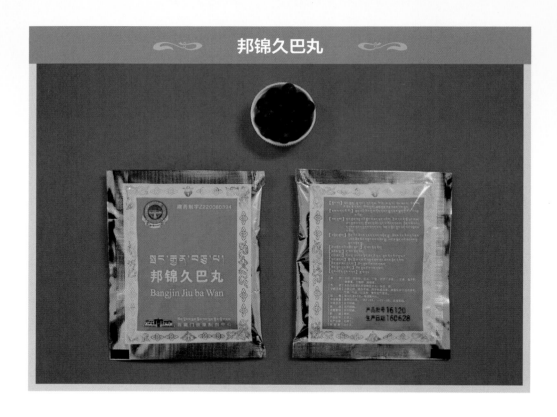

邦锦久巴丸

【药品名称】邦锦久巴丸 Bangjin Jiuba Wan

【批准文号】藏药制字Z220080394

【执行标准】医疗机构制剂注册批件（藏ZJ20080394）附件

【处方组成】龙胆花、螃蟹甲、川贝母、甘草、达里、鸡蛋参、日官孜玛、马尿泡、藏木香、小檗皮膏。

【性　　状】本品为红棕色至棕褐色水丸；味苦、涩。

【功能主治】止咳化痰，清热平喘。用于外感风寒、痰湿阻肺引起的多咳，气喘，气促；急、慢性支气管炎。

【规　　格】每10丸重2.5克，每袋装40丸。

【用法用量】捣碎后口服。一次6～8丸，一日2～3次，或遵医嘱。

【不良反应】尚不明确。

【禁　　忌】尚不明确。

【注意事项】尚不明确。

【贮　　藏】密封。

【有 效 期】24个月。

【生产单位】西藏自治区藏医院门孜康制剂室

　　　　　　本制剂仅限本医疗机构使用。

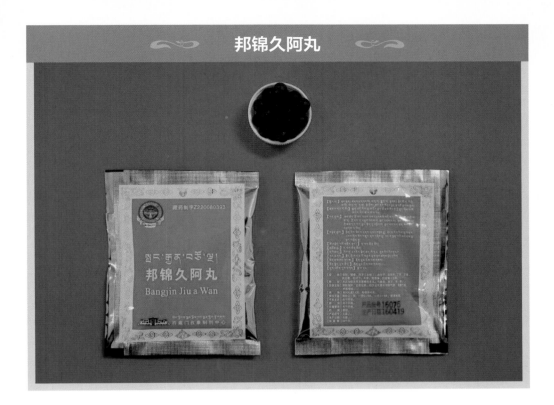

邦锦久阿丸

【药品名称】邦锦久阿丸 Bangjin Jiua Wan

【批准文号】藏药制字Z220080393

【执行标准】医疗机构制剂注册批件（藏ZJ20080393）附件

【处方组成】龙胆花、檀香、诃子（去核）、余甘子、石灰华、广枣、丁香、肉豆蔻、毛诃子、木香、宽筋藤、沉香等十五味组成。

【性　　状】本品为棕灰色至黄褐色水丸；气微香，味甘、辛、苦。

【功能主治】清热理肺，止咳化痰。用于支气管炎和肺气肿，咳嗽气喘，声嘶喑哑。

【规　　格】每10丸重2.5克，每袋装40丸。

【用法用量】捣碎后口服。一次6～8丸，一日2～3次，或遵医嘱。

【不良反应】尚不明确。

【禁　　忌】尚不明确。

【注意事项】尚不明确。

【贮　　藏】密封。

【有 效 期】24个月。

【生产单位】西藏自治区藏医院门孜康制剂室

　　　　　　本制剂仅限本医疗机构使用。

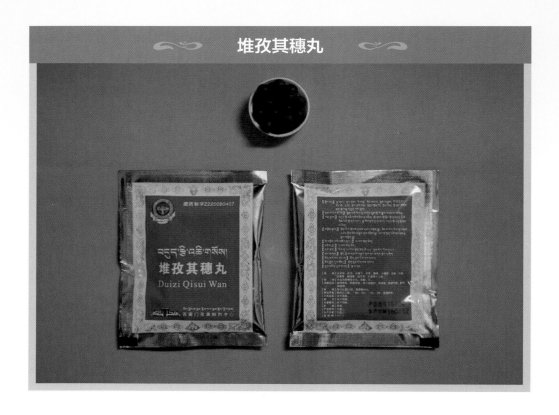

堆孜其穗丸

【药品名称】堆孜其穗丸 Duizi Qisui Wan

【批准文号】藏药制字Z220080407

【执行标准】医疗机构制剂注册批件（藏ZJ20080407）附件

【处方组成】石灰华、红花、石榴子、甘草、葡萄、力嘎都、肉桂、木香、沙棘膏、绿绒蒿、洪连、牛黄等十七味组成。

【性　　状】本品为棕褐色水丸；味酸、甘。

【功能主治】滋阴养肺，抑菌排脓。用于肺脓肿，肺结核，体虚气喘，新旧肺病等。

【规　　格】每10丸重2.5克，每袋装40丸。

【用法用量】捣碎后口服。一次6～8丸，一日2～3次，或遵医嘱。

【不良反应】尚不明确。

【禁　　忌】尚不明确。

【注意事项】尚不明确。

【贮　　藏】密封。

【有 效 期】24个月。

【生产单位】西藏自治区藏医院门孜康制剂室

本制剂仅限本医疗机构使用。

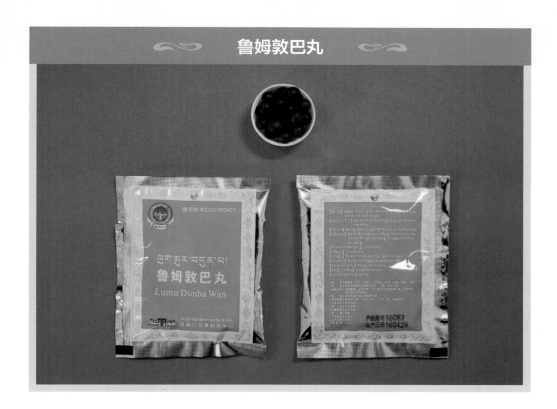

鲁姆敦巴丸

【药品名称】鲁姆敦巴丸 Lumu Dunba Wan

【批准文号】藏药制字Z220080247

【执行标准】医疗机构制剂注册批件（藏ZJ20080247）附件

【处方组成】螃蟹甲、诃子（去核）、石灰华、甘草、索罗素扎、檀香、丁香。

【性　　状】本品为青黄色至棕黄色水丸；气微，味甘、涩。

【功能主治】清热解毒，止咳润肺。用于感冒引起的咳嗽气喘，声音嘶哑；亦可用于支气管炎。

【规　　格】每10丸重2.5克，每袋装40丸。

【用法用量】捣碎后口服。一次6~8丸，一日2~3次，或遵医嘱。

【不良反应】尚不明确。

【禁　　忌】尚不明确。

【注意事项】尚不明确。

【贮　　藏】密封。

【有 效 期】24个月。

【生产单位】西藏自治区藏医院门孜康制剂室

　　　　　　本制剂仅限本医疗机构使用。

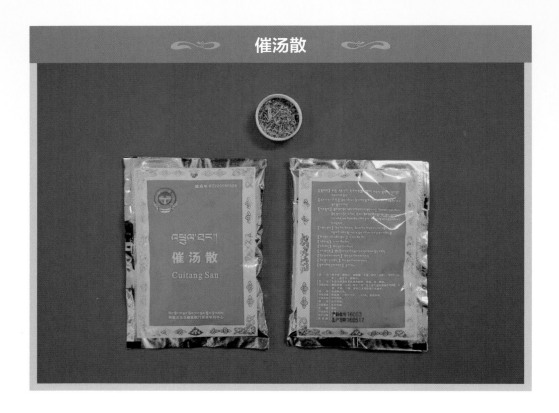

催汤散

【药品名称】催汤散 Cuitang San

【批准文号】藏药制字Z220090526

【执行标准】医疗机构制剂注册批件（藏ZJ20090526）附件

【处方组成】藏木香、悬钩木、宽筋藤、干姜、诃子（去核）、毛诃子、余甘子、螃蟹甲、藏木香膏。

【性　　状】本品为浅黄色至灰黄色粗粉；味涩、苦、微酸。

【功能主治】清热解毒，止咳。用于隆血上壅引起的前胸后背刺痛，头痛，发烧，口渴，多咳以及预防流行性感冒。

【规　　格】每袋装5克。每袋装25克。

【用法用量】水煎服。一次5克，一日1～2次，或遵医嘱。

【不良反应】尚不明确。

【禁　　忌】尚不明确。

【注意事项】尚不明确。

【贮　　藏】密封。

【有 效 期】24个月。

【生产单位】西藏自治区藏医院门孜康制剂室

　　　　　　本制剂仅限本医疗机构使用。

六、肾病科

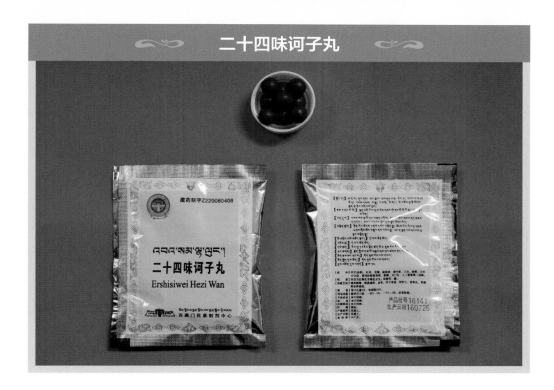

二十四味诃子丸

【药品名称】二十四味诃子丸 Ershisiwei Hezi Wan

【批准文号】藏药制字Z220080408

【执行标准】医疗机构制剂注册批件（藏ZJ20080408）附件

【处方组成】诃子（去核）、红花、豆蔻、渣驯膏、印度獐牙菜、刀豆、槟榔、大托叶
云实、喜马拉雅紫茉莉、黄精、天门冬、蒺藜等二十四味组成。

【性　　状】本品为红褐色至褐色水丸；味微苦、酸。

【功能主治】清热解毒，除湿通淋，益肾。用于肾损，肾肿大，肾积水，肾痨等各种肾病。

【规　　格】每10丸重5克，每袋装20丸。

【用法用量】捣碎后口服。一次3～4丸，一日2～3次，或遵医嘱。

【不良反应】尚不明确。

【禁　　忌】尚不明确。

【注意事项】尚不明确。

【贮　　藏】密封。

【有 效 期】24个月。

【生产单位】西藏自治区藏医院门孜康制剂室

本制剂仅限本医疗机构使用。

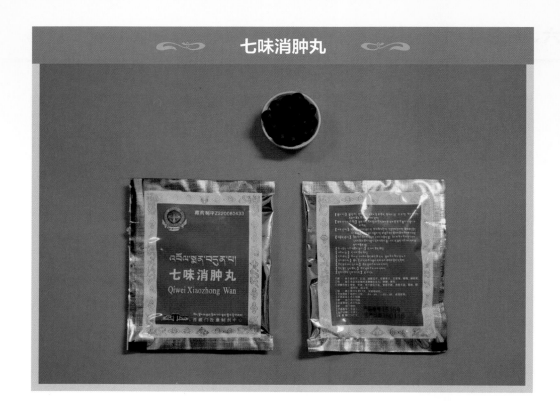

七味消肿丸

【药品名称】七味消肿丸 Qiwei Xiaozhong Wan

【批准文号】藏药制字Z220080433

【执行标准】医疗机构制剂注册批件（藏ZJ20080433）附件

【处方组成】余甘子、红花、波棱瓜子、甘青青兰、巴夏嘎、榜嘎、绿绒蒿。

【性　　状】本品为灰褐色至黄褐色水丸；味酸、微苦。

【功能主治】消食，利尿。用于消化不良，食欲不振，身重不适，眼睑、胫骨浮肿，腹水等。

【规　　格】每10丸重2.5克，每袋装40丸。

【用法用量】捣碎后口服。一次6～8丸，一日2～3次，或遵医嘱。

【不良反应】尚不明确。

【禁　　忌】尚不明确。

【注意事项】尚不明确。

【贮　　藏】密封。

【有 效 期】24个月。

【生产单位】西藏自治区藏医院门孜康制剂室

本制剂仅限本医疗机构使用。

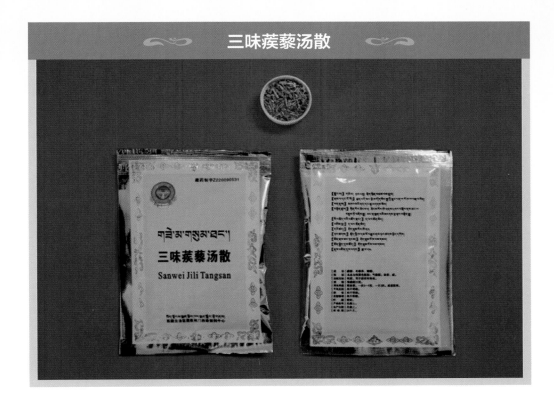

【药品名称】三味蒺藜汤散 Sanwei Jili Tangsan

【批准文号】藏药制字Z220090531

【执行标准】医疗机构制剂注册批件（藏ZJ20090531）附件

【处方组成】蒺藜、冬葵果、螃蟹。

【性　　状】本品为浅黄色粗粉；气微腥，味苦、咸。

【功能主治】利尿。用于尿闭和肾炎。

【规　　格】每袋装5克。每袋装25克。

【用法用量】煎汤服。一次3～5克，一日2次。或遵医嘱。

【不良反应】尚不明确。

【禁　　忌】尚不明确。

【注意事项】尚不明确。

【贮　　藏】密封。

【有　效　期】24个月。

【生产单位】西藏自治区藏医院门孜康制剂室

　　　　　　本制剂仅限本医疗机构使用。

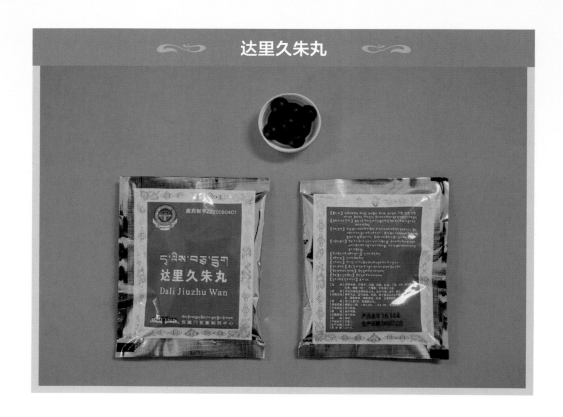

达里久朱丸

【药品名称】达里久朱丸 Dali Jiuzhu Wan

【批准文号】藏药制字Z220080401

【执行标准】医疗机构制剂注册批件（藏ZJ20080401）附件

【处方组成】达里、石榴子、豆蔻、肉桂、红花、丁香、木香、肉豆蔻、沉香、螃蟹（制）、力嘎都、甘草等十六味组成。

【性　　状】本品为棕色至深棕色水丸；具有香气，味辛、微甘。

【功能主治】调和气血，益气消食，利尿。用于贫血及水土不服引起的消化不良，腹胀疼痛，咳嗽音哑，头昏、头晕等症状。

【规　　格】每10丸重5克，每袋装20丸。

【用法用量】捣碎后口服。一次3～4丸，一日2～3次，或遵医嘱。

【不良反应】尚不明确。

【禁　　忌】尚不明确。

【注意事项】尚不明确。

【贮　　藏】密封。

【有　效　期】24个月。

【生产单位】西藏自治区藏医院门孜康制剂室

　　　　　　本制剂仅限本医疗机构使用。

阿如久巴丸

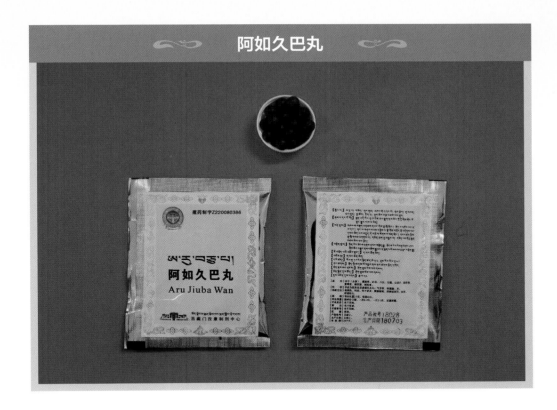

【药品名称】阿如久巴丸 Aru Jiuba Wan

【批准文号】藏药制字Z220080386

【执行标准】医疗机构制剂注册批件（藏ZJ20080386）附件

【处方组成】诃子（去核）、藏茜草、红花、刀豆、豆蔻、山矾叶、渣驯膏、紫草茸、印度獐牙菜、刺柏膏。

【性　　状】本品为棕灰色至黄褐色水丸；气芳香，味微酸、苦。

【功能主治】清肾热，利尿。用于肾炎，腰膝酸痛，尿频或尿闭，血尿，尿道结石。

【规　　格】每10丸重2.5克，每袋装40丸。

【用法用量】捣碎后口服。一次6～8丸，一日2～3次，或遵医嘱。

【不良反应】尚不明确。

【禁　　忌】尚不明确。

【注意事项】尚不明确。

【贮　　藏】密封。

【有 效 期】24个月。

【生产单位】西藏自治区藏医院门孜康制剂室

本制剂仅限本医疗机构使用。

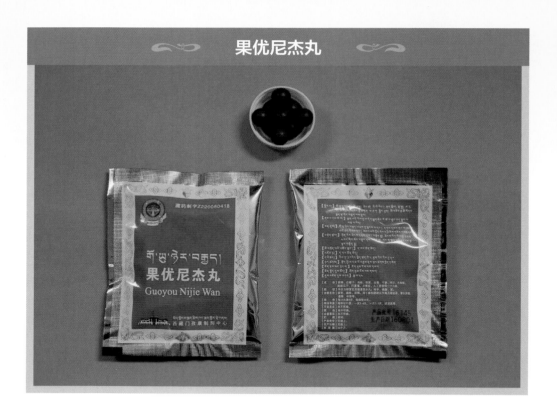

【药品名称】果优尼杰丸 Guoyou Nijie Wan

【批准文号】藏药制字Z220080418

【执行标准】医疗机构制剂注册批件（藏ZJ20080418）附件

【处方组成】槟榔、石榴子、肉桂、荜茇、豆蔻、干姜、诃子（去核）、芒果核、波棱瓜子、巴夏嘎、小檗皮、麝香等二十八味组成。

【性　　状】本品为棕黄色至微黄色水丸；味辛、微酸、涩。

【功能主治】温肾，通淋、固精。用于寒性腰髋关节痛及脓血尿，睾丸肿胀，遗精，早泄等。

【规　　格】每10丸重5克，每袋装20丸。

【用法用量】捣碎后口服。一次3～4丸，一日2～3次，或遵医嘱。

【不良反应】尚不明确。

【禁　　忌】尚不明确。

【注意事项】尚不明确。

【贮　　藏】密封。

【有 效 期】24个月。

【生产单位】西藏自治区藏医院门孜康制剂室

本制剂仅限本医疗机构使用。

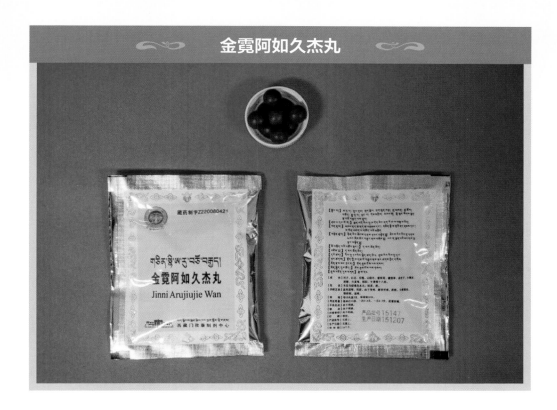

金霓阿如久杰丸

【药品名称】金霓阿如久杰丸 Jinni Arujiujie Wan

【批准文号】藏药制字Z220080241

【执行标准】医疗机构制剂注册批件（藏ZJ20080241）附件

【处方组成】诃子（去核）、红花、豆蔻、渣驯膏、山矾叶、紫草茸、藏茜草、余甘子、姜黄、刀豆、牛黄等十八味。

【性　　状】本品为棕褐色水丸；味苦、涩。

【功能主治】益肾固精，利尿。用于肾病，腰肾疼痛，尿频，小便混浊，糖尿病，遗精。

【规　　格】每10丸重5克，每袋装20丸。

【用法用量】捣碎后口服。一次3～4丸，一日2～3次，或遵医嘱。

【不良反应】尚不明确。

【禁　　忌】尚不明确。

【注意事项】尚不明确。

【贮　　藏】密封。

【有 效 期】24个月。

【生产单位】西藏自治区藏医院门孜康制剂室

　　　　　　本制剂仅限本医疗机构使用。

哲嘎久松丸

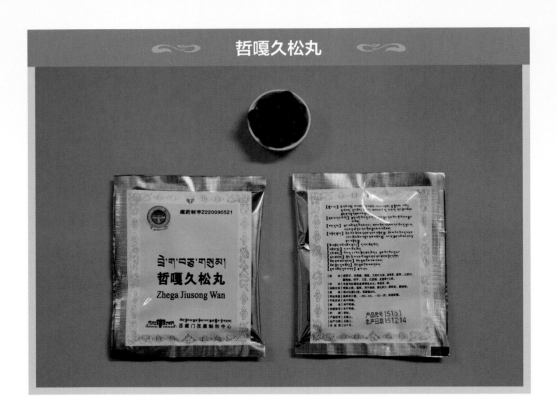

【药品名称】哲嘎久松丸 Zhega Jiusong Wan

【批准文号】藏药制字Z220090521

【执行标准】医疗机构制剂注册批件（藏ZJ20090521）附件

【处方组成】蒺藜子、芒果核、蒲桃、大托叶云实、紫草茸、藏茜草、山矾叶、刺柏枝、诃子（去核）、刀豆、巴夏嘎、豆蔻等十三味组成。

【性　　状】本品为红棕色至黄褐色水丸；味微苦、酸。

【功能主治】清热止痛，通淋。用于淋病，睾丸肿大，膀胱炎，腰痛等。

【规　　格】每10丸重2.5克，每袋装40丸。

【用法用量】捣碎后口服。一次6～8丸，一日2～3次，或遵医嘱。

【不良反应】尚不明确。

【禁　　忌】尚不明确。

【注意事项】尚不明确。

【贮　　藏】密封。

【有 效 期】24个月。

【生产单位】西藏自治区藏医院门孜康制剂室

　　　　　　本制剂仅限本医疗机构使用。

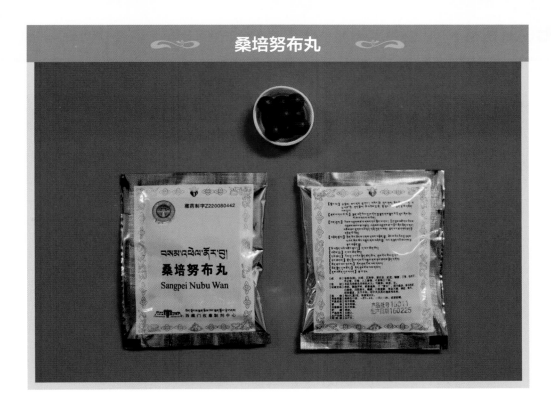

桑培努布丸

【药品名称】桑培努布丸 Sangpei Nubu Wan

【批准文号】藏药制字Z220080424

【执行标准】医疗机构制剂注册批件（藏ZJ20080424）附件

【处方组成】珍珠母（制）、沉香、石灰华、草果、红花、螃蟹、丁香、毛诃子、肉豆蔻、豆蔻、麝香、牛黄等三十一味组成。

【性　　状】本品为浅棕色至棕色水丸；气微香，味苦、甘。

【功能主治】清热，醒脑开窍，舒筋通络，干"黄水"。用于瘟热，陈旧热症，白脉病，四肢麻木，瘫痪，口眼歪斜，神志不清，痹症，痛风，肢体僵直，关节不利。对白脉病有良效。

【规　　格】每10丸重5克，每袋装20丸。

【用法用量】捣碎后口服。一次3～4丸，一日2～3次，或遵医嘱。

【不良反应】尚不明确。

【禁　　忌】尚不明确。

【注意事项】尚不明确。

【贮　　藏】密封。

【有 效 期】24个月。

【生产单位】西藏自治区藏医院门孜康制剂室

本制剂仅限本医疗机构使用。

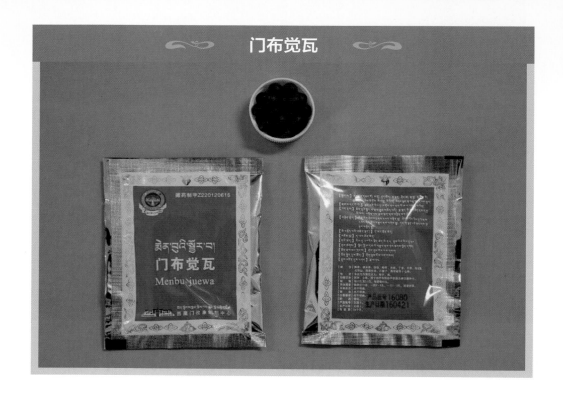

【药品名称】门布觉瓦 Menbu Juewa

【批准文号】藏药制字Z220120616

【执行标准】医疗机构制剂注册批件（藏ZJ20120616）附件

【处方组成】紫檀、藏木香、刺柏籽、海带、肉桂、干姜、木香、肉豆蔻、光明盐、达里、石榴子、黑胡椒等十七味组成。

【性　　状】本品为灰黑色至黑褐色的水丸；味辛、咸。

【功能主治】消肿、止痛。用于治疗和预防甲状腺及淋巴肿大。

【规　　格】每10丸重2.5克，每袋装40丸。

【用法用量】捣碎后口服。一次6～8丸，一日2～3次，或遵医嘱。

【不良反应】尚不明确。

【禁　　忌】尚不明确。

【注意事项】尚不明确。

【贮　　藏】密封。

【有 效 期】24个月。

【生产单位】西藏自治区藏医院门孜康制剂室

　　　　　　本制剂仅限本医疗机构使用。

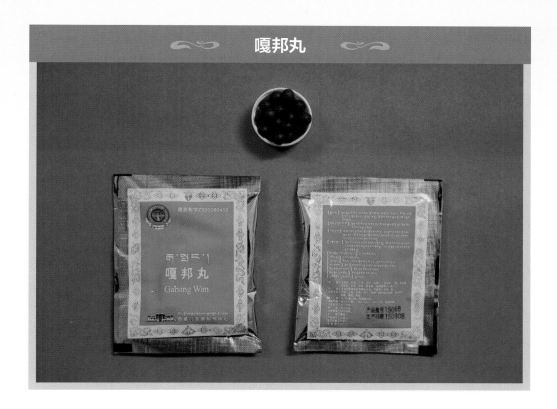

嘎邦丸

【药品名称】嘎邦丸 Gabang Wan

【批准文号】藏药制字Z220080412

【执行标准】医疗机构制剂注册批件（藏ZJ20080412）附件

【处方组成】龙胆花、沉香、广枣、诃子（去核）、毛诃子、丁香、肉豆蔻、石灰华、甘草、木香、藏木香、宽筋藤等十八味组成。

【性　　状】本品为灰褐色至棕褐色水丸；气微香，味苦、涩。

【功能主治】平喘，止咳，祛痰。用于培察病引起的胸烧，痰少咽干，咳嗽，哮喘，喑哑。

【规　　格】每10丸重2.5克，每袋装40丸。

【用法用量】捣碎后口服。一次6～8丸，一日2～3次，或遵医嘱。

【不良反应】尚不明确。

【禁　　忌】尚不明确。

【注意事项】尚不明确。

【贮　　藏】密封。

【有 效 期】24个月。

【生产单位】西藏自治区藏医院门孜康制剂室

本制剂仅限本医疗机构使用。

八、血液科

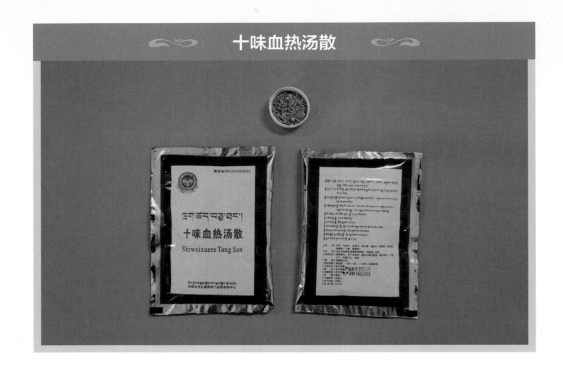

十味血热汤散

【药品名称】十味血热汤散 Shiwei Xuere Tangsan

【批准文号】藏药制字Z220090532

【执行标准】医疗机构制剂注册批件（藏ZJ20090532）附件

【处方组成】诃子（去核）、毛诃子、余甘子、藏木香、悬钩木、藏紫草、紫草茸、宽筋藤、干姜、藏茜草。

【性　　状】本品为淡黄色至黄棕色粗粉；气微香，味苦。

【功能主治】清热降压。用于血热症，温疠引起的高烧，胸肋疼痛，头眩，口干，巩膜充血，喑哑。

【规　　格】每袋装5克。每袋装25克。

【用法用量】煎汤服。一次5克，一日2次。或遵医嘱。

【不良反应】尚不明确。

【禁　　忌】尚不明确。

【注意事项】尚不明确。

【贮　　藏】密封。

【有 效 期】24个月。

【生产单位】西藏自治区藏医院门孜康制剂室

本制剂仅限本医疗机构使用。

六味余甘子汤散

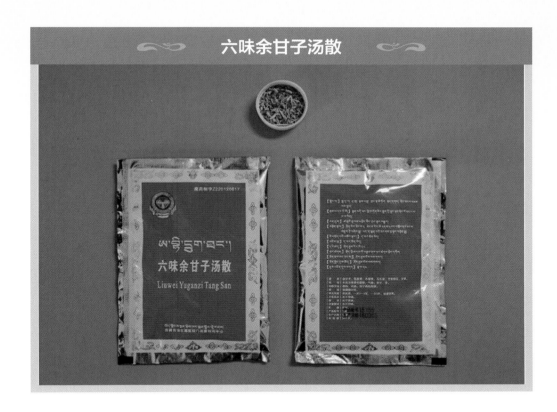

【药品名称】六味余甘子汤散 Liuwei Yuganzi Tang San

【批准文号】藏药制字Z220120617

【执行标准】医疗机构制剂注册批件（藏ZJ20120617）附件

【处方组成】余甘子、芫荽果、冬葵果、美朵郎那、塞嘎、甘草。

【性　　状】本品为棕黄色粗粉；气微，味甘、苦。

【功能主治】清热，利尿。用于热性闭尿。

【规　　格】每袋装5克。每袋装25克。

【用法用量】煎汤服。一次5克，一日2次。或遵医嘱。

【不良反应】尚不明确。

【禁　　忌】尚不明确。

【注意事项】尚不明确。

【贮　　藏】密封。

【有 效 期】24个月。

【生产单位】西藏自治区藏医院门孜康制剂室

本制剂仅限本医疗机构使用。

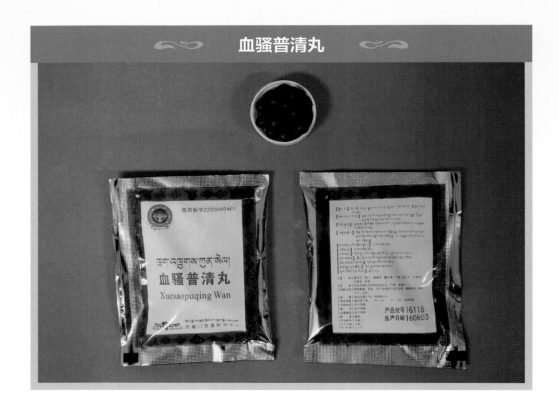

血骚普清丸

【药品名称】血骚普清丸 Xuesaopuqing Wan

【批准文号】藏药制字Z220080461

【执行标准】医疗机构制剂注册批件（藏ZJ20080461）附件

【处方组成】寒水石（制）、藏紫草、藏木香、牛黄、余甘子、巴夏嘎、石灰华、甘草。

【性　　状】本品为粉红色至棕红色水丸；气微，味微甘。

【功能主治】清热解毒，凉血。用于血热症引起的发热，胸满背痛，喘咳，口干，目赤。

【规　　格】每10丸重2.5克，每袋装40丸。

【用法用量】捣碎后口服。一次6～8丸，一日2～3次，或遵医嘱。

【不良反应】尚不明确。

【禁　　忌】尚不明确。

【注意事项】尚不明确。

【贮　　藏】密封。

【有　效　期】24个月。

【生产单位】西藏自治区藏医院门孜康制剂室

　　　　　　本制剂仅限本医疗机构使用。

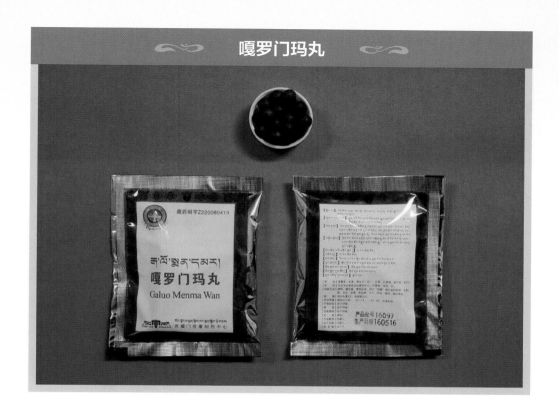

嘎罗门玛丸

【药品名称】嘎罗门玛丸 Galuo Menma Wan

【批准文号】藏药制字Z220080413

【执行标准】医疗机构制剂注册批件（藏ZJ20080413）附件

【处方组成】藏紫草、木香、寒水石（制）、甘草、巴夏嘎、藏木香、余甘子。

【性　　状】本品为红棕色至红褐色水丸；气微香，味苦、甘。

【功能主治】清热，清血，清肺止咳。用于培察病引起的肺病，血盛上壅，目赤，咳嗽，咯血痰，口干，声哑，喉肿，胸闷等症。

【规　　格】每10丸重5克，每袋装20丸。

【用法用量】捣碎后口服。一次3～4丸，一日2～3次，或遵医嘱。

【不良反应】尚不明确。

【禁　　忌】尚不明确。

【注意事项】尚不明确。

【贮　　藏】密封。

【有 效 期】24个月。

【生产单位】西藏自治区藏医院门孜康制剂室

　　　　　　本制剂仅限本医疗机构使用。

九、儿科

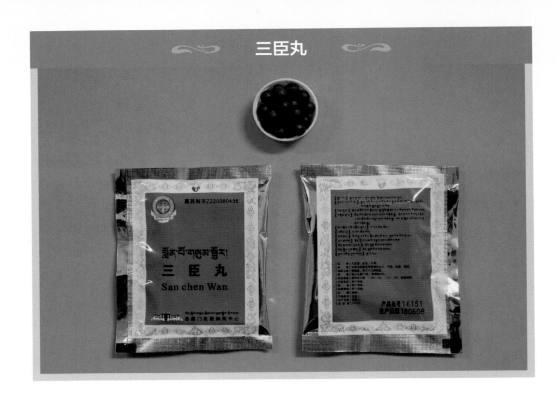

【药品名称】三臣丸 Sanchen Wan

【批准文号】藏药制字Z220080438

【执行标准】医疗机构制剂注册批件（藏ZJ20080438）附件

【处方组成】石灰华、红花、诃子（去核）、甘草膏、牛黄。

【性　　状】本品为浅黄色至黄褐色水丸；气微，味涩、微酸。

【功能主治】清热症。用于小儿肺热症。

【规　　格】每10丸重2.5克，每袋装40丸。

【用法用量】捣碎后口服。一次6～8丸，一日2～3次，或遵医嘱。

【不良反应】尚不明确。

【禁　　忌】尚不明确。

【注意事项】尚不明确。

【贮　　藏】密封。

【有 效 期】24个月。

【生产单位】西藏自治区藏医院门孜康制剂室

　　　　　　本制剂仅限本医疗机构使用。

第二节
山南市藏医医院

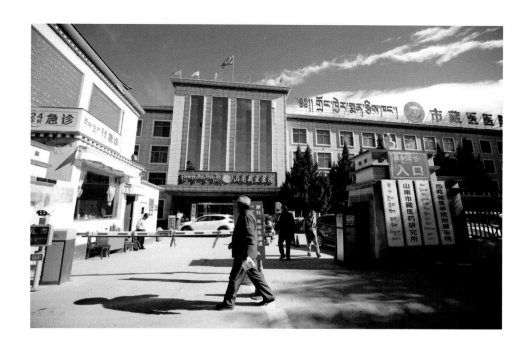

　　山南是南派藏药发源地，山南市藏医医院现已成为一家集藏医医疗、预防、保健、康复、教学、科研、文化、生产和销售藏药为一体的综合性三级甲等民族医医院；也是继自治区藏医医院之后全区第二个国家级重点民族医院建设单位、国家中医药文化建设示范医院。年门诊常规就诊145000人次，其中藏医特色疗法25671人次；实际开放床位300张。

　　医院拥有3个国家级重点专科（藏医脾胃、预防保健、脑病），1个国家级临床重点专科（藏医脾胃），1个国家级重点学科（藏医内科学）。

　　医院目前生产制剂300多种，年生产40多吨。

一、脾胃病科

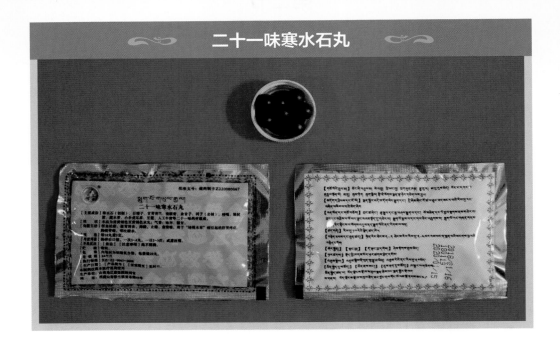

二十一味寒水石丸

【药品名称】二十一味寒水石丸 Ershiyiwei Hanshuishi Wan

【批准文号】藏药制字Z220080067

【执行标准】XZ-ZJ-0067-2008

【处方组成】寒水石（奶制）、石榴子、甘青青兰、渣驯膏、余甘子、诃子（去核）、榜嘎、绿绒蒿、藏木香、小伞虎耳草、豆蔻、牛黄等二十一味组成。

【性　　状】本品为淡黄褐色至黄褐色水丸；气香，味辛、微甘。

【功能主治】活血祛瘀，健胃消食，止酸，止痛，愈溃疡。用于培根木布病引起的肝胃疼痛，胸烧背痛，呕吐酸水。

【规　　格】每10丸重5克，每袋装20丸。

【用法用量】捣碎后口服。一次3～4丸，一日2～3次；或遵医嘱。

【不良反应】尚不明确。

【禁　　忌】尚不明确。

【注意事项】尚不明确。

【贮　　藏】密封。

【包　　装】内包材为铝塑复合袋。

【有 效 期】24个月。

【生产单位】西藏山南市藏医医院制剂室

本制剂仅限本医疗机构使用。

十三味肉果草丸

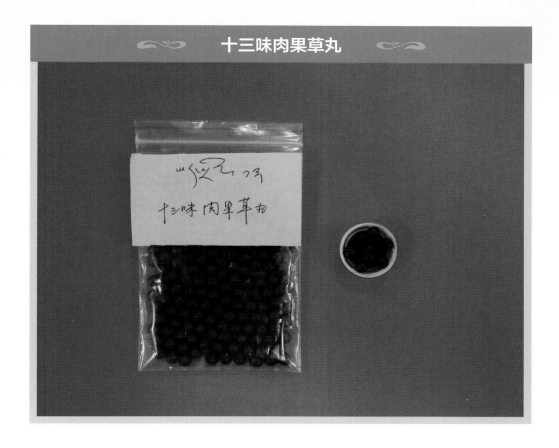

【药品名称】十三味肉果草丸 Shisanwei Rouguocao Wan

【批准文号】藏药制字Z220160913

【执行标准】XZ-ZJ-0158-2016-1

【处方组成】肉果草、高山辣根菜、白花龙胆、香旱芹、降香、檀香、石灰华、红花、甘草等十三味组成。

【性　　状】本品为浅褐色至深褐色水丸；气香，味苦、涩、甘。

【功能主治】清肺止咳，化痰。用于空洞性肺结核引起的咳嗽，痰黄稠黏。

【规　　格】每10丸重3克，每袋装35丸。

【用法用量】捣碎后口服。一次3～4丸，一日2次，或遵医嘱。

【不良反应】尚不明确。

【禁　　忌】尚不明确。

【注意事项】尚不明确。

【贮　　藏】密封。

【包　　装】内包材为铝塑复合袋。

【有 效 期】36个月。

【生产单位】西藏山南市藏医医院制剂室

本制剂仅限本医疗机构使用。

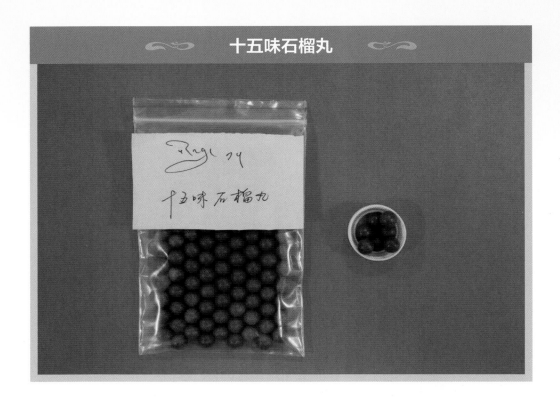

十五味石榴丸

【药品名称】十五味石榴丸 Shiwuwei Shiliu Wan

【批准文号】藏药制字Z220080029

【执行标准】XZ-ZJ-0029-2008

【处方组成】石榴子、西藏棱子芹、冬葵子、肉桂、天门冬、喜马拉雅紫茉莉、荜茇、蒺藜等十四味组成。

【性　　状】本品为黄棕色至深黄色水丸；气香，味酸、甜。

【功能主治】去肾脏疾病，温胃补肾，促进食欲。用于寒性肾病，肾积水，阳痿，遗精，腹胀，腹泻，消化不良，食欲不振，全身浮肿，小便频繁，水土不服，腰腿冷痛等各种寒性疾病。

【规　　格】每10丸重5克，每袋装20丸。

【用法用量】捣碎后口服。一次3～4丸，一日1～2次，或遵医嘱。

【不良反应】尚不明确。

【禁　　忌】尚不明确。

【注意事项】尚不明确。

【贮　　藏】密封。

【包　　装】内包材为铝塑复合袋。

【有 效 期】24个月。

【生产单位】西藏山南市藏医医院制剂室

　　　　　　本制剂仅限本医疗机构使用。

中国少数民族特需商品传统生产工艺和技术保护工程
第十一期工程——中国民族药医院制剂目录 第一卷

西切朱巴丸

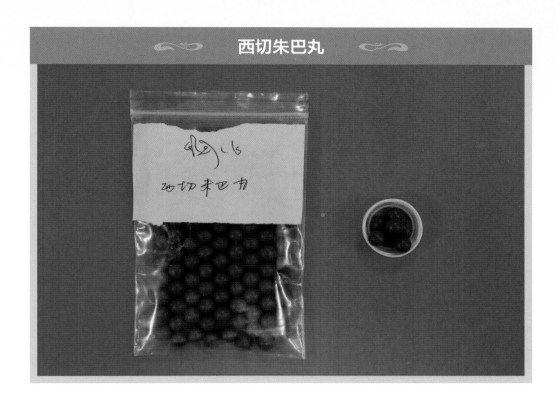

【药品名称】西切朱巴丸 Xiqie Zhuba Wan

【批准文号】藏药制字Z220080041

【执行标准】XZ-ZJ-0041-2008

【处方组成】藏木香、干姜、诃子（去核）、大黄、寒水石（制）、碱花（制）。

【性　　状】本品为棕褐色至灰褐色水丸；味咸、辛。

【功能主治】助消化，消肿，理风和胃。用于食物中毒症，积食不化，胃疼痛，胸腹肿胀，大便干燥，难产，胞衣脱落难等。

【规　　格】每10丸重5克，每袋装20丸。

【用法用量】捣碎后口服。一次3～4丸，一日2～3次，或遵医嘱。

【不良反应】尚不明确。

【禁　　忌】尚不明确。

【注意事项】尚不明确。

【贮　　藏】密封。

【包　　装】内包材为铝塑复合袋。

【有 效 期】24个月。

【生产单位】西藏山南市藏医医院制剂室

　　　　　　本制剂仅限本医疗机构使用。

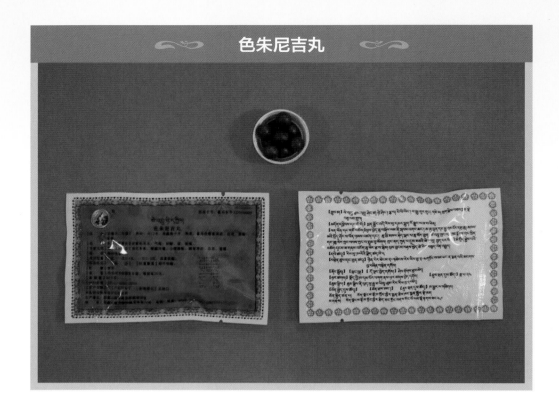

【药品名称】色朱尼吉丸 Sezhu Niji Wan

【批准文号】藏药制字Z220080039

【执行标准】XZ-ZJ-0039-2008

【处方组成】石榴子、冬葵子、肉桂、天门冬、西藏棱子芹、荜茇、喜马拉雅紫茉莉、红花、蒺藜、豆蔻。

【性　　状】本品为浅黄色至深黄色水丸；气微，味酸、甜、微辣。

【功能主治】温补胃肾。用于消化不良，腰腿冷痛，小便频数，脚背浮肿，阳痿，遗精。

【规　　格】每10丸重5克，每袋装20丸。

【用法用量】口服。一次3～4丸，一日2～3次，或遵医嘱。

【不良反应】尚不明确。

【禁　　忌】尚不明确。

【注意事项】尚不明确。

【贮　　藏】密封。

【包　　装】内包材为铝塑复合袋。

【有 效 期】24个月。

【生产单位】西藏山南市藏医医院制剂室

　　　　　　　本制剂仅限本医疗机构使用。

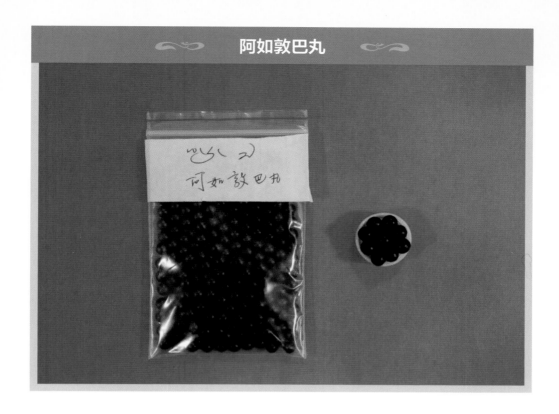

阿如敦巴丸

【药品名称】阿如敦巴丸 Aru Dunba Wan

【批准文号】藏药制字Z220080068

【执行标准】XZ-ZJ-0068-2008

【处方组成】诃子（去核）、波棱瓜子、木棉花、草果、丁香、甘松、荜茇。

【性　　状】本品为黄棕色至黄褐色水丸；气微，味微苦、辛。

【功能主治】清热，镇痛。用于老伤引起的脾脏肿大，疼痛，脾热等。

【规　　格】每10丸重3克，每袋装35丸。

【用法用量】捣碎后口服。一次6～7丸，一日2～3次，或遵医嘱。

【不良反应】尚不明确。

【禁　　忌】尚不明确。

【注意事项】尚不明确。

【贮　　藏】密封。

【包　　装】内包材为铝塑复合袋。

【有 效 期】24个月。

【生产单位】西藏山南市藏医医院制剂室

　　　　　　本制剂仅限本医疗机构使用。

果优尼杰丸

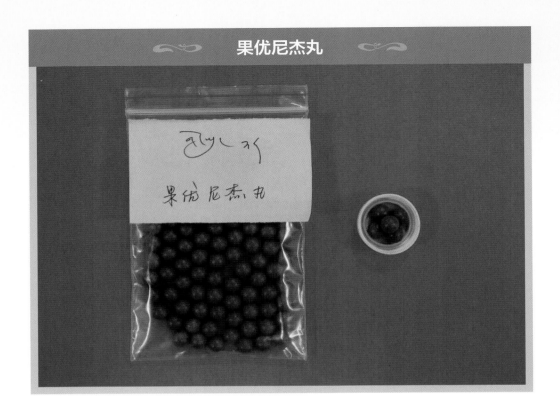

【药品名称】果优尼杰丸 Guoyou Nijie Wan

【批准文号】藏药制字Z220080070

【执行标准】XZ-ZJ-0070-2008

【处方组成】槟榔、大托叶云实、圆柏膏、小檗皮、紫草茸、藏茜草、冬葵果、蒺藜、薪蓂子、石榴子、刀豆、人工麝香等二十八味组成。

【性　　状】本品为棕黄色至微黄色水丸；味苦，微酸、涩。

【功能主治】温肾，通淋。用于寒性腰髋关节痛及脓血尿，睾丸肿胀等。

【规　　格】每10丸重5克，每袋装20丸。

【用法用量】捣碎后口服。一次3～4丸，一日2～3次，或遵医嘱。

【不良反应】尚不明确。

【禁　　忌】尚不明确。

【注意事项】尚不明确。

【贮　　藏】密封。

【包　　装】内包材为铝塑复合袋。

【有 效 期】24个月。

【生产单位】西藏山南市藏医医院制剂室

本制剂仅限本医疗机构使用。

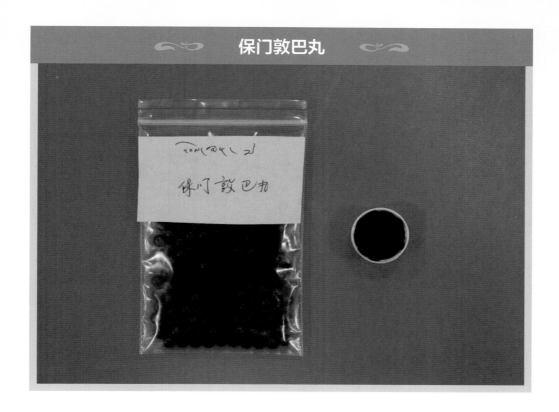

保门敦巴丸

【药品名称】保门敦巴丸（七味消肿丸） Baomen Dunba Wan

【批准文号】藏药制字Z220080031

【执行标准】XZ-ZJ-0031-2008

【处方组成】余甘子、红花、波棱瓜子、甘青青兰、巴夏嘎、榜嘎、绿绒蒿。

【性　　状】本品为灰褐色至黄褐色水丸；味酸、微苦。

【功能主治】消食，利尿。用于消化不良，食欲不振，身重不适，眼睑、胫骨浮肿，腹水等。

【规　　格】每10丸重3克，每袋装35丸。

【用法用量】捣碎后口服。一次6～7丸，一日2～3次，或遵医嘱。

【不良反应】尚不明确。

【禁　　忌】尚不明确。

【注意事项】尚不明确。

【贮　　藏】密封。

【包　　装】内包材为铝塑复合袋。

【有 效 期】24个月。

【生产单位】西藏山南市藏医医院制剂室

　　　　　　本制剂仅限本医疗机构使用。

德瓦牛古丸

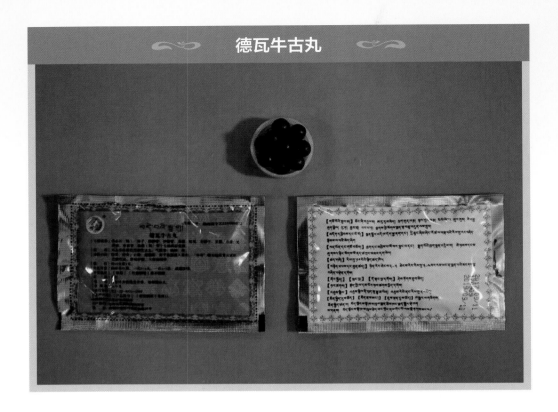

【药品名称】德瓦牛古丸 Dewa Niugu Wan

【批准文号】藏药制字Z220080032

【执行标准】XZ-ZJ-0032-2008

【处方组成】寒水石（制）、诃子（去核）、渣驯膏、沙棘膏、荜茇、红花、石榴子、豆蔻、木香、光明盐、角茴香、铁粉（制）等十七味组成。

【性　　状】本品为灰黑色至黑色水丸；气微香，味辣、涩。

【功能主治】温胃，消食，止酸，愈溃疡。用于血胆溢入胃内，木布病引起的胃火衰弱，泛酸吐血，溃疡肿瘤，大便秘结等。

【规　　格】每10丸重5克，每袋装20丸。

【用法用量】捣碎后口服。一次3～4丸，一日2～3次，或遵医嘱。

【不良反应】尚不明确。

【禁　　忌】尚不明确。

【注意事项】尚不明确。

【贮　　藏】密封。

【包　　装】内包材为铝塑复合袋。

【有 效 期】24个月。

【生产单位】西藏山南市藏医医院制剂室

本制剂仅限本医疗机构使用。

德其宁丹丸

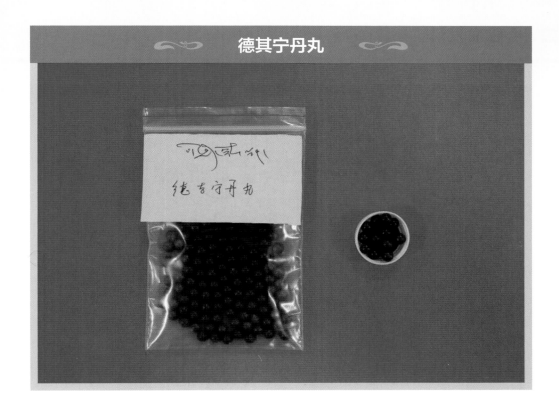

【药品名称】德其宁丹丸（德其宁旦丸） Deqi Ningdan Wan

【批准文号】藏药制字Z220160922

【执行标准】XZ-ZJ-0159-2016-1

【处方组成】寒水石（制）、石榴子、石灰华、红花、肉豆蔻、诃子（去核）、烈香杜鹃、岗帝、干姜、硼砂（制）、萝卜、藏木香等十八味组成。

【性　　状】本品为微黄色至灰黄色水丸；气微香，味辣、涩。

【功能主治】湿运脾胃，除痰化湿。用于"培根"的合并症和混合症，消化不良，胃痛腹胀。

【规　　格】每10丸重5克，每袋装20丸。

【用法用量】捣碎后口服。一次3～4丸，一日2～3次，或遵医嘱。

【不良反应】尚不明确。

【禁　　忌】尚不明确。

【注意事项】尚不明确。

【贮　　藏】密封。

【包　　装】内包材为铝塑复合袋。

【有 效 期】36个月。

【生产单位】西藏山南市藏医医院制剂室

本制剂仅限本医疗机构使用。

二、心脑血管科

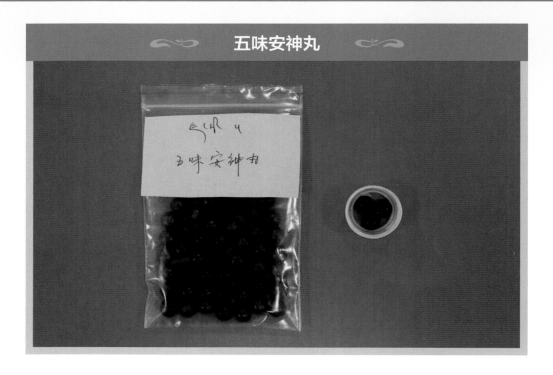

【药品名称】五味安神丸 Wuwei Anshen Wan

【批准文号】藏药制字Z220080030

【执行标准】XZ-ZJ-0030-2008

【处方组成】肉豆蔻、丁香、木香等五味组成。

【性　　状】本品为棕黄色水丸；气香，味苦、微辣。

【功能主治】安神补脑，醒脑开窍。用于心源性体颤，胸闷气促，神昏谵语，头昏，失眠，心律不齐和高原性心脏病。

【规　　格】每丸重0.95～1.2克，每袋装10丸。

【用法用量】捣碎后口服。一次2丸，一日1～2次，或遵医嘱。

【不良反应】尚不明确。

【禁　　忌】尚不明确。

【注意事项】尚不明确。

【贮　　藏】密封。

【包　　装】内包材为铝塑复合袋。

【有 效 期】24个月。

【生产单位】西藏山南市藏医医院制剂室

　　　　　　本制剂仅限本医疗机构使用。

三、肺病科

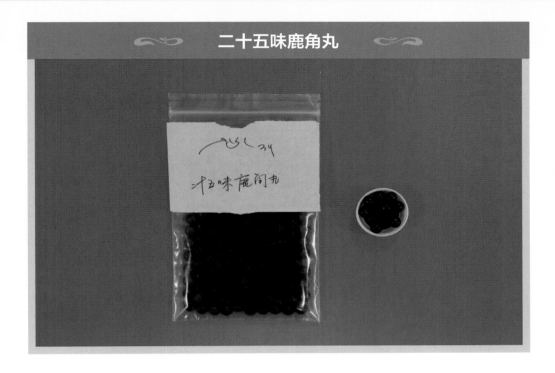

【药品名称】二十五味鹿角丸 Ershiwuwei Lujiao Wan

【批准文号】藏药制字Z220160917

【执行标准】XZ-ZJ-0147-2016-1

【处方组成】鹿角（制）、羚羊角（制）、天竺黄、红花、肉豆蔻、檀香、乳香、香旱芹、力嘎都、沙棘膏、人工牛黄、绿绒蒿等二十五味组成。

【性　　状】本品为红棕色至棕褐色水丸；味苦、涩、微酸。

【功能主治】养肺，祛腐，排脓。用于陈旧性肺病，肺脓疡，咳嗽，气喘，咯脓血，肺结核，结核性胸膜炎等。

【规　　格】每10丸重3克，每袋装35丸。

【用法用量】捣碎后口服。一次6～7丸，一日2～3次，或遵医嘱。

【不良反应】尚不明确。

【禁　　忌】尚不明确。

【注意事项】尚不明确。

【贮　　藏】密封。

【包　　装】内包材为铝塑复合袋。

【有 效 期】36个月。

【生产单位】西藏山南市藏医医院制剂室

本制剂仅限本医疗机构使用。

十五味邦察丸

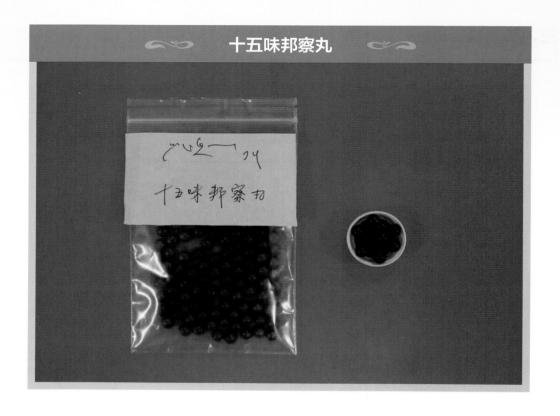

【药品名称】十五味邦察丸 Shiwuwei Bangcha Wan

【批准文号】藏药制字Z220130729

【执行标准】XZ-ZJ-0222-2011

【处方组成】龙胆花、檀香、沉香、广枣、诃子（去核）、毛诃子（去核）、丁香、肉豆蔻、石灰华、甘草、木香、藏木香等十八味组成。

【性　　状】本品为黑褐色至棕褐色水丸；气微香，味苦、甘。

【功能主治】平喘，止咳，祛痰。用于培察病引起的胸烧，痰少，咽干，咳嗽，哮喘，喑哑等症。

【规　　格】每10丸重3克，每袋装35丸。

【用法用量】捣碎后口服。一次6～7丸，一日2～3次，或遵医嘱。

【不良反应】尚不明确。

【禁　　忌】尚不明确。

【注意事项】尚不明确。

【贮　　藏】密封。

【包　　装】内包材为铝塑复合袋。

【有 效 期】24个月。

【生产单位】西藏山南市藏医医院制剂室

本制剂仅限本医疗机构使用。

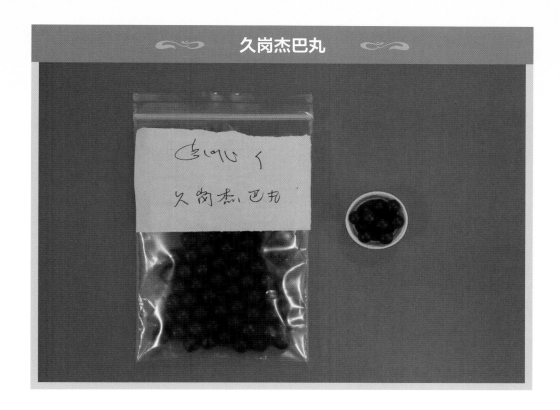

久岗杰巴丸

【药品名称】久岗杰巴丸 Jiugangjieba Wan

【批准文号】藏药制字Z220150884

【执行标准】XZ-ZJ-0205-2015-1

【处方组成】石灰华、红花、丁香、荜茇、绿绒蒿、石榴子、肉桂、甘肃棘豆膏。

【性　　状】本品为灰黄色至棕黄色水丸；气微，味涩、辛。

【功能主治】清肺止咳，利尿消肿。用于多种浮肿病，咳嗽气喘，疲乏无力，腿肿胀，尿少，食欲不振，特别适用于热性水肿。

【规　　格】每10丸重5克，每袋装20丸。

【用法用量】捣碎后口服。一次3～4丸，一日2～3次；或遵医嘱。

【不良反应】尚不明确。

【禁　　忌】尚不明确。

【注意事项】尚不明确。

【贮　　藏】密封。

【包　　装】内包材为铝塑复合袋。

【有 效 期】36个月。

【生产单位】西藏山南市藏医医院制剂室
　　　　　　本制剂仅限本医疗机构使用。

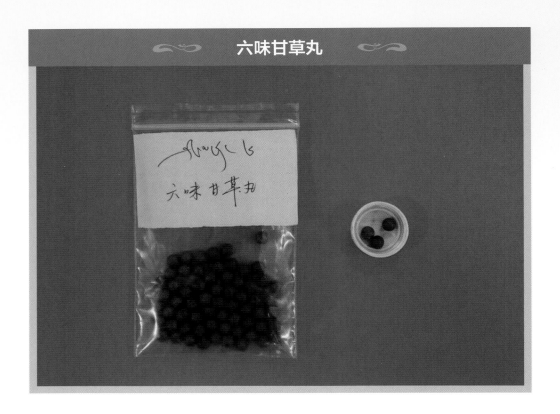

六味甘草丸

【药品名称】六味甘草丸 Liuwei Gancao Wan

【批准文号】藏药制字Z220080069

【执行标准】XZ-ZJ-0069-2008

【处方组成】甘草、木瓜、酸藤果、藏茴香、芫荽果、炒大米。

【性　　状】本品为黄灰色至灰黄色水丸；气微，味甘、涩。

【功能主治】和胃止吐，用于恶心呕吐。

【规　　格】每10丸重3克，每袋装35丸。

【用法用量】捣碎后口服。一次6～7丸，一日2～3次，或遵医嘱。

【不良反应】尚不明确。

【禁　　忌】尚不明确。

【注意事项】尚不明确。

【贮　　藏】密封。

【包　　装】内包材为铝塑复合袋。

【有 效 期】24个月。

【生产单位】西藏山南市藏医医院制剂室

　　　　　　本制剂仅限本医疗机构使用。

四味高山辣根菜汤散

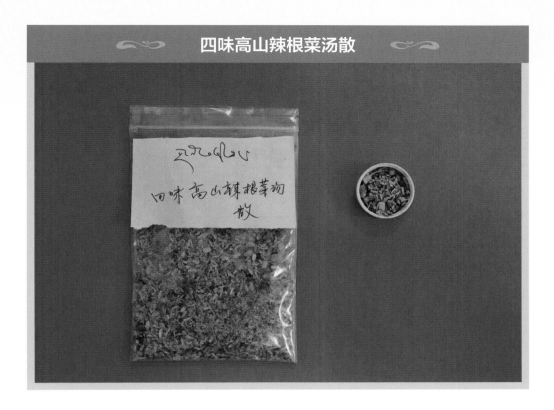

【药品名称】四味高山辣根菜汤散 Siwei Gaoshanlagencai Tangsan

【批准文号】藏药制字Z220080073

【执行标准】XZ-ZJ-0073-2008

【处方组成】高山辣根菜、紫草茸、力嘎都、甘草。

【性　　状】本品为紫棕色粗粉；气微，味微甜。

【功能主治】清肺热，祛痰止咳。用于肺热引起的咳嗽，发烧，气短，痰中带血。

【规　　格】每袋装50克。

【用法用量】在500毫升的水中，加入25克药粉煎汤后适量口服。一日1～2次，或遵医嘱。

【不良反应】尚不明确。

【禁　　忌】尚不明确。

【注意事项】尚不明确。

【贮　　藏】密封。

【包　　装】内包材为铝塑复合袋。

【有　效　期】24个月。

【生产单位】西藏山南市藏医医院制剂室

本制剂仅限本医疗机构使用。

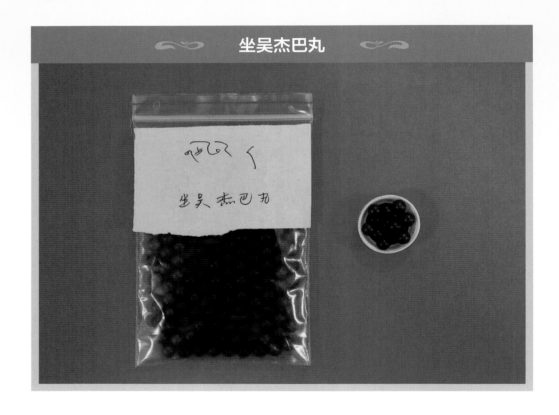

坐吴杰巴丸

【药品名称】坐吴杰巴丸 Zuowu Jieba Wan

【批准文号】藏药制字Z220080091

【执行标准】XZ-ZJ-0091-2008

【处方组成】牛黄、檀香、石灰华、红花、獐牙菜、榜嘎、巴夏嘎、兔耳草。

【性　　状】本品为淡黄色至深黄色水丸；气微香，味苦。

【功能主治】清热解毒。用于脏腑热病，肝热，血热，胆热，波动热，瘟热等新旧热病。

【规　　格】每10丸重3克，每袋装35丸。

【用法用量】捣碎后口服。一次6～7丸，一日2～3次，或遵医嘱。

【不良反应】尚不明确。

【禁　　忌】尚不明确。

【注意事项】尚不明确。

【贮　　藏】密封。

【包　　装】内包材为铝塑复合袋。

【有 效 期】24个月。

【生产单位】西藏山南市藏医医院制剂室

　　　　　　本制剂仅限本医疗机构使用。

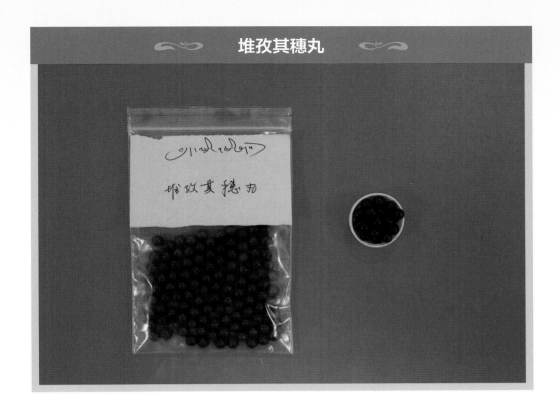

堆孜其穗丸

【药品名称】堆孜其穗丸 Duizi Qisui Wan

【批准文号】藏药制字Z220080024

【执行标准】XZ-ZJ-0024-2008

【处方组成】石灰华、红花、甘草、蚤缀、力嘎都、香旱芹、肉桂、木香、肉果草、绿绒蒿、牛黄等十七味组成。

【性　　状】本品为棕褐色至灰褐色水丸；味酸、甘。

【功能主治】滋阴养肺，抑菌排脓。用于肺脓肿，肺结核，体虚气喘，新旧肺病等。

【规　　格】每10丸重2.5克，每袋装40丸。

【用法用量】捣碎后口服。一次7～8丸，一日2～3次，或遵医嘱。

【不良反应】尚不明确。

【禁　　忌】尚不明确。

【注意事项】尚不明确。

【贮　　藏】密封。

【包　　装】内包材为铝塑复合袋。

【有 效 期】24个月。

【生产单位】西藏山南市藏医医院制剂室

　　　　　　本制剂仅限本医疗机构使用。

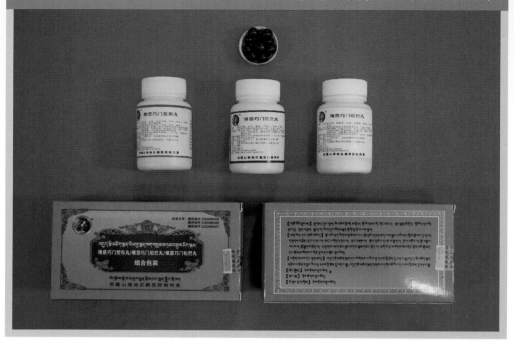

堆慈巧门党布丸 · 堆慈巧门尼巴丸 · 堆慈巧门松巴丸（组合包装）

堆慈巧门党布丸

【药品名称】堆慈巧门党布丸 Duici Qiaomen Dangbu Wan

【批准文号】藏药制字Z220080025

【执行标准】XZ-ZJ-0025-2008

【处方组成】石灰华、红花、人工牛黄、高山辣根菜等八味组成。

【性　　状】本品为棕黄色水丸；气香，味苦、微辣。

【功能主治】养肺消炎，补氧。用于气管炎和肺炎引起的咳嗽，呼吸困难，气管红肿，
　　　　　　咳血红色痰，胸闷，背痛，感冒末期，小儿肺炎和伤感等疾病。

【规　　格】每10丸重5克，每瓶装45丸。

【用法用量】捣碎后早晨空腹开水送服，一次3丸，或遵医嘱。

【不良反应】尚不明确。

【禁　　忌】尚不明确。

【注意事项】尚不明确。

【贮　　藏】密封。

【包　　装】内包材为聚乙烯注塑瓶。

【有 效 期】24个月。

【生产单位】西藏山南市藏医医院制剂室
　　　　　　本制剂仅限本医疗机构使用。

堆慈巧门尼巴丸

【药品名称】堆慈巧门尼巴丸 Duici Qiaomen Niba Wan

【批准文号】藏药制字Z220080026

【执行标准】XZ-ZJ-0026-2008

【处方组成】沙棘、甘草、葡萄等六味组成。

【性　　状】本品为棕灰色至棕色水丸；气香，味酸、甜。

【功能主治】止咳去痰，补氧。用于气管炎和肺炎引起的咳嗽，多痰，呼吸急促，胸背部痛，喉咙沙哑，呼吸困难等疾病。

【规　　格】每10丸重5克，每瓶装45丸。

【用法用量】捣碎后中午饭前用开水送服，一次3丸，或遵医嘱。

【不良反应】尚不明确。

【禁　　忌】尚不明确。

【注意事项】尚不明确。

【贮　　藏】密封。

【包　　装】内包材为聚乙烯注塑瓶。

【有 效 期】24个月。

【生产单位】西藏山南市藏医医院制剂室

　　　　　　本制剂仅限本医疗机构使用。

堆慈巧门松巴丸

【药品名称】堆慈巧门松巴丸 Duici Qiaomen Songba Wan

【批准文号】藏药制字Z220080027

【执行标准】XZ-ZJ-0027-2008

【处方组成】猪毛蒿、螃蟹甲、沙棘、力嘎都等七味组成。

【性　　状】本品为棕黄色至深黄色水泛丸；气香，味微甜。

【功能主治】呼吸通畅，扩张支气管，补氧。用于气管炎和肺炎引起的咳嗽，呼吸困难，气管红肿，胸闷，背痛，感冒末期，肺炎和伤寒等疾病。

【规　　格】每10丸重5克，每瓶装45丸。

【用法用量】捣碎后晚上饭前用开水送服，一次3丸，或遵医嘱。

【不良反应】尚不明确。

【禁　　忌】尚不明确。

【注意事项】尚不明确。

【贮　　藏】密封。

【包　　装】内包材为聚乙烯注塑瓶。

【有 效 期】24个月。

【生产单位】西藏山南市藏医医院制剂室

　　　　　　本制剂仅限本医疗机构使用。

四、肝胆科

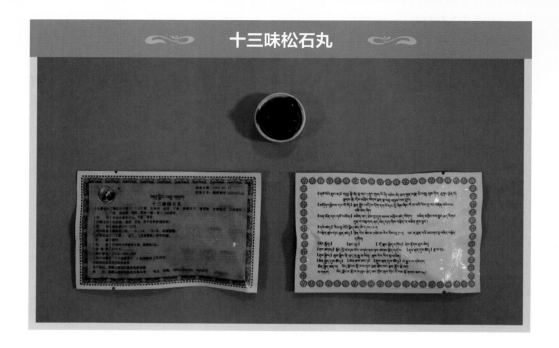

十三味松石丸

【药品名称】十三味松石丸 Shisanwei Songshi Wan

【批准文号】藏药制字Z220080028

【执行标准】XZ-ZJ-0028-2008

【处方组成】绿松石（制）、人工牛黄 、石灰华、红花、丁香、波棱瓜子、渣驯膏、甘青青兰等十四味组成。

【性　　状】本品为黑色水丸；气香，味苦。

【功能主治】祛热毒，强肝，利胆。用于肝硬化，乙肝，脂肪肝及肝胆区疼痛等各种肝胆疾病。

【规　　格】每丸重0.95～1.2克，每袋装5丸。

【用法用量】捣碎后口服。一次1～2丸，一日1次，或遵医嘱。

【不良反应】尚不明确。

【禁　　忌】尚不明确。

【注意事项】尚不明确。

【贮　　藏】密封。

【包　　装】内包材为铝塑复合袋。

【有 效 期】24个月。

【生产单位】西藏山南市藏医医院制剂室

本制剂仅限本医疗机构使用。

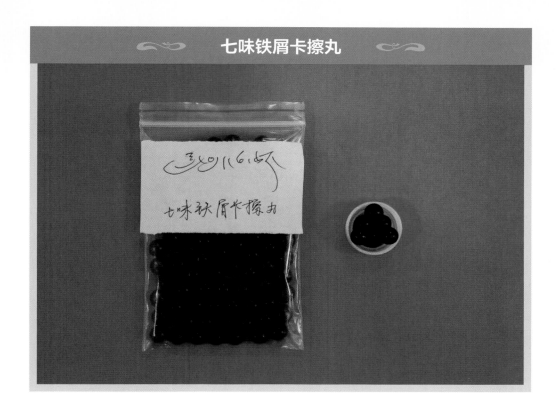

七味铁屑卡擦丸

【药品名称】七味铁屑卡擦丸 Qiwei Tiexie KacaWan

【批准文号】藏药制字Z220080064

【执行标准】XZ-ZJ-0064-2008

【处方组成】铁屑（诃子制）、寒水石（奶制）、藏木香、木香、甘青青兰、红花、渣驯膏、坐台、人工牛黄、西红花。

【性　　状】本品为黑色水丸；气香，味涩。

【功能主治】清热解毒，保肝明目，健胃消食。用于病毒性肝炎，脂肪肝，酒精性肝炎，肝硬化，中毒症，消化性溃疡。

【规　　格】每丸重0.95～1.2克。

【用法用量】捣碎后口服。一次2丸，一日1次，或遵医嘱。

【不良反应】尚不明确。

【禁　　忌】尚不明确。

【注意事项】尚不明确。

【贮　　藏】密封。

【包　　装】内包材为铝塑复合袋。

【有效期】24个月。

【生产单位】西藏山南市藏医医院制剂室

本制剂仅限本医疗机构使用。

达堆丸

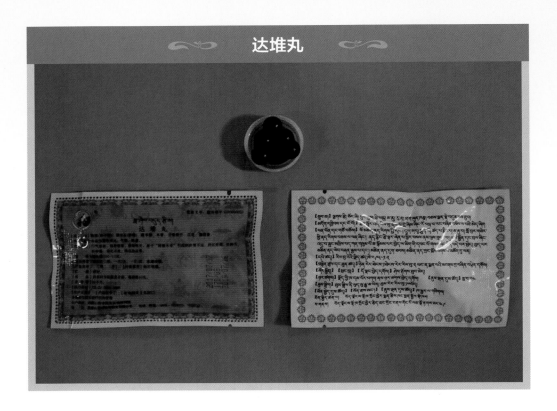

【药品名称】达堆丸 Dadui Wan

【批准文号】藏药制字Z220080053

【执行标准】XZ-ZJ-0053-2008

【处方组成】铁屑（诃子制）、寒水石（奶制）、藏木香、木香、甘青青兰、红花、渣驯膏。

【性　　状】本品为黑色水丸；气香，味涩。

【功能主治】行气活血，保肝健胃。用于肝胃不适，肝中毒，肝肿大，肝区疼痛，木布病，阵旧热，消化不良。

【规　　格】每丸重0.95～1.2克，每袋装10丸。

【用法用量】捣碎后口服。一次2丸，一日2次，或遵医嘱。

【不良反应】尚不明确。

【禁　　忌】尚不明确。

【注意事项】尚不明确。

【贮　　藏】密封。

【包　　装】内包材为铝塑复合袋。

【有 效 期】24个月。

【生产单位】西藏山南市藏医医院制剂室

本制剂仅限本医疗机构使用。

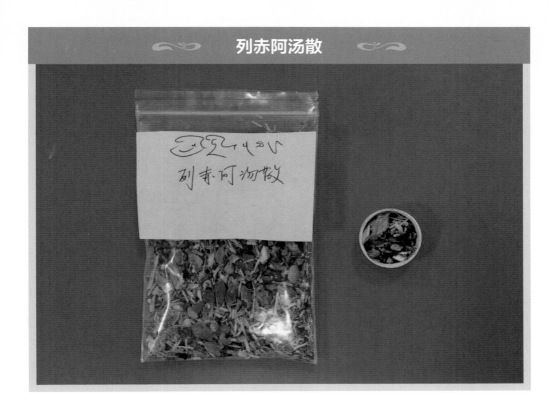

列赤阿汤散

【药品名称】列赤阿汤散 Liechi A Tangsan

【批准文号】藏药制字Z220080033

【执行标准】XZ-ZJ-0033-2008

【处方组成】宽筋藤、獐牙菜、诃子（去核）、毛诃子（去核）、余甘子。

【性　　状】本品为浅黄色粗粉；气微，味苦、酸。

【功能主治】清热凉血，祛风利痹。用于流感引起的发烧、流鼻涕，四肢关节红肿酸痛等症。亦可用于风湿性关节炎。

【规　　格】每袋装50克。

【用法用量】煎汤后口服。一次3～4克，一日1次，或遵医嘱。

【不良反应】尚不明确。

【禁　　忌】尚不明确。

【注意事项】尚不明确。

【贮　　藏】密封。

【包　　装】内包材为铝塑复合袋。

【有效期】24个月。

【生产单位】西藏山南市藏医医院制剂室

　　　　　　本制剂仅限本医疗机构使用。

赤烈朗杰散

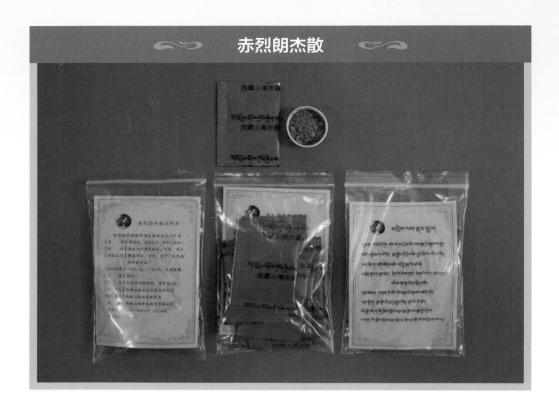

【药品名称】赤烈朗杰散 Chilie Langjie San

【批准文号】藏药制字Z220160878

【执行标准】XZ-ZJ-0108-2016-1

【处方组成】蔷薇花、波棱瓜子、诃子（去核）。

【性　　状】本品为淡黄色粉末；气香，味苦。

【功能主治】清热解毒，利胆。用于赤巴病引起的食欲不振，恶心，呕吐，腹胀，肝胆区疼痛等症。

【规　　格】每袋装2克。

【用法用量】口服。一次1～2克，一日2次，或遵医嘱。

【不良反应】尚不明确。

【禁　　忌】尚不明确。

【注意事项】尚不明确。

【贮　　藏】密封。

【包　　装】内包材为铝塑复合袋。

【有　效　期】36个月。

【生产单位】西藏山南市藏医医院制剂室

本制剂仅限本医疗机构使用。

五、血液科

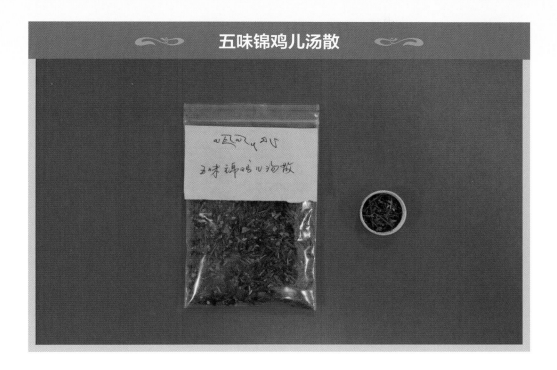

五味锦鸡儿汤散

【药品名称】五味锦鸡儿汤散 Wuwei Jinjier Tangsan

【批准文号】藏药制字Z220080044

【执行标准】XZ-ZJ-0044-2008

【处方组成】藏锦鸡儿、矮子堇、巴夏嘎、兔耳草、松生等。

【性　　状】本品为褐色至黄褐色粗粉；味酸、苦。

【功能主治】活血祛风，行气降压。用于高血压引起的胸胁胀痛，肩背串痛，肝区疼痛，气喘，眼膜赤红。

【规　　格】每包装5克，每袋装5包。

【用法用量】水煎服。一次5克，一日2次，或遵医嘱。

【不良反应】尚不明确。

【禁　　忌】尚不明确。

【注意事项】尚不明确。

【贮　　藏】密封。

【包　　装】内包材为铝塑复合袋。

【有 效 期】24个月。

【生产单位】西藏山南市藏医医院制剂室

本制剂仅限本医疗机构使用。

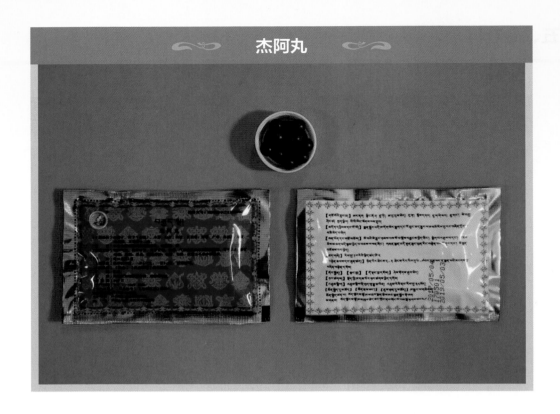

杰阿丸

【药品名称】杰阿丸 Jie A Wan

【批准文号】藏药制字Z220080049

【执行标准】XZ-ZJ-0049-2008

【处方组成】石榴子、诃子（去核）、木香、山柰、肉桂、石灰华、沉香、广枣、木棉花、荜茇、肉豆蔻、豆蔻等十三味。

【性　　状】本品为黄褐色至灰褐色水丸；味微酸、苦。

【功能主治】温胃，消食。用于胃寒，脘腹胀痛，胃气上逆，胃痞瘤。

【规　　格】每10丸重3克，每袋装35丸。

【用法用量】捣碎后口服。一次6～7丸，一日2～3次；或遵医嘱。

【不良反应】尚不明确。

【禁　　忌】尚不明确。

【注意事项】尚不明确。

【贮　　藏】密封。

【包　　装】内包材为铝塑复合袋。

【有 效 期】24个月。

【生产单位】西藏山南市藏医医院制剂室

　　　　　　本制剂仅限本医疗机构使用。

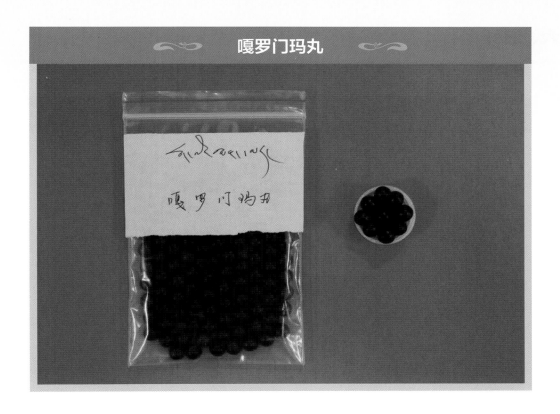

嘎罗门玛丸

【药品名称】嘎罗门玛丸 Galuo Menma Wan

【批准文号】藏药制字Z220080077

【执行标准】XZ-ZJ-0077-2008

【处方组成】藏紫草、木香、寒水石（制）、甘草、余甘子、巴夏嘎、藏木香。

【性　　状】本品为黑褐色至棕褐色水丸；气微香，味苦、甘。

【功能主治】清热，化坏血，清肺止咳。用于培根坏血窜散引起的肺病，血盛上壅，目赤，咳嗽，咯血痰，口干，声哑，喉肿胸满等症。

【规　　格】每10丸重5克，每袋装20丸。

【用法用量】捣碎后口服。一次3～4丸，一日2～3次；或遵医嘱。

【不良反应】尚不明确。

【禁　　忌】尚不明确。

【注意事项】尚不明确。

【贮　　藏】密封。

【包　　装】内包材为铝塑复合袋。

【有 效 期】24个月。

【生产单位】西藏山南市藏医医院制剂室

　　　　　　本制剂仅限本医疗机构使用。

六、妇科

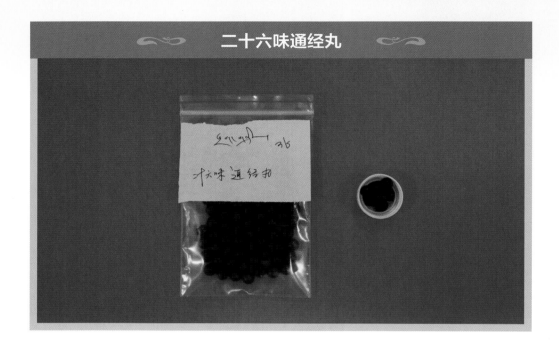

【药品名称】二十六味通经丸 Ershiliuwei Tongjing Wan

【批准文号】藏药制字Z220160921

【执行标准】XZ-ZJ-0204-2016-1

【处方组成】降香、红花、沙棘膏、毛诃子、藏木香、藏茜草、藏锦鸡儿、朱砂
（制）、桃儿七、蒺藜、假耧斗菜、冬葵子等二十六味组成。

【性　　状】本品为褐色至棕褐色水丸；气微香，味苦、涩。

【功能主治】止血散瘀，调经活血。用于木布病，胃肠溃疡出血，肝血增盛，月经不
调，闭经，经血逆行，血瘀症瘕，胸背疼痛。

【规　　格】每10丸重5克，每袋装20丸。

【用法用量】捣碎后口服。一次3～4丸，一日1～2次，或遵医嘱。

【不良反应】尚不明确。

【禁　　忌】尚不明确。

【注意事项】孕妇应在医师指导下服用。

【贮　　藏】密封。

【包　　装】内包材为铝塑复合袋。

【有 效 期】36个月。

【生产单位】西藏山南市藏医医院制剂室
本制剂仅限本医疗机构使用。

七、肾病科

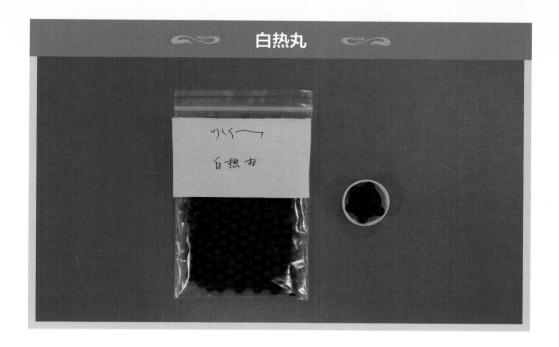

【药品名称】白热丸 Baire Wan

【批准文号】藏药制字Z220080072

【执行标准】XZ-ZJ-0072-2008

【处方组成】蜀葵、红花、豆蔻、余甘子、山矾叶、紫草茸、刺柏膏、渣驯膏、刀豆、小檗皮、蒺藜等十三味组成。

【性　　状】本品为棕褐色至棕色水丸；味苦、酸。

【功能主治】补肾止带。用于肾损病，赤白带下，月经不调，腰酸疼痛，尿频尿痛，遗精。

【规　　格】每10丸重3克，每袋装35丸。

【用法用量】捣碎后口服。一次6～7丸，一日2～3次，或遵医嘱。

【不良反应】尚不明确。

【禁　　忌】尚不明确。

【注意事项】尚不明确。

【贮　　藏】密封。

【包　　装】内包材为铝塑复合袋。

【有　效　期】24个月。

【生产单位】西藏山南市藏医医院制剂室

本制剂仅限本医疗机构使用。

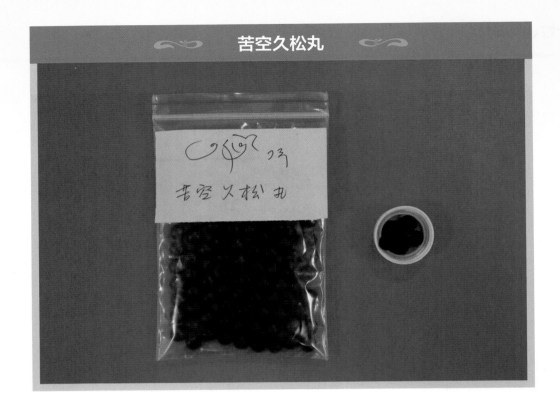

苦空久松丸

【药品名称】苦空久松丸（古空久松丸） Kukong Jiusong Wan

【批准文号】藏药制字Z220150888

【执行标准】XZ-ZJ-0179-2015-1

【处方组成】红花、丁香、人工牛黄、鹿角（制）、朱砂（制）、紫檀香、人工麝香、大托叶云实、榜嘎、木香、诃子（去核）、余甘子、毛诃子。

【性　　状】本品为红棕色至深棕色水丸；气微香，味苦、酸、涩。

【功能主治】补肝益肾，解毒通淋。用于肝萎症，肝热症，外伤引起的肾脏肿大，小便癃闭，热性水肿，化合毒中毒症，亚玛虫病引起的头痛，鼻窦炎。

【规　　格】每10丸重5克，每袋装20丸。

【用法用量】捣碎后口服。一次3～4丸，一日2～3次，或遵医嘱。

【不良反应】尚不明确。

【禁　　忌】尚不明确。

【注意事项】尚不明确。

【贮　　藏】密封。

【包　　装】内包材为铝塑复合袋。

【有 效 期】36个月。

【生产单位】西藏山南市藏医医院制剂室

　　　　　　本制剂仅限本医疗机构使用。

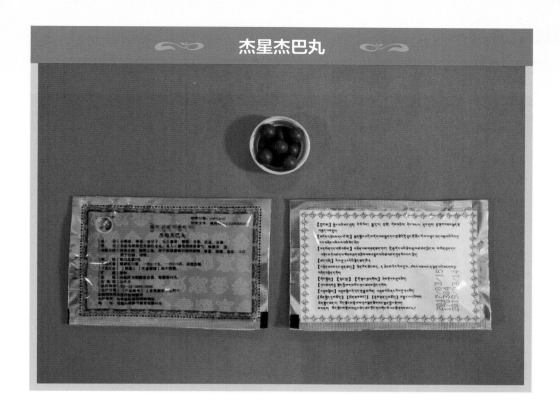

杰星杰巴丸

【药品名称】杰星杰巴丸 Jiexing Jieba Wan

【批准文号】藏药制字Z220080092

【执行标准】XZ-ZJ-0092-2008

【处方组成】小檗皮、荜茇、余甘子、人工麝香、甘草、红花、京墨等。

【性　　状】本品为棕黄色至黄色水丸；具人工麝香的特异香气，味微苦、涩。

【功能主治】消炎止痛，固精止血。用于尿道感染引起的尿频、尿急、尿痛、血尿，亦可用于白浊，滑精。

【规　　格】每10丸重3克，每袋装35丸。

【用法用量】捣碎后口服。一次6～7丸，一日2～3次，或遵医嘱。

【不良反应】尚不明确。

【禁　　忌】尚不明确。

【注意事项】尚不明确。

【贮　　藏】密封。

【包　　装】内包材为铝塑复合袋。

【有 效 期】24个月。

【生产单位】西藏山南市藏医医院制剂室

本制剂仅限本医疗机构使用。

八、糖尿病科

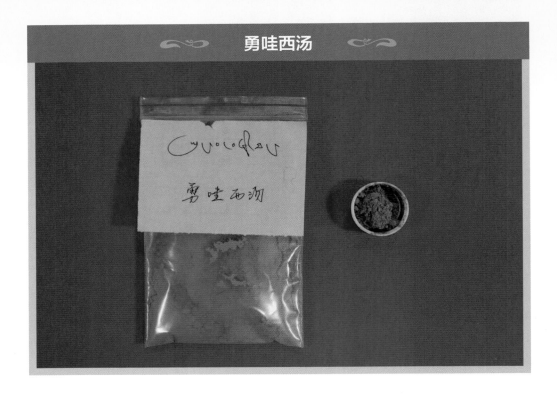

勇哇西汤

【药品名称】勇哇西汤（四味姜黄汤散）Yongwa Xitang

【批准文号】藏药制字Z220080047

【执行标准】XZ-ZJ-0047-2008

【处方组成】姜黄、小檗皮、余甘子、蒺藜。

【性　　状】本品为黄色粗粉；气微香，味苦、略甜。

【功能主治】清热，利尿。用于尿道炎，尿频，尿急。

【规　　格】每袋装25克。

【用法用量】煎汤后口服。一次5克，一日2次，或遵医嘱。

【不良反应】尚不明确。

【禁　　忌】尚不明确。

【注意事项】尚不明确。

【贮　　藏】密封。

【包　　装】内包材为铝塑复合袋。

【有 效 期】24个月。

【生产单位】西藏山南市藏医医院制剂室

　　　　　　本制剂仅限本医疗机构使用。

强伦党布丸·强伦尼巴丸·强伦松巴丸（组合包装）

强伦党布丸

【药品名称】强伦党布丸 Qianglun Dangbu Wan

【批准文号】藏药制字Z220080022

【执行标准】XZ-ZJ-0022-2008

【处方组成】石榴、肉桂、豆蔻、荜茇、红花等八味组成。

【性　　状】本品为棕色至棕褐色水丸；气香，味微酸、辣。

【功能主治】调节内分泌，促进营养吸收，调和三因功能，补肾温胃，强身健体，延年益寿。用于内分泌系统紊乱和糖尿病引起的尿频，尿浑浊，口干舌燥，手脚掌心发热，盗汗，肾区膀胱区疼痛等疾病。

【规　　格】每丸重0.95～1.2克，每袋装60丸。

【用法用量】捣碎后早上空腹用开水送服，一次2丸；或遵医嘱。

【不良反应】尚不明确。

【禁　　忌】尚不明确。

【注意事项】尚不明确。

【贮　　藏】密封。

【包　　装】内包材为铝塑复合袋。

【有 效 期】24个月。

【生产单位】西藏山南市藏医医院制剂室

　　　　　　本制剂仅限本医疗机构使用。

强伦尼巴丸

【药品名称】强伦尼巴丸 Qianglun Niba Wan
【批准文号】藏药制字Z220080023
【执行标准】XZ-ZJ-0023-2008
【处方组成】小檗皮、姜黄、山矾叶、蒺藜、无患子等九味组成。
【性　　状】本品为棕色至棕褐色水丸；气香，味微涩。
【功能主治】养肾脏和膀胱功能，祛培根，强身健体。用于糖尿病引起的尿频，尿浑浊，贪食，消瘦，肾区和膀胱区疼痛，手脚掌心发热，盗汗，体弱滑精，性功能减退等疾病。
【规　　格】每丸重0.95～1.2克，每袋装60丸。
【用法用量】捣碎后中午饭前用开水送服，一次2丸；或遵医嘱。
【不良反应】尚不明确。
【禁　　忌】尚不明确。
【注意事项】尚不明确。
【贮　　藏】密封。
【包　　装】内包材为铝塑复合袋。
【有 效 期】24个月。
【生产单位】西藏山南市藏医医院制剂室
　　　　　　本制剂仅限本医疗机构使用。

强伦松巴丸

【药品名称】强伦松巴丸 Qianglun Songba Wan
【批准文号】藏药制字Z220080024
【执行标准】XZ-ZJ-0024-2008
【处方组成】寒水石（制）、小檗皮、石榴、蜀葵、姜黄、山矾叶、余甘子、红花。
【性　　状】本品为黄褐色至褐色水泛丸；气香，味微涩，辣。
【功能主治】降糖，祛培根，增强机体吸收营养能力，强身健体，养温胃。用于糖尿病引起的尿频，尿浑浊，肾区和膀胱区疼痛，体质衰弱，机体吸收营养能力减弱等疾病。
【规　　格】每丸重0.95～1.2克，每袋装60丸。
【用法用量】捣碎后晚上饭前用开水送服，一次2丸；或遵医嘱。
【不良反应】尚不明确。
【禁　　忌】尚不明确。
【注意事项】尚不明确。
【贮　　藏】密封。
【包　　装】内包材为铝塑复合袋。
【有 效 期】24个月。
【生产单位】西藏山南市藏医医院制剂室
　　　　　　本制剂仅限本医疗机构使用。

九、风湿科

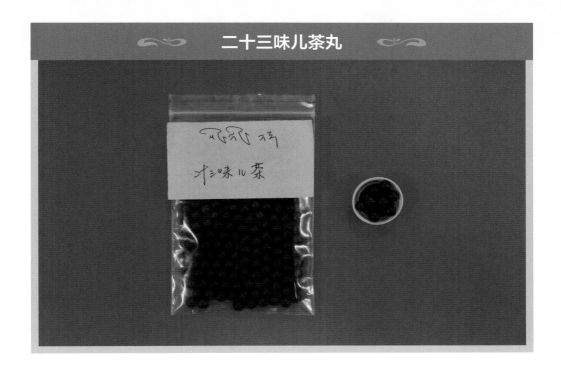

二十三味儿茶丸

【药品名称】二十三味儿茶丸 Ershisanwei Ercha Wan

【批准文号】藏药制字Z220150847

【执行标准】XZ-ZJ-0240-2015-1

【处方组成】生等膏、诃子（去核）、小檗皮、苟归、兔耳草、檀香、紫檀香、毛诃子、余甘子、秦艽花、巴力嘎、石灰华等二十三味组成。

【性　　状】本品为青褐色至灰褐色水丸；味涩、辛。

【功能主治】除湿散寒，祛风通络。用于风湿性关节炎，肾虚。

【规　　格】每10丸重3克，每袋装35丸。

【用法用量】捣碎后口服。一次6～7丸，一日2～3次，或遵医嘱。

【不良反应】尚不明确。

【禁　　忌】尚不明确。

【注意事项】尚不明确。

【贮　　藏】密封。

【包　　装】内包材为铝塑复合袋。

【有 效 期】36个月。

【生产单位】西藏山南市藏医医院制剂室

　　　　　　本制剂仅限本医疗机构使用。

十、骨伤科

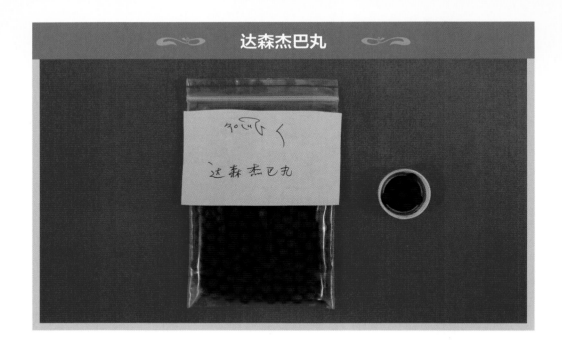

达森杰巴丸

【药品名称】达森杰巴丸 Dasenjieba Wan

【批准文号】藏药制字Z220150885

【执行标准】XZ-ZJ-0175-2015-1

【处方组成】秦皮、针铁矿（制）、多刺绿绒蒿、草莓、朱砂（制）、寒水石（制）、美丽风毛菊、人工麝香。

【性　　状】本品为棕黄色至黄棕色水丸；气微香，味苦、微涩。

【功能主治】接骨，消炎，止痛。用于骨折，骨髓炎。

【规　　格】每10丸重3克，每袋装35丸。

【用法用量】捣碎后口服。一次6～7丸，一日2～3次，或遵医嘱。

【不良反应】尚不明确。

【禁　　忌】尚不明确。

【注意事项】（1）本品含汞化合物，不宜长期服用；（2）服用本品应定期检查血、尿中汞离子浓度，检查肝、肾功能，如超过规定限度者立即停用。

【贮　　藏】密封。

【包　　装】内包材为铝塑复合袋。

【有效期】36个月。

【生产单位】西藏山南市藏医医院制剂室

本制剂仅限本医疗机构使用。

第三节
青海省藏医院

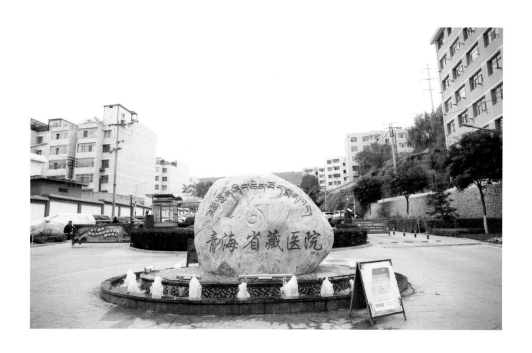

　　青海省藏医院成立于1983年，是青海省卫生和计划生育委员会直属单位，下设循化县中藏医院和贵德藏医院两家分院。历经三十多年，现已发展成为集藏医药医疗、教学、科研、药物临床试验、药物研发、预防保健、国际交流等多位一体的三级甲等藏医医院，国家药物临床试验机构（GCP）、国家重点民族医医院、全国藏医药信息化示范单位、青海省示范藏医院、青海大学医学院临床教学实习医院、青海省蒙藏医执业医师实践技能考试基地、青海省藏医临床研究基地、全省住院医师规培基地、全国中药炮制技术传承基地、省级定点体检医疗机构、全省城镇职工和城乡居民医疗保险定点医院，是青海乃至全国藏医药龙头单位。医院总占地152.66亩，业务用房总面积达10.3万平方米，总病床1120张，开放床位达840张。

　　青海省藏医院藏医风湿病科、藏医心脑血管科和藏医脾胃病科3个专科是国家级临床重点专科；藏医脾胃病科、藏医神志病科、藏医外治科、藏医药浴科、藏医肝胆科、藏医心脑血管科、藏医护理学、藏医预防保健科8个专科是国家中医药管理局重点专科；藏药制药学、藏医肝病学、藏医皮肤病学、藏医外治学、藏医文化学和藏药炮制学6个学科是国家中医药管理局重点学科；民族医（藏药）风湿、民族医（藏药）脑血管、民族医（藏药）肝胆、藏医消化、藏医妇产、藏医呼吸、藏医肾病、藏医皮肤病8个专业获得国家药物临床试验资格，是青海省最早的国家药物临床试验机构。

青海省藏医院有368种制剂。

一、风湿科

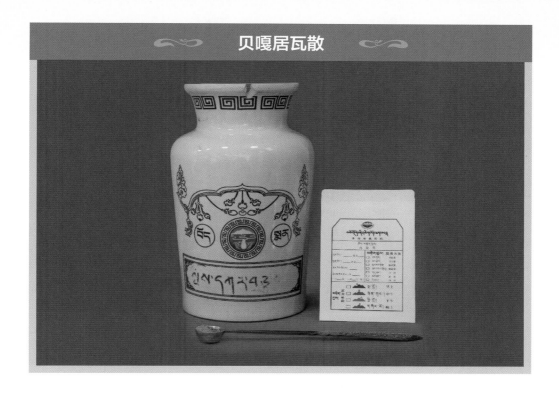

贝嘎居瓦散

【药品名称】贝嘎居瓦散 Beiga Juwa San

【批准文号】青药制字Z20180176

【执行标准】《医院自拟标准》

【处方组成】乳香、安息香、决明子、毛诃子、黄葵子、余甘子、木香、宽筋藤、塞北
紫堇、诃子、渣驯等。

【性　　状】本品为浅黄色粉末；气微香，味苦。

【功能主治】祛风燥湿，干黄水。用于湿疹，类风湿性关节炎，痛风等风湿痹症，黄水
病，皮肤病。

【规　　格】3g/袋，3g×15袋/盒。

【用法用量】口服。一次1袋，一日2～3次，或遵医嘱。

【不良反应】尚不明确。

【禁　　忌】尚不明确。

【贮　　藏】密闭，防潮。

【有 效 期】3年。

【生产单位】青海省藏医院

本制剂仅限本医疗机构使用。

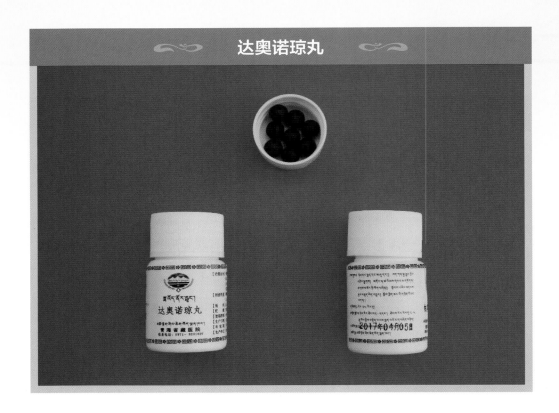

达奥诺琼丸

【药品名称】达奥诺琼丸 Da'ao Nuoqiong Wan

【批准文号】青药制字Z20180223

【执行标准】《医院自拟标准》

【处方组成】诃子、铁棒锤、木香、藏菖蒲、天竺黄、安息香、红花、丁香、肉豆蔻、草豆蔻、草果、乳香、决明子、黄葵子、硇砂、海金沙、螃蟹、人工牛黄、欧曲、麝香。

【性　　状】本品为灰褐色水丸；气微香，味甘、涩、苦。

【功能主治】清热解毒，祛风燥湿，杀疠除瘟。用于中风，白喉，炭疽，疫疬，脓肿，黄水病，亚玛病等。

【规　　格】0.2g/丸，75丸/瓶。

【用法用量】嚼碎后温开水服用。一次3～4丸，一日2～3次，或遵医嘱。

【不良反应】尚不明确。

【禁　　忌】尚不明确。

【贮　　藏】密闭，置阴凉干燥处。

【有 效 期】3年。

【生产单位】青海省藏医院

　　　　　　本制剂仅限本医疗机构使用。

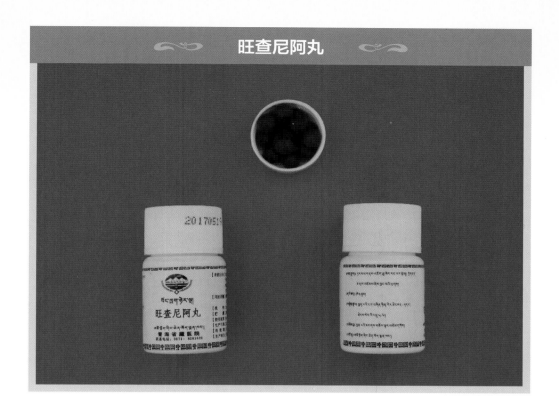

【药品名称】旺查尼阿丸 Wangcha Ni'a Wan

【批准文号】青药制字Z20180181

【执行标准】《医院自拟标准》

【处方组成】驴血、紫檀香、乳香、檀香、毛诃子、诃子、天竺黄、余甘子、肉豆蔻、丁香、草果、草豆蔻、决明子、秦皮、塞北紫堇、黄葵子、翼首草、白花龙胆、木棉花、宽筋藤、牛黄、麝香、西红花、小伞虎耳草、儿茶。

【性　　状】本品为棕褐色水丸；气芳香，味酸、辛。

【功能主治】祛风，除湿，干黄水。用于关节炎，类风湿性关节炎，痛风，痹病引起的四肢关节肿大疼痛，变形，黄水积聚等。

【规　　格】0.25g/丸，60丸/瓶。

【用法用量】嚼碎后温开水服用。一次5～6丸，一日2～3次，或遵医嘱。

【不良反应】尚不明确。

【禁　　忌】尚不明确。

【贮　　藏】密闭，置阴凉干燥处。

【有 效 期】3年。

【生产单位】青海省藏医院

　　　　　　本制剂仅限本医疗机构使用。

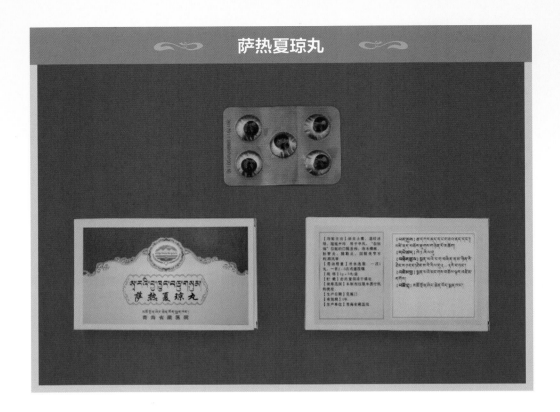

【药品名称】萨热夏琼丸 Sare Xiaqiong Wan

【批准文号】青药制字Z20180150

【执行标准】《医院自拟标准》

【处方组成】诃子、白沉香、藏菖蒲、铁棒锤、珊瑚、珍珠、丁香、乳香、肉豆蔻、木
　　　　　　香、磁石、甘草浸膏、禹粮土、手参、阳起石、白芥子、安息香、党参、
　　　　　　珍珠母、西红花、麝香、朱砂、萝蒂。

【性　　状】本品为红棕色水丸；气香，味涩、甘。

【功能主治】消炎止痛，通经活络。用于白脉和黑脉病症引起的口眼歪斜，瘫痪，脉管
　　　　　　炎，腱鞘炎，四肢麻木，关节不利，麻风等。

【规　　格】1g/丸。5丸/盒。

【用法用量】口服。一次1丸，一日2～3次，或遵医嘱。

【不良反应】尚不明确。

【禁　　忌】尚不明确。

【贮　　藏】密闭，置阴凉干燥处。

【有 效 期】3年。

【生产单位】青海省藏医院

　　　　　　本制剂仅限本医疗机构使用。

二、心脑血管科

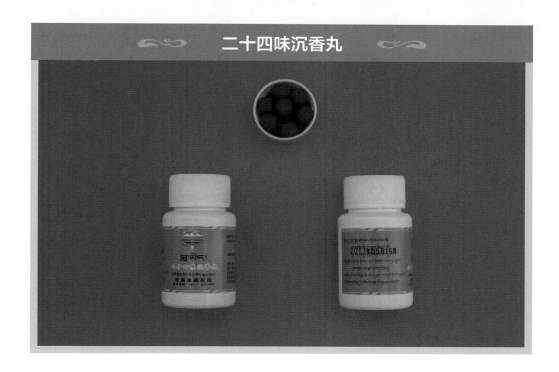

二十四味沉香丸

【药品名称】二十四味沉香丸 Ershisiwei Chenxiang Wan

【批准文号】青药制字Z20170444

【执行标准】省藏医院制剂规范

【处方组成】沉香、肉豆蔻、广枣、天竹黄、乳香、木香、诃子、木棉花、丁香、藏木香、干姜、安息香、藏菖蒲、红花、甘松、甘青青兰、麝香、包叶雪莲、披针叶黄华、铁棒锤（制）、艾虎肉（制）、牦牛心血等二十四味组成。

【性　　状】本品为红棕色水丸；味苦微涩。

【功能主治】醒脑开窍，宁心。用于脑病，头晕，口眼歪斜，四肢麻木，哑结，心脑血管及神性。

【规　　格】0.35g/丸。45丸/瓶。

【用法用量】嚼碎后用温开水服用。一次2～3丸，一日2～3次，或遵医嘱。

【不良反应】尚不明确。

【禁　　忌】酸、冷、酒。

【贮　　藏】密闭，置阴凉干燥处。

【有 效 期】3年。

【生产单位】青海省藏医院

　　　　　　本制剂仅限本医疗机构使用。

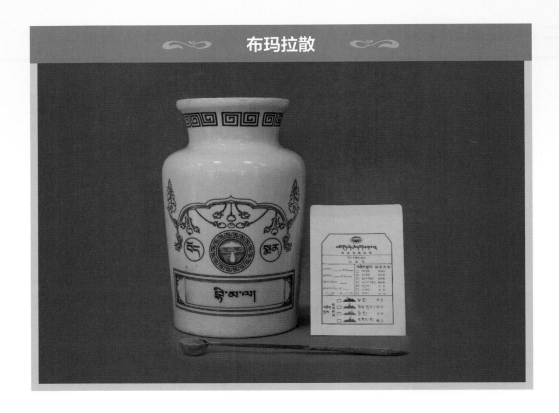

【药品名称】布玛拉散 Bumala San

【批准文号】青药制字Z20180219

【执行标准】《医院自拟标准》

【处方组成】肉豆蔻、诃子、乳香、毛诃子、紫檀香、白沉香、檀香、天竺黄、广枣、红花、藏茴香、丁香、大蒜、草豆蔻、阿魏、草果、儿茶、余甘子、力嘎都、人工牛黄等二十味组成。

【性　　状】本品为浅棕红色粉末；微香，味微苦、辛。

【功能主治】镇静，安神。用于宁隆病，神志紊乱，烦躁，精神恍惚，失眠，头晕，健忘，耳鸣，颤抖，惊悸。

【规　　格】3g/袋。15袋/盒。

【用法用量】口服。一次1袋，一日2～3次，或遵医嘱。

【不良反应】尚不明确。

【禁　　忌】尚不明确。

【贮　　藏】密闭，置阴凉干燥处。

【有 效 期】3年。

【生产单位】青海省藏医院

　　　　　　本制剂仅限本医疗机构使用。

吉日尼阿丸

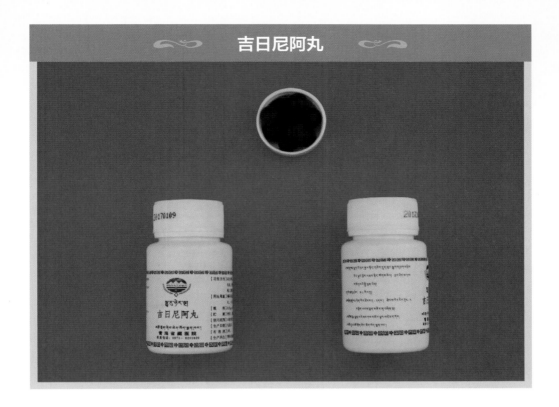

【药品名称】吉日尼阿丸 Jiri Ni'a Wan

【批准文号】青药制字Z20180222

【执行标准】《医院自拟标准》

【处方组成】余甘子、诃子、塞北紫堇、甘青青兰、印度獐牙菜、石斛、芫荽果、兔耳草、渣驯膏、绿绒蒿、翼首草、红花、紫檀香、藏茜草、垂头虎耳草、紫草茸、藏紫草、力嘎都、毛诃子、波棱瓜子、木香、藏木香、悬钩木、宽筋藤、沙棘膏、人工牛黄。

【性　　状】本品为红棕色水丸；味苦、微酸。

【功能主治】凉血降压。用于多血症，高血压症，肝胆疼痛，声哑目赤，口渴，口唇发紫，月经不调。

【规　　格】0.35g/丸。45丸/瓶。

【用法用量】嚼碎后温开水服用。一次4～5丸，一日2～3次，或遵医嘱。

【不良反应】尚不明确。

【禁　　忌】尚不明确。

【贮　　藏】密闭，置阴凉干燥处。

【有 效 期】3年。

【生产单位】青海省藏医院

　　　　　　本制剂仅限本医疗机构使用。

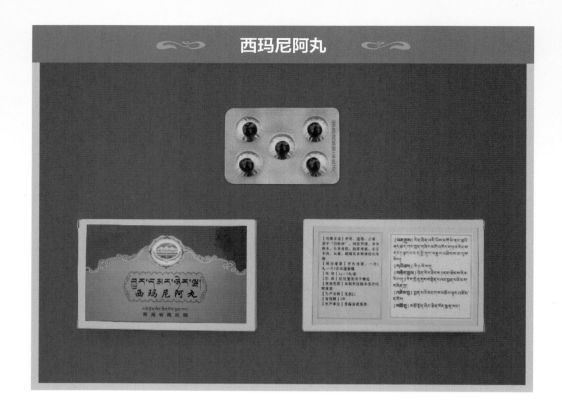

【药品名称】西玛尼阿丸 Xima Ni'a Wan

【批准文号】青药制字Z20180145

【执行标准】《医院自拟标准》

【处方组成】诃子、短穗兔耳草、乳香、西红花、铁棒锤、麝香、珍珠母、珊瑚、珍珠、青金石、丁香、肉豆蔻、磁石、白沉香、藏紫菀、禹粮土、木橘、芝麻、印度獐牙菜、泉华、红花、朱砂、龙骨、脑石、甘草、打箭菊、全蝎、木香、藏菖蒲、酸藤果、齿包黄堇。

【性　　状】本品为红棕色水丸；气微香，味甘、苦、涩。

【功能主治】开窍，通络，止痛。用于白脉病，神志不清，身体麻木，头昏目眩，脑部疼痛，血压不调，头痛，癫痫及各种神经性疼痛。

【规　　格】1g/丸。5丸/盒。

【用法用量】温开水泡服。一次1袋，一日1次，或遵医嘱。

【不良反应】尚不明确。

【禁　　忌】酸、冷、酒。

【贮　　藏】密闭，置阴凉干燥处。

【有 效 期】3年。

【生产单位】青海省藏医院

本制剂仅限本医疗机构使用。

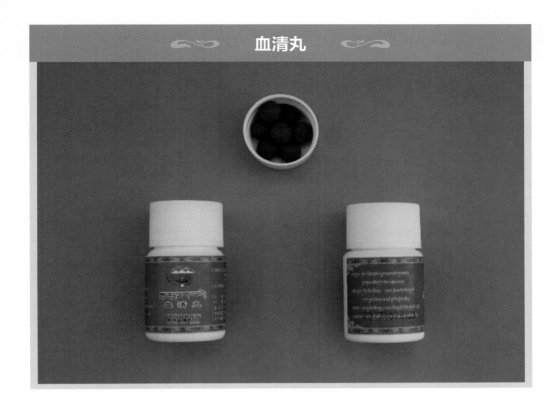

血清丸

【药品名称】血清丸 Xueqing Wan

【批准文号】青药制字Z20180243

【执行标准】《医院自拟标准》

【处方组成】余甘子（去核）、诃子（去核）、塞北紫堇、甘青青兰、印度獐牙菜、石斛、芫荽果、兔耳草、渣驯膏、绿绒蒿、翼首草、红花、紫檀香、藏茜草、垂头虎耳草、紫草茸、藏紫草、力嘎都、毛诃子（去核）、波棱瓜子、木香、藏木香、悬钩木、宽筋藤、沙棘膏、丁香、木棉花、安息香、打箭菊、多刺绿绒蒿、麝香、人工牛黄、蔗糖。

【性　　状】本品为红棕色水丸；味苦、微酸。

【功能主治】清血，降压，镇痛。用于气血上雍、高血压引起头疼，目眩，耳鸣，胸闷等症。

【规　　格】0.35g/丸。45丸/瓶。

【用法用量】嚼碎后温开水口服。一次4～5丸，一日2～3次，或遵医嘱。

【不良反应】尚不明确。

【禁　　忌】尚不明确。

【贮　　藏】密闭，置阴凉干燥处。

【有 效 期】3年。

【生产单位】青海省藏医院

本制剂仅限本医疗机构使用。

汤倩尼阿散

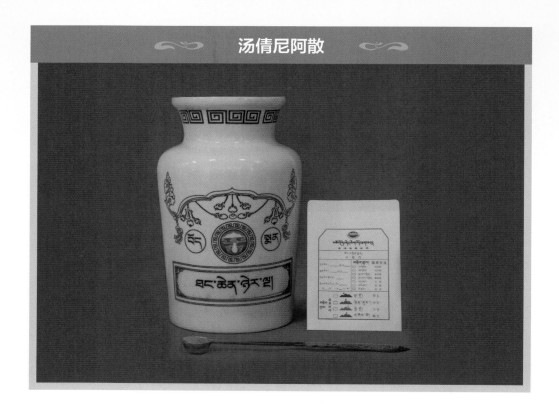

【药品名称】汤倩尼阿散 Tangqian Ni'a San

【批准文号】青药制字Z20180180

【执行标准】《医院自拟标准》

【处方组成】诃子、毛诃子、渣驯膏、余甘子、藏木香、木香、波棱瓜子、石榴子、西红花、草豆蔻、木瓜、甘青青兰、猪血、骨碎补、芫荽果、印度獐牙菜、兔耳草、秦艽花、榜嘎、乌奴龙胆、角茴香、藏紫菀、绿绒蒿、水柏枝、塞北紫堇。

【性　　状】本品为黄褐色粉末；气芳香，味苦、甜。

【功能主治】调和隆、赤巴、培根，开胃，愈溃疡，止血。用于久病不愈的身倦体重，胃、肝区疼痛，食欲不振，月经过多，鼻衄。

【规　　格】3g/袋，15袋/盒。

【用法用量】开水泡服。一次1袋，一日2～3次，或遵医嘱。

【不良反应】尚不明确。

【禁　　忌】尚不明确。

【贮　　藏】密闭，置阴凉干燥处。

【有 效 期】3年。

【生产单位】青海省藏医院

　　　　　　本制剂仅限本医疗机构使用。

牡斗尼阿丸

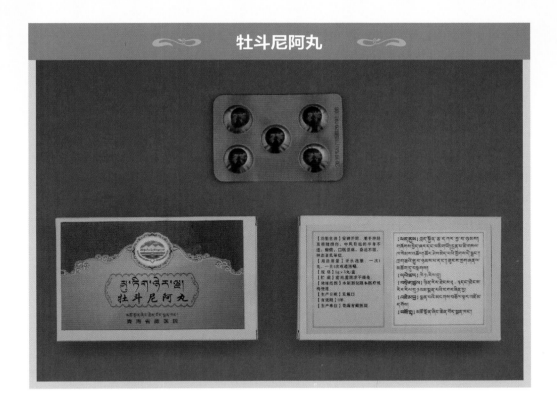

【药品名称】牡斗尼阿丸 Mudou Ni'a Wan

【批准文号】青药制字Z20180252

【执行标准】《医院自拟标准》

【处方组成】珍珠、诃子、檀香、余甘子、白沉香、肉桂、肉豆蔻、天竺黄、草豆蔻、草果、丁香、紫檀香、螃蟹、木香、冬葵果、荜茇、牛黄、金礞石、短穗兔耳草、香旱芹、红花、毛诃子、黑种草籽、麝香、鹿角。

【性　　状】本品为红棕色水丸；气香，味苦、辛。

【功能主治】安神开窍。用于中风，半身不遂，口眼歪斜，昏迷不醒，神志紊乱，谵语发狂等。

【规　　格】1g/丸。5丸/盒。

【用法用量】温开水泡服。一次1丸，一日1次，或遵医嘱。

【不良反应】尚不明确。

【禁　　忌】酸、冷、酒。

【贮　　藏】密闭，置阴凉干燥处。

【有 效 期】3年。

【生产单位】青海省藏医院

　　　　　　本制剂仅限本医疗机构使用。

阿格杰巴散

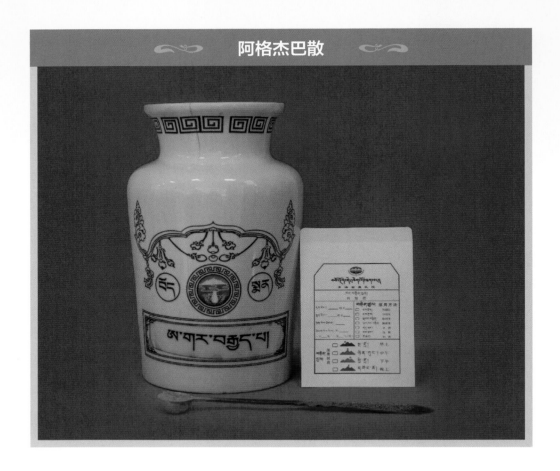

【药品名称】阿格杰巴散 Age Jieba San

【批准文号】青药制字Z20180157

【执行标准】《医院自拟标准》

【处方组成】白沉香、广枣、肉豆蔻、诃子、乳香、木香、木棉花、天竺黄、香樟。

【性　　状】本品为灰白色粉末；气芳香，味咸、涩、微苦、甜。

【功能主治】清心热，养心，安神，开窍。用于热病攻心，神昏谵语；冠心病，心
　　　　　　绞痛。

【规　　格】3g/袋。15袋/盒。

【用法用量】口服。一次1袋，一日2～3次，或遵医嘱。

【不良反应】尚不明确。

【禁　　忌】尚不明确。

【贮　　藏】密闭，置阴凉干燥处。

【有 效 期】3年。

【生产单位】青海省藏医院
　　　　　　本制剂仅限本医疗机构使用。

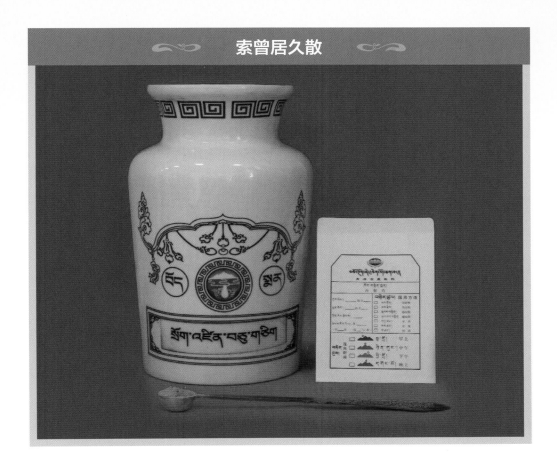

索曾居久散

【药品名称】索曾居久散 Suozeng Jujiu San

【批准文号】青药制字Z20180177

【执行标准】《医院自拟标准》

【处方组成】广枣、白沉香、肉豆蔻、天竺黄、木香、乳香、诃子（去核）、木棉花、
丁香、牦牛心、阿魏。

【性　　状】本品为淡黄色粉末；具阿魏的特异气味，味辛、微涩。

【功能主治】镇静安神。用于索隆病引起的神志紊乱、惊悸、哑结、失眠多梦，头晕
目眩。

【规　　格】3g/袋。15袋/盒。

【用法用量】口服。一次1袋，一日2～3次，或遵医嘱。

【不良反应】尚不明确。

【禁　　忌】尚不明确。

【贮　　藏】密闭，置阴凉干燥处。

【有 效 期】3年。

【生产单位】青海省藏医院

本制剂仅限本医疗机构使用。

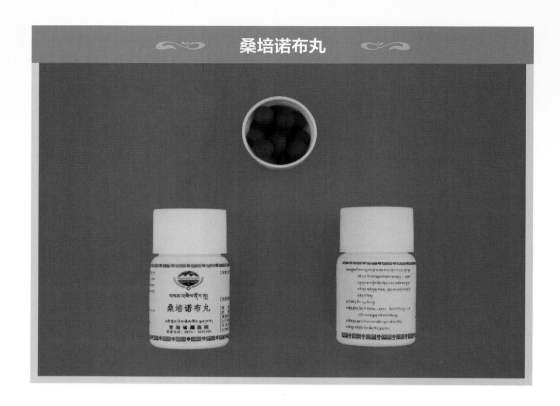

桑培诺布丸

【药品名称】桑培诺布丸 Sangpei Nuobu Wan

【批准文号】青药制字Z20180154

【执行标准】《医院自拟标准》

【处方组成】珍珠母、螃蟹、天竺黄、海金沙、红花、白沉香、丁香、毛诃子、肉豆蔻、草豆蔻、余甘子、草果、香旱芹、檀香、黑种草子、紫檀香、荜茇、诃子、高良姜、甘草浸膏、肉桂、乳香、木香、决明子、鹿角、黄葵子、短穗兔耳草、藏木香、珍珠、人工牛黄、麝香。

【性　　状】本品为红棕色水丸；气微香，味苦、甘。

【功能主治】清热，醒脑开窍，舒筋通络，干黄水。用于瘟热，陈旧热症，白脉病，四肢麻木，瘫痪，口眼歪斜，神志不清，痹症，痛风，肢体强直，关节不利。对白脉病有良效。

【规　　格】0.35g/丸。45丸/瓶。

【用法用量】嚼碎后温开水口服。一次4～5丸，一日2～3次，或遵医嘱。

【不良反应】尚不明确。

【禁　　忌】尚不明确。

【贮　　藏】密闭，置阴凉干燥处。

【有 效 期】3年。

【生产单位】青海省藏医院

本制剂仅限本医疗机构使用。

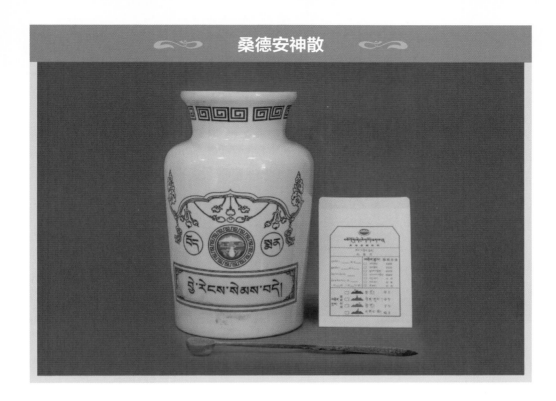

桑德安神散

【药品名称】桑德安神散 Sangde Anshen San

【批准文号】青药制字Z20180156

【执行标准】《医院自拟标准》

【处方组成】槟榔、丁香、白沉香、肉豆蔻、木香、广枣、山柰、荜茇、黑胡椒、紫硇砂、铁棒锤、牦牛心、阿魏、兔心、红糖。

【性　　状】本品为浅棕色粉末；具蒜臭，味辛。

【功能主治】养心安神，抑风。用于隆失调引起的风入命脉，神经官能症，神昏谵语，多梦，耳鸣，心悸颤抖，癫狂，哑结。

【规　　格】1.5g/袋。15袋/盒。

【用法用量】口服。一次1袋，一日2～3次，或遵医嘱。

【不良反应】尚不明确。

【禁　　忌】孕妇忌服；运动员慎用。

【贮　　藏】密闭，置阴凉干燥处。

【有 效 期】3年。

【生产单位】青海省藏医院

　　　　　　本制剂仅限本医疗机构使用。

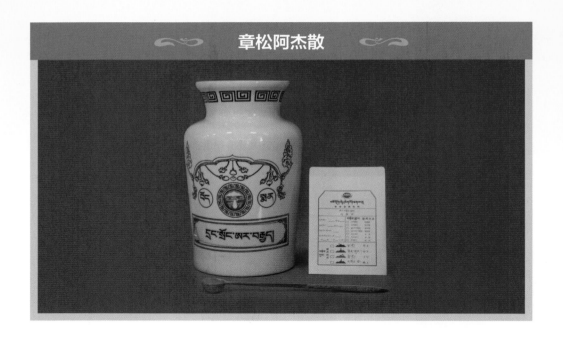

章松阿杰散

【药品名称】章松阿杰散 Zhangsong Ajie San

【批准文号】青药制字Z20180207

【执行标准】《医院自拟标准》

【处方组成】白沉香、红花、广枣、丛菔、天竺黄、紫檀香、檀香、肉豆蔻。

【性　　状】本品为棕红色粉末；气微香，味苦、辣、涩。

【功能主治】清心安神，行气降压。用于气血不调，胸闷气促，胸背疼痛，高血压，心血管疾病。

【规　　格】3g/袋。15袋/盒。

【用法用量】口服。一次1袋，一日2～3次，或遵医嘱。

【不良反应】尚不明确。

【禁　　忌】尚不明确。

【贮　　藏】密闭，置阴凉干燥处。

【有 效 期】3年。

【生产单位】青海省藏医院

　　　　　　本制剂仅限本医疗机构使用。

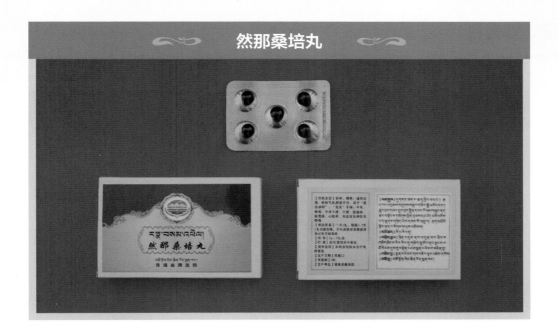

然那桑培丸

【药品名称】然那桑培丸 Ranna Sangpei Wan

【批准文号】青药制字Z20180142

【执行标准】《医院自拟标准》

【处方组成】佐太、珍珠、金、银、铜、青铜、铁、响铜、铅、锡、金矿石、银矿石、泉华、雄黄、雌黄、自然铜、磁石、黑云母、红花、珊瑚、青金石、肉豆蔻、松石、肉桂、西红花、天竺黄、鹿角、草果、香旱芹、黑种草子、诃子、毛诃子、余甘子、荜茇、螃蟹、全蝎、决明子、黄葵子、乳香、草豆蔻、紫檀香、檀香、沉香、兔心、短穗兔耳草、甘草、安息香、珍珠母、丁香、党参、冬葵果、高良姜、牦牛心、硇砂、艾虎肉、苞叶雪莲、铁屑、广枣、烈香杜鹃、藏茜草、牛黄、麝香。

【性　　状】本品为黑色水丸；气芳香，味甘、涩、苦。

【功能主治】安神，镇静，通经活络，调和气血，醒脑开窍。用于黑白脉病、龙血不调；中风，瘫痪，半身不遂，癫痫，脑溢血，脑震荡，心脏病，高血压及神经性障碍。

【规　　格】1g/丸。5丸/盒。

【用法用量】开水泡服。一次1丸，每隔3～7天1丸，或遵医嘱。

【不良反应】尚不明确。

【禁　　忌】服药期禁用酸腐、生冷食物；防止受凉。

【贮　　藏】密闭，置阴凉干燥处。

【有 效 期】3年。

【生产单位】青海省藏医院

　　　　　　本制剂仅限本医疗机构使用。

三、脾胃科

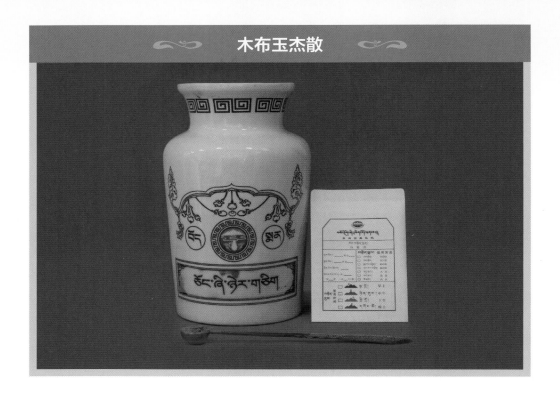

木布玉杰散

【药品名称】木布玉杰散 Mubu Yujie San

【批准文号】青药制字Z20180220

【执行标准】《医院自拟标准》

【处方组成】寒水石、诃子、荜茇、沙棘膏、紫檀香、石榴子、止泻木子、草豆蔻、波棱瓜子、藏木香、榜嘎、芫荽果、小伞虎耳草、甘青青兰、木香、木瓜、渣驯膏、余甘子、人工牛黄、绿绒蒿 、塞北紫堇。

【性　　状】本品为淡黄绿色粉末；气香，味辛、微甘。

【功能主治】制酸，止痛。用于培根木布病引起的呕吐酸水，胃部刺痛，大便干燥。

【规　　格】3g/袋。15袋/盒。

【用法用量】口服。一次1袋，一日2～3次，或遵医嘱。

【不良反应】尚不明确。

【禁　　忌】尚不明确。

【贮　　藏】密闭，置阴凉干燥处。

【有 效 期】3年。

【生产单位】青海省藏医院

　　　　　　本制剂仅限本医疗机构使用。

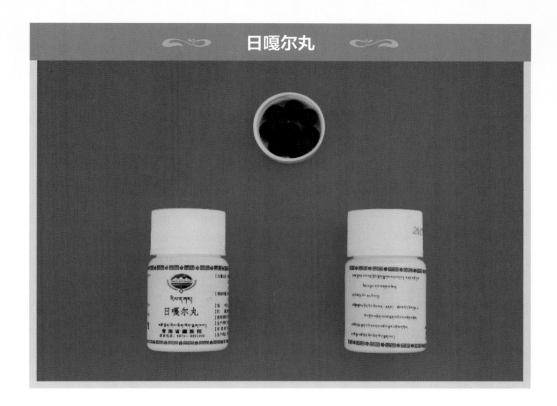

日嘎尔丸

【药品名称】日嘎尔丸 Rigaer Wan

【批准文号】青药制字Z20180166

【执行标准】《医院自拟标准》

【处方组成】寒水石、岩参、翼首草、渣驯膏、木香、石榴子、木瓜、白沉香、丁香、红花、肉豆蔻、天竺黄、草豆蔻、草果、诃子、印度獐牙菜、波棱瓜子。

【性　　状】本品为暗褐色水丸；气香，味涩、苦、辛。

【功能主治】健胃消食，通便，止吐泻。用于胸腹胀满，胃痛，消化不良，呕逆泄泻，尿闭。

【规　　格】0.35g/丸。45丸/瓶。

【用法用量】嚼碎后温开水口服。一次4～5丸，一日2～3次，或遵医嘱。

【不良反应】尚不明确。

【禁　　忌】尚不明确。

【贮　　藏】密闭，置阴凉干燥处。

【有 效 期】3年。

【生产单位】青海省藏医院

　　　　　　本制剂仅限本医疗机构使用。

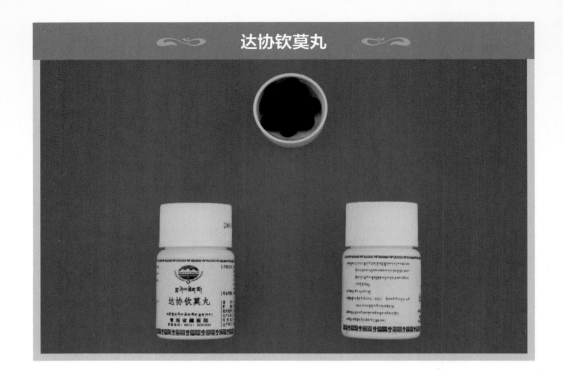

达协钦莫丸

【药品名称】达协钦莫丸 Daxie Qinmo Wan

【批准文号】青药制字Z20180153

【执行标准】《医院自拟标准》

【处方组成】寒水石、檀香、肉豆蔻、渣驯膏、草果、草豆蔻、丁香、诃子、余甘子、紫檀香、木香、红花、荜茇、石榴子、止泻木子、波棱瓜子、马钱子、藏木香、安息香、天竺黄、铁粉、榜嘎、印度獐牙菜、短管兔耳草、塞北紫堇、藓生马先蒿、甘青青兰、绿绒蒿、亚大黄、蒲公英、泉华、欧曲、熊胆粉、牛黄、麝香。

【性　　状】本品为黑色水丸；具特异香气，味苦。

【功能主治】清热解毒，消食化痞。用于中毒症，木布引起的胃肠溃疡，吐血或便血，清除隐热、陈旧热、波动热，消化不良，急腹痛，虫病，黄水病，痞瘤等各种合并症。

【规　　格】0.35g/丸。45丸/瓶。

【用法用量】嚼碎后温开水口服。一次3～4丸，一日2～3次，或遵医嘱。

【不良反应】尚不明确。

【禁　　忌】酸、冷、酒。

【贮　　藏】密闭，置阴凉干燥处。

【有 效 期】3年。

【生产单位】青海省藏医院

本制剂仅限本医疗机构使用。

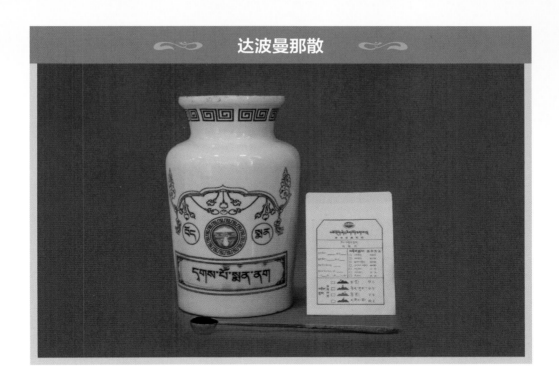

达波曼那散

【药品名称】达波曼那散 Dabo Manna San

【批准文号】青药制字Z20180233

【执行标准】《医院自拟标准》

【处方组成】大青盐、烈香杜鹃枝、硇砂、光明盐、短尾铁线莲、芫荽果、肉豆蔻、火硝、紫硇砂、榜嘎、藏木香、荜茇、寒水石、胡椒、山奈。

【性　　状】本品为黑色粉末；气微，味酸、咸、辣。

【功能主治】散寒消食，破瘀消积。用于慢性肠胃炎，胃出血，胃冷痛，消化不良，食欲不振，呕吐泄泻，腹部有痞块及嗳气频作。

【规　　格】3g/袋。15袋/盒。

【用法用量】口服。一次1袋，一日2～3次，或遵医嘱。

【不良反应】尚不明确。

【禁　　忌】尚不明确。

【贮　　藏】密闭，置阴凉干燥处。

【有 效 期】3年。

【生产单位】青海省藏医院

　　　　　　本制剂仅限本医疗机构使用。

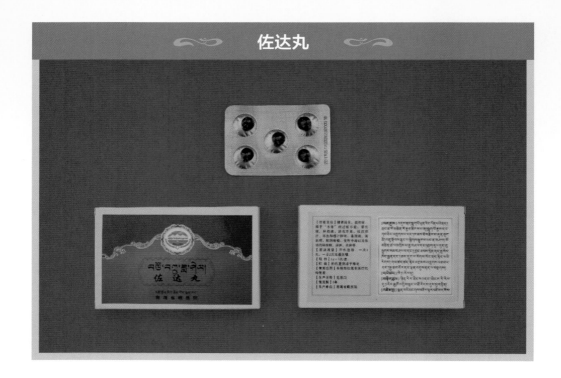

【药品名称】佐达丸 Zuoda Wan

【批准文号】青药制字Z20180151

【执行标准】《医院自拟标准》

【处方组成】佐太、渣驯膏、寒水石、牛黄、人工牛黄、肉豆蔻、草豆蔻、草果、天竺黄、西红花、丁香、绿绒蒿、檀香、紫檀香、麝香、波棱瓜子、止泻木子、小伞虎耳草、榜嘎、诃子、塞北紫堇、木香、余甘子、石榴子、荜茇、熊胆粉、铁屑、铁粉、甘青青兰、蒲公英、亚大黄、兔耳草、藏木香、马钱子、安息香、泉华、藏紫菀。

【性　　状】本品为黑色水丸；气芳香，味甘、涩、微苦。

【功能主治】健胃消食，愈溃疡。用于"木布"病迁延不愈，胃灼痛，肝热痛，消化不良，吐泻胆汁、坏血和烟汁样物，急腹痛，黄水病，脏腑痞瘤，食物中毒以及陈旧内科疾病，浮肿，水肿等。

【规　　格】1g/丸。5丸/盒。

【用法用量】温开水泡服。一次1袋，一日1～2次，或遵医嘱。

【不良反应】尚不明确。

【禁　　忌】服药期禁用酸腐、生冷食物；防止受凉。

【贮　　藏】密闭，置阴凉干燥处。

【有 效 期】3年。

【生产单位】青海省藏医院

　　　　　　　本制剂仅限本医疗机构使用。

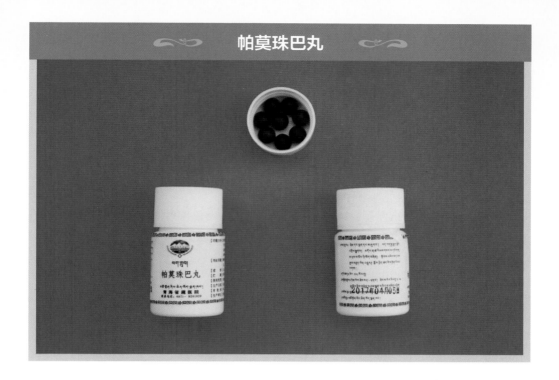

帕莫珠巴丸

【药品名称】帕莫珠巴丸 Pamo Zhuba Wan

【批准文号】青药制字Z20180234

【执行标准】《医院自拟标准》

【处方组成】肉桂、寒水石、石榴子、干姜、光明盐（炒）、胡椒、红花、诃子、草豆蔻、荜茇、木香、渣驯。

【性　　状】本品为棕灰色水丸；气微，味辛、酸。

【功能主治】健胃散寒，除痰，破痞瘤，养荣强壮。用于剑突痰病，胃痞瘤木布病引起的消化不良、胃胀、泛酸、脾胃不适。

【规　　格】0.35g/丸。45丸/瓶。

【用法用量】嚼碎后温开水口服。一次3～4丸，一日2～3次，或遵医嘱。

【不良反应】尚不明确。

【禁　　忌】尚不明确。

【贮　　藏】密闭，置阴凉干燥处。

【有 效 期】3年。

【生产单位】青海省藏医院

　　　　　　本制剂仅限本医疗机构使用。

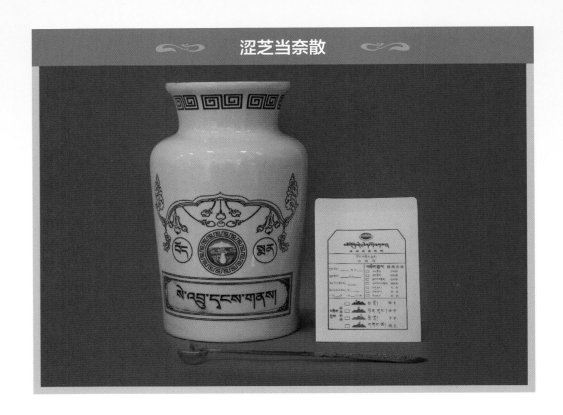

涩芝当奈散

【药品名称】涩芝当奈散 Sezhi Dangnai San

【批准文号】青药制字Z20180208

【执行标准】《医院自拟标准》

【处方组成】石榴子、红花、肉桂、荜茇、草豆蔻。

【性　　状】本品为浅红棕色粉末；气微香，味酸、辣。

【功能主治】温胃益火，化滞除湿，温通脉道。用于消化不良，食欲不振，寒性腹泻等。

【规　　格】3g/袋。15袋/盒。

【用法用量】口服。一次1袋，一日2～3次，或遵医嘱。

【不良反应】尚不明确。

【禁　　忌】尚不明确。

【贮　　藏】密闭，置阴凉干燥处。

【有 效 期】3年。

【生产单位】青海省藏医院

　　　　　　本制剂仅限本医疗机构使用。

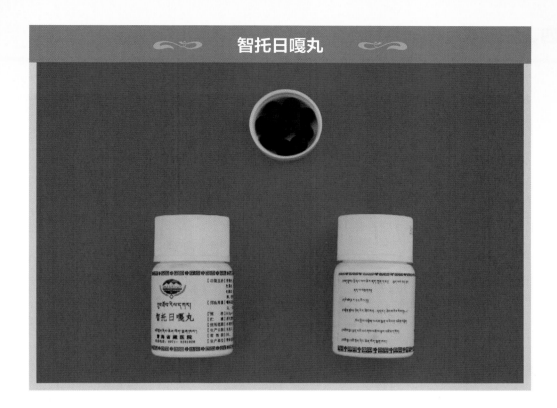

智托日嘎丸

【药品名称】智托日嘎丸 Zhituo Riga Wan

【批准文号】青药制字Z20180169

【执行标准】《医院自拟标准》

【处方组成】寒水石（制）、诃子（去核）、矮紫堇、兔耳草、木香、渣驯膏。

【性　　状】本品为黑褐色水丸；味酸、苦。

【功能主治】清胃热，制酸，止咳。用于慢性胃炎，培根木布，胃痛，呕吐酸水，咳嗽，喑哑，胃部壅塞，呼吸不畅。

【规　　格】0.35g/丸。45丸/瓶。

【用法用量】嚼碎后温开水口服。一次3～4丸，一日1～3次，或遵医嘱。

【不良反应】尚不明确。

【禁　　忌】尚不明确。

【贮　　藏】密闭，置阴凉干燥处。

【有 效 期】3年。

【生产单位】青海省藏医院

　　　　　　本制剂仅限本医疗机构使用。

四、肝胆科

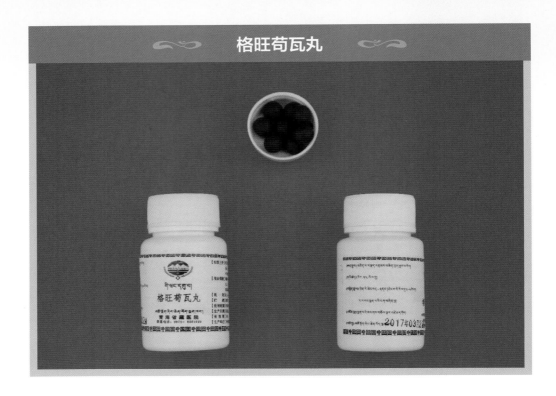

格旺苟瓦丸

【药品名称】格旺苟瓦丸 Gewang Gouwa Wan

【批准文号】青药制字Z20180155

【执行标准】《医院自拟标准》

【处方组成】红花、绿绒蒿、垂头虎耳草、渣驯膏、波棱瓜子、印度獐牙菜、木香、人工牛黄、塞北紫堇、西红花、牛黄。

【性　　状】本品为棕褐色水丸；气微香，味苦。

【功能主治】清肝热。用于肝大，肝区疼痛，恶心，目赤。各种肝炎，培根木布病。

【规　　格】0.35g/丸。45丸/瓶。

【用法用量】嚼碎后温开水口服。一次4～5丸，一日2～3次，或遵医嘱。

【不良反应】尚不明确。

【禁　　忌】尚不明确。

【贮　　藏】密闭，置阴凉干燥处。

【有 效 期】3年。

【生产单位】青海省藏医院

　　　　　　本制剂仅限本医疗机构使用。

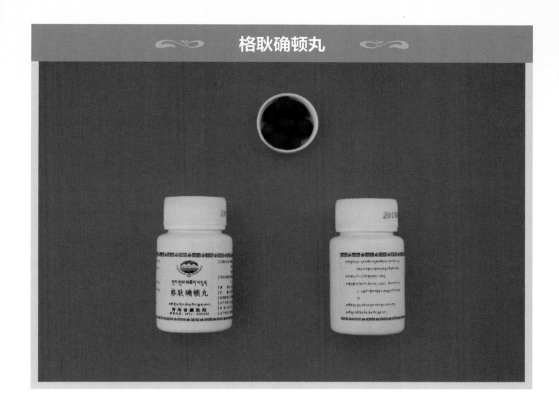

格耿确顿丸

【药品名称】格耿确顿丸 Gegeng Quedun Wan

【批准文号】青药制字Z20180203

【执行标准】《医院自拟标准》

【处方组成】红花、诃子、天竺黄、印度獐牙菜、麻黄、垂头虎耳草、绿绒蒿。

【性　　状】本品为黄褐色水丸；气微香，味苦。

【功能主治】解毒、保肝、退黄。治疗新旧肝病，肝血增盛，巩膜黄染，食欲不振。

【规　　格】0.3g/丸。45丸/瓶。

【用法用量】嚼碎后温开水服用。一次4～5丸，一日2～3次，或遵医嘱。

【不良反应】尚不明确。

【禁　　忌】尚不明确。

【贮　　藏】密闭，置阴凉干燥处。

【有 效 期】3年。

【生产单位】青海省藏医院

　　　　　　本制剂仅限本医疗机构使用。

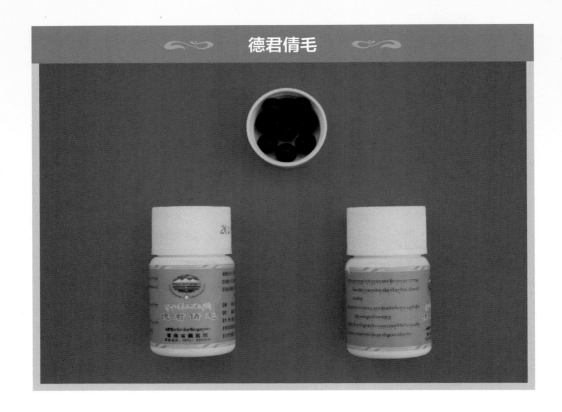

德君倩毛

【药品名称】德君倩毛 Dejun Qianmao

【批准文号】青药制字Z20170278

【执行标准】省藏医院制剂规范

【处方组成】诃子、骨碎补、蛇床子、獐牙菜、红花、甘草膏、铁粉（制）、紫铆子、乌奴龙胆、猪血（制）、水柏枝、蔓青膏、康定鼠尾、盐麸果、白花鸢尾、绿绒蒿、唐古特乌头、节烈角茴香、渣驯膏、兔耳草、西红花、小檗皮膏、马先蒿、牛黄。

【性　　状】本品为黑灰色水丸；味苦、微涩。

【功能主治】解毒。用于各种中毒症。

【规　　格】0.35g/丸。45丸/瓶。

【用法用量】嚼碎后用温开水服用。一次3～4丸，一日2～3次，或遵医嘱。

【不良反应】尚不明确。

【禁　　忌】酸、冷、酒。

【贮　　藏】密闭，置阴凉干燥处。

【有 效 期】3年。

【生产单位】青海省藏医院

本制剂仅限本医疗机构使用。

五、外治科

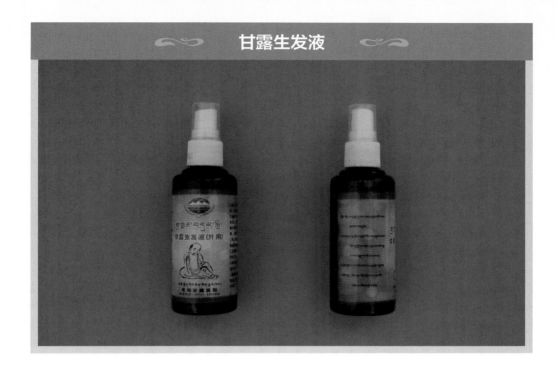

甘露生发液

【药品名称】甘露生发液 Ganlu Shengfa Ye

【批准文号】青药制字Z20180242

【执行标准】《医院自拟标准》

【处方组成】余甘子、决明子、圆柏、干姜、诃子、黑矾、唐古特铁线莲、杏仁、青稞酒。

【性　　状】本品为棕黄色液体；气微，有酒精芳香味。

【功能主治】活血，生发。适用于各种脱发、斑秃。

【规　　格】100mL/瓶。

【用法用量】外用。一日2次，一次喷适量于头部与患处适当按摩，或遵医嘱。

【不良反应】尚不明确。

【禁　　忌】尚不明确。

【注意事项】酒精过敏者慎用。

【贮　　藏】密闭，置阴凉干燥处。

【有 效 期】3年。

【生产单位】青海省藏医院

本制剂仅限本医疗机构使用。

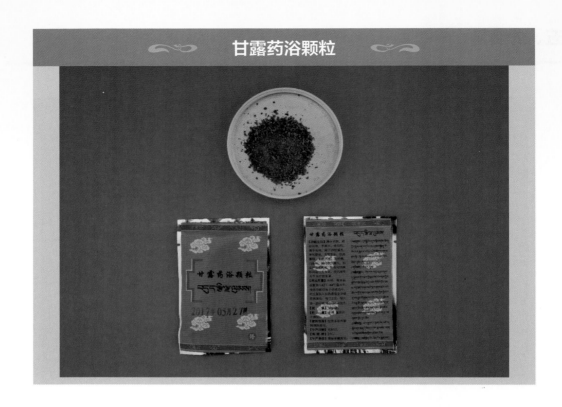

甘露药浴颗粒

【药品名称】甘露药浴颗粒 Ganlu Yaoyu Keli

【批准文号】青药制字Z20180164

【执行标准】《医院自拟标准》

【处方组成】刺柏、烈香杜鹃、大籽蒿、麻黄、水柏枝、西藏棱子芹、喜马拉雅紫茉莉、黄精、蒺藜、天冬、甘松、毛诃子、余甘子、诃子。

【性　　状】本品为棕黄色颗粒；气微，味酸、甜、微辣。

【功能主治】清热消肿，舒经活络，平黄水，愈创伤，调节免疫。用于四肢强直，背弓腰曲，关节变形，肌肉萎缩，创伤不愈，皮肤病，白脉病，陈旧热，痛风，妇女产后疾病等，特别对湿痹即风湿性关节炎、类风湿性关节炎疗效显著。

【规　　格】10g/袋。10袋/盒。

【用法用量】外用。取本品适量倒入42～44℃温水中，搅匀后将适用部位泡于浴液当中。可反复加入加热浸泡全身或患病部位，每日2次，每次15～20分钟，浴后卧热炕发汗。

【不良反应】尚不明确。

【禁　　忌】本品为外用制剂，严禁口服。

【贮　　藏】密闭，置阴凉干燥处。

【有 效 期】3年。

【生产单位】青海省藏医院

　　　　　　本制剂仅限本医疗机构使用。

永嘎顿觉散

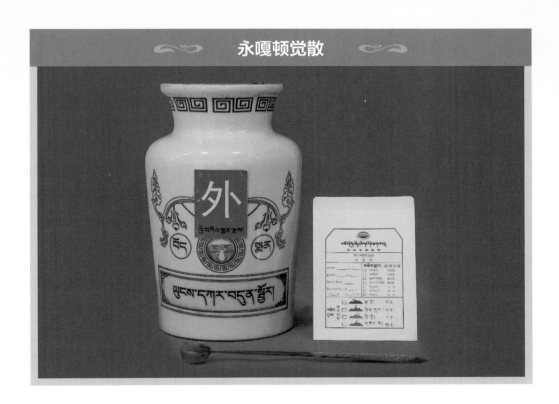

【药品名称】永嘎顿觉散 Yonggadunjue San

【批准文号】青药制字Z20180246

【执行标准】《医院自拟标准》

【处方组成】白芥子、藏菖蒲、硇砂、山矾叶、藏茜草、姜黄、桃仁。

【性　　状】本品为深黄棕色粉末；气微香，味甘、涩。

【功能主治】润肤，驱虫。用于皮肤干燥，痤疮。

【规　　格】15g/袋。15袋/盒。

【用法用量】外用。一次取适量用水调和后涂于患处或遵医嘱。

【不良反应】尚不明确。

【禁　　忌】尚不明确。

【贮　　藏】密闭，置阴凉干燥处。

【有 效 期】3年。

【生产单位】青海省藏医院

　　　　　　本制剂仅限本医疗机构使用。

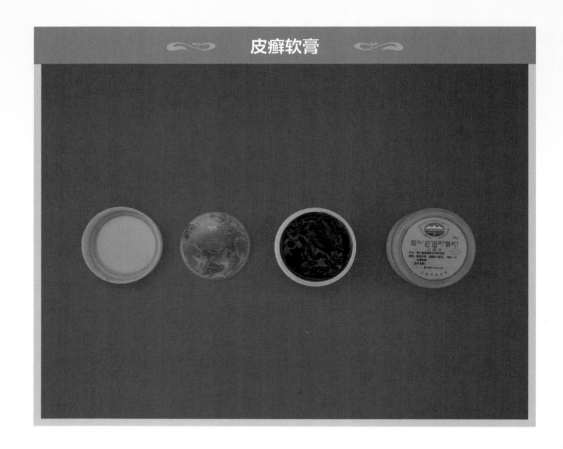

皮癣软膏

【药品名称】皮癣软膏 Pixuan Ruangao

【批准文号】青药制字Z20180240

【执行标准】《医院自拟标准》

【处方组成】斑蝥、乳香、决明子、大麻子、凡士林。

【性　　状】本品为黄棕色软膏；气辛。

【功能主治】消炎润肤。用于牛皮癣、头癣等癣症。

【规　　格】30g/盒。

【用法用量】外用。取本品适量涂于患处，一日2次，或遵医嘱。

【不良反应】偶见起水泡现象。

【禁　　忌】本品为外用制剂，严禁口服；孕妇禁用。

【贮　　藏】密闭，置阴凉干燥处。

【有 效 期】3年。

【生产单位】青海省藏医院

　　　　　　本制剂仅限本医疗机构使用。

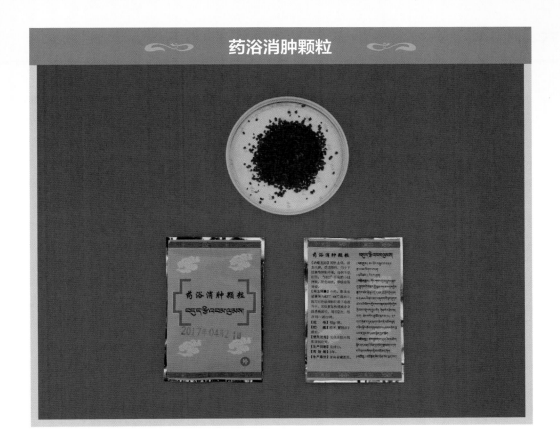

药浴消肿颗粒

【药品名称】药浴消肿颗粒 Yaoyu Xiaozhong Keli

【批准文号】青药制字Z20180257

【执行标准】《医院自拟标准》

【处方组成】刺柏、烈香杜鹃、大籽蒿、麻黄、水柏枝、秦艽花、藏菖蒲、铁棒锤、甘松、余甘子。

【性　　状】本品为棕黄色颗粒；气微，味酸、甜、微辣。

【功能主治】消肿止痛，活血化瘀，促进循环。用于下肢关节肿胀疼痛，疮伤不愈，扭伤，冰冷；冈巴引起的小腿肿胀，肤色暗淡，静脉曲张等症。

【规　　格】10g/袋。10袋/盒。

【用法用量】外用。取本品适量倒入42～44℃温水中，搅匀后将适用部位泡于浴液当中。可反复加入加热浸泡全身或患病部位，每日2次，每次15～20分钟。

【不良反应】尚不明确。

【禁　　忌】本品为外用制剂，严禁口服。

【贮　　藏】密闭，置阴凉干燥处。

【有 效 期】3年。

【生产单位】青海省藏医院

　　　　　　本制剂仅限本医疗机构使用。

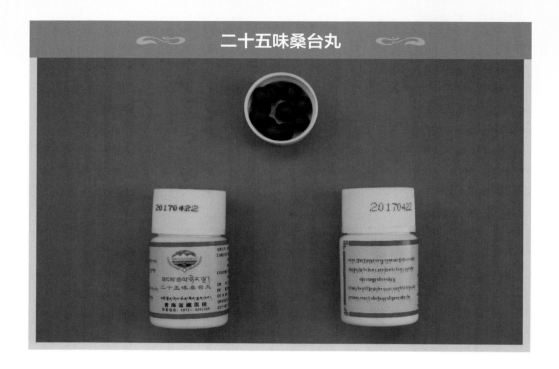

【药品名称】二十五味桑台丸 Ershiwuwei Sangtai Wan

【批准文号】青药制字Z20170280

【执行标准】省藏医院制剂规范

【处方组成】铜灰（煅）、天竺黄、红花、丁香、肉豆蔻、豆蔻、草果、鹿角（制）、白檀香、紫檀香、木棉花、沙棘膏、决明子、黄葵子、孜然、木香、乳香、鸭嘴花、余甘子、力嘎都、犀牛角（制）、绿绒蒿、毛诃子、诃子、牛黄。

【性　　状】本品为棕黄色水丸；气微，味苦、微辛。

【功能主治】养肺，祛腐，排脓。适用于诸陈旧性肺病，肺脓疡，咳嗽，气喘，咯脓血，肺结核，呼吸急促等。

【规　　格】0.35g/丸。45丸/瓶。

【用法用量】嚼碎后用温开水服用。一次3～4丸，一日2～3次，或遵医嘱。

【不良反应】尚不明确。

【禁　　忌】尚不明确。

【贮　　藏】密闭，置阴凉干燥处。

【有 效 期】3年。

【生产单位】青海省藏医院

　　　　　　本制剂仅限本医疗机构使用。

二十五味鹿角丸

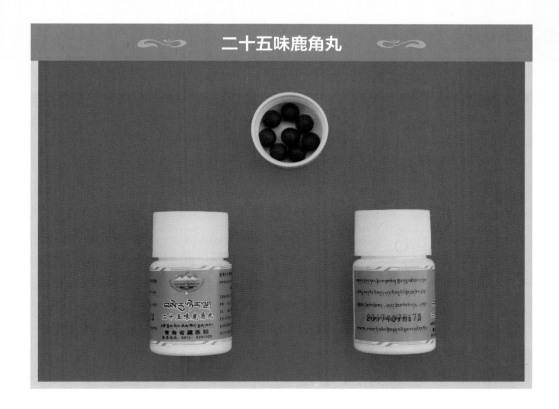

【药品名称】二十五味鹿角丸 Ershiwuwei Lujiao Wan

【批准文号】青药制字Z20180252

【执行标准】部颁藏药标准

【处方组成】水牛角（制）、羚羊角（制）、鹿角（制）、天竺黄、红花、丁香、肉豆蔻、白豆蔻、草果、檀香、降香、木棉、木香、乳香、决明子、黄葵子、香旱芹、诃子、毛诃子、余甘子、绿绒蒿、巴夏嘎、力嘎都、沙棘膏、牛黄。

【性　　状】本品为红棕色水丸；味苦、涩、微酸。

【功能主治】养肺，去腐，排脓。用于诸陈旧肺病，肺脓疡，咳嗽，气喘，咯脓血，肺结核，结核性胸膜炎等。

【规　　格】0.30g/丸。28丸/瓶。

【用法用量】嚼碎后用温开水服用。一次4～5丸，一日2～3次，或遵医嘱。

【不良反应】尚不明确。

【禁　　忌】酸、冷、酒。

【贮　　藏】密闭，置阴凉干燥处。

【有 效 期】3年。

【生产单位】青海省藏医院

本制剂仅限本医疗机构使用。

七、妇儿科

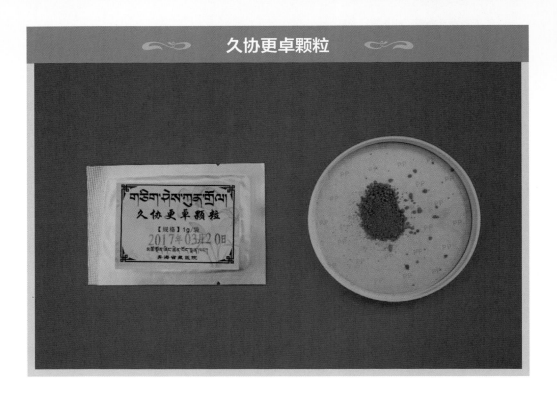

【药品名称】久协更卓颗粒 Jiuxie Gengzhuo Keli

【批准文号】青药制字Z20180238

【执行标准】《医院自拟标准》

【处方组成】丛菔、人工牛黄、红花、榜嘎、甘草、天竺黄、兔耳草、檀香、力嘎都、蔗糖。

【性　　状】本品为黄棕色或灰棕色颗粒；气微香，味微苦、甘。

【功能主治】清热消炎，止咳利肺。用于小儿流感引起的肺炎、上呼吸道感染等。

【规　　格】1g/袋。15袋/盒。

【用法用量】口服。一岁以下一次1袋；1岁至3岁，每次1～1.5袋；3岁至12岁，一次2袋。一日2～3次，或遵医嘱。

【不良反应】尚不明确。

【禁　　忌】尚不明确。

【贮　　藏】密闭，置阴凉干燥处。

【有　效　期】3年。

【生产单位】青海省藏医院

本制剂仅限本医疗机构使用。

白热散

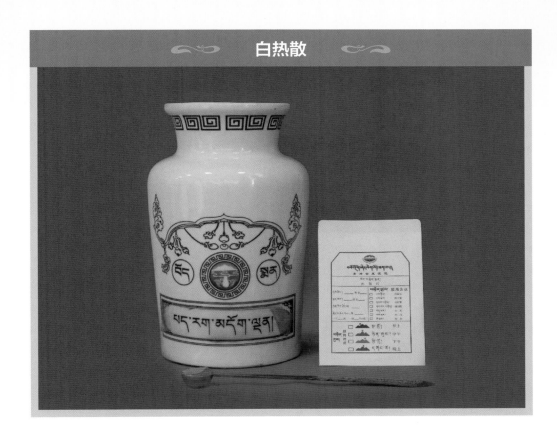

【药品名称】白热散 Baire San

【批准文号】青药制字Z20180241

【执行标准】《六省区藏药标准》

【处方组成】小檗皮、红花、草豆蔻、余甘子、蒺藜、紫草茸、山矾叶、渣驯膏、刀豆、刺柏膏、冬葵果、藏茜草、熊胆粉。

【性　　状】本品为黄棕色粉末；味苦、酸。

【功能主治】补胃痛淋，用于胃病，淋病引起的尿频、尿痛、腰痛、血尿，妇女白带过多等。

【规　　格】3g/袋。15袋/盒。

【用法用量】口服。一次1袋，一日2次，或遵医嘱。

【不良反应】尚不明确。

【禁　　忌】尚不明确。

【贮　　藏】密闭，置阴凉干燥处。

【有 效 期】3年。

【生产单位】青海省藏医院

　　　　　　本制剂仅限本医疗机构使用。

志嘎汗散

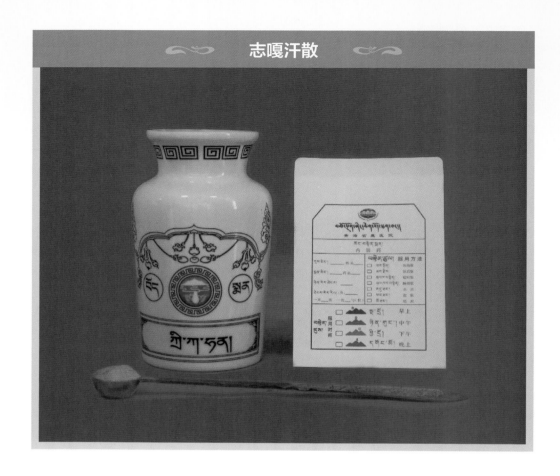

【药品名称】志嘎汗散 Zhigahan San

【批准文号】青药制字Z20180245

【执行标准】《医院自拟标准》

【处方组成】冰片、天竺黄、红花、人工牛黄、石榴子、肉豆蔻、丁香、檀香、蒲桃、力嘎都、葫芦巴、朱砂、蔗糖。

【性　　状】本品为橘红色粉末；具冰片特异气味，味涩、微甘。

【功能主治】清热解毒，消炎，用于小儿流感、脑炎等瘟热疾病。

【规　　格】1g/袋。15袋/盒。

【用法用量】口服。一岁以下每次0.5～1g；1岁至3岁每次1～1.5g；3岁至12岁每次2g。一日2～3次，或遵医嘱。

【不良反应】尚不明确。

【禁　　忌】尚不明确。

【贮　　藏】密闭，置阴凉干燥处。

【有 效 期】3年。

【生产单位】青海省藏医院

本制剂仅限本医疗机构使用。

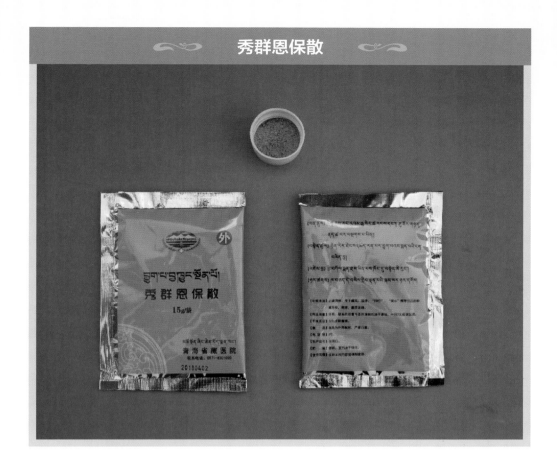

【药品名称】秀群恩保散 Xiuqun'enbao San

【批准文号】青药制字Z20180239

【执行标准】《医院自拟标准》

【处方组成】毛诃子、安息香、宽筋藤、亚大黄、铁棒锤、诃子、麝香、棘豆、余甘子。

【性　　状】本品为棕黄色粉末；气微，味苦、甘。

【功能主治】止痛消肿。用于痛风、湿痹、冈巴、黄水病等引起的肿痛发烧，疱疹，瘟病发烧。

【规　　格】15g/袋。

【用法用量】外用。取本品适量与基质调和后涂于患处，一日2次，或遵医嘱。

【不良反应】少许皮肤瘙痒。

【注意事项】本品为外用制剂，严禁口服。

【贮　　藏】密闭，置阴凉干燥处。

【有 效 期】3年。

【生产单位】青海省藏医院

本制剂仅限本医疗机构使用。

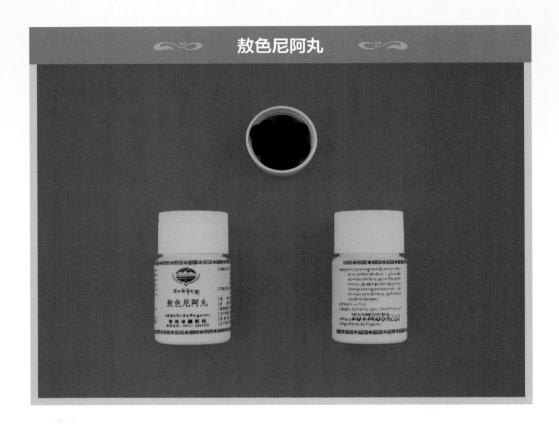

敖色尼阿丸

【药品名称】敖色尼阿丸 Aose Ni'a Wan

【批准文号】青药制字Z20180152

【执行标准】《医院自拟标准》

【处方组成】鬼臼、芫荽果、石榴子、藏紫草、肉桂、矮紫堇、塞北紫堇、光明盐、硇砂、榜嘎、藏木香、诃子、熊胆粉、胡椒、喜马拉雅紫茉莉、余甘子、蛇肉、枸杞、火硝、紫檀香、沙棘膏、白沉香、朱砂、肉豆蔻、山柰、紫草茸、藏茜草。

【性　　状】本品为红褐色水丸；微香，味酸、辛、辣。

【功能主治】祛风镇痛，调经血。用于妇女血症，风症，子宫虫病，下肢关节疼痛，小腹、肝、胆、上体疼痛，心烦血虚，月经不调。

【规　　格】0.35g/丸。45丸/瓶。

【用法用量】嚼碎后温开水口服。一次3～4丸，一日2～3次，或遵医嘱。

【不良反应】尚不明确。

【禁　　忌】尚不明确。

【贮　　藏】密闭，置阴凉干燥处。

【有 效 期】3年。

【生产单位】青海省藏医院

　　　　　　本制剂仅限本医疗机构使用。

格桑花蜜药酒

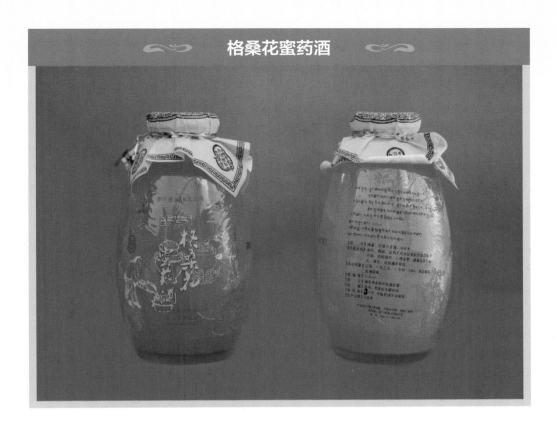

【药品名称】格桑花蜜药酒 Gesanghuami Yaojiu

【批准文号】青药制字Z20180247

【执行标准】《医院自拟标准》

【处方组成】蜂蜜、寒水石、草豆蔻、荜茇、黑胡椒、干姜、酒曲。

【性　　状】本品为浅黄色液体；气香，味甜、酸。

【功能主治】祛风清热，收敛黄水，调经。适用妇女隆症引起的内分泌紊乱，月经不调，失眠健忘，腰背发凉及隆性骨热、肾热，黄水窜入关节引起的皮肤瘙痒。

【规　　格】500mL/瓶。1瓶/盒。

【用法用量】口服。一次50～100mL，一日2次，早晚服用，或遵医嘱。

【不良反应】尚不明确。

【注意事项】糖尿病患者慎用。

【贮　　藏】密闭，冷藏。

【有 效 期】90天。

【生产单位】青海省藏医院

　　　　　　本制剂仅限本医疗机构使用。

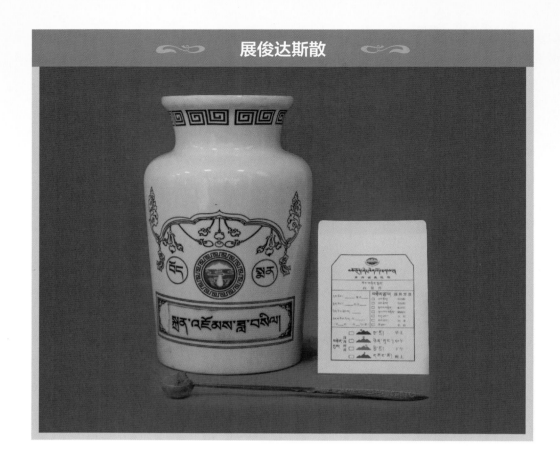

展俊达斯散

【药品名称】展俊达斯散 Zhanjun Dasi San

【批准文号】青药制字Z20180254

【执行标准】《医院自拟标准》

【处方组成】红花、印度獐牙菜、波棱瓜子、木香、渣驯膏、诃子、兔耳草、石榴子、黑冰片、寒水石、齿贝、沙棘膏、芒硝。

【性　　状】本品为灰褐色的粉末；气香，味苦、涩。

【功能主治】破瘤，消痞。用于各种痞瘤。

【规　　格】3g/袋。15袋/盒。

【用法用量】口服。一次1袋，一日2～3次，或遵医嘱。

【不良反应】尚不明确。

【禁　　忌】尚不明确。

【贮　　藏】密闭，置阴凉干燥处。

【有 效 期】3年。

【生产单位】青海省藏医院

　　　　　　本制剂仅限本医疗机构使用。

八、泌尿科

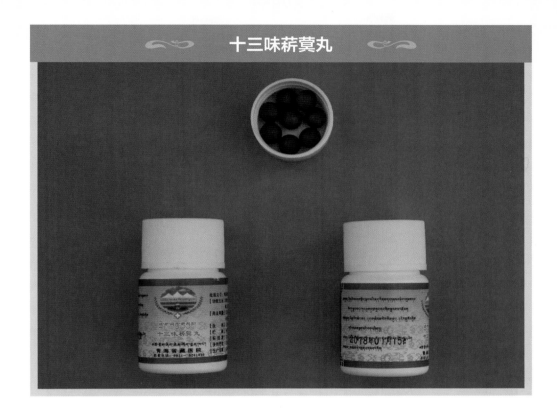

十三味菥蓂丸

【药品名称】十三味菥蓂丸 Shisanwei Ximi Wan

【批准文号】青药制字Z20180149

【执行标准】部颁藏药标准

【处方组成】菥蓂子、诃子、刀豆、波棱瓜子、塞北紫堇、芒果核、蒲桃、大托叶云
实、紫草茸、藏茜草、山矾叶、刺柏膏、草豆蔻等十三味药物组成。

【性　　状】本品为红棕色水丸；味微苦，微酸。

【功能主治】清热，通淋，消炎止痛。用于淋病，睾丸肿大，膀胱炎，腰痛等。

【规　　格】0.35g/丸。45丸/瓶。

【用法用量】嚼碎后用温开水服用。一次4～5丸，一日2～3次，或遵医嘱。

【不良反应】尚不明确。

【禁　　忌】尚不明确。

【贮　　藏】密闭，置阴凉干燥处。

【有　效　期】3年。

【生产单位】青海省藏医院
本制剂仅限本医疗机构使用。

第四节
塔尔寺藏医院

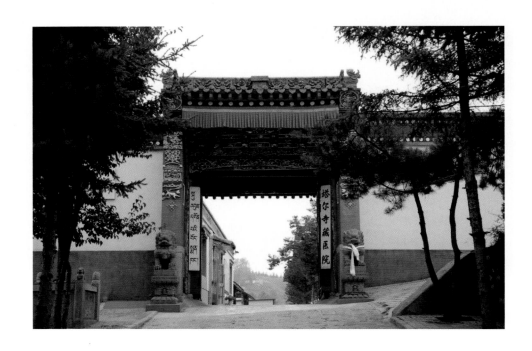

　　塔尔寺是藏传佛教格鲁派开门宗师宗喀巴大师的诞生地，藏传佛教格鲁派六大寺院之一，建寺迄今600年间，已发展成为安多藏区重要的传统文化教育中心，形成显宗、密宗、时轮、医药四大扎仓（经院）修习体制，成为学习研究藏传佛教文化的重要场所，塔尔寺在传承和弘扬藏医学方面做出了卓越的贡献，有着"第二药王山"的美誉。1980年在扎西·隆多旦曲尖措活佛主持下成立了藏医医疗站，在30多年里，已发展为集医疗、制剂、教学、公益救助于一体的传统佛家藏医院。

　　塔尔寺四大扎仓之一的曼巴扎仓（医明经院）始建于1711年，是专门研修藏医药理论的学术机构，主修《四部医典》《金珠本草》等经典。1980年在扎西活佛主持下建立塔尔寺藏医院，医院占地面积12.5亩，建筑面积3600平方米。为进一步扩大医院规模，提升医院医疗服务水平和质量，2010年投资修建藏医院藏药标本陈列馆，新建700平方米的药房和仓库，完成综合办公楼屋顶改造，修建医院住院部。2011年投资改造制剂车间，达到了十万级净化标准，并取得了制剂许可。

目前，塔尔寺藏医院设有门诊部、药浴住院部、制剂室三个职能科室，医院采用传统方法采集、加工、炮制芒觉、七十味珍珠丸、二十五味珊瑚丸、二十五味松石丸等8种珍宝类药品及200余种常用藏药，在肝、胆、胃、心血管、偏瘫、风湿等疾病的治疗方面具有独到之处，医院年门诊达18000人次。建院30余年来，塔尔寺藏医院始终以加强民族团结、增进民族友谊、促进民族和睦为己任，用精湛的藏医术服务各族人民，为维护民族团结和社会和谐发挥了积极的示范作用。医院以佛法"解除疾苦、利乐有情"为办院宗旨，以藏医独特的医疗方法和制药技术，为患者医治疾病、防病施药，继承和实践着佛家慈悲为怀、救苦救难的精神。

医院在藏药制剂方面有着传统独特的炮制方法，自2003年4月取得制剂许可证后，近年逐步申请到了204种藏药的制剂批号，并于2012完成了对制剂科室的改造，达到了十万级净化车间的标准，促进了塔尔寺特色藏医文化的传承和发展。

一、肝胆科

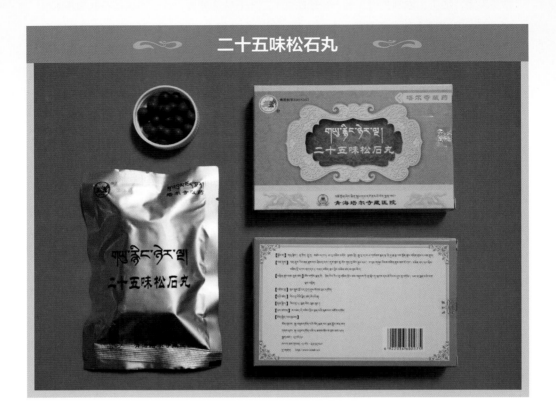

【药品名称】二十五味松石丸 Ershiwuwei Songshi Wan

【批准文号】青药制字Z20152427

【执行标准】中国药典（2015版）

【处方组成】松石、珍珠、珊瑚、白银朱、金诃子（去核）、铁粉（制）、余甘子、岩精膏、白檀香、紫檀香、藏紫菀、塞北紫堇等。

【性　　状】本品为黑色水丸；气香，味苦、涩。

【功能主治】清热解毒，疏肝利胆，化瘀。用于肝郁气滞，血瘀，肝中毒，肝痛，肝硬化，肝渗水及各种急慢性肝炎和胆囊炎。

【规　　格】每丸重1g。

【用法用量】口服。一次1丸，一日1次。

【注意事项】遵医嘱。

【贮　　藏】密闭，置阴凉干燥处。

【包　　装】药用塑料袋。

【生产单位】青海省塔尔寺藏医院制剂室

　　　　　　本制剂仅限本医疗机构使用。

十味黑冰片丸（散）

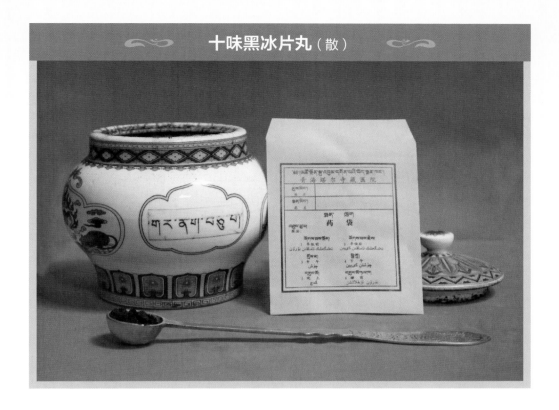

【药品名称】十味黑冰片丸（散） Shiwei Heibingpian Wan

【批准文号】青药制字Z20152520

【执行标准】卫生部药品标准（藏药）（1995版）

【处方组成】黑冰片、石榴、肉桂、白豆蔻、荜茇、诃子、光明盐、波棱瓜子、止泻木子等。

【性　　状】本品为棕黑色水丸；气微，味苦、辛。

【功能主治】温胃消食，破积利胆。用于隆病，食积不化，恶心，培根痞瘤，胆囊炎，胆结石，寒性赤巴病。

【规　　格】每丸重1g。

【用法用量】口服。一次1～2丸，一日2次。

【注意事项】遵医嘱。

【贮　　藏】密闭，置阴凉干燥处。

【包　　装】药用塑料袋。

【生产单位】青海省塔尔寺藏医院制剂室

本制剂仅限本医疗机构使用。

八味主药丸（八味主药散）

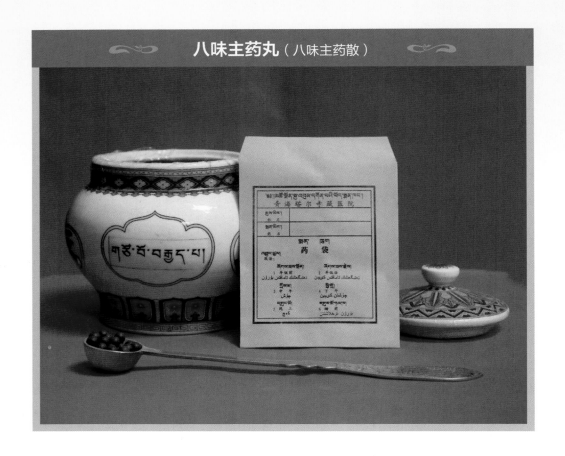

【药品名称】八味主药丸（八味主药散）Bawei Zhuyao Wan

【批准文号】青药制字Z20152493

【执行标准】卫生部药品标准（藏药）（1995版）

【处方组成】牛黄、白檀香、天竺黄、红花、獐牙菜、婆婆纳、短管兔耳草、唐古特乌头。

【性　　状】本品为淡黄色粉末；气微香，味苦。

【功能主治】清热解毒。用于脏腑热病，肝热，肺热，血热，胆热，波动热，瘟热等新旧热病。

【规　　格】每袋装10g。

【用法用量】口服。一次1g，一日2次。

【注意事项】遵医嘱。

【贮　　藏】密闭，置阴凉干燥处。

【包　　装】药用塑料袋。

【生产单位】青海省塔尔寺藏医院制剂室

本制剂仅限本医疗机构使用。

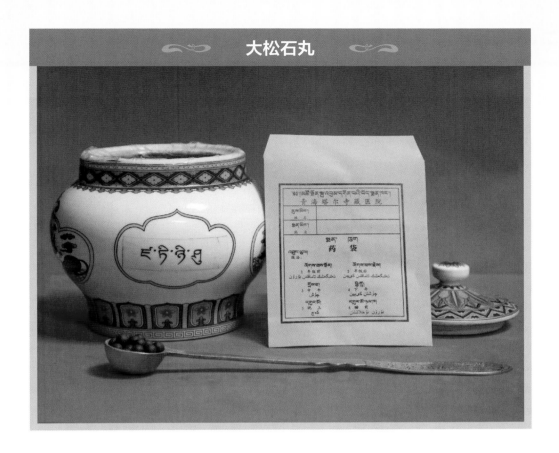

大松石丸

【药品名称】大松石丸 Dasongshi Wan

【批准文号】青药制字Z20152605

【执行标准】塔尔寺藏医院验方汇编

【处方组成】松石（制）、珍珠（制）、银朱（制）、诃子、铁粉（制）、余甘子、渣驯膏、檀香、紫檀香、藏紫菀、巴夏嘎、牛黄等。

【性　　状】本品为黑色水丸；气香，味苦。

【功能主治】清热解毒，疏肝利胆。用于慢性肝炎，胆囊炎，脂肪肝，早期肝硬化，对乙型肝炎具有特效。

【规　　格】每丸重1g。

【用法用量】口服。一次1丸，一日1次。

【贮　　藏】密闭，置阴凉干燥处。

【有 效 期】3年。

【生产单位】青海省塔尔寺藏医院制剂室

本制剂仅限本医疗机构使用。

二、呼吸科

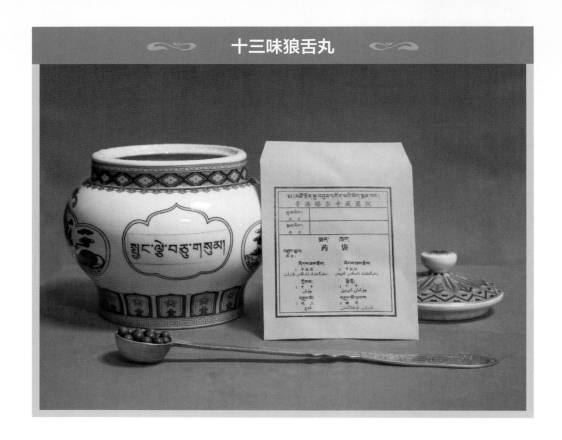

十三味狼舌丸

【药品名称】十三味狼舌丸 Shisanwei Langshe Wan

【批准文号】青药制字Z20152516

【执行标准】六省区藏药标准（1976版）

【处方组成】狼舌、诃子、石灰华、安息香、姜黄、木香、藏菖蒲、龙胆花、沙生槐子、马尿泡、翼首草、雄黄等。

【性　　状】本品为灰黄色水丸；气香，味辣、苦。

【功能主治】清热，消肿。用于舌头肿痛，白喉等症。

【规　　格】每丸重0.5g。

【用法用量】口服。一次1～2丸，一日2～3次。

【注意事项】遵医嘱。

【贮　　藏】密闭，置阴凉干燥处。

【包　　装】药用塑料袋。

【生产单位】青海省塔尔寺藏医院制剂室

　　　　　　本制剂仅限本医疗机构使用。

八味檀香丸

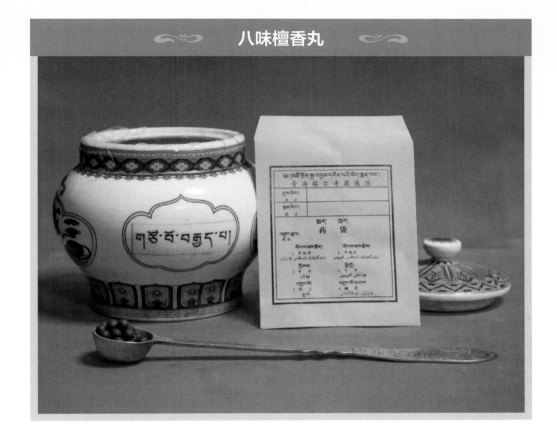

【药品名称】八味檀香丸 Bawei Tanxiang Wan

【批准文号】青药制字Z20152486

【执行标准】卫生部药品标准（藏药）（1995版）

【处方组成】白檀香、天竺黄、红花、丁香、白葡萄、甘草、大株红景天、高山辣根菜。

【功能主治】清肺热，化脓血。用于肺热，肺脓肿，咯血，肺结核。

【规　　格】每丸重0.5g。

【用法用量】口服。一次2～3丸，一日2次。

【注意事项】遵医嘱。

【贮　　藏】密闭，置阴凉干燥处。

【包　　装】药用塑料袋。

【生产单位】青海省塔尔寺藏医院制剂室

本制剂仅限本医疗机构使用。

六味丁香散（六味丁香丸）

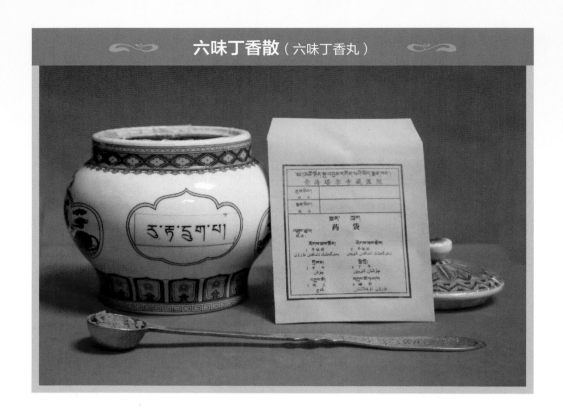

【药品名称】六味丁香散（六味丁香丸） Liuwei Dingxiang San

【批准文号】青药制字Z20152452

【执行标准】卫生部药品标准（藏药）（1995版）

【处方组成】丁香、天竺黄、甘草、龙胆、广木香、诃子。

【性　　状】本品为黄白色小水丸；气香，味微苦、甜。

【功能主治】清热解毒，消炎止咳。用于肺病，咽喉肿痛，声音嘶哑，咳嗽。

【规　　格】每丸重0.5g。

【用法用量】口服。一次1～3丸，一日2～3次。

【注意事项】遵医嘱。

【贮　　藏】密闭，置阴凉干燥处。

【包　　装】药用塑料袋。

【生产单位】青海省塔尔寺藏医院制剂室

　　　　　　本制剂仅限本医疗机构使用。

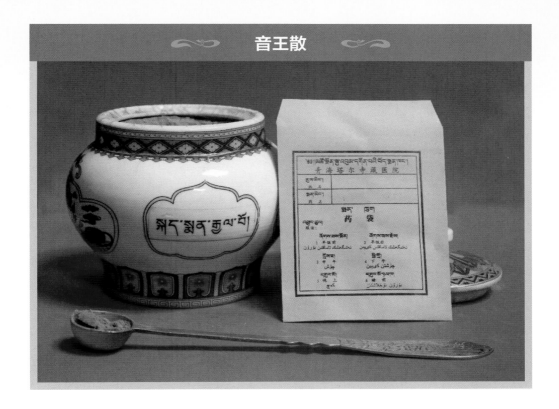

音王散

【药品名称】音王散 Yinwang San

【批准文号】青药制字Z20152420

【执行标准】六省区藏药标准（1976版）

【处方组成】牛黄、红花、石灰华、丁香、豆蔻、甘草、无茎芥、诃子、寒水石、木香、沙棘果膏、白花龙胆。

【性　　状】本品为淡黄色细粉；气微香，味微苦。

【功能主治】清热解毒。用于音哑。

【规　　格】每袋装20g。

【用法用量】口服。一次1～2g，一日1次，早晨空腹时用白糖水送服。

【注意事项】遵医嘱。

【贮　　藏】密闭，置阴凉干燥处。

【包　　装】药用塑料袋。

【生产单位】青海省塔尔寺藏医院制剂室

本制剂仅限本医疗机构使用。

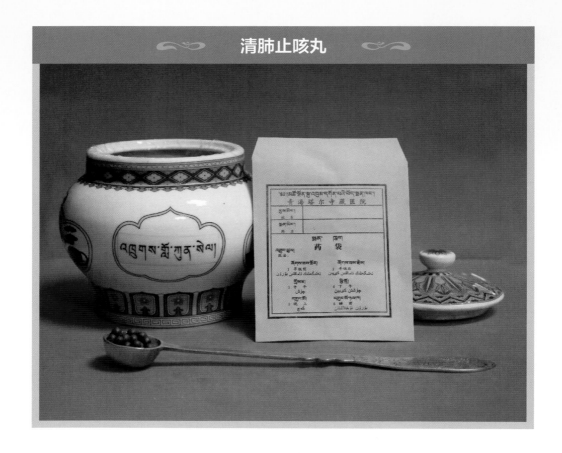

清肺止咳丸

【药品名称】清肺止咳丸 Qingfei Zhike Wan

【批准文号】青药制字Z20152528

【执行标准】卫生部药品标准（藏药）（1995版）

【处方组成】诃子（去核）、毛诃子（去核）、余甘子（去核）、藏木香、木香、藏紫菀、天竺黄、紫草茸、茜草、高山辣根菜、翼首草、大株红景天等十三味组成。

【性　　状】本品为紫红色水丸；气微，味微苦。

【功能主治】消热止咳，利肺化痰。用于扩散伤热，陈旧波动热引起的肺病，感冒咳嗽，胸部疼痛，咯脓血。

【规　　格】每丸重0.25g。

【用法用量】口服。一次4～5丸，一日3次。

【注意事项】遵医嘱。

【贮　　藏】密闭，置阴凉干燥处。

【包　　装】药用塑料袋。

【生产单位】青海省塔尔寺藏医院制剂室

　　　　　　本制剂仅限本医疗机构使用。

三、消化内科

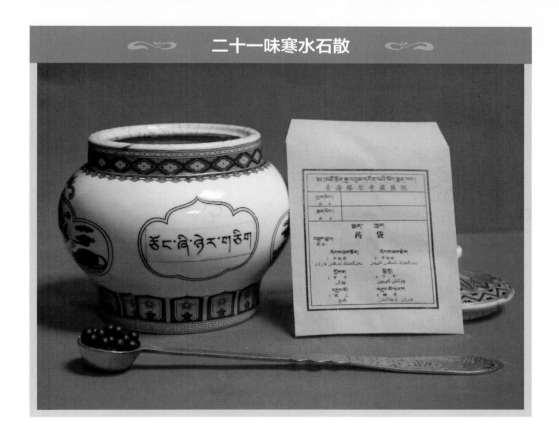

二十一味寒水石散

【药品名称】二十一味寒水石散 Ershiyiwei Hanshuishi San

【批准文号】青药制字Z20152417

【执行标准】卫生部药品标准（藏药）（1995版）

【处方组成】寒水石（奶制）、巴夏嘎、荜茇、石榴、诃子、止泻木、豆蔻、波棱瓜子、藏木香、榜嘎、芫荽果、莲座虎耳草等。

【性　　状】本品为淡黄绿色粉末；气香，味辛、微甘。

【功能主治】制酸，止痛。用于培根木布引起的呕吐酸水，胃部刺痛，大便干燥。

【规　　格】每袋装30g。

【用法用量】口服。一次2～3g，一日3次。

【注意事项】遵医嘱。

【贮　　藏】密闭，置阴凉干燥处。

【包　　装】药用塑料袋。

【生产单位】青海省塔尔寺藏医院制剂室

本制剂仅限本医疗机构使用。

二十五味大汤散

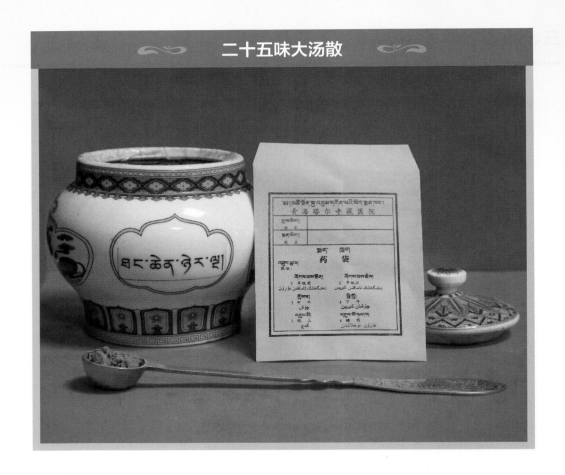

【药品名称】二十五味大汤散 Ershiwuwei Da Tangsan

【批准文号】青药制字Z20152544

【执行标准】卫生部药品标准（藏药）（1995版）

【处方组成】藏红花、诃子（去核）、毛诃子（去核）、余甘子（去核）、藏木香、川木香、波棱瓜子、岩精膏、石榴、白豆蔻、鬼臼、猪血粉等二十五味组成。

【性　　状】本品为黄棕色粉末；气芳香，味苦、甘。

【功能主治】敛热毒，开胃，调和隆、赤巴、培根，愈溃疡。用于热毒症，木布陈旧热散布，赤巴、培根合并症，食欲不振，胃、肝区疼痛等。

【规　　格】每袋装13g。

【用法用量】口服。一次1.3g，一日2次。

【注意事项】遵医嘱。

【贮　　藏】密闭，置阴凉干燥处。

【包　　装】药用塑料袋。

【生产单位】青海省塔尔寺藏医院制剂室

本制剂仅限本医疗机构使用。

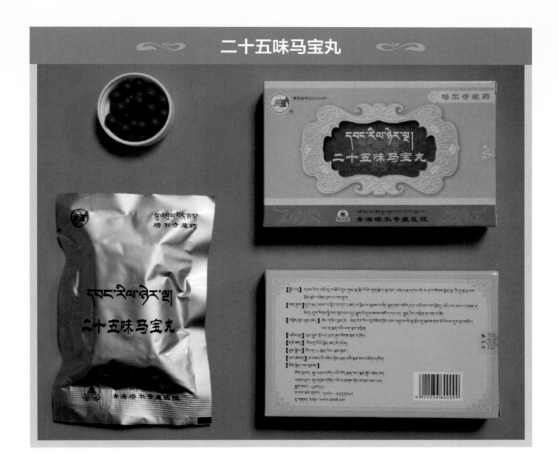

【药品名称】 二十五味马宝丸 Ershiwuwei Mabao Wan

【批准文号】 青药制字Z20152499

【执行标准】 卫生部药品标准（藏药）（1995版）

【处方组成】 动物宝、水牛角浓缩粉、西红花、丁香、白豆蔻、天竺黄、白檀香、塞北紫堇等二十五味组成。

【性　　状】 本品为红棕色水丸；气芳香，味甘、苦、涩。

【功能主治】 清热解毒。用于各类新旧中毒症，陈旧热，木布和毒引起的肠胃疼痛、下泻、浮肿等。

【规　　格】 每丸重1g。8丸/板，1板/盒。

【用法用量】 口服。一次1丸，一日1次，或遵医嘱。

【注意事项】 服药期间忌生、冷、油腻、酸辣等刺激性食物，或遵医嘱。

【有 效 期】 18个月。

【贮　　藏】 密闭，置阴凉干燥处。

【包　　装】 药用铝箔/聚氯乙烯药用（PVC）硬片。

【生产单位】 青海省塔尔寺藏医院制剂室

本制剂仅限本医疗机构使用。

十一味金色丸

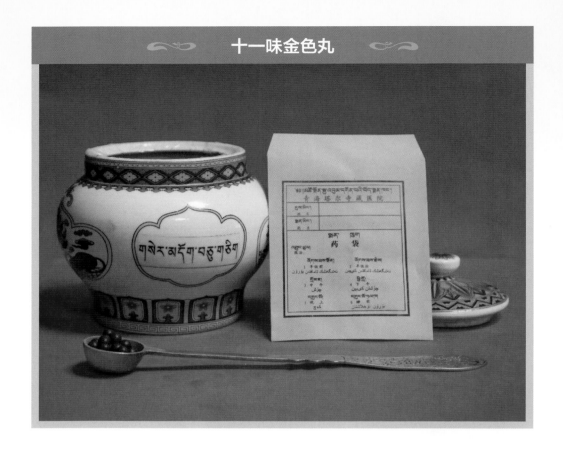

【药品名称】十一味金色丸 Shiyiwei Jinse Wan

【批准文号】青药制字Z20152477

【执行标准】卫生部药品标准（藏药）（1995版）

【处方组成】金诃子（去核）、黑冰片、石榴、岩精膏、波棱瓜子、唐古特乌头、节裂
角茴香、酸藤果、蔷薇花、铁棒锤、麝香。

【功能主治】清热解毒，化瘀。用于血、胆落于胃肠，胆囊痞肿，巩膜黄染，消化不
良，中毒症。对黑亚玛虫引起的头痛发烧、黄疸性肝病疗效较好。

【规　　格】每丸重0.25g。

【用法用量】口服。一次4丸，一日2次。

【注意事项】遵医嘱。

【贮　　藏】密闭，置阴凉干燥处。

【包　　装】药用塑料袋。

【生产单位】青海省塔尔寺藏医院制剂室

　　　　　　本制剂仅限本医疗机构使用。

十六味杜鹃丸（十六味杜鹃散）

【药品名称】十六味杜鹃丸（十六味杜鹃散）Shiliuwei Dujuan Wan

【批准文号】青药制字Z20152491

【执行标准】青海省藏药标准（1992版）

【处方组成】烈香杜鹃、石榴、肉桂、荜茇、天竺、红花、白豆蔻、丁香、肉豆蔻、沉香、广酸枣、葡萄干等。

【性　　状】本品为浅灰白色粉末；气芳香，味辛、微甘。

【功能主治】益气，消食，止咳，利尿。用于胃脘胀满，腹急痛，消化不良、培隆引起的头昏，咳嗽音哑，浮肿，气血上壅，水土不适等。

【规　　格】每袋装9g。

【用法用量】口服。一次0.9g，一日3次。以蜂蜜或红糖为引。

【注意事项】遵医嘱。

【贮　　藏】密闭，置阴凉干燥处。

【包　　装】药用塑料袋。

【生产单位】青海省塔尔寺藏医院制剂室

本制剂仅限本医疗机构使用。

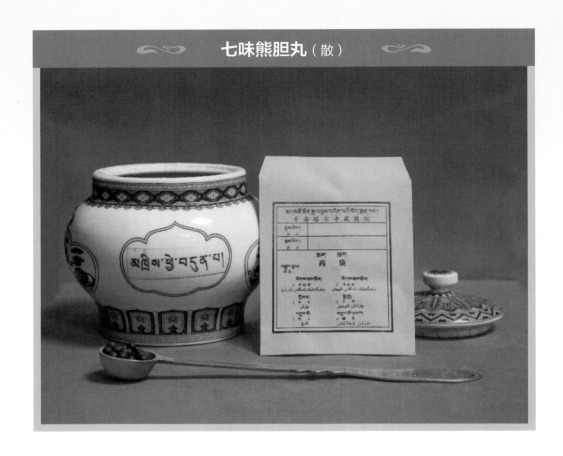

七味熊胆丸（散）

【药品名称】七味熊胆丸（散）Qiwei Xiongdan Wan

【批准文号】青药制字Z20152550

【执行标准】卫生部药品标准（藏药）（1995版）

【处方组成】熊胆、止泻木子、唐古特乌头、羽叶点地梅、波棱瓜子、香附、藏紫菀。

【性　　状】本品为黄棕色粉末；气微，味苦。

【功能主治】清肺止泻。用于劳伤引起的胃肠疾病，脘腹胀痛，血、胆不调引起的热泻。

【规　　格】每袋装8g。

【用法用量】一次0.8g，一日2～3次。

【注意事项】遵医嘱。

【贮　　藏】密闭，置阴凉干燥处。

【包　　装】药用塑料袋。

【生产单位】青海省塔尔寺藏医院制剂室

本制剂仅限本医疗机构使用。

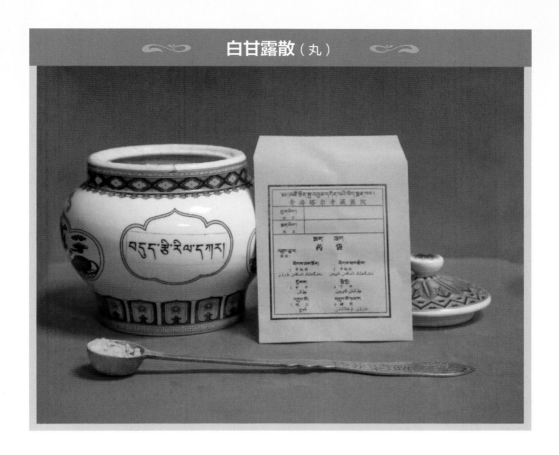

白甘露散（丸）

【药品名称】白甘露散（丸）Bai Ganlu San

【批准文号】青药制字Z20152581

【执行标准】六省区藏药标准（1976版）

【处方组成】熟石灰、石榴、尕架、紫硇砂、沙棘果膏、荜茇。

【性　　状】本品为灰白色水丸；味酸、辣。

【功能主治】消痞。用于胃肠寒性痞块，长期消化不良，嗳气频作，呕吐过腹痛。

【规　　格】每丸重0.3g。

【用法用量】口服。一次4～5丸，一日2～3次。

【注意事项】遵医嘱。

【贮　　藏】密闭，置阴凉干燥处。

【包　　装】药用塑料袋。

【生产单位】青海省塔尔寺藏医院制剂室

　　　　　　本制剂仅限本医疗机构使用。

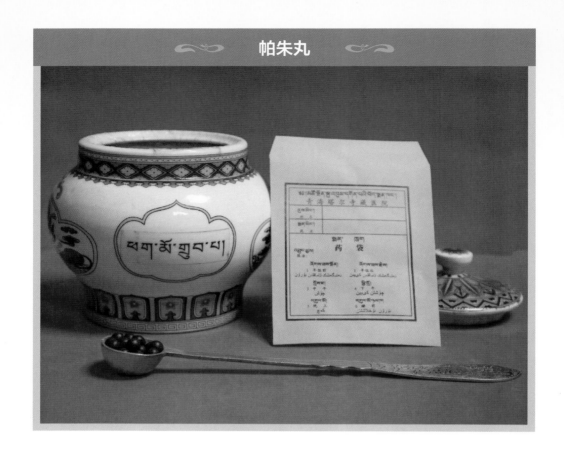

帕朱丸

【药品名称】帕朱丸 Pazhu Wan

【批准文号】青药制字Z20152442

【执行标准】卫生部药品标准（藏药）（1995版）

【处方组成】寒水石（酒制）、肉桂、石榴、胡椒、山柰、红花、诃子（去核）、白豆蔻、荜茇、光明盐、广木香。

【性　　状】本品为棕灰色水丸；气微，味辛、酸。

【功能主治】健胃散寒，除痰，破痞瘤。用于剑突痰病，胃痞瘤木布病引起的消化不良，胃胀，胃烧泛酸，胃肝不适，养荣强壮。

【规　　格】每丸重0.5g。

【用法用量】口服。一次2～3g，一日1～2次。

【注意事项】遵医嘱。

【贮　　藏】密闭，置阴凉干燥处。

【包　　装】药用塑料袋。

【生产单位】青海省塔尔寺藏医院制剂室

　　　　　　本制剂仅限本医疗机构使用。

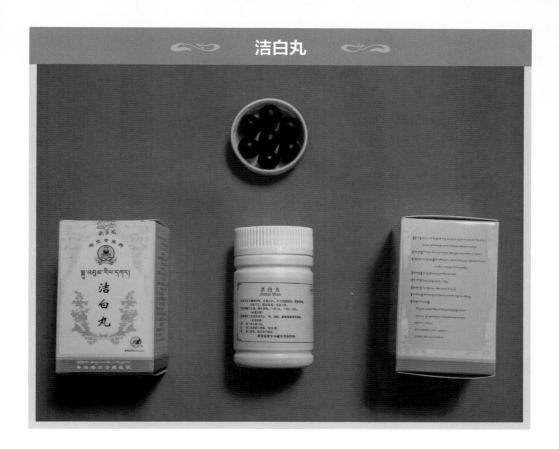

洁白丸

【药品名称】洁白丸 Jiebai Wan

【批准文号】青药制字Z20152431

【执行标准】中国药典（2015版）

【处方组成】诃子（煨）、寒水石（平制）、翼首草、五灵脂膏、土木香、石榴子、木瓜、沉香、丁香、石灰华、红花、肉豆蔻等。

【性　　状】本品为暗褐色水丸；气香，味涩、苦、辛。

【功能主治】健脾和胃，止痛止吐，分清泌浊。用于胸腹胀满，胃脘疼痛，消化不良，呕逆泄泻，小便不利。

【规　　格】每丸重0.8g。

【用法用量】口服。嚼碎吞服，一次1丸，一日2～3次。

【注意事项】遵医嘱。

【贮　　藏】密闭，置阴凉干燥处。

【包　　装】药用塑料袋。

【生产单位】青海省塔尔寺藏医院制剂室

本制剂仅限本医疗机构使用。

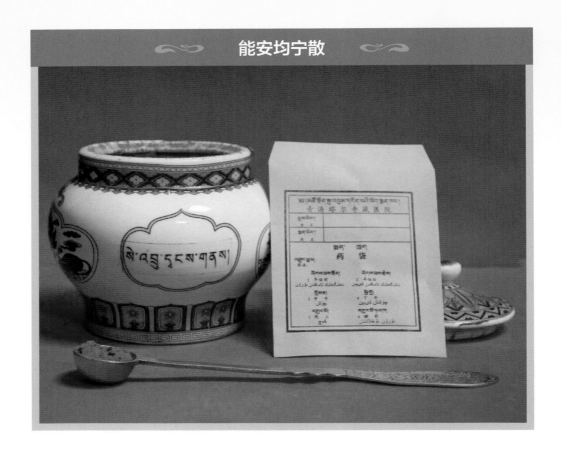

能安均宁散

【药品名称】能安均宁散 Neng'an Junning San

【批准文号】青药制字Z20152458

【执行标准】卫生部药品标准（藏药）（1995版）

【处方组成】寒水石（制）、石榴、天竺黄、红花、丁香、肉豆蔻、白豆蔻、草果、诃子、肉桂、烈香杜鹃、泉华等。

【性　　状】本品为灰白色粉末；气微香，味辣、涩。

【功能主治】湿运脾胃，除痰化湿。用于培根的合并症和混合症，消化不良，胃痛腹胀等。

【规　　格】每袋装15g。

【用法用量】口服。一次1.5g，一日1～2次。

【注意事项】遵医嘱。

【贮　　藏】密闭，置阴凉干燥处。

【包　　装】药用塑料袋。

【生产单位】青海省塔尔寺藏医院制剂室

本制剂仅限本医疗机构使用。

四、心血管内科

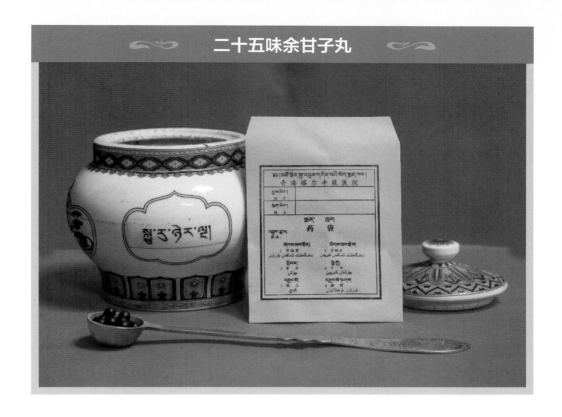

二十五味余甘子丸

【药品名称】二十五味余甘子丸 Ershiwuwei Yuganzi Wan

【批准文号】青药制字Z20152535

【执行标准】卫生部药品标准（藏药）（1995版）

【处方组成】余甘子、塞北紫堇、甘青青兰、芜荽、短管兔耳草、岩精膏、五脉绿绒蒿、翼首草、红花、紫檀香、茜草、紫草茸等二十六味组成。

【性　　状】本品为棕黑色水丸；味苦、微酸。

【功能主治】凉血降压。用于高血压症，血病和扩散伤热引起的胸背疼痛，胃肠溃疡出血，吐酸，肝胆疼痛，各种木布病。

【规　　格】每丸重0.5g。

【用法用量】口服。一次2～3丸，一日2～3次。

【注意事项】遵医嘱。

【贮　　藏】密闭，置阴凉干燥处。

【包　　装】药用塑料袋。

【生产单位】青海省塔尔寺藏医院制剂室

　　　　　　本制剂仅限本医疗机构使用。

十八味降香丸

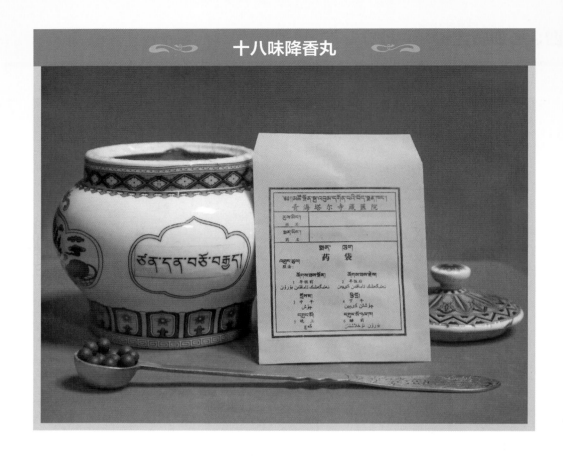

【药品名称】十八味降香丸 Shibawei Jiangxiang Wan

【批准文号】青药制字Z20152424

【执行标准】卫生部药品标准（藏药）（1995版）

【处方组成】降香、木香、石灰华、甘青青兰、红花、紫草茸、丁香、藏茜草、肉豆蔻、藏紫草、豆蔻、兔耳草等。

【功能主治】干坏血，降血压，理气。用于多血症及高血压引起的肝区疼痛，口唇指甲发绀，口干音哑，头晕眼花。

【规　　格】每10丸重6g。

【用法用量】口服。一次4～5丸，一日3次。

【注意事项】遵医嘱。

【贮　　藏】密闭，置阴凉干燥处。

【包　　装】药用塑料袋。

【生产单位】青海省塔尔寺藏医院制剂室

　　　　　　本制剂仅限本医疗机构使用。

七味马钱子丸

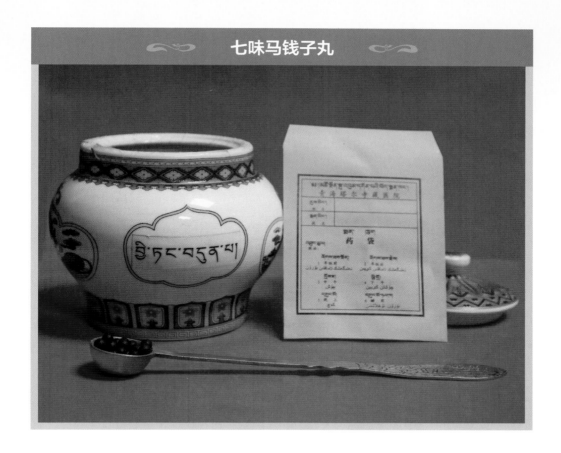

【药品名称】七味马钱子丸 Qiwei Maqianzi Wan

【批准文号】青药制字Z20152445

【执行标准】卫生部药品标准（藏药）（1995版）

【处方组成】马钱子（制）、诃子（去核）、红花、广木香、天竺黄、白芸香、沉香。

【功能主治】清热，舒气，活血。用于坏血上壅引起的疾病，胸腔气阻，扩散伤热。

【规　　格】每丸重0.3g。

【用法用量】口服。一次2～3丸，一日2～3次。

【注意事项】遵医嘱。

【贮　　藏】密闭，置阴凉干燥处。

【包　　装】药用塑料袋。

【生产单位】青海省塔尔寺藏医院制剂室

　　　　　　本制剂仅限本医疗机构使用。

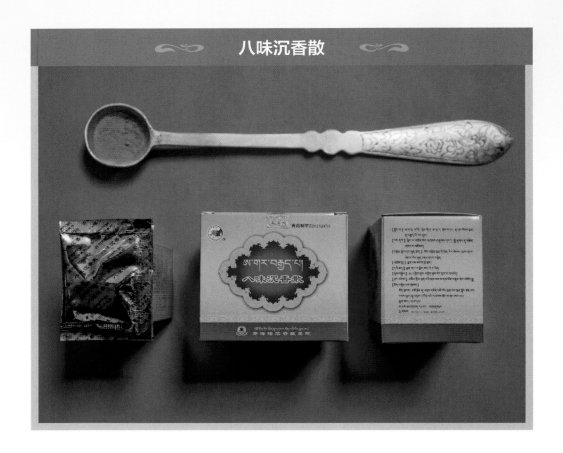

【药品名称】八味沉香散 Bawei Chenxiang San

【批准文号】青药制字Z20152454

【执行标准】中国药典（2015版）

【处方组成】沉香、肉豆蔻、广酸枣、诃子、白芸香、广木香、木棉花、天竺黄。

【性　　状】本品为灰白色粉末；气芳香，味咸、涩、微苦。

【功能主治】消心热，宁心，安神，开窍。用于热病攻心，神昏谵语，心前区疼痛，心脏外伤。

【规　　格】每袋装12g。

【用法用量】口服。一次1.2g，一日2～3次。

【注意事项】遵医嘱。

【贮　　藏】密闭，置阴凉干燥处。

【包　　装】药用塑料袋。

【生产单位】青海省塔尔寺藏医院制剂室

　　　　　　本制剂仅限本医疗机构使用。

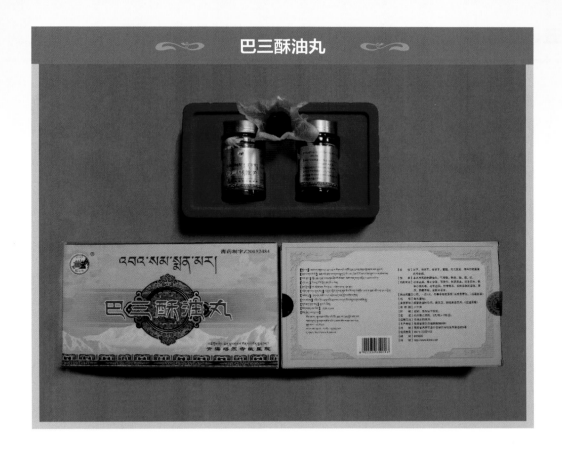

巴三酥油丸

【药品名称】巴三酥油丸 Basan Suyou Wan

【批准文号】青药制字Z20152484

【执行标准】卫生部药品标准（藏药）（1995版）

【处方组成】诃子、毛诃子、余甘子、黄精、天冬、迷果芹、蒺藜、喜马拉雅紫茉莉。

【性　　状】本品为浅棕红色酥油丸；气微香，味甘、酸、咸、涩。

【功能主治】壮阳益肾，养心安神，强筋骨。用于心悸失眠，脾胃不和，老年虚弱，经
　　　　　　络不利，肢体僵直，肾虚，阳痿不举，虚损不足症。

【规　　格】每丸重9g。

【用法用量】口服。一次1丸，冬春季每晚服用1丸。

【注意事项】遵医嘱。

【贮　　藏】密闭，置阴凉干燥处。

【包　　装】药用塑料袋。

【生产单位】青海省塔尔寺藏医院制剂室
　　　　　　本制剂仅限本医疗机构使用。

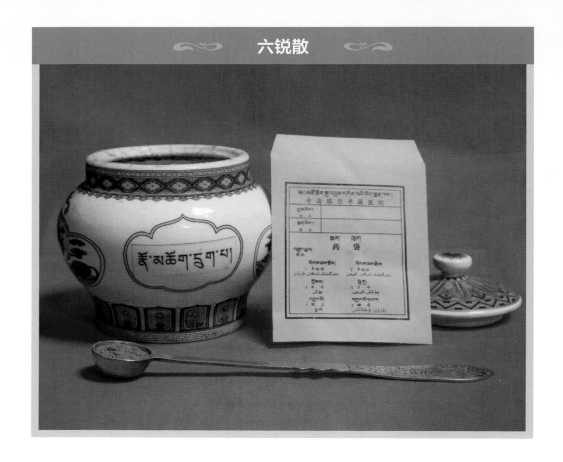

【药品名称】六锐散 Liurui San

【批准文号】青药制字Z20152406

【执行标准】卫生部药品标准（藏药）（1995版）

【处方组成】诃子（去核）、红花、婆婆纳、广木香、安息香、麝香。

【性　　状】本品为黄色粉末；气微香，味苦、微甜。

【功能主治】清热凉血，明目除翳。用于血、胆、疠引起的头痛病，云翳等眼病。

【规　　格】每袋装10g。

【用法用量】口服。一次1g，一日1～2次。

【注意事项】遵医嘱。

【贮　　藏】密闭，置阴凉干燥处。

【包　　装】药用塑料袋。

【生产单位】青海省塔尔寺藏医院制剂室

本制剂仅限本医疗机构使用。

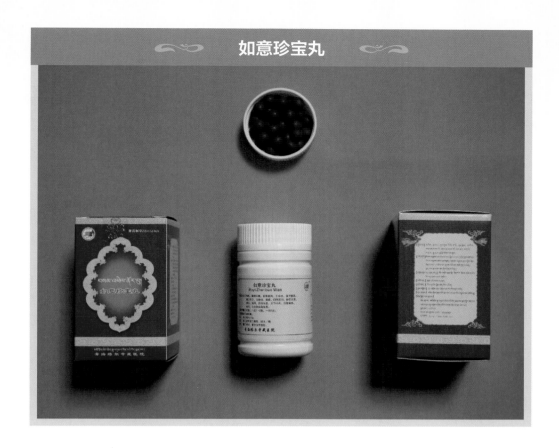

如意珍宝丸

【药品名称】如意珍宝丸 Ruyi Zhenbao Wan

【批准文号】青药制字Z20152463

【执行标准】卫生部药品标准（藏药）（1995版）

【处方组成】珍珠（制）、天竺黄、红花、丁香、肉豆蔻、草果、白檀香、紫檀香、沉香、诃子（去核）、毛诃子（去核）等。

【性　　状】本品为红棕色水丸；气微香，味苦、甘。

【功能主治】清热，醒脑开窍，舒筋通络，干黄水。用于瘟热，陈旧热症，白脉病，瘫痪，口眼歪斜，神志不清，痹症，痛风，肢体强直，关节不利，四肢麻木，麻风。尤于白脉病有良效。

【规　　格】每丸重0.5g，60丸/瓶。

【用法用量】口服。一次1～2丸，一日2次。

【注意事项】遵医嘱。

【贮　　藏】密闭，置阴凉干燥处。

【包　　装】药用聚氯乙烯瓶。

【有 效 期】18个月。

【生产单位】青海省塔尔寺藏医院制剂室

本制剂仅限本医疗机构使用。

萨热十三味鹏鸟丸（十三味鹏鸟丸）

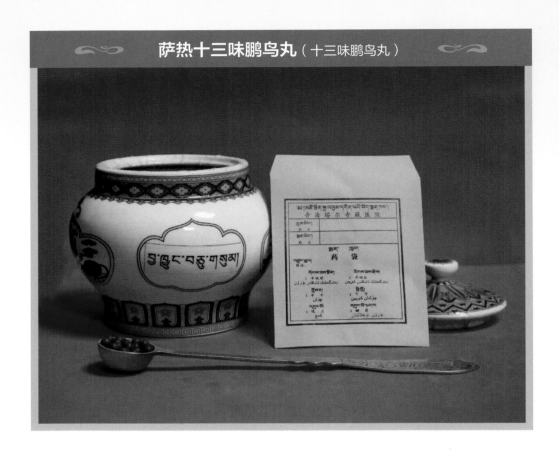

【药品名称】萨热十三味鹏鸟丸（十三味鹏鸟丸）Sare Shisanwei Pengniao Wan

【批准文号】青药制字Z20152473

【执行标准】卫生部药品标准（藏药）（1995版）

【处方组成】麝香、广木香、藏菖蒲、铁棒锤（制）、诃子、珊瑚、珍珠、丁香、肉豆蔻、沉香、磁石、甘草膏等。

【性　　状】本品为红棕色水丸；气香，味涩、甘。

【功能主治】消炎止痛，通经活络，醒脑开窍。用于中风，白脉病引起的口眼歪斜、麻木瘫痪，脉管炎，腱鞘炎，四肢关节不利，麻风等。

【规　　格】每丸重1g。

【用法用量】口服。一次1～2丸，一日3次。

【注意事项】遵医嘱。

【贮　　藏】密闭，置阴凉干燥处。

【包　　装】药用塑料袋。

【生产单位】青海省塔尔寺藏医院制剂室
　　　　　　本制剂仅限本医疗机构使用。

六、肾病科

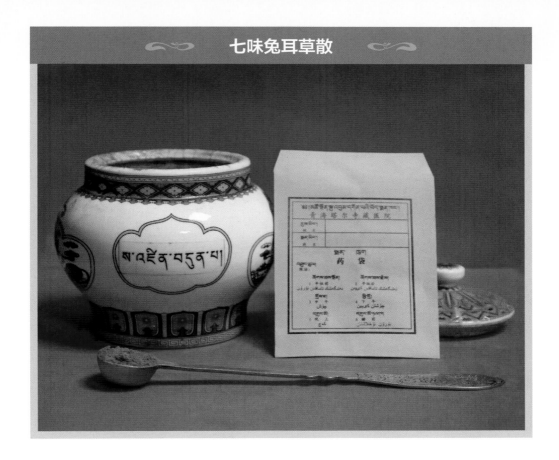

七味兔耳草散

【药品名称】七味兔耳草散 Qiwei Tuercao San

【批准文号】青药制字Z20152467

【执行标准】卫生部药品标准（藏药）（1995版）

【处方组成】诃子、短穗兔耳草、熊胆、朱砂、姜黄、红花、手参。

【性　　状】本品为红棕色粉末；气香，味苦、微甜。

【功能主治】补肾，涩精。用于遗精，遗尿。

【规　　格】每袋装15g。

【用法用量】口服。一次0.9～1.5g，一日3次。

【注意事项】遵医嘱。

【贮　　藏】密闭，置阴凉干燥处。

【包　　装】药用塑料袋。

【生产单位】青海省塔尔寺藏医院制剂室

　　　　　　本制剂仅限本医疗机构使用。

八味杜鹃丸

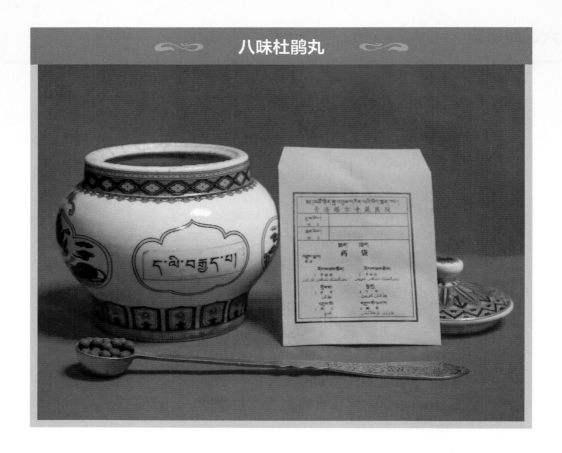

【药品名称】八味杜鹃丸 Bawei Dujuan Wan

【批准文号】青药制字Z20152412

【执行标准】六省区藏药标准（1976版）

【处方组成】杜鹃花、石灰华、红花、丁香、荜茇、桂皮、绿绒蒿、石榴。

【性　　状】本品为黄褐色水丸；味苦、辛、涩。

【功能主治】利水消肿。用于浮肿病，齿龈、眼球及皮肤苍白，气喘咳嗽，尿少，厌食，水土不服等症。

【规　　格】每丸重0.25g。

【用法用量】口服。一次5～6丸，一日2～3次。

【注意事项】遵医嘱。

【贮　　藏】密闭，置阴凉干燥处。

【包　　装】药用塑料袋。

【生产单位】青海省塔尔寺藏医院制剂室

　　　　　　本制剂仅限本医疗机构使用。

四味姜黄汤散

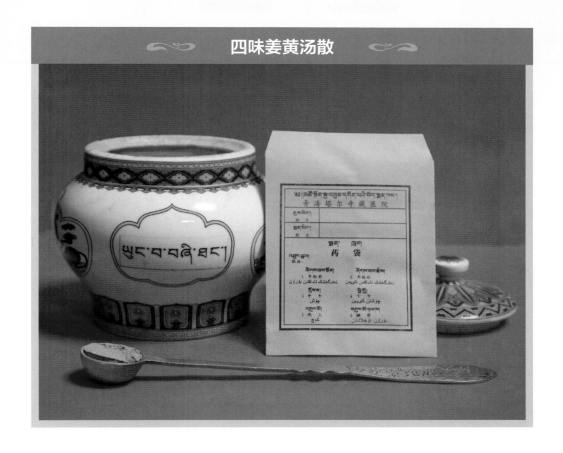

【药品名称】四味姜黄汤散 Siwei Jianghuangtang San

【批准文号】青药制字Z20152425

【执行标准】卫生部药品标准（藏药）（1995版）

【处方组成】姜黄、小檗皮、余甘子、蒺藜。

【性　　状】本品为黄色粗粉；气微香，味苦、略甜。

【功能主治】清热，利尿。用于尿道炎、尿频、尿急。

【规　　格】每袋装40g。

【用法用量】口服。一次4g，一日2次。水煎服。

【注意事项】遵医嘱。

【贮　　藏】密闭，置阴凉干燥处。

【包　　装】药用塑料袋。

【生产单位】青海省塔尔寺藏医院制剂室

　　　　　　本制剂仅限本医疗机构使用。

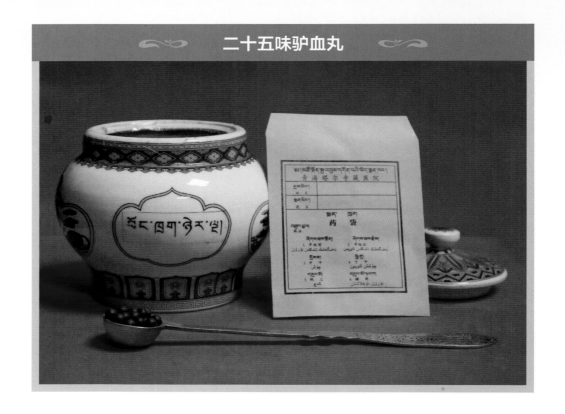

【药品名称】二十五味驴血丸 Ershiwuwei Lüxue Wan

【批准文号】青药制字Z20152443

【执行标准】卫生部药品标准（藏药）（1995版）

【处方组成】驴（2~3岁）血、白檀香、紫檀香、诃子、毛诃子、余甘子、天竺黄、丁香、肉豆蔻、白豆蔻、草果、白芸香等。

【性　　状】本品为棕褐色水丸；气芳香，味酸、辛。

【功能主治】祛风，除湿，干黄水。用于关节炎，类风湿性关节炎，痛风，痹病引起的四肢关节肿大疼痛、变形、黄水积聚等。

【规　　格】每丸重0.25g。

【用法用量】口服。一次4~5丸，一日2~3次，用儿茶汤送服。

【注意事项】遵医嘱。

【贮　　藏】密闭，置阴凉干燥处。

【包　　装】药用塑料袋。

【生产单位】青海省塔尔寺藏医院制剂室

　　　　　　本制剂仅限本医疗机构使用。

十八味党参丸

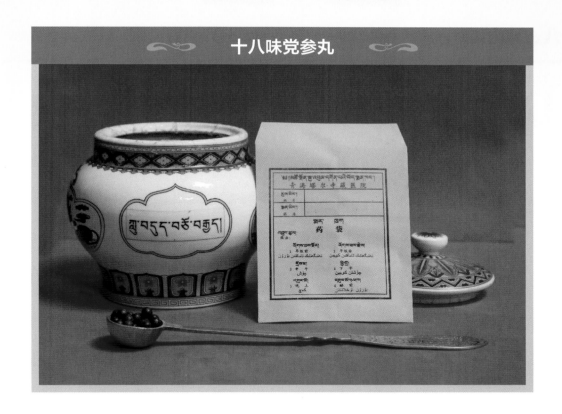

【药品名称】十八味党参丸 Shibawei Dangshen Wan

【批准文号】青药制字Z20152533

【执行标准】卫生部药品标准（藏药）（1995版）

【处方组成】党参、铁棒锤、决明子、高山紫堇、岩精膏、藏菖蒲、宽筋滕、诃子、手掌参、毛诃子、麝香、白芸香等十八味组成。

【性　　状】本品为黄色水丸；气微香，味苦。

【功能主治】消炎止痛，愈疮疡，除黄水。用于痹病，冈巴病，四肢关节红肿疼痛，伸屈不利，湿疹，牛皮癣，陷蚀癣，疔痛，亚玛虫病及麻风病。

【规　　格】每丸重0.5g。

【用法用量】口服。一次1～2丸，一日3次。

【注意事项】遵医嘱。

【贮　　藏】密闭，置阴凉干燥处。

【包　　装】药用塑料袋。

【生产单位】青海省塔尔寺藏医院制剂室

　　　　　　本制剂仅限本医疗机构使用。

八、神内科

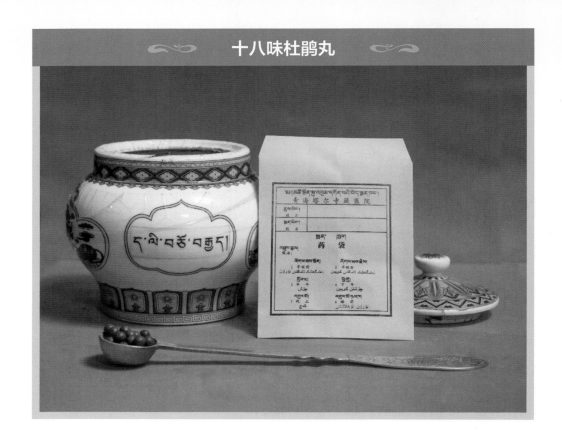

【药品名称】十八味杜鹃丸 Shibawei Dujuan Wan

【批准文号】青药制字Z20152497

【执行标准】卫生部药品标准（藏药）（1995版）

【处方组成】烈香杜鹃、诃子、毛诃子、余甘子（去核）、天竺黄、红花、肉豆蔻、丁香、白豆蔻、草果、白檀香、紫檀香等。

【功能主治】祛风通络，活血。用于白脉病引起的四肢麻木震颤，肌肉萎缩，筋腱拘挛，口眼歪斜等。

【规　　格】每丸重0.5g。

【用法用量】口服。一次4～5丸，一日3次。

【注意事项】遵医嘱。

【贮　　藏】密闭，置阴凉干燥处。

【包　　装】药用塑料袋。

【生产单位】青海省塔尔寺藏医院制剂室

本制剂仅限本医疗机构使用。

布玛拉散

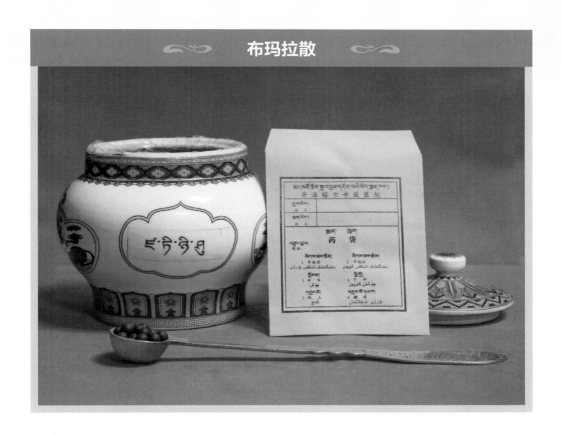

【药品名称】布玛拉散 Bumala San

【批准文号】青药制字Z20152494

【执行标准】青海省藏药标准（1992版）

【处方组成】肉豆蔻、诃子、白芸香、沉香、紫檀香、白檀香、天竺黄、红花、丁香、白豆蔻、草果、毛诃子。

【性　　状】本品为棕色粉末；气香，味苦、涩。

【功能主治】养心安神，祛风解郁。用于心降症，心情忧郁，健忘心烦，神志不清，易发怒，无端忧愁，坐立不安，不思饮食，胸背疼痛，心脏疾病。

【规　　格】每袋装11g。

【用法用量】口服。一次1.1g，一日2次。

【注意事项】遵医嘱。

【贮　　藏】密闭，置阴凉干燥处。

【包　　装】药用塑料袋。

【生产单位】青海省塔尔寺藏医院制剂室

本制剂仅限本医疗机构使用。

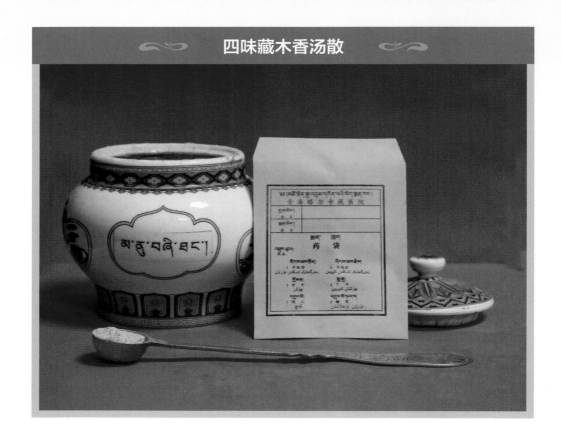

四味藏木香汤散

【药品名称】四味藏木香汤散 Siwei Zangmuxiang Tangsan

【批准文号】青药制字Z20152548

【执行标准】卫生部药品标准（藏药）（1995版）

【处方组成】藏木香、悬钩木、宽筋滕、山柰。

【性　　状】本品为浅黄色粗粉；气微，味苦。

【功能主治】解表，发汗。用于瘟热病初期，流感初期，恶寒头痛，关节酸痛，类风湿关节炎，发烧。

【规　　格】每袋装30g。

【用法用量】口服。一次3～5g，一日2次，水煎服。

【注意事项】遵医嘱。

【贮　　藏】密闭，置阴凉干燥处。

【包　　装】药用塑料袋。

【生产单位】青海省塔尔寺藏医院制剂室

本制剂仅限本医疗机构使用。

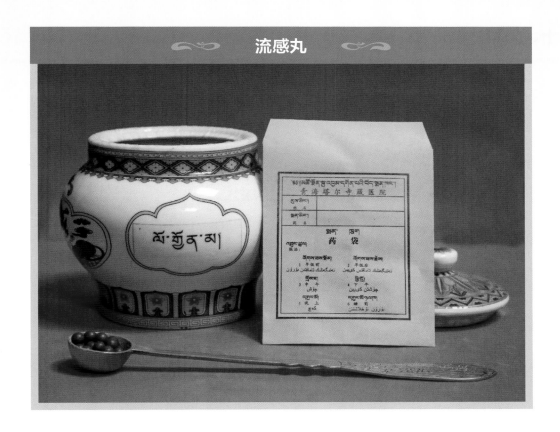

流感丸

【药品名称】流感丸 Liugan Wan

【批准文号】青药制字Z20152422

【执行标准】卫生部药品标准（藏药）（1995版）

【处方组成】诃子、亚大黄、木香、獐牙菜、藏木香、垂头菊、丁香、镰形棘豆、酸藤果、角茴香、阿魏、榜嘎等。

【功能主治】清热解毒。用于流行性感冒，流清鼻涕，头痛咳嗽，周身酸痛，炎症发烧等。

【规　　格】每丸重1g。

【用法用量】口服。一次1～2丸，一日2～3次。

【注意事项】遵医嘱。

【贮　　藏】密闭，置阴凉干燥处。

【包　　装】药用塑料袋。

【生产单位】青海省塔尔寺藏医院制剂室

　　　　　　本制剂仅限本医疗机构使用。

十、外科

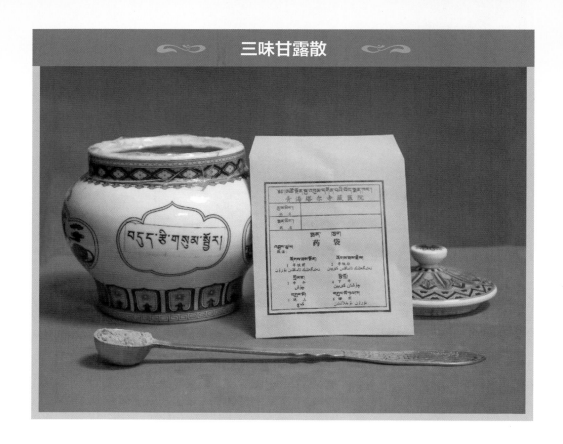

【药品名称】三味甘露散 Sanwei Ganlu San

【批准文号】青药制字Z20152546

【执行标准】卫生部药品标准（藏药）（1995版）

【处方组成】寒水石（制）、异叶青蓝、藏木香。

【性　　状】本品为灰白色粉末；气微香，味苦、涩。

【功能主治】制酸，接骨。用于骨折及木布病引起的胃酸过多等。

【规　　格】每袋装13g。

【用法用量】口服。一次1.3g，一日1～2次。

【贮　　藏】密闭，置阴凉干燥处。

【包　　装】药用塑料袋。

【生产单位】青海省塔尔寺藏医院制剂室

　　　　　　本制剂仅限本医疗机构使用。

五鹏丸

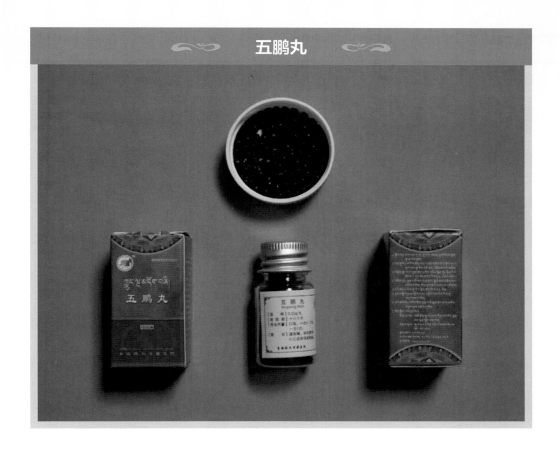

【药品名称】五鹏丸 Wupeng Wan

【批准文号】青药制字Z20152517

【执行标准】卫生部药品标准（藏药）（1995版）

【处方组成】诃子、木香、藏菖蒲、铁棒锤、麝香。

【性　　状】本品为黑色水丸；气微香，味苦。

【功能主治】清热解毒，消肿止痛，祛风逐湿，杀虫制疠。用于虫病，疠病刺痛，白喉，炭疽，黄水病，麻风病等。

【规　　格】每丸重0.3g。

【用法用量】口服。一次1～2丸，一日1～2次。

【注意事项】遵医嘱，孕妇禁用。

【贮　　藏】密闭，置阴凉干燥处。

【生产单位】青海省塔尔寺藏医院制剂室

　　　　　　本制剂仅限本医疗机构使用。

十一、儿科

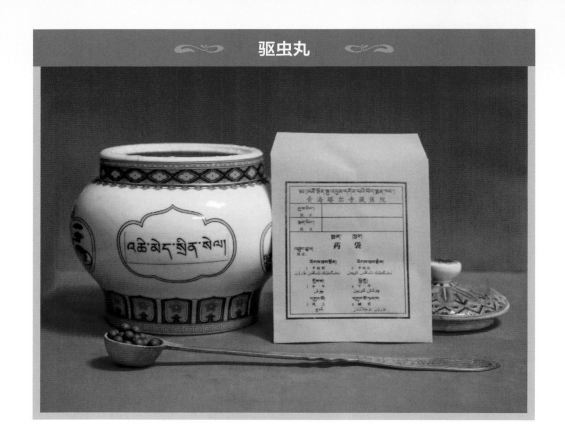

【药品名称】驱虫丸 Quchong Wan

【批准文号】青药制字Z20152559

【执行标准】卫生部药品标准（藏药）（1995版）

【处方组成】铁棒锤、诃子、藏菖蒲、木香、麝香、酸藤果。

【性　　状】本品为褐色水丸；气香，味涩。

【功能主治】杀虫，驱虫。用于杀除头虫、牙虫、肠道寄生虫。对年虫、年急腹痛有特效。

【规　　格】每丸重0.2g。

【用法用量】小儿用药。口服。一次1丸，一日2次；或晚上临睡时塞入肛门1丸。

【注意事项】遵医嘱。

【贮　　藏】密闭，置阴凉干燥处。

【包　　装】药用塑料袋。

【生产单位】青海省塔尔寺藏医院制剂室

　　　　　　本制剂仅限本医疗机构使用。

肺热普清散

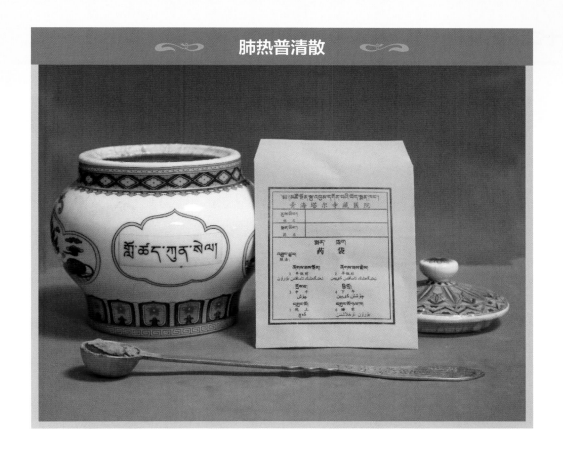

【药品名称】肺热普清散 Feire Puqing San

【批准文号】青药制字Z20152557

【执行标准】卫生部药品标准（藏药）（1995版）

【处方组成】天竺黄、花红、丁香、檀香、紫檀香、大株红景天、麝香、安息香、铁棒锤（幼苗）、诃子、木香、银朱等十四味组成。

【性　　状】本品为浅棕色粉末；气香，味甘、涩。

【功能主治】清肺泻热，消炎。用于小儿肺炎，流感，风热，疠热。

【规　　格】每袋装12g。

【用法用量】口服。一次1.2 g，一日2次，小儿减量。

【注意事项】遵医嘱。

【贮　　藏】密闭，置阴凉干燥处。

【包　　装】药用塑料袋。

【生产单位】青海省塔尔寺藏医院制剂室

　　　　　　本制剂仅限本医疗机构使用。

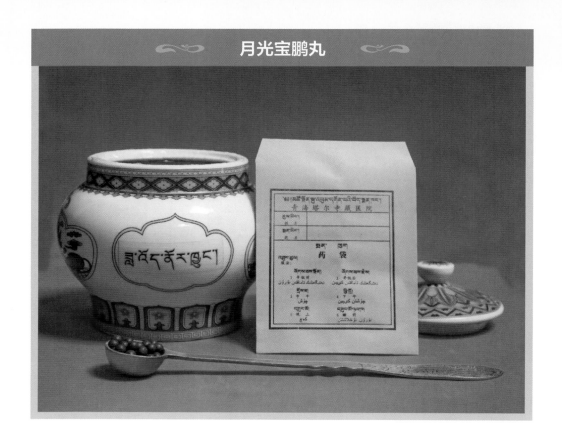

月光宝鹏丸

【药品名称】月光宝鹏丸 Yueguang Baopeng Wan

【批准文号】青药制字Z20152429

【执行标准】卫生部药品标准（藏药）（1995版）

【处方组成】铁棒锤、麝香、广木香、藏菖蒲、诃子（去核）、天竺黄、红花、丁香、肉豆蔻、白豆蔻、草果、白芸香等。

【功能主治】热解毒，祛风燥湿，杀疠除瘟。用于麻风，中风，白喉，炭疽，疫疠，脓肿，黄水病，亚玛病等。

【规　　格】每丸重0.5g。

【用法用量】口服。一次2～3丸，一日2次。

【注意事项】遵医嘱。

【贮　　藏】密闭，置阴凉干燥处。

【包　　装】药用塑料袋。

【生产单位】青海省塔尔寺藏医院制剂室

本制剂仅限本医疗机构使用。

十三、血液科

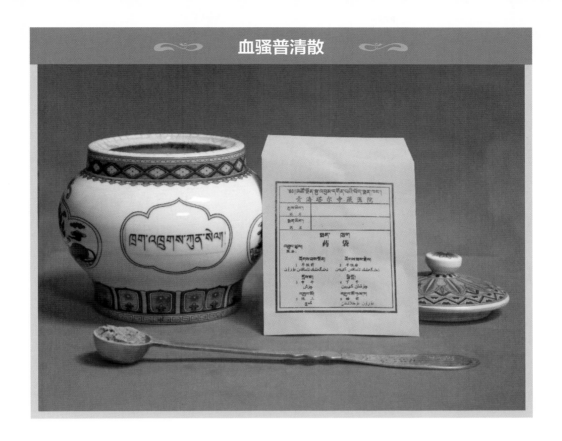

血骚普清散

【药品名称】血骚普清散 Xiesao Puqing San

【批准文号】青药制字Z20152519

【执行标准】卫生部药品标准（藏药）（1995版）

【处方组成】寒水石（制）、藏紫草、藏木香、牛黄、余甘子、塞北紫堇、天竺黄、甘草。

【性　　状】本品为紫色粉末；气微，味微甘。

【功能主治】清热止痛，凉血。用于血热症。

【规　　格】每袋装15g。

【用法用量】口服。一次1.5g，一日3次。

【注意事项】遵医嘱。

【贮　　藏】密闭，置阴凉干燥处。

【包　　装】药用塑料袋。

【生产单位】青海省塔尔寺藏医院制剂室

　　　　　　本制剂仅限本医疗机构使用。

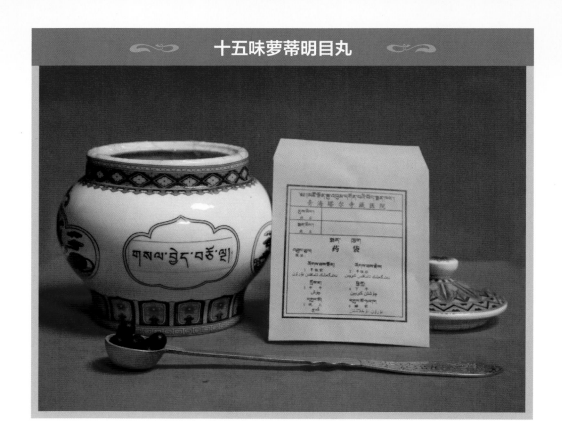

十五味萝蒂明目丸

【药品名称】十五味萝蒂明目丸 Shiwuwei Luodi Mingmu Wan

【批准文号】青药制字Z20152468

【执行标准】卫生部药品标准（藏药）（1995版）

【处方组成】萝蒂、寒水石（奶制）、藏茴香、石灰华、甘草、红花、渣驯膏、丁香、金钱白花蛇、绿绒蒿、铁屑（诃子制）、诃子等。

【功能主治】清肝，明目。用于早期白内障，结膜炎。

【规　　格】每丸重1g。

【用法用量】口服。一次2～3丸，一日1次，早晨服。

【注意事项】遵医嘱。

【贮　　藏】密闭，置阴凉干燥处。

【包　　装】药用塑料袋。

【生产单位】青海省塔尔寺藏医院制剂室

　　　　　　本制剂仅限本医疗机构使用。

第五节
玉树州藏医院

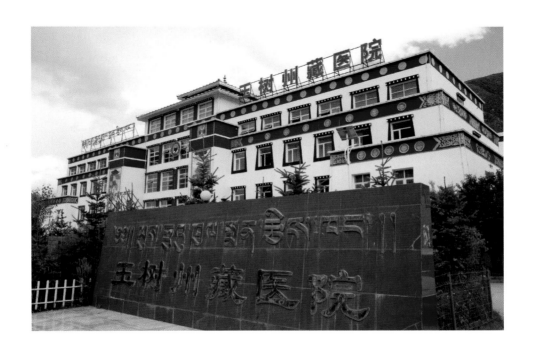

　　玉树州藏医院始建于1980年，于1982年正式开诊运营，是青海省起步较早、发展较快的民族医医院，2014年被评为"二级甲等"民族医医院，是集医疗、教学、科研、藏药制剂生产为一体的新型综合性民族医医院，是全州藏医业务技术和理论的指导单位。灾后重建医院建设总投资5800万元，建筑面积为13000平方米，配备了CT、DR、彩超、全自动生化分析仪等先进的诊疗设备，核定编制床位200张。

　　医院肝病专科是国家级重点专科，药浴专科是省级重点专科。外治科13项外治项目临床疗效显著，临床疗效评估及患者适用率较高。

　　制剂中心生产藏药制剂品种达200余种，年产量超过15吨，有165种藏药制剂取得制剂注册文号，多次完成传统藏药佐太炮制，确定了工艺传承人。

一、肝胆科

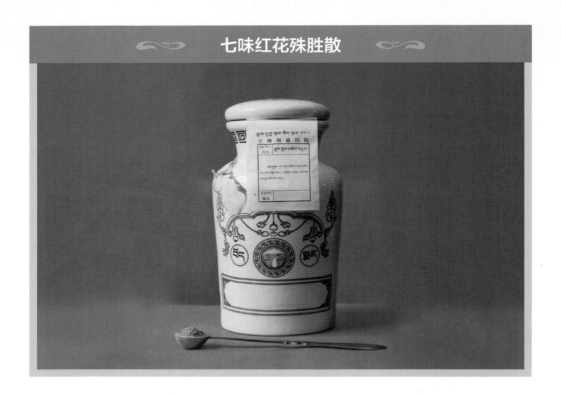

七味红花殊胜散

【药品名称】七味红花殊胜散 Qiwei Honghua Shusheng San

【批准文号】青药制字Z20142836

【执行标准】《卫生部颁藏药标准》

【处方组成】红花、天竺黄、獐牙菜、诃子、麻黄、木香马兜铃（川西獐牙菜）、五脉绿绒蒿。

【性　　状】本品为灰黄色粉末；气微香，味苦。

【功能主治】清热消炎，保肝退黄。用于新旧肝病，劳伤引起的肝血增盛，肝肿大，巩膜黄染，食欲不振等。

【规　　格】1.0g/袋。

【用法用量】加适量白糖混匀内服。一次1袋，一日2次，早晚各1次。

【注意事项】运动员慎用。

【贮　　藏】密闭，置阴凉干燥处。

【有 效 期】1年。

【来　　源】《卫生部颁藏药标准》（第一册222页）

【生产单位】玉树州藏医院制剂中心

　　　　　　本制剂仅限本医疗机构使用。

九味牛黄丸（散）

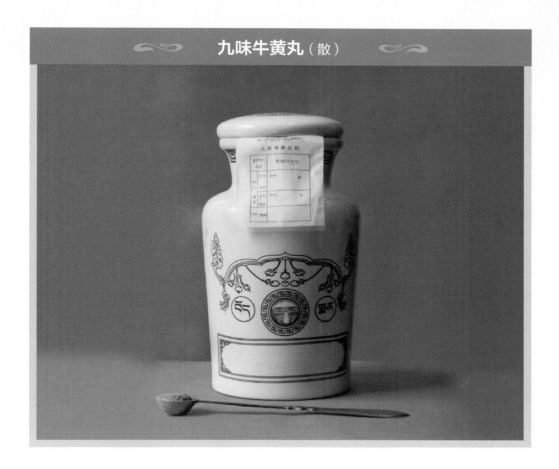

【药品名称】九味牛黄丸（散）Jiuwei Niuhuang Wan

【批准文号】青药制字Z20142830

【执行标准】《卫生部颁藏药标准》

【处方组成】红花、巴夏嘎、木香马兜铃（川西獐牙菜）、牛黄、渣驯膏、波棱瓜子、獐牙菜、绿绒蒿、木香。

【性　　状】本品为棕黄色水丸；气微香，味苦。

【功能主治】清肝热。用于肝大，肝区疼痛，恶心，目赤。各种肝炎，培根病，木布病。

【规　　格】0.5g/丸。

【用法用量】一次4～5丸，一日三次。

【注意事项】忌用酸、腐、生冷、油腻食物。

【贮　　藏】密闭，置阴凉干燥处。

【有 效 期】1年。

【来　　源】《卫生部颁藏药标准》（第一册248页）

【生产单位】玉树州藏医院制剂中心

本制剂仅限本医疗机构使用。

五味清浊散

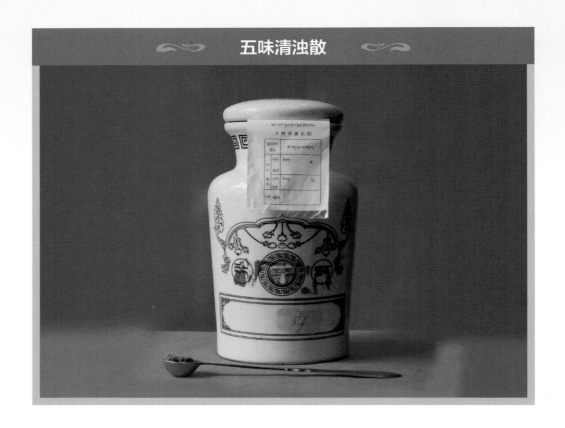

【药品名称】五味清浊散 Wuwei Qingzhuo San

【批准文号】青药制字Z20142931

【执行标准】《中国药典》（2010版）

【处方组成】石榴、红花、豆蔻、肉桂、荜茇。

【性　　状】本品为黄棕色粉末；气香，味酸、辛、微涩。

【功能主治】开郁消食，暖胃。用于食欲不振，消化不良，胃脘冷痛，满闷嗳气，腹胀泄泻。

【规　　格】1.0g/袋。

【用法用量】一次2～3袋，一日1～2次。

【注意事项】运动员慎用。

【贮　　藏】密闭，防潮。

【有 效 期】1年。

【来　　源】《中国药典》（2005版一部366页）

【生产单位】玉树州藏医院制剂中心

　　　　　　本制剂仅限本医疗机构使用。

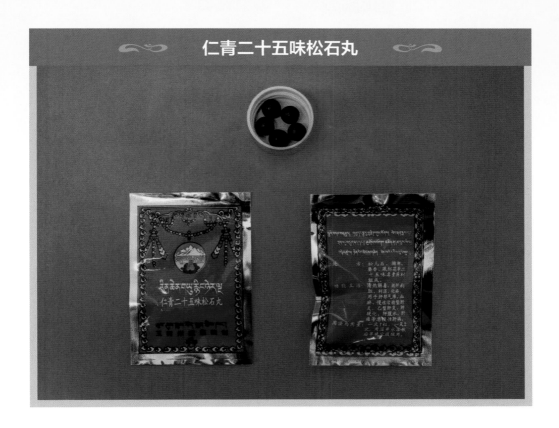

仁青二十五味松石丸

【药品名称】仁青二十五味松石丸 Renqing Ershiwuwei Songshi Wan

【批准文号】青药制字Z20142814

【执行标准】《中国药典》（2010版）

【处方组成】松石、珍珠、珊瑚、朱砂、诃子（去核）、铁屑（诃子制）、余甘子、五灵脂膏、檀香、降香、木香马兜铃、鸭嘴花、牛黄、木香、绿绒蒿、船形乌头、肉豆蔻、丁香、伞梗虎耳草、毛诃子（去核）、天竺黄、西红花、木棉花、麝香、石灰华。

【性　　状】本品为黑色水丸；气香，味苦、涩。

【功能主治】本品具有清热解毒，疏肝利胆，化瘀。用于肝郁气滞，血瘀，肝中毒，肝痛，肝硬化，肝渗水及各种急、慢性肝炎和胆囊炎等疾病的治疗。

【规　　格】1.0g/丸。

【用法用量】开水泡服。一次一丸，一日一次。

【注意事项】运动员慎用。

【贮　　藏】密封。

【有 效 期】1年。

【来　　源】《中国药典》（2005版一部291页）

【生产单位】玉树州藏医院制剂中心

　　　　　　本制剂仅限本医疗机构使用。

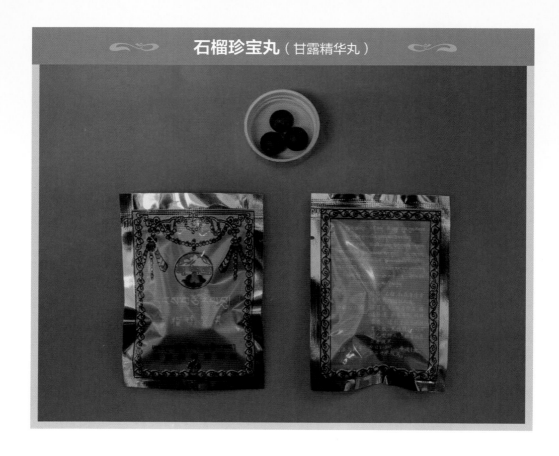

石榴珍宝丸（甘露精华丸）

【药品名称】石榴珍宝丸（甘露精华丸）Shiliu Zhenbao Wan

【批准文号】青药制字Z20142813

【执行标准】《医院自拟质量标准》

【处方组成】佐太、石榴、荜茇、桂皮、红花、豆蔻。

【性　　状】本品为黑色水丸；味酸、微辣。

【功能主治】散寒健胃。适用于消化不良、食欲不振、寒性腹泻等疾病的治疗。

【规　　格】1.0g/丸。

【用法用量】口服。一次1g，一日1～2次。

【注意事项】忌用酸、腐、生冷、油腻食物。

【贮　　藏】密闭，防潮。

【有 效 期】1年。

【来　　源】《秘方要集》（1页）

【生产单位】玉树州藏医院制剂中心

　　　　　　本制剂仅限本医疗机构使用。

二、药浴科

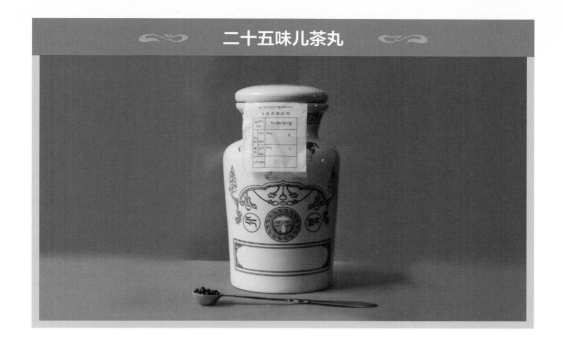

二十五味儿茶丸

【药品名称】二十五味儿茶丸 Ershiwuwei Ercha Wan

【批准文号】青药制字Z20142919

【执行标准】《卫生部颁藏药标准》

【处方组成】儿茶、诃子、毛诃子、余甘子、西藏棱子芹、黄精、天冬、喜马拉雅紫茉莉、蒺藜、乳香、决明子、黄葵子、宽筋藤、荜茇、铁粉（制）、渣驯膏、铁棒锤、麝香、藏菖蒲、木香、水牛角、珍珠母、甘肃棘豆、扁刺蔷薇、秦艽花。

【性　　状】本品为黄色水丸；气芳香，味苦、涩。

【功能主治】祛风除痹，消炎止痛，干黄水。用于白脉病，痛风，风湿性关节炎，关节肿痛变形，四肢僵硬，黄水病，冈巴病等。

【规　　格】0.3g/丸。

【用法用量】口服。一次4～5丸，一日2～3次。

【注意事项】运动员慎用。

【贮　　藏】密闭，置阴凉干燥处。

【有 效 期】1年。

【来　　源】《卫生部颁藏药标准》（第一册143页）

【生产单位】玉树州藏医院制剂中心

本制剂仅限本医疗机构使用。

十八味党参丸

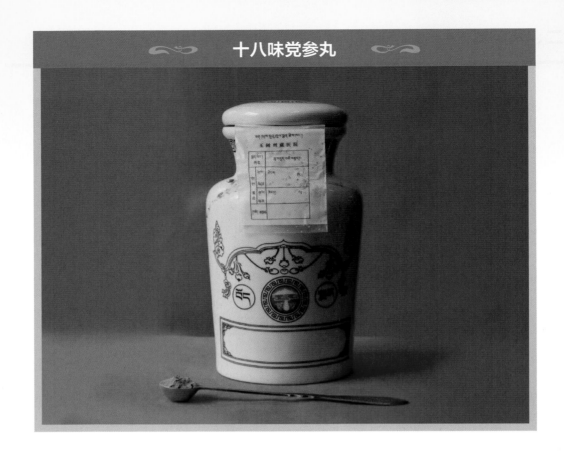

【药品名称】十八味党参丸 Shibawei Dangshen Wan

【批准文号】青药制字Z20142819

【执行标准】《卫生部颁藏药标准》

【处方组成】藏党参、川贝、决明子、高山紫堇、渣驯膏、藏菖蒲、宽筋藤、诃子、手参、毛诃子、麝香、乳香、安息香、儿茶、巴夏嘎、余甘子、木香等。

【性　　状】本品为黄色水丸；气微香，味苦。

【功能主治】消炎止痛，愈疮疡，除黄水。用于痹病，冈巴病，四肢关节，红肿疼痛，伸屈不利，湿疹，牛皮癣，陷蚀癣，疠痛，亚玛虫病及麻风病等。

【规　　格】1.0g/丸。

【用法用量】一次3丸，一日3次。

【注意事项】运动员慎用。

【贮　　藏】密闭，置阴凉干燥处。

【有 效 期】1年。

【来　　源】《卫生部颁藏药标准》（第一册189页）

【生产单位】玉树州藏医院制剂中心

本制剂仅限本医疗机构使用。

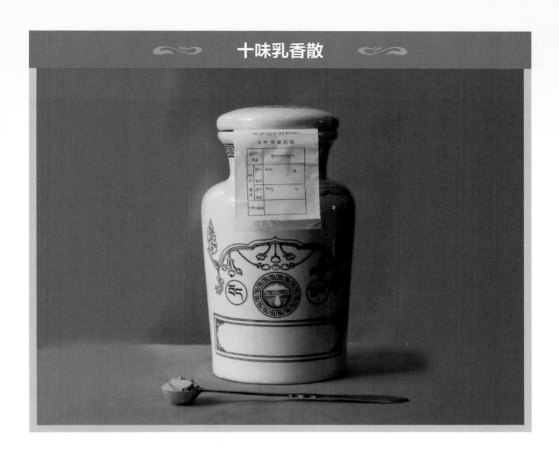

十味乳香散

【药品名称】十味乳香散 Shiwei Ruxiang San

【批准文号】青药制字Z20142877

【执行标准】《卫生部颁藏药标准》

【处方组成】乳香、诃子、决明子、毛诃子、黄葵子、余甘子、木香、宽筋藤、巴夏嘎、渣驯膏。

【性　　状】本品为浅黄色粉末；气微香，味苦。

【功能主治】祛风燥湿，干黄水。用于湿疹，类风湿性关节炎，痛风等风湿痹症，黄水病，皮肤病。

【规　　格】1.0g/袋。

【用法用量】一次1袋，一日1～2次。

【注意事项】运动员慎用。

【贮　　藏】密闭，防潮。

【有 效 期】1年。

【来　　源】《卫生部颁藏药标准》（第一册215页）

【生产单位】玉树州藏医院制剂中心

本制剂仅限本医疗机构使用。

三、外治科

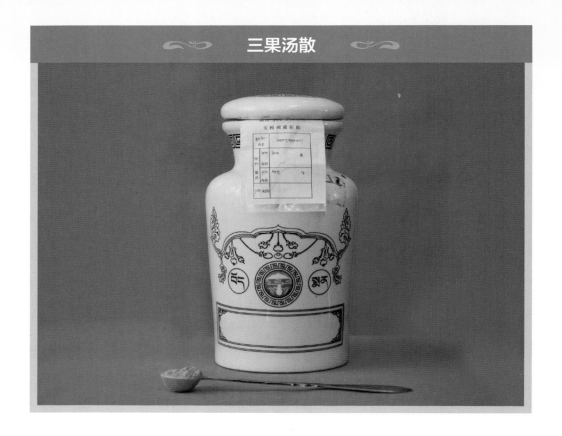

三果汤散

【药品名称】三果汤散 Sanguo Tangsan

【批准文号】青药制字Z20142882

【执行标准】《卫生部颁藏药标准》

【处方组成】诃子（去核）、毛诃子（去核）、余甘子（去核）。

【性　　状】本品为浅黄色粗粉；气微，味涩、微酸。

【功能主治】清热，调和气血。用于瘟疫热症初期及后期，劳累过度等症。

【规　　格】5.0g/袋。

【用法用量】水煎服。一次1袋，一日2次。

【贮　　藏】密闭，置阴凉干燥处。

【有 效 期】1年。

【来　　源】《卫生部颁藏药标准》（第一册264页）

【生产单位】玉树州藏医院制剂中心

　　　　　　本制剂仅限本医疗机构使用。

白脉皆通散

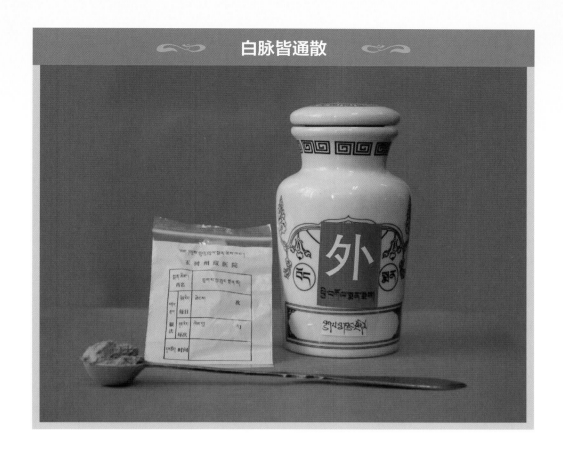

【药品名称】白脉皆通散 Baimai Jietong San

【批准文号】青药制字Z20142895

【执行标准】《医院自拟质量标准》

【处方组成】甘松、藏菖蒲、藏茴香、石棉、花椒、碱花、甘草。

【性　　状】本品为黄灰色粉末；气芳香。

【功能主治】舒筋活络。用于白脉病，瘫痪，偏瘫，筋腱强直，外伤引起的筋络及筋腱断伤，手足挛急，跛行等。

【规　　格】5.0g/袋。

【用法用量】外用。一次1袋，一日1～3次。

【贮　　藏】密闭，防潮。

【有 效 期】1年。

【来　　源】《临床札记之甘露药库》（1页）

【生产单位】玉树州藏医院制剂中心

　　　　　　本制剂仅限本医疗机构使用。

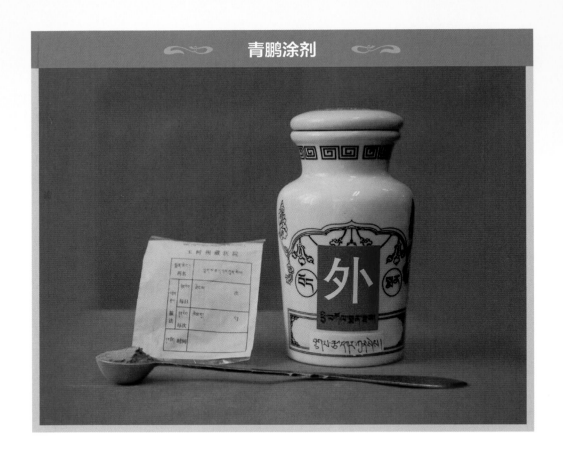

青鹏涂剂

【药品名称】青鹏涂剂 Qinpeng Tuji

【批准文号】青药制字Z20142887

【执行标准】《医院自拟质量标准》

【处方组成】肾瓣棘豆、亚大黄、铁棒锤、金光诃子、毛诃子、余甘子、安息香、宽筋藤、麝香。

【性　　状】本品为草绿色粉末；气微，味苦。

【功能主治】止痛消肿。用于痛风、湿痹、足肿、黄水病等引起的肿痛发热，疱疹、瘟疬发热等症。

【规　　格】5.0g/袋。

【用法用量】外用。一次1～2袋，一日1～3次。

【贮　　藏】密闭，防潮。

【有 效 期】1年。

【来　　源】《临床札记之甘露药库》（1页）

【生产单位】玉树州藏医院制剂中心

　　　　　　本制剂仅限本医疗机构使用。

第六节

囊谦县藏医院

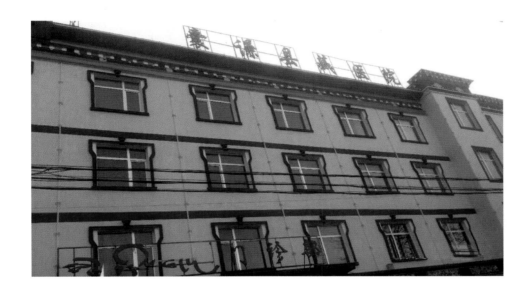

囊谦县藏医院成立于1986年，是囊谦县新型农村合作医疗及城镇职工医疗保险定点医院、国家公立医院综合改革试点县级医院，州级文明窗口单位，2015年被评定为二级甲等医院，设置病床80张。医院占地面积26000平方米，建设面积7000平方米。

医院药浴科是青海省重点专科，特色病种有胃病、心脑血管病和风湿关节病。

医院有批准文号的制剂350种，其中美巴王、肝王、达司十三丸、脑血康等觉欧明巴"三峰"品牌为医院精心研制的名药。

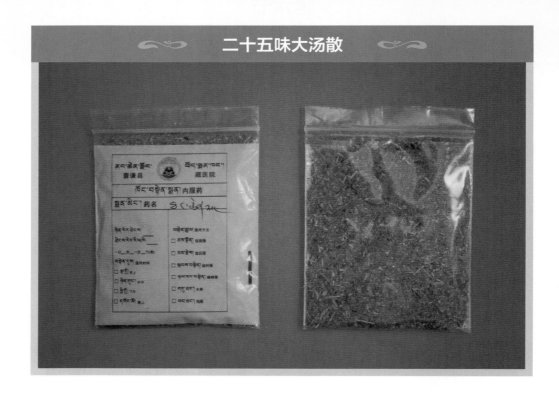

【药品名称】二十五味大汤散 Ershiwuwei Datang San

【批准文号】青药制字Z20170626

【执行标准】《青海省藏药标准（1992版）

【处方组成】藏红花、诃子（去核）、毛诃子（去核）、余甘子（去核）、藏木香、木香、波棱瓜子、渣驯膏（制）、石榴等。

【性　　状】本品为淡黄色粉末；味苦。

【功能主治】具有调和隆、赤巴、培根，开胃愈溃疡，止血。用于久病不愈的身倦体重，胃、肝区疼痛，食欲不振，月经过多，鼻衄等。

【规　　格】20g/袋。

【用法用量】一次2克，一日2次，水煎服。或遵循医嘱。

【不良反应】尚不明确。

【注意事项】尚不明确。

【贮　　藏】密闭，置阴凉干燥处。

【有 效 期】3年。

【生产单位】囊谦县藏医院

本制剂仅限本医疗机构使用。

二十五味冰片散

【药品名称】二十五味冰片散 Ershiwuwei Bingpian San

【批准文号】青药制字Z20170620

【执行标准】《青海省藏药标准》（1992版）

【处方组成】冰片、肉豆蔻、白豆蔻、草果、天竺黄、红花、丁香、沉香、白檀香、紫檀香、五脉绿绒蒿、木棉花、獐牙菜、香旱芹等二十五味组成。

【性　　状】本品为棕红色粉末；气微香，味苦。

【功能主治】清热解毒，疗疮疡。用于肝脏、皮肤、肌肉、骨、脉热病，扩散热，波动热，瘟热，毒热，新旧热病，痛风，痹病，疮病丹毒，内痛脓血等。

【规　　格】20g/袋。

【用法用量】一次1g，一日2次，温水送服。或遵循医嘱。

【不良反应】尚不明确。

【注意事项】儿童及老年人慎用，孕妇、婴幼儿及肾功能不全者禁用。

【贮　　藏】密闭，置阴凉干燥处。

【有 效 期】3年。

【生产单位】囊谦县藏医院

　　　　　　本制剂仅限本医疗机构使用。

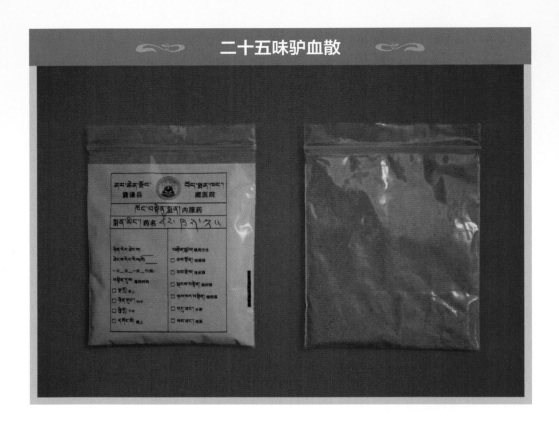

二十五味驴血散

【药品名称】二十五味驴血散 Ershiwuwei Lüxue San

【批准文号】青药制字Z20170627

【执行标准】《青海省藏药标准》（1992版）

【处方组成】驴血、白降香、紫檀香、毛诃子、诃子、余甘子、天竺黄、丁香、肉豆蔻、白豆蔻、草果、乳香、决明子、黄葵子、木棉花萼、木棉花丝、龙胆、翼首草、秦皮、小伞虎耳草、塞北紫堇、宽筋藤、人工牛黄、人工麝香、藏红花。

【性　　状】本品为棕褐色粉末；气芳香，味酸、辛。

【功能主治】祛风，除湿，干黄水。用于关节炎，类风湿性关节炎，痛风，痹病引起的四肢关节肿大疼痛，变形，黄水积聚等。

【规　　格】20g/袋。

【用法用量】一次1g，一日3次。温水送服。

【不良反应】尚不明确。

【注意事项】孕妇及运动员禁用，小儿及体衰者慎用，或遵医嘱。

【贮　　藏】密闭，置阴凉干燥处。

【有 效 期】3年。

【生产单位】囊谦县藏医院

　　　　　　本制剂仅限本医疗机构使用。

二十味肉豆蔻散

【药品名称】二十味肉豆蔻散 Ershiwei Roudoukou San

【批准文号】青药制字Z20170630

【执行标准】《卫生部药品标准》（藏药）（1995版）

【处方组成】肉豆蔻、降香、沉香、石灰华、广枣、红花、藏茴香、丁香、大蒜、豆蔻、阿魏、草果、诃子（去核）、乳香、毛诃子（去核）、儿茶、余甘子（去核）、力嘎都、檀香、人工牛黄。

【性　　状】本品为棕色粉末；气香，味苦、涩。

【功能主治】镇静，安神。用于宁隆病，神志紊乱，烦躁，精神恍惚，失眠，头晕，健忘，耳鸣，颤抖，惊悸。

【规　　格】20g/袋。

【用法用量】一次1g，一日2次，温水送服。

【不良反应】尚不明确。

【注意事项】遵循医嘱。

【贮　　藏】密闭，置阴凉干燥处。

【有 效 期】3年。

【生产单位】囊谦县藏医院

　　　　　　本制剂仅限本医疗机构使用。

二十味沉香散

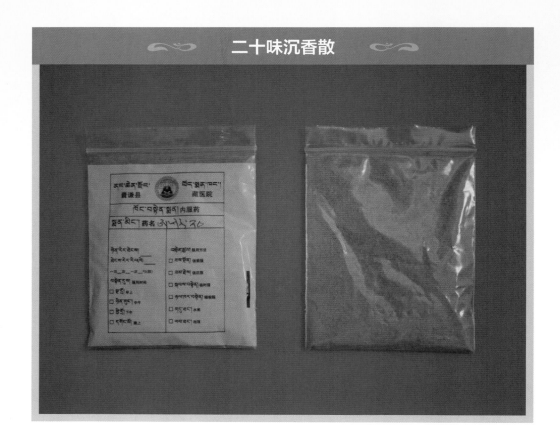

【药品名称】二十味沉香散 Ershiwei Chenxiang San

【批准文号】青药制字Z20170635

【执行标准】《青海省藏药标准》（1992版）

【处方组成】沉香、肉豆蔻、广酸枣、天竺黄、乳香、木香、诃子（去核）、木棉花、紫檀香、丁香、木瓜、红花、藏木香、石灰华、水牛角、珍珠母、马钱子（制）、短穗兔耳草、余甘子、兔心、人工牛黄等。

【性　　状】本品为棕色粉末；气微，味苦、涩。

【功能主治】调和气血，安神镇静。用于气血紊乱，白脉病，风侵入命脉引起的昏厥、癫狂、哑结、四肢麻木、高血压、神志紊乱、口眼歪斜、失眠、风鼓热邪流窜。

【规　　格】20g/袋。

【用法用量】一次1～2g，一日1次，温水送服。

【不良反应】尚不明确。

【贮　　藏】密闭，置阴凉干燥处。

【有 效 期】3年。

【生产单位】囊谦县藏医院

本制剂仅限本医疗机构使用。

十八味金色汤散

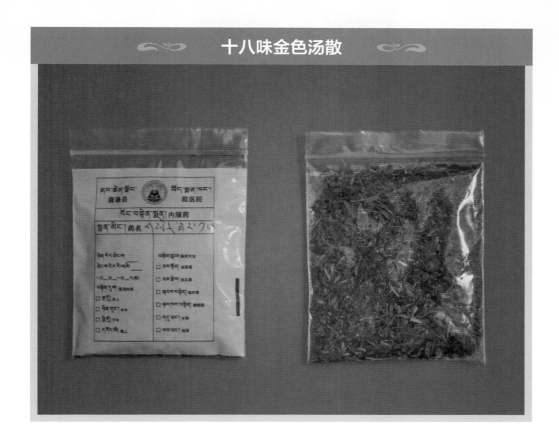

【药品名称】十八味金色汤散 Shibawei Jinse Tangsan

【批准文号】青药制字Z20170633

【执行标准】《卫生部药品标准》（藏药）（1995版）

【处方组成】诃子（去核）、木香、毛诃子（去核）、余甘子（去核）等十八味组成。

【性　　状】本品为红棕色粉末；微香，味苦辛。

【功能主治】降坏血，止痛。用于"入目"病初期，口唇发紫，牙龈红肿出血，胸闷，
　　　　　　背痛。

【规　　格】20g/袋。

【用法用量】一次3～5g，一日3次，水煎服。

【不良反应】尚不明确。

【禁　　忌】尚不明确。

【注意事项】尚不明确。

【贮　　藏】密封，置阴凉干燥处。

【有 效 期】3年。

【生产单位】囊谦县藏医院

　　　　　　本制剂仅限本医疗机构使用。

十八味党参散

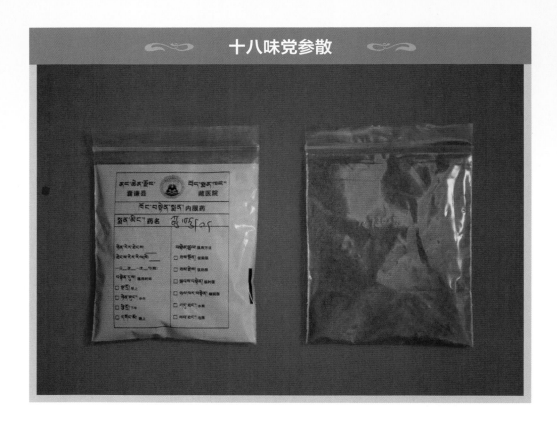

【药品名称】十八味党参散 Shibawei Dangshen San

【批准文号】青药制字Z20170641

【执行标准】《青海省藏药标准》（1992版）

【处方组成】党参、铁棒锤（制）、决明子、高山紫堇、渣驯膏（制）、藏菖蒲、宽筋藤、诃子（去核）、手掌参、毛诃子（去核）、人工麝香、乳香、安息香、儿茶、塞北紫堇、余甘子、木香等。

【性　　状】本品为黄色粉末；气微香，味苦。

【功能主治】消炎止痛，愈疮疡，除黄水。适用于痹病，冈巴病，四肢关节红肿疼痛，伸屈不利，湿疹，牛皮癣，陷蚀癣，疠痛，亚玛虫病及麻风病。

【规　　格】20g/袋。

【用法用量】一次2g，一日2次，温水送服。

【不良反应】尚不明确。

【禁　　忌】尚不明确。

【注意事项】尚不明确。

【贮　　藏】密闭，置阴凉干燥处。

【有 效 期】3年。

【生产单位】囊谦县藏医院

　　　　　　本制剂仅限本医疗机构使用。

十三味菥蓂散

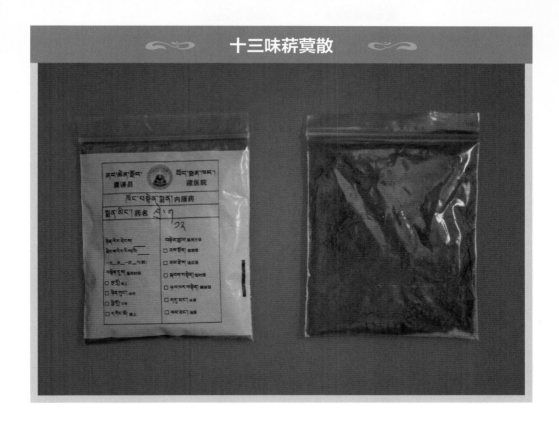

【药品名称】十三味菥蓂散 Shisanwei Ximi San

【批准文号】青药制字Z20170637

【执行标准】《卫生部药品标准》（藏药）（1995版）

【成　　分】菥蓂子、芒果核、蒲桃、大托叶云实、紫草茸、茜草、山矾叶、圆柏枝、诃子（去核）、豆蔻、刀豆、波棱瓜子、巴夏嘎。

【性　　状】本品为红棕色粉末；味微苦、微酸。

【功能主治】清热，通淋，消炎止痛。用于淋病，睾丸肿大，膀胱炎，腰痛等。

【规　　格】20g/袋。

【用法用量】一次1～2g，一日3次，温水送服。

【不良反应】尚不明确。

【禁　　忌】尚不明确。

【注意事项】尚不明确。

【贮　　藏】密闭，置阴凉干燥处。

【有 效 期】3年。

【生产单位】囊谦县藏医院

　　　　　　本制剂仅限本医疗机构使用。

七味消肿散（丸）

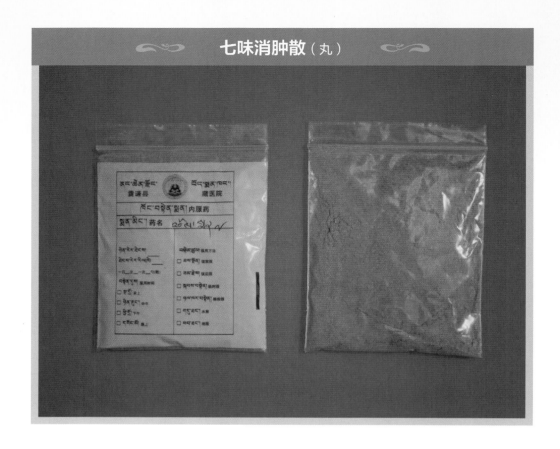

【药品名称】七味消肿散（丸）Qiwei Xiaozhong San

【批准文号】青药制字Z20170628

【执行标准】《卫生部药品标准》（藏药）（1995版）

【处方组成】余甘子、红花、波棱瓜子、甘青青兰、巴夏嘎、榜嘎、绿绒蒿。

【性　　状】本品为灰黑色水丸；味酸、微苦。

【功能主治】清热消肿。用于热性水肿，口渴，尿少，气喘，腹水。

【规　　格】每丸重1.0g。20丸/袋。

【用法用量】一次4～5丸，一日2～3次，温水泡服。

【不良反应】尚不明确。

【注意事项】遵循医嘱。

【贮　　藏】密闭，置阴凉干燥处。

【有 效 期】3年。

【生产单位】囊谦县藏医院

　　　　　　本制剂仅限本医疗机构使用。

三十五味沉香散

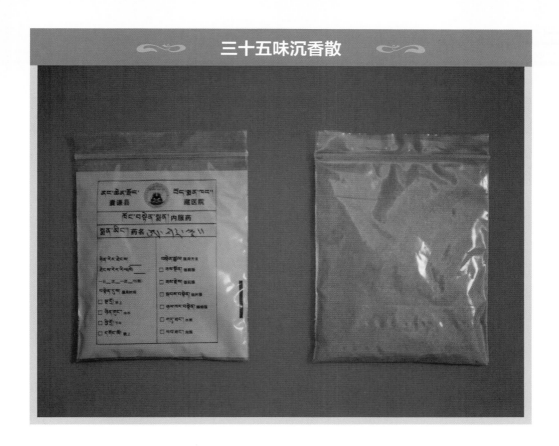

【药品名称】三十五味沉香散 Sanshiwuwei Chenxiang San

【批准文号】青药制字Z20170634

【执行标准】《卫生部药品标准》（藏药）（1995版）

【处方组成】沉香、香樟、白沉香、檀香、降香、天竺黄、红花、丁香、肉豆蔻、豆蔻、草果、诃子（去核）等三十五味组成。

【性　　状】本品为红棕色粉末；气芳香，味甘、苦。

【功能主治】瘟热，祛风，益肺，利痹。用于疠、热、隆相搏引起的疾病，热病初起，肺瘤疾，肺铁布症，咳嗽气逆，痹症，心隆症，疑难的气血上壅等。

【规　　格】20g/袋。

【用法用量】一次1g，一日1次，温水送服。

【不良反应】尚不明确。

【禁　　忌】尚未不明。

【注意事项】尚不明确。

【贮　　藏】密闭，置阴凉干燥处。

【有 效 期】3年。

【生产单位】囊谦县藏医院

本制剂仅限本医疗机构使用。

二、胃病科

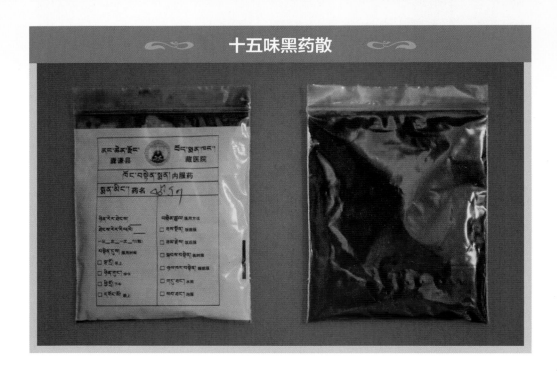

十五味黑药散

【药品名称】十五味黑药散 Shiwuwei Heiyao San

【批准文号】青药制字Z20170619

【执行标准】《青海省藏药标准》（1992版）

【处方组成】寒水石（制）、大青盐（制）、烈香杜鹃（煅）、铁线莲（煅）、肉豆蔻、芜荑、火硝、硇砂、光明盐、紫硇砂、唐古特乌头、藏木香、荜茇、黑胡椒、干姜。

【性　　状】本品为黑色粉末；气微，味微酸、咸、辣。

【功能主治】散寒消食，破瘀消结。用于慢性肠胃病，胃冷痛，消化不良，食欲不振，呕吐泄泻及嗳气频作等。

【规　　格】20g/袋。

【用法用量】一次2克，一日2次，温水送服。

【不良反应】尚不明确。

【注意事项】遵循医嘱。

【贮　　藏】密闭，置阴凉干燥处。

【有 效 期】3年。

【生产单位】囊谦县藏医院

　　　　　　本制剂仅限本医疗机构使用。

七味熊胆散

【药品名称】七味熊胆散 Qiwei Xiongdan San

【批准文号】青药制字Z20170638

【执行标准】《卫生部药品标准》（藏药）（1995版）

【处方组成】熊胆粉、止泻木子、榜嘎、矮紫堇、波棱瓜子、香附、莲座虎耳草七味组成。

【性　　状】本品为黄棕色粉末；气微，味苦。

【功能主治】清热止泻。用于劳伤引起的胃肠疾病，腹脘胀痛，血、胆不调引起的热泻。

【规　　格】20g/袋。

【用法用量】一次1克，一日2～3次，温水送服。

【不良反应】尚不明确。

【注意事项】遵循医嘱。

【贮　　藏】密封，置阴凉干燥处。

【有 效 期】3年。

【生产单位】囊谦县藏医院

本制剂仅限本医疗机构使用。

加味白药散

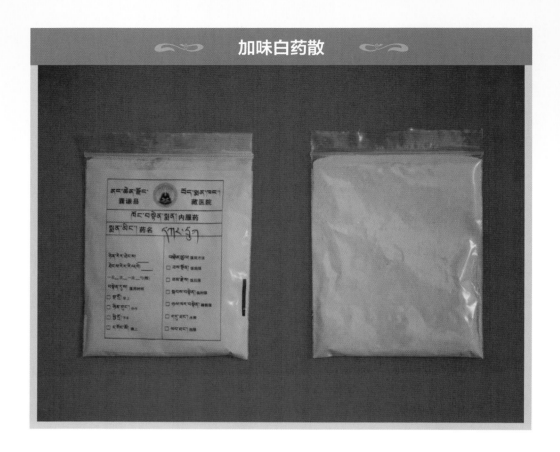

【药品名称】加味白药散 Jiawei Baiyao San

【批准文号】青药制字Z20170636

【执行标准】《卫生部药品标准》（藏药）（1995版）

【处方组成】碱花、硼砂、寒水石（制）、藏木香、光明盐、干姜、鹫粪。

【性　　状】本品为灰白色粉末；味咸、微酸、辛。

【功能主治】健胃消食。用于消化不良，胃腹胀痛，肠鸣，食欲不振等。

【规　　格】20g/袋。

【用法用量】一次1g，一日2～3次，温水送服。

【不良反应】尚不明确。

【禁　　忌】尚不明确。

【注意事项】尚不明确。

【贮　　藏】密闭，置阴凉干燥处。

【有 效 期】3年。

【生产单位】囊谦县藏医院

　　　　　　本制剂仅限本医疗机构使用。

三、心脑血管科

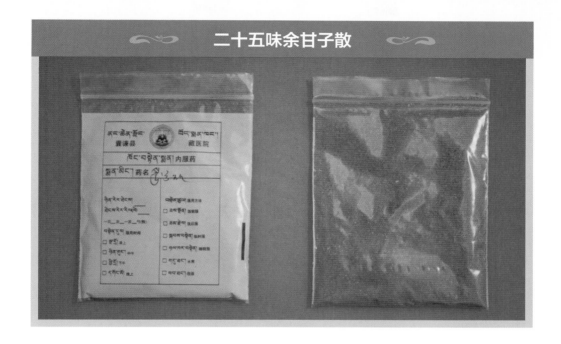

【药品名称】二十五味余甘子散 Ershiwuwei Yuganzi San

【批准文号】青药制字Z20170618

【执行标准】《卫生部药品标准》（藏药）（1995版）

【成　　分】余甘子、巴夏嘎、甘青青兰、芫荽、兔耳草、渣驯膏（制）、绿绒蒿、翼
　　　　　　首草、红花、紫檀香、藏茜草、莲座虎耳草、紫草茸、石斛、藏紫草、力
　　　　　　嘎都、小伞虎耳草、诃子、毛诃子、波棱瓜子、木香、藏木香、悬钩木、
　　　　　　宽筋藤、沙棘膏、人工牛黄粉。

【性　　状】本品为紫红色粉末；味苦、微酸。

【功能主治】凉血降压。用于多血症，高血压症，肝胆疼痛，声哑目赤，口渴，口唇发
　　　　　　紫，月经不调。

【规　　格】20g/袋。

【用法用量】一次1g，一日2～3次，温水送服。

【不良反应】尚不明确。

【注意事项】遵循医嘱。

【贮　　藏】密闭，置阴凉干燥处。

【有 效 期】3年。

【生产单位】囊谦县藏医院
　　　　　　本制剂仅限本医疗机构使用。

十一味金色散

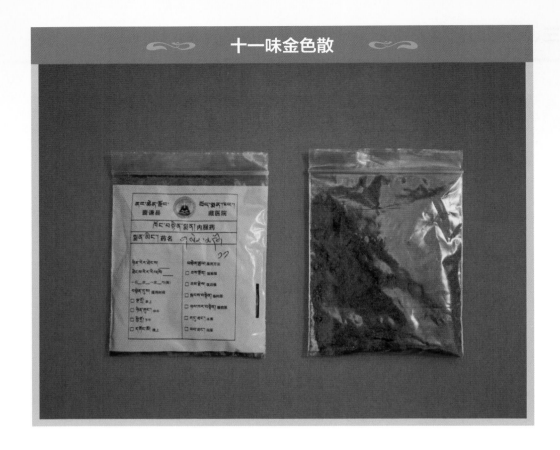

【药品名称】十一味金色散 Shiyiwei Jinse San

【批准文号】青药制字Z20170631

【执行标准】《卫生部药品标准》（藏药）（1995版）

【处方组成】诃子（去核）、渣驯膏（制）、唐古特乌头、铁棒锤（制）、石榴子、黑冰片、酸藤果、蔷薇花、波棱瓜子、人工麝香、角茴香十一味组成。

【性　　状】本品为暗绿色粉末；气微香，味微苦、麻。

【功能主治】清胆热，消炎。用于黄疸，胆结石，嚓赤病，中毒症，培根、赤巴引起的头痛及胃肠病，亚玛病，黑恰牙等。

【规　　格】20g/袋。

【用法用量】一次2g，一日2次，温水送服。或遵循医嘱。

【不良反应】尚不明确。

【贮　　藏】密封，置阴凉干燥处。

【有 效 期】3年。

【生产单位】囊谦县藏医院

　　　　　　本制剂仅限本医疗机构使用。

十三味马钱子散

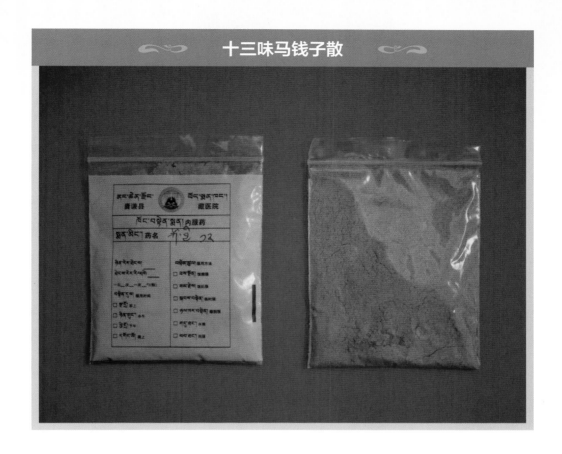

【药品名称】十三味马钱子散 Shisanwei Maqianzi San

【批准文号】青药制字Z20170622

【执行标准】《青海省藏药标准》（1992版）

【处方组成】马钱子（制）、藏木香、宽筋藤、悬钩木、山柰、诃子（去核）、沉香、
肉豆蔻、木香、广酸枣、安息香、多刺绿绒蒿、茜草。

【性　　状】本品为黄棕色水散；气微香，味苦、辛。

【功能主治】行气，降血压，化瘀止痛。用于气血上壅的高血压，胸背疼痛，呼吸困
难，头晕，耳鸣，牙龈红肿，冈巴病亢盛等。

【规　　格】20g/袋。

【用法用量】一次1g，一日1次，温水送服。

【不良反应】尚不明确。

【注意事项】孕妇忌服。

【贮　　藏】密闭，置阴凉干燥处。

【有 效 期】3年。

【生产单位】囊谦县藏医院

本制剂仅限本医疗机构使用。

七味血病散

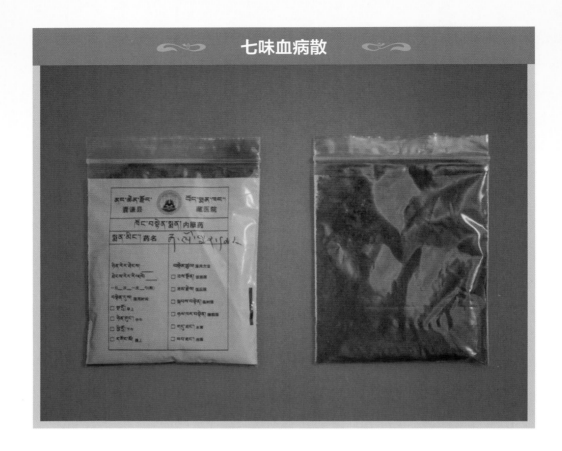

【药品名称】七味血病散 Qiwei Xuebing San

【批准文号】青药制字Z20170642

【执行标准】《青海省藏药标准》（1992版）

【处方组成】紫草、寒水石（制）、余甘子（去核）、藏木香、木香、茜草、巴夏嘎。

【性　　状】本品为灰紫色粉末；微香，味苦、甘。

【功能主治】清热，化坏血，清肺止咳。用于培根坏血串散引起的肺病，血盛上壅，目赤，咳嗽，咯血痰，声哑，喉肿胸满等。

【规　　格】20g/袋。

【用法用量】一次1～2克，一日1～2次，温水送服。

【不良反应】尚不明确。

【禁　　忌】酸、冷。

【注意事项】尚不明确。

【贮　　藏】密闭，置阴凉干燥处。

【有 效 期】3年。

【生产单位】囊谦县藏医院

本制剂仅限本医疗机构使用。

七珍汤散

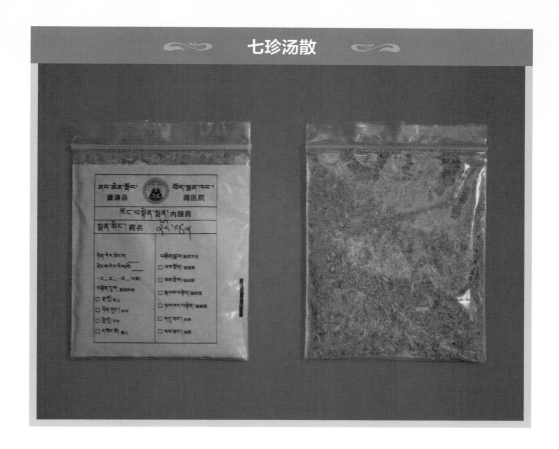

【药品名称】七珍汤散 Qizhen Tangsan

【批准文号】青药制字Z20170643

【执行标准】《卫生部药品标准》（藏药）（1995版）

【成　　分】藏木香、悬钩木、宽筋藤、山柰、诃子（去核）、毛诃子（去核）、余甘子（去核）。

【性　　状】本品为浅黄色粗粉；气微香，味微涩、苦。

【功能主治】解表散寒。用于血、隆等三邪紊乱，风寒感冒，热病初起，恶性发热，关节疼痛。

【规　　格】20g/袋。

【用法用量】一次3g，一日2次，水煎服。

【不良反应】尚不明确。

【注意事项】尚不明确。

【贮　　藏】密闭，防潮。

【有 效 期】3年。

【生产单位】囊谦县藏医院

本制剂仅限本医疗机构使用。

四味藏木香汤散

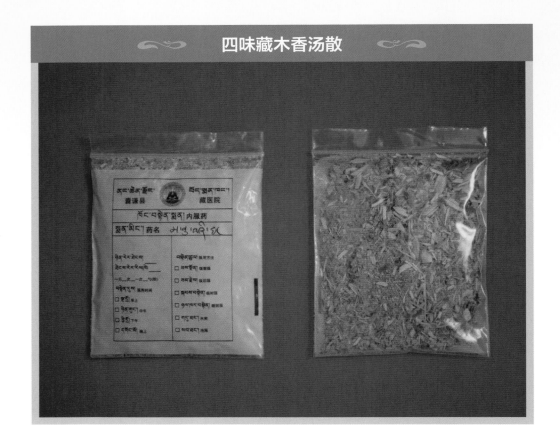

【药品名称】四味藏木香汤散 Siwei Zangmuxiang Tangsan

【执行标准】《卫生部药品标准》（藏药）（1995版）

【批准文号】青药制字Z20170639

【成　　分】藏木香、悬钩木、宽筋藤、干姜。

【性　　状】本品为浅黄色粗粉；气微，味苦。

【功能主治】解表，发汗。用于温病初期，流感初期，恶寒头痛，关节酸痛，类风湿关节炎，发烧。

【规　　格】20g/袋。

【用法用量】一次3～4克，一日2次，水煎服。

【不良反应】尚不明确。

【注意事项】遵循医嘱。

【贮　　藏】密闭，置阴凉干燥处。

【有 效 期】3年。

【生产单位】囊谦县藏医院

　　　　　　本制剂仅限本医疗机构使用。

四、肝胆科

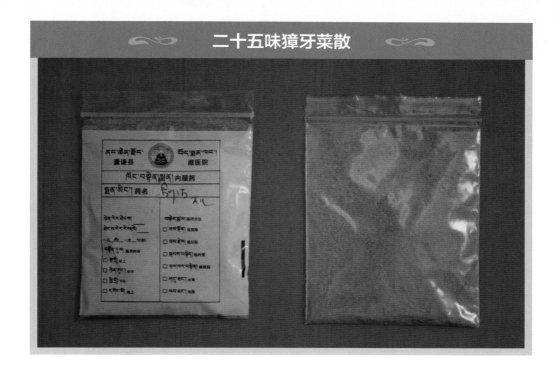

二十五味獐牙菜散

【药品名称】二十五味獐牙菜散 Ershiwuwei Zhangyacai San

【批准文号】青药制字Z20170625

【执行标准】《卫生部药品标准》（藏药）（1995版）

【处方组成】印度獐牙菜、小伞虎耳草、花锚、红花、石灰华、肉豆蔻、草果、荜茇、葡萄、石榴子、小檗皮、渣驯膏（制）、榜嘎、蚤缀、圆柏枝、巴夏嘎、兔耳草、丁香、木香、秦艽花、甘草、波棱瓜子等。

【性　　状】本品为黄棕色粉末；气香，味苦、微酸。

【功能主治】清热利胆。用于各种赤巴病，隆病合并症，慢性胆囊炎等。

【规　　格】20g/袋。

【用法用量】一次2g，一日3次，温水送服。

【不良反应】尚不明确。

【注意事项】遵循医嘱。

【贮　　藏】密闭，置阴凉干燥处。

【有 效 期】3年。

【生产单位】囊谦县藏医院

　　　　　　本制剂仅限本医疗机构使用。

八味獐牙菜散

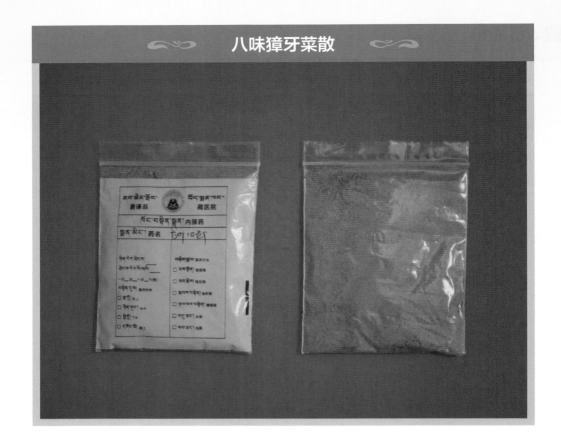

【药品名称】八味獐牙菜散 Bawei Zhangyacai San

【批准文号】青药制字Z20170624

【执行标准】《卫生部药品标准》（藏药）（1995版）

【处方组成】獐牙菜、兔耳草、波棱瓜子、角茴香、榜嘎、小檗皮、岩参、木香。

【性　　状】本品为黄绿色粉末；气香，味苦。

【功能主治】清热，消炎。用于胆囊炎、初期黄疸型肝炎。

【规　　格】20g/袋。

【用法用量】一次1g，一日2～3次，温水送服。

【不良反应】尚不明确。

【贮　　藏】密闭，防潮。

【有 效 期】3年。

【生产单位】囊谦县藏医院

　　　　　　本制剂仅限本医疗机构使用。

九味牛黄散

【药品名称】九味牛黄散 Jiuwei Niuhuang San

【批准文号】青药制字Z20170621

【执行标准】《卫生部药品标准》（藏药）（1995版）

【处方组成】红花、巴夏嘎、莲座虎耳草、人工牛黄、渣驯膏（制）、波棱瓜子、獐牙菜、绿绒蒿、木香。

【性　　状】本品为棕褐色粉末；气微香，味苦。

【功能主治】清肝热。用于肝肿大，肝区疼痛，恶心，目赤。各种肝炎、培根、木布病。

【规　　格】20g/袋。

【用法用量】一次1g，一日3次，温水送服。

【不良反应】尚不明确。

【注意事项】服药期间忌酸、腐、生冷、油腻食物；儿童及老年人慎用，孕妇、婴幼儿及肾功能不全者禁用。

【贮　　藏】密闭，置阴凉干燥处。

【有 效 期】3年。

【生产单位】囊谦县藏医院

　　　　　　本制剂仅限本医疗机构使用。

五味金色散

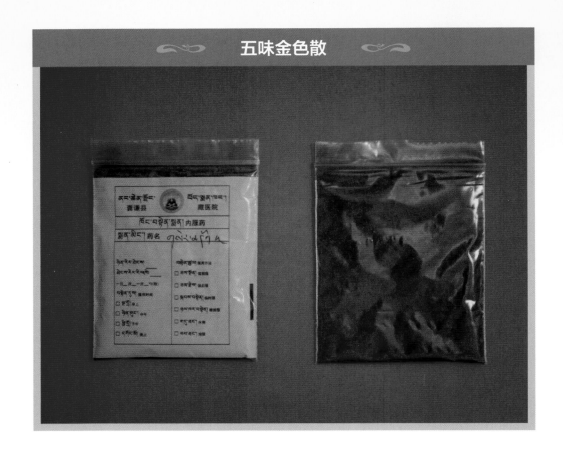

【药品名称】五味金色散 Wuwei Jinse San

【执行标准】《卫生部药品标准》（藏药）（1995版）

【批准文号】青药制字Z20170640

【处方组成】诃子（去核）、波棱瓜子、石榴子、黑冰片、木香。

【性　　状】本品为黑色粉末；气微香，味酸、苦。

【功能主治】清热利胆，消食。用于黄疸型肝炎，胆区痛，胃痛，恶心呕吐，口苦。

【规　　格】20g/袋。

【用法用量】一次2g，一日2次。温水送服。

【不良反应】尚不明确。

【禁　　忌】尚不明确。

【注意事项】尚不明确。

【贮　　藏】密闭，置阴凉干燥处。

【有 效 期】3年。

【生产单位】囊谦县藏医院

　　　　　　本制剂仅限本医疗机构使用。

五、肺病科

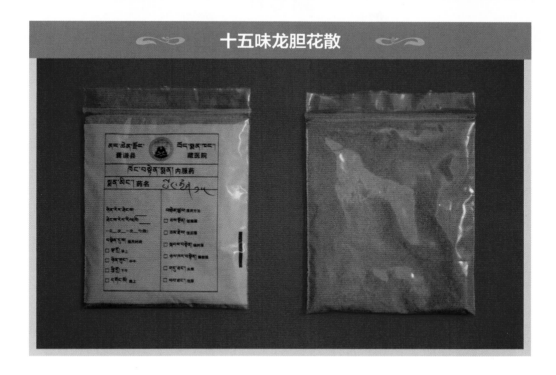

十五味龙胆花散

【药品名称】十五味龙胆花散 Shiwuwei Longdanhua San

【批准文号】青药制字Z20170629

【执行标准】《卫生部药品标准》（藏药）（1995版）

【处方组成】龙胆、檀香、诃子（去核）、毛诃子、余甘子、石灰华、木香、广枣、丁香、肉豆蔻、宽筋藤、沉香、巴夏嘎、无茎芥、甘草。

【性　　状】本品为棕灰色粉末；气微香，味甘、辛、苦。

【功能主治】清热理肺，止咳化痰。用于支气管炎和肺气肿，咳嗽气喘，声嘶音哑。

【规　　格】20g/袋。

【用法用量】一次1g，一日2次，温水送服。

【不良反应】尚不明确。

【禁　　忌】尚不明确。

【注意事项】尚不明确。

【贮　　藏】密闭，置阴凉干燥处。

【有 效 期】3年。

【生产单位】囊谦县藏医院

本制剂仅限本医疗机构使用。

第七节

青海久美藏药药业有限公司

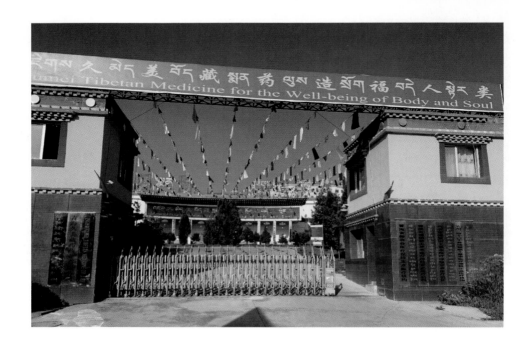

　　青海久美藏药药业有限公司成立于1999年，由本然巴·久美彭措博士倡导建立。公司占地50亩，建筑面积4万多平方米，拥有全球最大GMP藏药厂。公司集藏医药研制、开发、生产、销售、医疗、养老、康复服务为一体。旗下产业包括药业、藏医院、全国诊疗连锁体系、高原特产、保健饮片及医养中心。

　　青海久美藏药药业有限公司的药厂通过国家GMP生产线认证，炮制中心拥有几百种天然药材的炮制传统和现代化相结合的配套设备，三百多种独家藏药药品。经世界中联审定，《常用百种藏药配方》获得国际藏药标准的权威认证，现阶段创新类有3080种藏药，2000多个藏药配方。拥有国家级藏药创新专利类药物60种，14种国药准字号和339种藏药医院制剂批号，国家发明专利36项。

　　久美药业的产品在治疗糖尿病、心脑血管疾病、风湿、神经系统、消化系统疾病，亚健康及人民身心健康领域具有独特功效，公司现已在全国开设了六十多家久美医疗机构，覆盖西藏、青海、四川、云南、新疆西部五省区，为青藏高原地区经济发展、人民健康及扶贫工作做出了积极贡献。

一、白脉病科

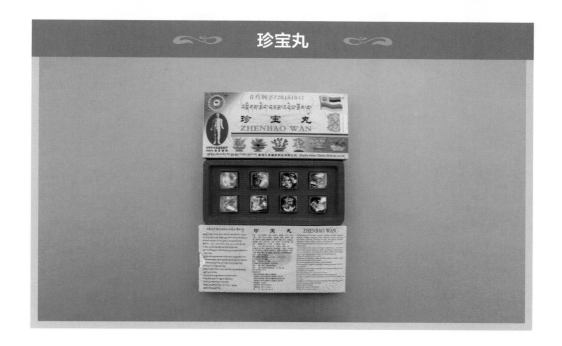

珍宝丸

【药品名称】珍宝丸 Zhenbao Wan

【批准文号】青药制字Z20151047

【执行标准】医院自拟标准

【处方组成】珍珠母、沉香、石灰华、金礞石、红花、方海（制）、丁香、毛诃子（去核）、肉豆蔻、豆蔻、余甘子、草果、香旱芹、檀香、黑种草子、降香、荜茇、诃子、高良姜、甘草膏、肉桂、乳香（制）、木香、决明子、水牛角（制）、黄葵子、短穗兔耳草、土木香、人工麝香、牛黄。

【性　　状】本品为棕红色水丸；气微香，味苦、甘。

【功能主治】清热，醒脑开窍，舒筋通络，干黄水。用于瘟热，陈旧热症，白脉病，四肢麻木，瘫痪，口眼歪斜，神志不清，痹症，痛风，肢体强直，关节不利。对白脉病有良效。

【规　　格】每丸重1g。

【用法用量】嚼碎吞服。一次1丸，一日1～2次。

【禁　　忌】酸、冷、酒。

【注意事项】运动员慎用；孕妇忌服。

【贮　　藏】密闭，置于阴凉干燥处。

【生产单位】青海久美藏药药业有限公司

本制剂仅限本医疗机构使用。

二、隆病科

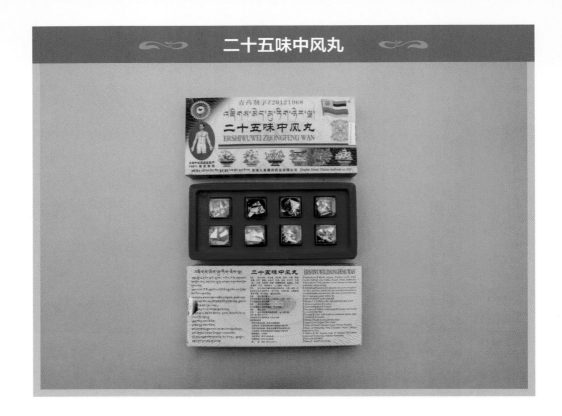

二十五味中风丸

【药品名称】二十五味中风丸 Ershiwuwei Zhongfeng Wan

【批准文号】青药制字Z20121068

【执行标准】医院自拟标准

【处方组成】珍珠、肉豆蔻、天竺黄、草果、丁香、降香、豆蔻、诃子、檀香、余甘子、沉香、肉桂、毛诃子、方海（制）、木香、冬葵果、荜茇、短穗兔耳草、金礞石、牛黄、香旱草、红花、黑种草子、人工麝香、西红花。

【性　　状】本品为黄棕带微红色水丸；气香，味苦、辛。

【功能主治】安神开窍。用于中风，半身不遂，口眼歪斜，昏迷不醒，神志紊乱，谵语发狂等。

【规　　格】每丸重1g。

【用法用量】嚼碎吞服。一次1丸，一日1～2次。

【注意事项】运动员慎用；孕妇忌用。

【贮　　藏】密封。

【生产单位】青海久美藏药药业有限公司

　　　　　　本制剂仅限本医疗机构使用。

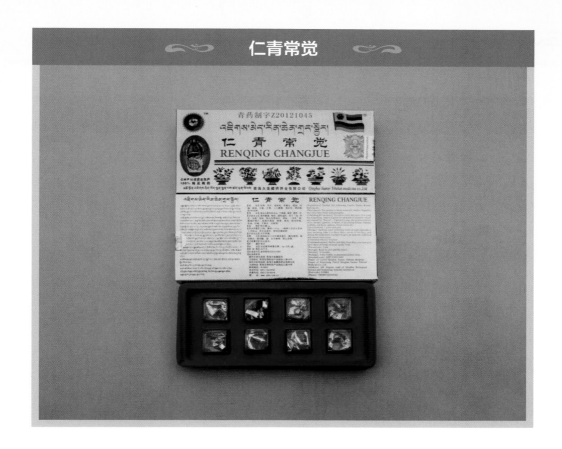

【药品名称】仁青常觉 Renqing Changjue

【批准文号】青药制字Z20121045

【执行标准】医院自拟标准

【处方组成】珍珠、朱砂、金刚钻、芙蓉玉、壁玺、玛瑙、琥珀、沉香、牛黄、人工麝香、西红花、熊胆粉等160余味。

【性　　状】本品为黑色水丸；气微香，味甘、微苦、涩。

【功能主治】清热解毒，制疠、调和滋补。用于隆、赤巴、培根各病，陈旧性胃肠炎、溃疡，木布病，萎缩性胃炎，各种中毒症，梅毒，麻风，陈旧热病，炭疽，疖痛，干黄水，化脓等。

【规　　格】每丸重1g。

【用法用量】口服。重病一日1g，一般隔三天至七天或十天服1g，开水或酒泡，黎明空腹服用。

【注意事项】服用前后三天忌食各类肉、酸性食物；服药期间，禁用酸、腐、生冷食物；禁止房事；防止受凉。

【贮　　藏】密封。

【生产单位】青海久美藏药药业有限公司

本制剂仅限本医疗机构使用。

三、肾病科

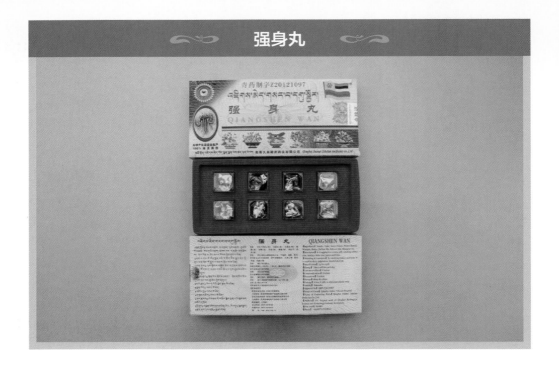

强身丸

【药品名称】强身丸 Qiangshen Wan

【批准文号】青药制字Z20121097

【执行标准】医院自拟标准

【处方组成】牛睾丸（制）、马睾丸（制）、羊睾丸（制）、鹿鞭（制）、驴鞭（制）、手参（制）、黄精（制）、枸杞子、鸽肉（制）。

【性　　状】本品为黄褐色的水丸；气微腥，味酸、苦涩。

【功能主治】补肾强身。用于神衰倦怠，头晕心悸，眼花耳聋，阳痿少精。

【规　　格】每丸重1g。

【用法用量】一次1丸，一日1次。嚼碎用水吞服。

【注意事项】尚不明确。

【贮　　藏】密闭，置于阴凉干燥处。

【生产单位】青海久美藏药药业有限公司

　　　　　　本制剂仅限本医疗机构使用。

四、消化科

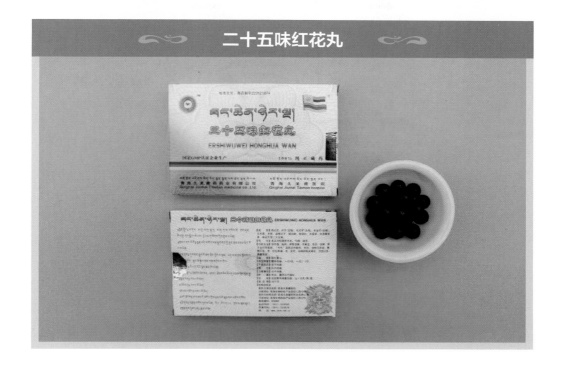

二十五味红花丸

【药品名称】二十五味红花丸 Ershiwuwei Honghua Wan

【批准文号】青药制字Z20121074

【执行标准】医院自拟标准

【处方组成】西红花、诃子（去核）、毛诃子（去核）、余甘子（去核）、土木香、木香、波棱瓜子、岩精膏、石榴子、白豆蔻、木瓜、猪血粉、骨碎补、芫荽果、印度獐牙菜、短管兔耳草、麻花艽、榜嘎、节裂角茴香、紫菀花、乌奴龙胆、五脉绿绒蒿、塞北紫堇、水柏枝叶、甘青青兰。

【性　　状】本品为棕色水丸；气微，味苦。

【功能主治】敛热毒，祛风，开胃消食，平衡隆、赤巴、培根。用于治疗热毒症，木布及陈旧热散布，赤巴、培根合并症，食物不化，胃、肝区疼痛，隆、赤巴、培根的机能紊乱，月经过多，鼻衄等症。

【规　　格】每丸重1g。

【用法用量】嚼碎吞服。一次1丸，一日1～2次。

【注意事项】尚不明确。

【贮　　藏】密闭，置于阴凉干燥处。

【生产单位】青海久美藏药药业有限公司

本制剂仅限本医疗机构使用。

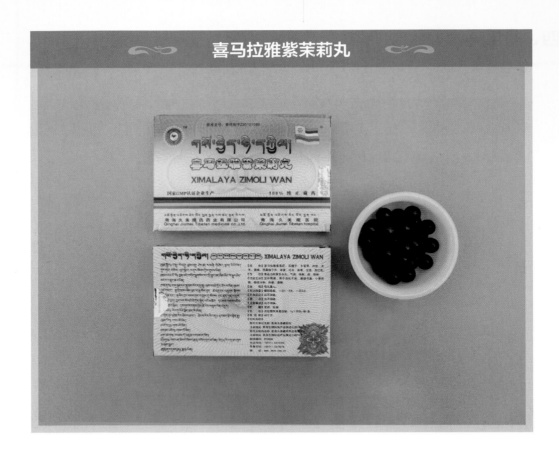

喜马拉雅紫茉莉丸

【药品名称】喜马拉雅紫茉莉丸 Ximalaya Zimoli Wan

【批准文号】青药制字Z20121089

【执行标准】医院自拟标准

【处方组成】喜马拉雅紫茉莉、石榴子、冬葵果、肉桂、天冬、黄精、西藏棱子芹、荜茇、红花、蒺藜、豆蔻、西红花。

【性　　状】本品为棕黄色水丸；气微，味酸、甜、微辣。

【功能主治】温补胃肾。用于消化不良，腰腿冷痛，小便频数，脚背浮肿，阳痿，遗精。

【规　　格】每丸重1g。

【用法用量】嚼碎吞服。一次1～2丸，一日3次。

【注意事项】尚不明确。

【贮　　藏】密闭，置于阴凉干燥处。

【生产单位】青海久美藏药药业有限公司

　　　　　　本制剂仅限本医疗机构使用。

五、心脑血管科

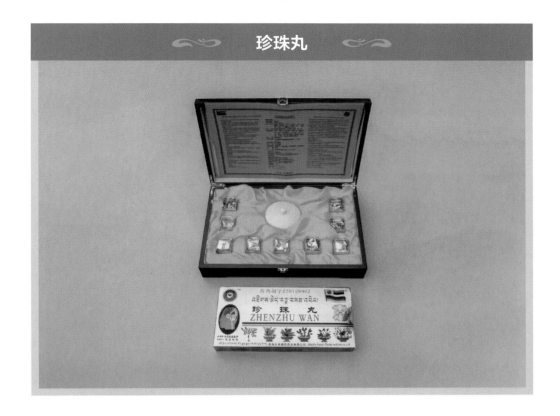

珍珠丸

【药品名称】珍珠丸 Zhenzhu Wan

【批准文号】青药制字Z20120962

【执行标准】医院自拟标准

【处方组成】珍珠、肉豆蔻、石灰华、草果、丁香、降香、檀香、水牛角、九眼石（制）、西红花、牛黄、人工麝香等七十味。

【性　　状】本品为黑色水丸；气芳香，味芳香、甘、涩、苦。

【功能主治】安神，镇静，通经活络，调和气血，醒脑开窍。用于黑白脉病、隆血不调；中风，瘫痪，半身不遂，癫痫，脑溢血，脑震荡，心脏病，高血压及神经性障碍。

【规　　格】每丸重1g。

【用法用量】嚼碎吞服，一次1丸，一日1～2次。

【注意事项】禁用陈旧、酸性食物；运动员慎用；孕妇忌服。

【贮　　藏】密封。

【生产单位】青海久美藏药药业有限公司

本制剂仅限本医疗机构使用。

第八节

玛曲县藏医院

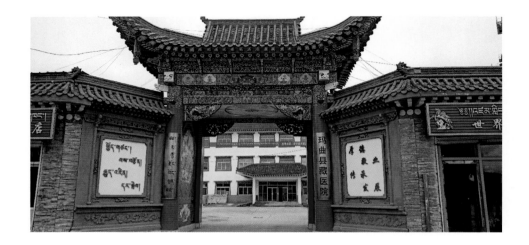

　　玛曲县藏医院始建于1984年，是一所集藏医医疗、保健、康复、制剂、教学、科研为一体的二级甲等藏医医院。医院现设有床位60张。

　　医院现设有：藏医综合内科、藏医妇科、藏医药浴科、藏医外治科、藏医骨伤科、藏药制剂中心等科室。医院的重点专科有肝胆科、药浴风湿科。

　　制剂中心藏药年生产量达1000公斤，可生产的制剂品种达187种，其中有73种被省食品药品监督管理局注册并取得注册证和生产注册批号。其中，六味能消丸、洁白丸、五味石榴丸产量较大。

一、肺病科

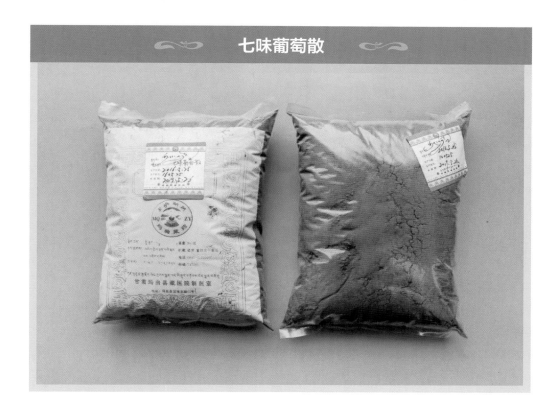

七味葡萄散

【药品名称】七味葡萄散 Qiwei Putao San

【批准文号】甘药制字Z06301431

【执行标准】甘肃省医疗机构制剂质量标准

【处方组成】白葡萄干、石膏、红花、甘草、香附、肉桂、石榴。

【性　　状】本品为黄棕色粉末；气香，味甘、微涩。

【功能主治】清肺，止嗽，定喘。用于虚劳咳嗽，年老气喘，胸满郁闷。

【规　　格】每袋装500克。

【用法用量】一次1～2g，一日2～3次，用温开水冲服。

【注意事项】尚不明确。

【贮　　藏】密闭，置阴凉干燥处。

【生产单位】甘肃省玛曲县藏医院

　　　　　　本制剂仅限本医疗机构使用。

七珍汤（努布屯汤）

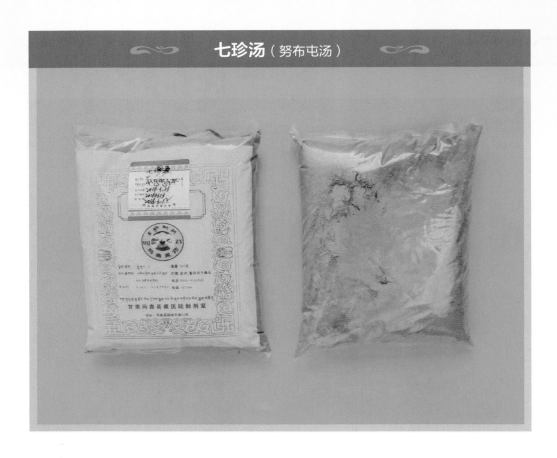

【药品名称】七珍汤（努布屯汤）Qizhen Tang

【批准文号】甘药制字Z06301486

【执行标准】甘肃省医疗机构制剂质量标准

【处方组成】藏木香、悬钩木、宽筋藤、干姜、诃子、毛诃子、余甘子。

【性　　状】本品为浅黄色粗粉；气微香，味微涩、苦。

【功能主治】解表散寒。用于血、隆等三邪紊乱，风寒感冒，热病初期，恶性发热，关节疼痛。

【规　　格】每袋装500克。

【用法用量】一次1～2g，一日2～3次，用温开水冲服。

【注意事项】尚不明确。

【贮　　藏】密闭，防潮。

【生产单位】甘肃省玛曲县藏医院

　　　　　　本制剂仅限本医疗机构使用。

六味丁香散（里西周巴日布）

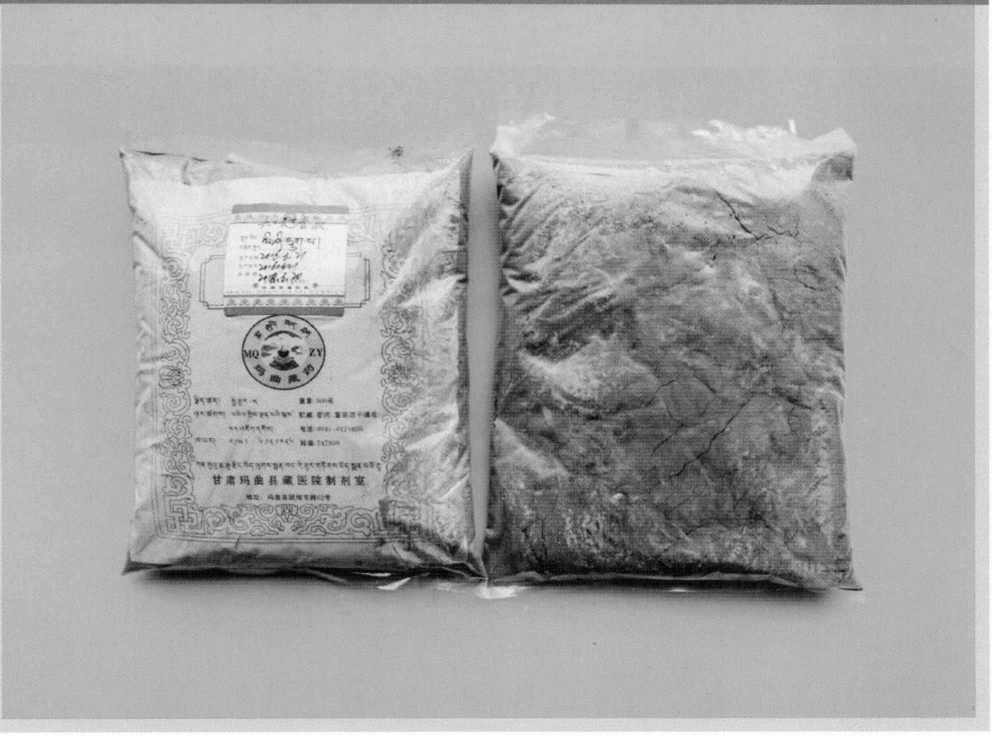

【药品名称】六味丁香散（里西周巴日布）Liuwei Dingxiang San

【批准文号】甘药制字Z06301435

【执行标准】甘肃省医疗机构制剂质量标准

【处方组成】丁香、藏木香、石灰华、甘草、白花龙胆、诃子。

【功能主治】清热解毒。用于咽喉肿痛，声音嘶哑，咳嗽。

【规　　格】每袋装500克。

【用法用量】一次一勺，一日2～3次，用温开水冲服。或遵医嘱。

【注意事项】尚不明确。

【贮　　藏】密闭，置阴凉干燥处。

【生产单位】甘肃省玛曲县藏医院

　　　　　　本制剂仅限本医疗机构使用。

二、隆病科

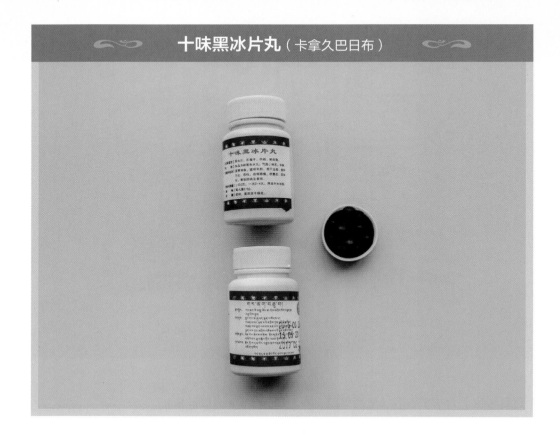

十味黑冰片丸（卡拿久巴日布）

【药品名称】十味黑冰片丸（卡拿久巴日布）Shiwei Heibingpian Wan

【批准文号】甘药制字Z06301443

【执行标准】甘肃省医疗机构制剂质量标准

【处方组成】黑冰片、石榴子、肉桂、豆蔻、荜茇、诃子、光明盐、波棱瓜子、止泻木子等。

【性　　状】本品棕黑色水丸；气微，味苦、辛辣。

【功能主治】温胃消食，破积利胆。用于隆病、食积不化、恶心，培根痞瘤、胆囊炎、胆结石、寒性胆病及黄疸。

【规　　格】每丸重0.5克。

【用法用量】一次2～4丸，一日2次，用温开水冲服。

【注意事项】尚不明确。

【贮　　藏】密闭，置阴凉干燥处。

【生产单位】甘肃省玛曲县藏医院

本制剂仅限本医疗机构使用。

三十五味沉香丸（阿嘎索阿日布）

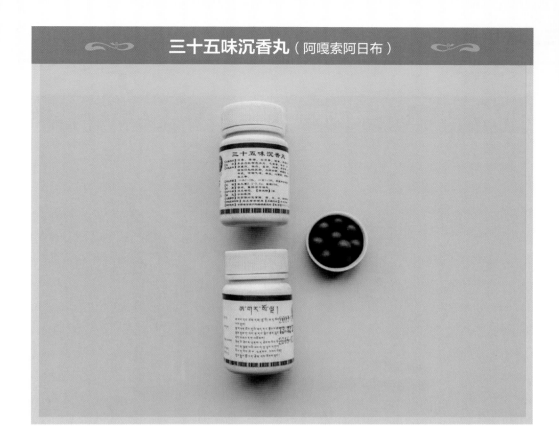

【药品名称】三十五味沉香丸（阿嘎索阿日布）Sanshiwuwei Chenxiang Wan

【批准文号】甘药制字Z06301440

【执行标准】甘肃省医疗机构制剂质量标准

【处方组成】沉香、香樟、白沉香、檀香、降香、天竺黄、红花、丁香、肉豆蔻、豆蔻、草果、诃子（去核）、毛诃子（去核）、余甘子（去核）、木香、广枣、藏木香、悬钩木、宽筋藤、山奈、木棉花、马钱子、乳香、安息香、巴夏嘎、小伞虎耳草、兔耳草、多刺绿绒蒿、打箭菊、矮垂头菊、丛菔、石榴、铁棒锤、野牛心、麝香。

【性　　状】本品为红棕色水丸；气芳香。味甘、苦。

【功能主治】清瘟热，祛风，益肺，利痹。用于疠、热、隆相引起的疾病，热病初期，肺痼疾，肺铁布症，咳嗽气逆，痹症，心隆症，疑难的气血上壅等。

【规　　格】每丸重0.4～0.6克。

【用法用量】一次2～3丸，一日2～3次，用温开水冲服。

【注意事项】尚不明确。

【贮　　藏】密闭，置阴凉干燥处。

【生产单位】甘肃省玛曲县藏医院

本制剂仅限本医疗机构使用。

三、培根病科

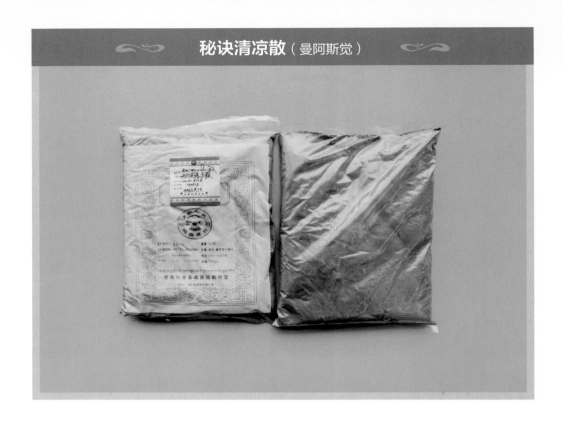

秘诀清凉散（曼阿斯觉）

【药品名称】秘诀清凉散（曼阿斯觉）Mijue Qingliang San

【批准文号】甘药制字Z06301452

【执行标准】甘肃省医疗机构制剂质量标准

【处方组成】寒水石（煅制）、檀香、降香、沉香、诃子（去核）、豆蔻、红花、天竺黄、肉豆蔻、草果、余甘子、石榴子、止泻木子、荜茇、木香、甘青青兰、獐牙菜、巴夏嘎、绿绒蒿、波棱瓜子、榜嘎、牛黄、麝香。

【性　　状】本品为浅棕色粉末；气辛，味苦。

【功能主治】清热解毒，凉血热，化痰湿。用于瘟热窜入脉道，肝脾坏血增盛，中毒症、木布症、热势亢盛的合并症，热性培根病，热病后期的余邪。

【规　　格】每袋装500克。

【用法用量】一次1～2g，一日2～3次，用温开水冲服。

【注意事项】尚不明确。

【贮　　藏】密闭，置阴凉干燥处。

【生产单位】甘肃省玛曲县藏医院

　　　　　　本制剂仅限本医疗机构使用。

四、肾病科

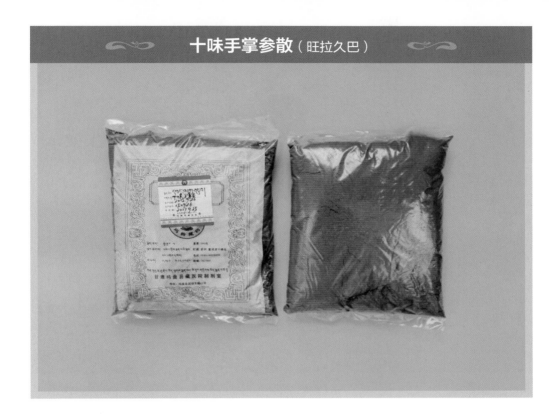

十味手掌参散（旺拉久巴）

【药品名称】十味手掌参散（旺拉久巴）Shiwei Shouzhangshen San

【批准文号】甘药制字Z06301451

【执行标准】甘肃省医疗机构制剂质量标准

【处方组成】手参、石榴子、豆蔻、桂皮、红花、刀豆、荜茇、天冬、麝香等。

【性　　状】本品为浅黄棕色水丸；气芳香，味甘、酸、苦。

【功能主治】补肾，固精。用于肾虚，阳痿，遗精。

【规　　格】每袋装500g。

【用法用量】一次1～1.2g，一日3～4次，用温开水冲服。或遵医嘱。

【注意事项】尚不明确。

【贮　　藏】密闭，置阴凉干燥处。

【生产单位】甘肃省玛曲县藏医院

　　　　　　本制剂仅限本医疗机构使用。

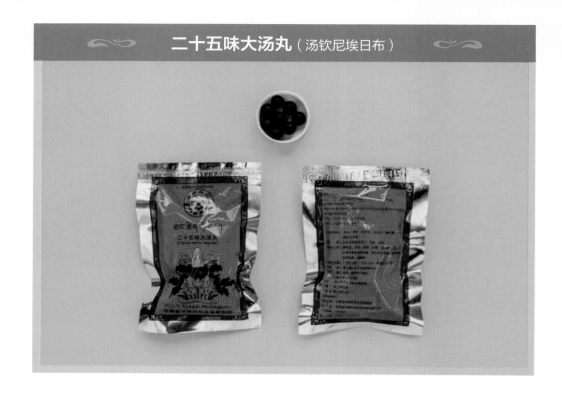

二十五味大汤丸（汤钦尼埃日布）

【药品名称】二十五味大汤丸（汤钦尼埃日布）Ershiwuwei Datang Wan

【批准文号】甘药制字Z06301465

【执行标准】甘肃省医疗机构制剂质量标准

【处方组成】红花、诃子、毛诃子、余甘子（去核）、藏木香、木香、波棱瓜子、渣驯膏、石榴、豆蔻、木瓜、猪血粉、甘青青兰、骨碎粉、芜荽、獐牙菜、洪莲、泰艽花、榜嘎、角茴香、紫菀花、乌奴龙胆、五脉绿绒膏、水柏枝叶、巴夏嘎。

【性　　状】本品为棕褐色水丸；气微，味苦。

【功能主治】调和隆、赤巴、培根，开胃，愈溃疡，止血。用于久病不愈的身倦体重，胃及肝区疼痛，食欲不振，月经过多，鼻衄等。

【规　　格】每丸重0.4～0.6g，每袋60丸。

【用法用量】一次2～3粒，一日2～3次，用温开水冲服。

【禁　　忌】尚不明确。

【贮　　藏】密闭，置阴凉干燥处。

【生产单位】甘肃省玛曲县藏医院

　　　　　　本制剂仅限本医疗机构使用。

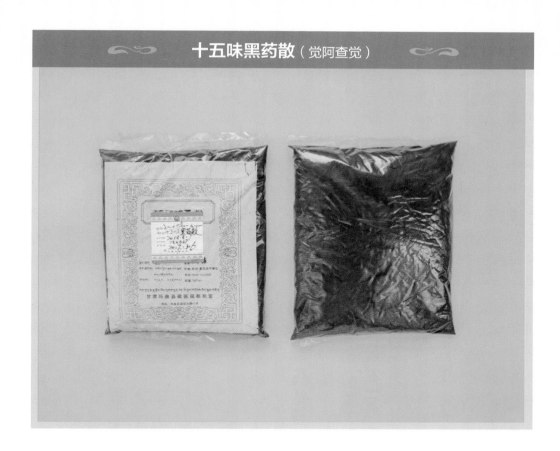

十五味黑药散（觉阿查觉）

【药品名称】十五味黑药散（觉阿查觉）Shiwuwei Heiyao San

【批准文号】甘药制字Z06301482

【执行标准】甘肃省医疗机构制剂质量标准

【处方组成】寒水石（制）、食盐（炒）、瓦里、藏木通、肉豆蔻、芫荽、芒硝、硇砂、光明盐、紫硇砂、榜嘎、藏木香、荜茇、黑胡椒、尕架。

【性　　状】本品为黑色细粉；气微，味酸、咸、辣。

【功能主治】散寒消食，破瘀消积。适用于木布病，胃肠瘤疾，胃壁结铁垢，胃毒症，胃绞症，肝肿大，肝渗水，胃肠空鸣，胀满积食不化，吐血，痢疾，腹中有痞块等症。

【规　　格】每袋装500g。

【用法用量】一次1～2g，一日2～3次，用温开水冲服。

【注意事项】尚不明确。

【贮　　藏】密闭，置阴凉干燥处。

【生产单位】甘肃省玛曲县藏医院

本制剂仅限本医疗机构使用。

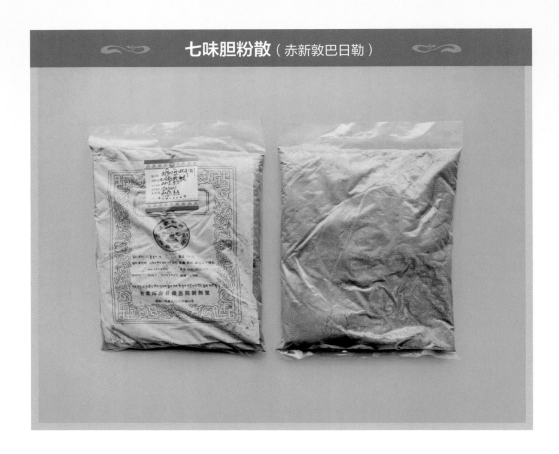

七味胆粉散（赤新敦巴日勒）

【药品名称】七味胆粉散（赤新敦巴日勒）Qiwei Danfen San

【批准文号】甘药制字Z06301468

【执行标准】甘肃省医疗机构制剂质量标准

【处方组成】熊胆、止泻木、榜嘎、矮子堇、波棱瓜子、香附、木香马兜铃。

【性　　状】本品为黄棕色粉末；气微，味苦。

【功能主治】清热止泻。用于劳伤引起的胃肠疾病，腹脘胀痛，胆不调引起的热泻。

【规　　格】每袋装500g。

【用法用量】一次1～2g，一日2～3次，用温开水冲服。

【注意事项】尚不明确。

【贮　　藏】密闭，置阴凉干燥处。

【生产单位】甘肃省玛曲县藏医院

　　　　　　本制剂仅限本医疗机构使用。

第九节

迭部县藏医院

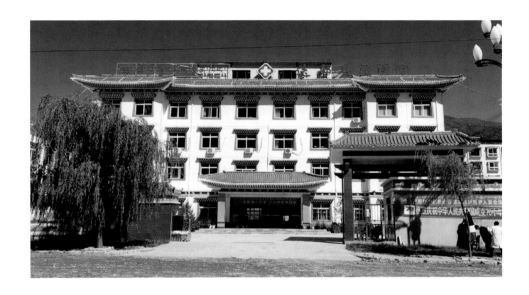

迭部县藏医院成立于1992年8月，是一家有着浓厚的藏医药特色的医院。迭部县藏医院是一家集医疗、科研、预防、保健、制剂生产于一体的综合性二级甲等民族医院。医院占地面积6640平方米，设有门诊、住院、藏医药浴、藏药制剂、医技科室等五个业务科室。

2006年，国家援藏项目投资95万元建成藏药制剂楼一栋，建筑面积898.37平方米，2010年，藏医院利用灾后重建项目的970万元新建一栋门诊医技楼并完成制剂室GPP净化工程，门诊楼建筑面积2132平方米，制剂室GPP净化面积260平方米。制剂设备有：药物混合机、药物粉碎机、糖衣机。

目前，藏医院已配置生产的藏药品种多达120余种。

一、风湿科

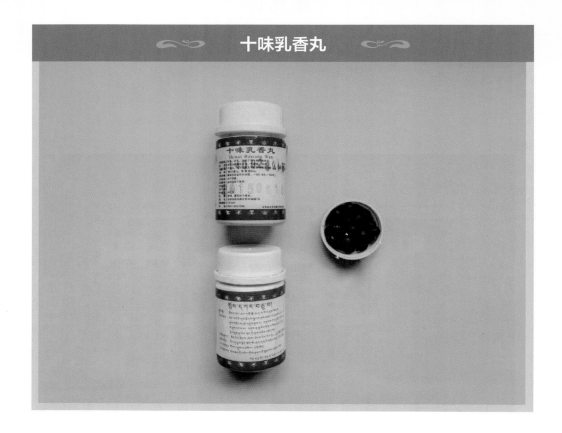

十味乳香丸

【药品名称】十味乳香丸 Shiwei Ruxiang Wan

【批准文号】甘20120035Z

【执行标准】《中华人民共和国卫生部药品标准》（藏药第一册）

【处方组成】乳香、诃子、决明子、毛诃子、黄葵子、余甘子、木香、宽筋藤、巴夏嘎、渣驯膏。

【性　　状】本品为黑褐色水丸；气微香，味苦。

【功能主治】干黄水。用于四肢关节红肿疼痛及湿疹。

【规　　格】每5丸重1g，每瓶装26g。

【用法用量】嚼碎后用温开水冲服。一次6～8丸，一日2次。

【注意事项】医师指导下服用。

【贮　　藏】密闭，置阴凉干燥处。

【生产单位】迭部县藏医院

　　　　　　本制剂仅限本医疗机构使用。

二、骨伤科

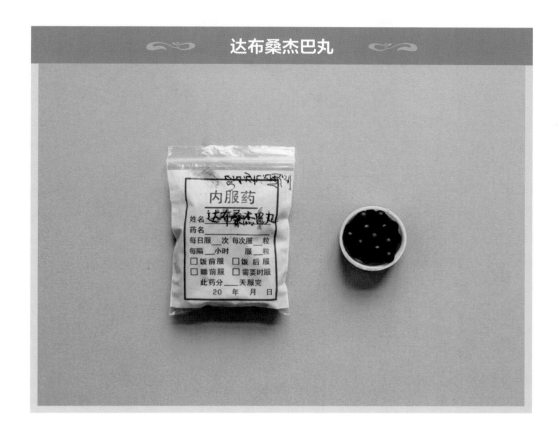

达布桑杰巴丸

【药品名称】达布桑杰巴丸 Dabusang Jieba Wan

【批准文号】甘20120035Z

【执行标准】迭部县藏医院内部质量标准

【处方组成】秦皮、针铁矿、草莓、多刺绿绒蒿等。

【性　　状】本品为棕黄色水丸；气微香，味苦、微涩。

【功能主治】接骨，消炎，止痛。用于骨折，骨髓炎。

【规　　格】每5丸重1g，每瓶装26g。

【用法用量】嚼碎后用温开水冲服。一次1～2g，一日1次。

【注意事项】服药期间忌食酸、腐、生、冷、辣等食物。

【贮　　藏】密闭，防潮。

【生产单位】迭部县藏医院

　　　　　　本制剂仅限本医疗机构使用。

三、隆病科

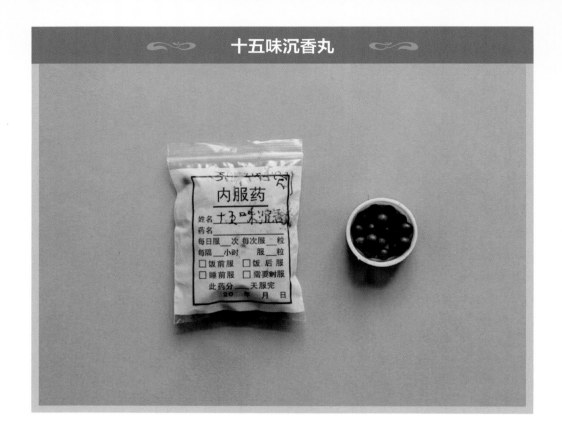

十五味沉香丸

【药品名称】十五味沉香丸 Shiwuwei Chenxiang Wan

【批准文号】甘20120035Z

【执行标准】《中华人民共和国药典》（2010版一部）

【处方组成】沉香、红花、肉豆蔻、毛诃子（去核）、余甘子、广枣、藏木香、悬钩子茎（去皮、心）、宽筋藤（去皮）、石灰华、干姜、高山辣根菜、诃子（去皮）、檀香、紫檀香。

【性　　状】本品为黄褐色，红棕色至棕褐色水丸；气香，味苦。

【功能主治】调和气血，止咳，安神。用于气血郁滞，胸痛，干咳气短，失眠。

【规　　格】每5丸重1g，每瓶装26g。

【用法用量】嚼碎后用温开水冲服。一次7～10丸，一日2次。

【注意事项】忌烟酒及辛辣、生冷、油腻食物。

【贮　　藏】密闭，防潮。

【生产单位】迭部县藏医院

　　　　　　本制剂仅限本医疗机构使用。

八味沉香丸

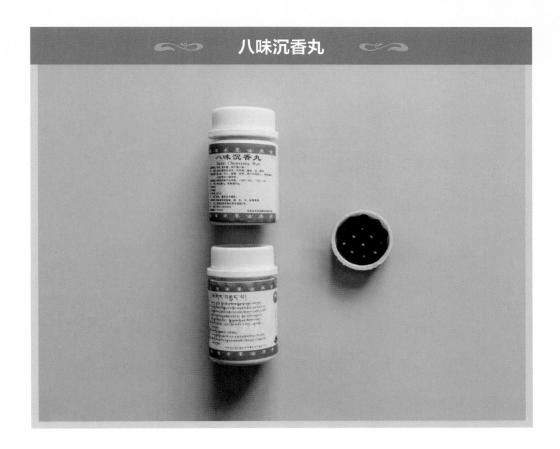

【药品名称】八味沉香丸 Bawei Chenxiang Wan

【批准文号】甘20120035Z

【执行标准】迭部县藏医院内部质量标准

【处方组成】沉香、肉豆蔻、广枣、诃子（去核）、乳香、木香、木棉花、石灰华。

【性　　状】本品为棕黄色水丸；气芳香，味咸、涩、微苦。

【功能主治】清心热，宁心，安神，开窍。用于热病攻心，神昏谵语，心前区疼及心脏外伤。

【规　　格】每5丸重1g，每瓶装26g。

【用法用量】嚼碎后用温开水冲服。一次6～8丸，一日2～3次。

【注意事项】服药期间忌食酸、腐、生、冷、辣等食物。

【贮　　藏】密闭，防潮。

【生产单位】迭部县藏医院

　　　　　　本制剂仅限本医疗机构使用。

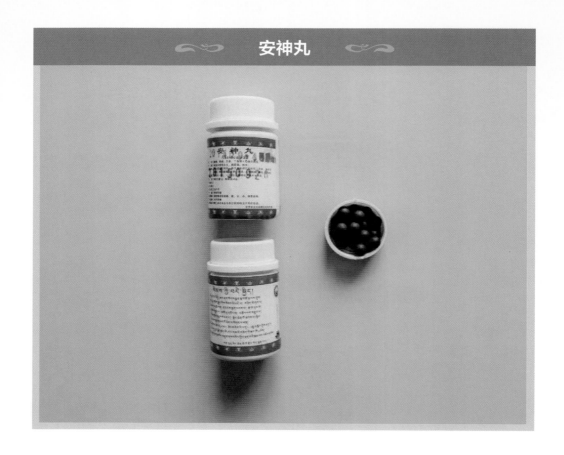

安神丸

【药品名称】安神丸 Anshen Wan

【批准文号】甘20120035Z

【执行标准】《中华人民共和国卫生部药品标准》（藏药第一册）

【处方组成】槟榔、沉香、丁香、肉豆蔻、木香、广枣、山柰、荜茇、黑胡椒、紫硇砂、铁棒锤、兔心、野牛心、阿魏、红糖等十五味。

【性　　状】本品为棕色水丸；具蒜臭，味辛。

【功能主治】隆失调引起的风入命脉，神经官能症，神昏谵语，多梦，耳鸣，心悸颤抖，癫狂，哑结等。

【规　　格】每5丸重1g，每瓶装26g。

【用法用量】嚼碎后用温开水冲服。一次3～5丸，一日2次。

【注意事项】忌烟酒及辛辣、生冷食物。

【贮　　藏】密闭，置阴凉干燥处。

【生产单位】迭部县藏医院

本制剂仅限本医疗机构使用。

四、脾胃科

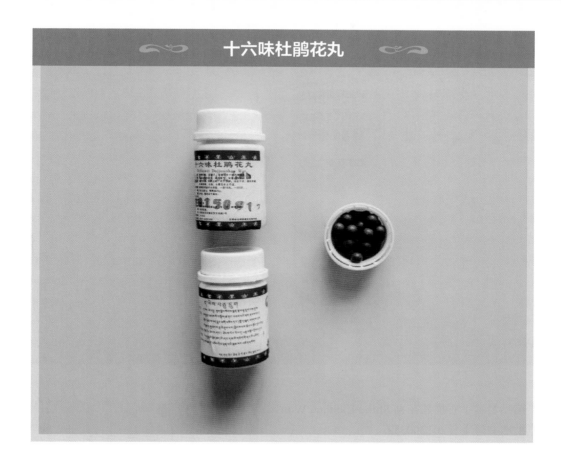

十六味杜鹃花丸

【药品名称】十六味杜鹃花丸 Shiliuwei Dujuanhua Wan

【批准文号】甘20120035Z

【执行标准】WS3-BC-0202-95

【处方组成】烈香杜鹃，石榴子，豆蔻等十六味。

【性　　状】本品为红棕色水丸；气香，味辛、微甘。

【功能主治】益气消食，利尿止咳。用于浮肿，消化不良，腹胀疼痛，咳嗽音哑，头晕，水土不适。

【规　　格】每5丸重1g，每瓶26g。

【用法用量】嚼碎后用温开水冲服。一次10丸，一日3次。

【注意事项】忌烟酒及辛辣、生冷食物；请在医师或药师指导下服用。

【贮　　藏】密闭，防潮。

【生产单位】迭部县藏医院

　　　　　　本制剂仅限本医疗机构使用。

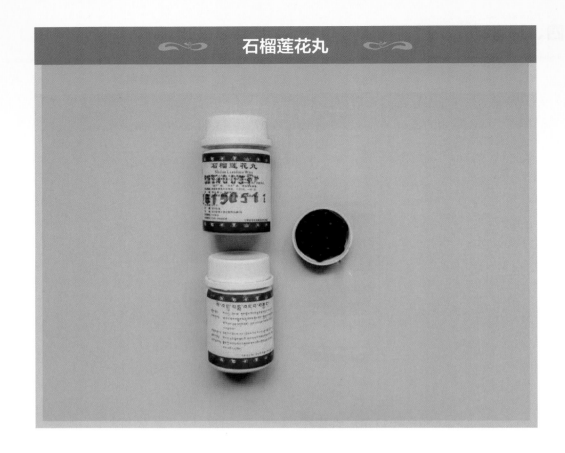

石榴莲花丸

【药品名称】石榴莲花丸 Shiliu Lianhua Wan

【批准文号】甘20120035Z

【执行标准】迭部县藏医院内部质量标准

【处方组成】石榴子、肉桂、豆蔻、荜茇、波棱瓜子、黑冰片（炭）、诃子、蔷薇花等。

【性　　状】本品为褐黄色水丸；气微，味微苦。

【功能主治】温中健胃，消食。用于培根甲布病，积食不化，赤巴病，木布病，胃肠传染病等。

【规　　格】每5丸重1g，每瓶装36g。

【用法用量】嚼碎后用温开水冲服。一次5丸，一日1次。

【注意事项】医师指导下服用。

【贮　　藏】密封防潮。

【生产单位】迭部县藏医院

本制剂仅限本医疗机构使用。

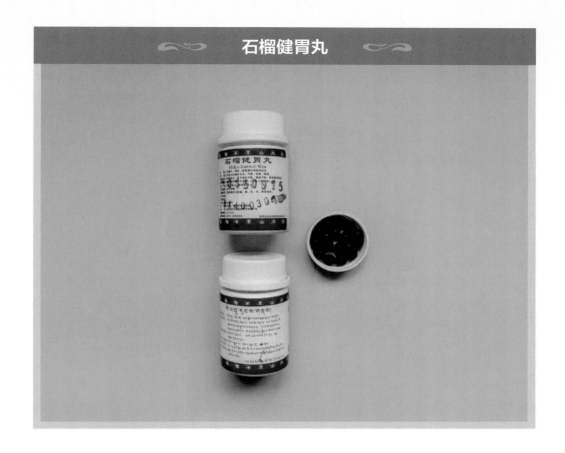

石榴健胃丸

【药品名称】石榴健胃丸 Shiliu Jianwei Wan

【批准文号】甘20120035Z

【执行标准】迭部县藏医院内部质量标准

【处方组成】本品系藏族临床验方。石榴子、肉桂、荜茇、红花、豆蔻。

【性　　状】本品为宗褐色水丸；气香，味酸、微辣。

【功能主治】温胃益火。用于消化不良，食欲不振，寒性腹泻等。

【规　　格】每5丸重1g，每瓶26g。

【用法用量】嚼碎后用温开水冲服。一次6～9丸，一日2～3次。

【注意事项】医师指导下服用。

【贮　　藏】密闭，置阴凉干燥处。

【生产单位】迭部县藏医院

　　　　　　本制剂仅限本医疗机构使用。

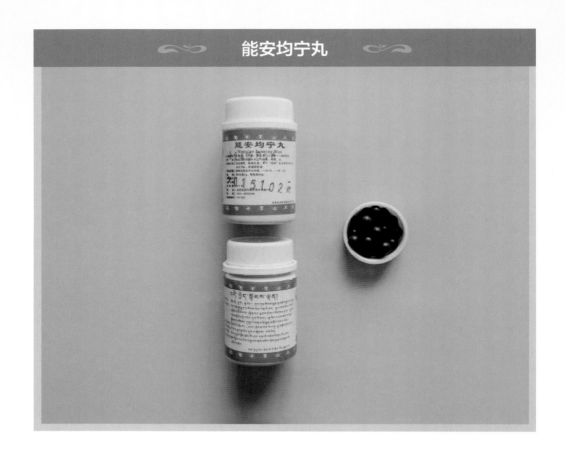

能安均宁丸

【药品名称】能安均宁丸 Neng'an Junning Wan

【批准文号】甘20120035Z

【执行标准】迭部县藏医院内部质量标准

【处方组成】寒水石（制）、石榴子、天竺黄、红花、丁香、肉豆蔻、豆蔻、草果、诃子、肉桂、烈香杜鹃、炉甘石、山奈、荜茇、胡椒、硼砂、萝卜、藏木香。

【性　　状】本品为棕白色水丸；气微香，味辣、涩。

【功能主治】湿运脾胃，除痰化湿。用于培根的合并症和混合症，消化不良，胃痛胃胀等。

【规　　格】每5丸重1g，每瓶装26g。

【用法用量】嚼碎后用温开水冲服。一次7丸，一日1～2次。

【注意事项】服药期间忌食酸、腐、生、冷、辣等食物。

【贮　　藏】密闭，防潮。

【生产单位】迭部县藏医院

　　　　　　本制剂仅限本医疗机构使用。

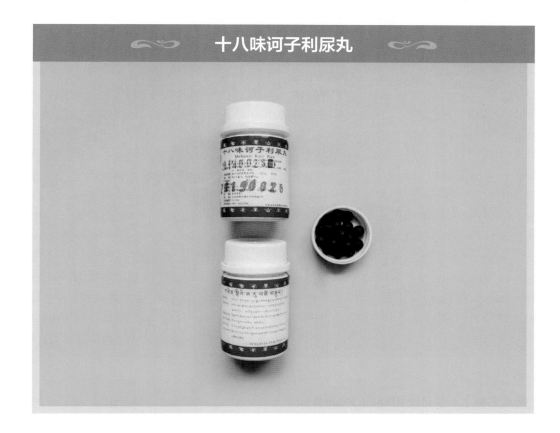

十八味诃子利尿丸

【药品名称】十八味诃子利尿丸 Shibawei Hezi Liniao Wan

【批准文号】甘20120035Z

【执行标准】《中华人民共和国卫生部药品标准》（藏药第一册WS3-BC-0182-95）

【处方组成】诃子、红花、豆蔻、渣驯膏等十八味。

【性　　状】本品为深黄色水丸；味苦、涩。

【功能主治】益肾固精，利尿。用于肾病，腰肾疼痛，尿频，小便浑浊，糖尿病，遗精。

【规　　格】每5丸重1g，每瓶装26g。

【用法用量】嚼碎后用温开水冲服。一次5～8丸，一日2次。

【注意事项】忌烟酒及辛辣、生冷、油腻食物；如正在服用其他药品，使用本品前咨询医师或药师。

【贮　　藏】密闭，防潮。

【生产单位】迭部县藏医院

本制剂仅限本医疗机构使用。

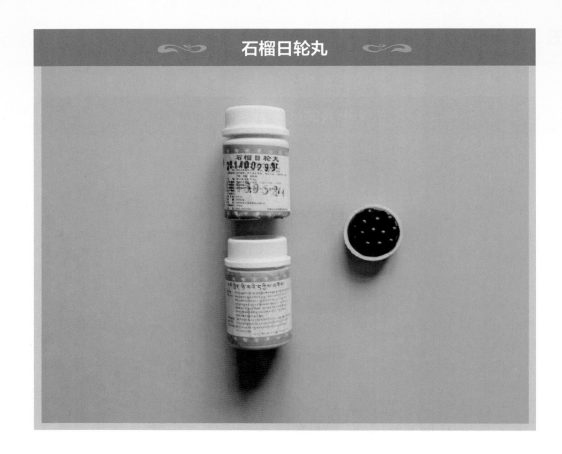

石榴日轮丸

【药品名称】石榴日轮丸 Shiliu Rilun Wan

【批准文号】甘20120035Z

【执行标准】迭部县藏医院内部质量标准

【处方组成】石榴子、冬葵果、肉桂、天门冬、黄精、西藏棱子芹、荜茇、喜马拉雅紫茉莉等。本品参考藏医临床验方。

【性　　状】本品为棕黄色水丸；气微，味酸、甜、微辣。

【功能主治】温补胃肾。用于消化不良，腰腿冷痛，小便频数，脚背浮肿，阳痿，遗精等。

【规　　格】每5丸重1g，每瓶装26g。

【用法用量】嚼碎后用温开水冲服。一次5～15丸，一日3次。

【注意事项】医师指导下服用。

【贮　　藏】密封，防潮。

【生产单位】迭部县藏医院

　　　　　　本制剂仅限本医疗机构使用。

第十节

甘南州合作市卡加曼寺藏医院

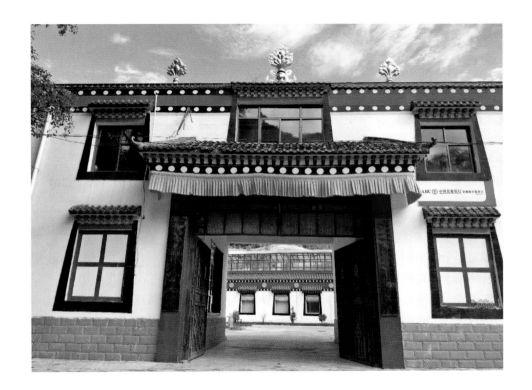

卡加曼寺有着1300多年的历史，寺院注重佛教修持，在藏医药方面作出了巨大贡献，并一直延续至今。

目前卡加曼藏医院制剂室生产的藏药制剂品种有一百多种。其中有治疗心脑血管疾病、呼吸系统疾病、胃肠道疾病、肝胆类疾病、泌尿类疾病、妇科类疾病、痛风病、皮肤疾病以及补肾类等方面的药品，已取得制剂批准文号的品种有104种，尚待研发的品种亦有百余种。

一、肠胃科

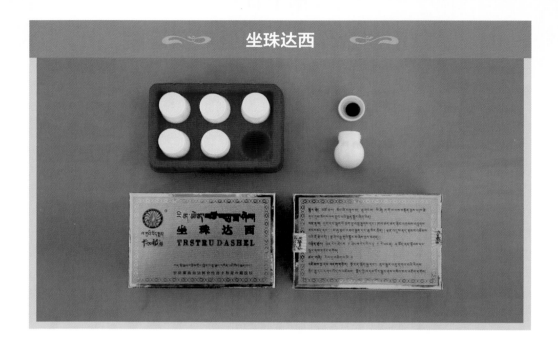

【药品名称】坐珠达西 Zuozhu Daxi

【批准文号】甘药制字Z08301899

【执行标准】医疗机构制剂注册批件（0853）附件

【处方组成】寒水石、石灰华、天竺黄、船形乌头、西红花、肉豆蔻、草果、西红花、人工熊胆、人工牛黄、人工麝香等三十五味制成。

【性　　状】本品为黑褐色至黑色水丸；气芳香，味甘、涩、微苦。

【功能主治】疏肝，健胃，清热，愈溃疡，消肿。用于木布病迁延不愈，胃脘嘈杂，灼痛，肝热痛，消化不良，呃逆，吐泻胆汁、坏血和烟汁样物，急腹痛，黄水病，脏腑痞瘤，食物中毒以及陈旧内科疾病，浮肿，水肿等。

【规　　格】每丸重1g。每袋装6丸。

【用法用量】清晨开水泡服。一次1丸，每2～3日1丸。

【不良反应】尚不明确。

【注意事项】忌食酸、腐、生冷、油腻食物。运动员慎用。

【贮　　藏】密封。

【包　　装】聚乙烯药用复合膜袋包装。

【有 效 期】60个月

【生产单位】甘南州合作市卡加曼寺藏医院

本制剂仅限本医疗机构使用。

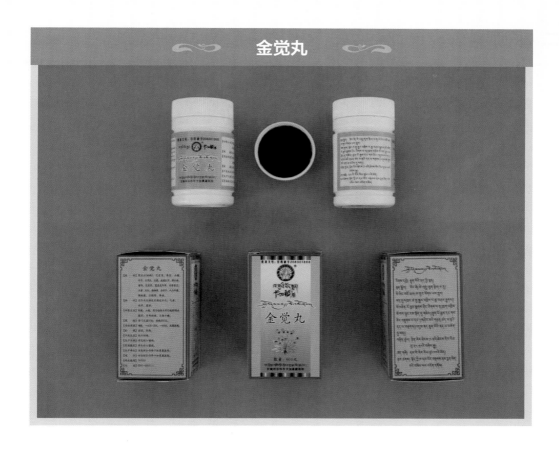

【药品名称】金觉丸（二十一味寒水丸）Jinjue Wan

【批准文号】甘药制字Z08301868

【执行标准】医疗机构制剂注册批件（0822）附件

【处方组成】寒水石（奶制）、巴夏嘎、荜茇、石榴、诃子、止泻木、豆蔻、波棱瓜子、藏木香、榜嘎、芫荽果、莲座虎耳草、甘青青兰、木香、木瓜、渣驯膏、余甘子、人工牛黄、绿绒蒿、沙棘膏、降香。

【性　　状】本品为灰绿色至褐色水丸；气香，味辛、微甘。

【功能主治】制酸、止痛。用于培根木布引起的呕吐酸水，胃部刺痛，大便干燥。

【规　　格】每丸重0.65g。每袋装30丸。

【用法用量】嚼碎后吞服，一次2～3丸，一日2～3次。

【不良反应】尚不明确。

【注意事项】尚不明确。

【贮　　藏】密闭，防潮。

【包　　装】聚乙烯药用复合膜袋包装。

【有 效 期】36个月。

【生产单位】甘南州合作市卡加曼寺藏医院

　　　　　　　本制剂仅限本医疗机构使用。

二、肝胆科

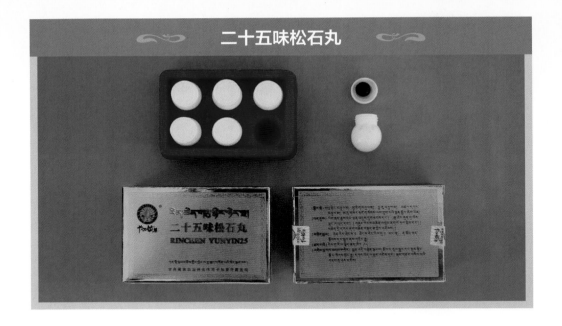

【药品名称】二十五味松石丸 Ershiwuwei Songshi Wan

【批准文号】甘药制字Z08301858

【执行标准】医疗机构制剂注册批件（0814）附件

【处方组成】松石、珍珠、珊瑚、朱砂、诃子（去核）、铁屑（诃子制）、余甘子、五灵脂膏、檀香、降香、木香马兜铃、鸭嘴花、人工牛黄、木香、绿绒蒿、船形乌头、肉豆蔻、丁香、伞梗、虎耳草、毛诃子（去核）、天竺黄、西红花、木棉花、人工麝香、石灰华。

【性　　状】本品为黑褐色至黑色水丸；气香，味苦、涩。

【功能主治】清热解毒，疏肝利胆，化瘀。用于肝郁气滞，血瘀，肝中毒，肝痛，肝硬化，肝渗水及各种急、慢性肝炎和胆囊炎。

【规　　格】每丸重0.95g。每袋装6丸。

【用法用量】开水泡服，一次1丸，一日1次。

【不良反应】尚不明确。

【注意事项】尚不明确；运动员慎用。

【贮　　藏】密封。

【包　　装】聚乙烯药用复合膜袋。

【有 效 期】60个月

【生产单位】甘南州合作市卡加曼寺藏医院

　　　　　　本制剂仅限本医疗机构使用。

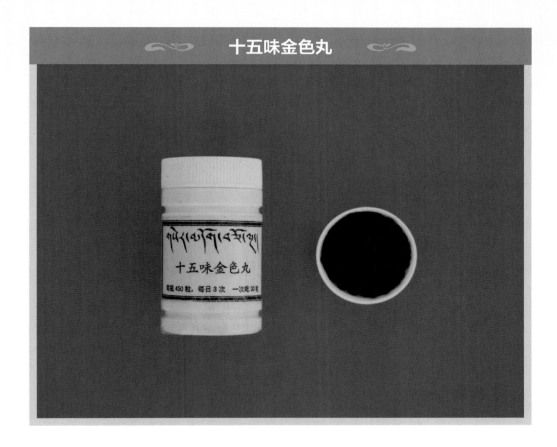

十五味金色丸

【药品名称】十五味金色丸 Shiwuwei Jinse Wan

【批准文号】甘药制字Z20170020

【执行标准】医疗机构制剂注册批件（甘制注20170020）附件

【处方组成】诃子、石榴、余甘子、止泻木子、肉豆蔻、波棱瓜子、渣驯膏、孜然芹、红花、木香、山刺梨花、黑冰片、铁粉、贝齿灰等。

【性　　状】本品为灰褐色至黑色水丸；气微香，味苦。

【功能主治】清热解毒、化瘀。用于血、胆落于肠胃，胆囊痞肿，巩膜黄染，消化不良，中毒症，胆囊内结石等病症。

【规　　格】每10丸重0.8g。

【用法用量】嚼服。一次10～20丸，一日3次，或遵医嘱。

【不良反应】尚不明确。

【注意事项】尚不明确。

【贮　　藏】密闭，防潮。

【包　　装】聚乙烯药用瓶（袋）。

【有 效 期】暂定36个月。

【生产单位】甘南州合作市卡加曼寺藏医院

本制剂仅限本医疗机构使用。

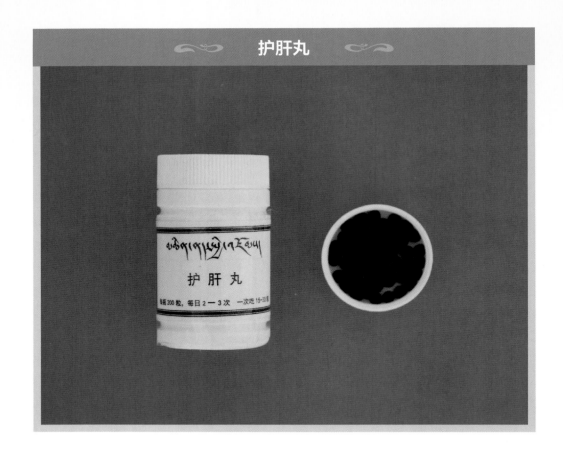

护肝丸

【药品名称】护肝丸（五味渣驯丸）Hugan Wan

【批准文号】甘药制字Z20170024

【执行标准】医疗机构制剂注册批件（甘制注2017024）附件

【处方组成】渣驯膏、红花、木香马兜铃、诃子、甘青青兰。

【性　　状】本品为黑色至黑褐色水丸；气微香，味苦。

【功能主治】清肝热。用于肝炎、肝肿大等。

【规　　格】每10丸重0.8g。

【用法用量】嚼服。一次2～3g，一日2～3次，或遵医嘱。

【不良反应】尚不明确。

【注意事项】尚不明确；运动员慎用。

【贮　　藏】密闭，防潮。

【包　　装】聚乙烯药用瓶（袋）。

【有 效 期】暂定36个月。

【生产单位】甘南州合作市卡加曼寺藏医院

本制剂仅限本医疗机构使用。

三、神经科

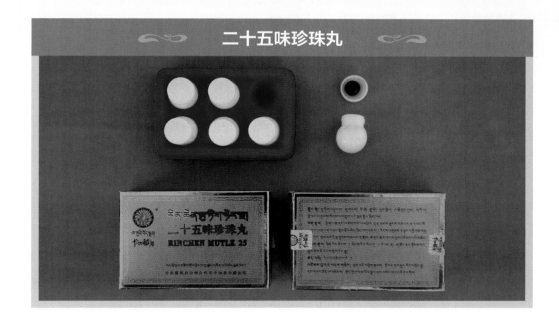

【药品名称】二十五味珍珠丸 Ershiwuwei Zhenzhu Wan

【批准文号】甘药制字Z08301859

【执行标准】医疗机构制剂注册批件（0813）附件

【处方组成】珍珠、肉豆蔻、石灰华、草果、丁香、降香、豆蔻、诃子、檀香、余甘子、沉香、肉桂、毛诃子、螃蟹、木香、冬葵果、荜茇、短穗、兔耳草、金礞石、人工牛黄、香旱芹、红花、黑种草子、人工麝香。

【性　　状】本品为红棕色至棕色水丸；气香，味苦、辛。

【功能主治】安神开窍。用于中风，半身不遂，口眼歪斜，昏迷不醒，神志紊乱，谵语发狂等。

【规　　格】每丸重0.75g。每袋装6丸。

【用法用量】开水泡服。一次1丸，一日1～2次。

【不良反应】尚不明确。

【禁　　忌】酸、冷、酒。

【注意事项】尚不明确。

【贮　　藏】密封。

【包　　装】聚乙烯药用复合膜袋。

【有 效 期】60个月

【生产单位】甘南州合作市卡加曼寺藏医院

　　　　　　本制剂仅限本医疗机构使用。

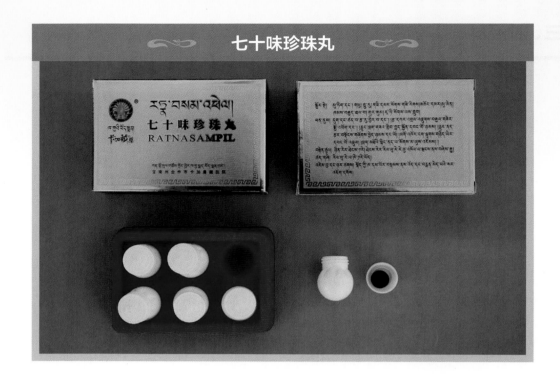

【药品名称】七十味珍珠丸 Qishiwei Zhenzhu Wan

【批准文号】甘药制字Z08301896

【执行标准】医疗机构制剂注册批件（0850）附件

【处方组成】本品系藏族验方。珍珠、檀香、降香、九眼石、西红花、人工牛黄、人工麝香等。

【性　　状】本品为黑褐色至黑色水丸；气芳香，味甘、涩、苦。

【功能主治】安神，镇静，通经活络，调和气血，醒脑开窍。用于黑白脉病，隆血不调，中风，瘫痪，半身不遂，癫痫，脑溢血，脑震荡，心脏病，高血压及神经性障碍。

【规　　格】每丸重1g。每袋装6丸。

【用法用量】口服。重症一日1丸，一般每隔3～7天1丸，开水泡服或青稞酒浸泡过夜服。

【不良反应】尚不明确。

【禁　　忌】陈旧、酸性食物。

【注意事项】运动员慎用。

【贮　　藏】密封。

【包　　装】塑料袋包装。

【有 效 期】60个月。

【生产单位】甘南州合作市卡加曼寺藏医院

本制剂仅限本医疗机构使用。

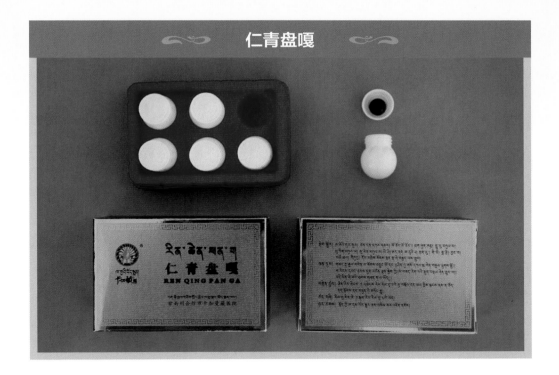

仁青盘嘎

【药品名称】仁青盘嘎 Renqing Panga

【批准文号】甘药制字Z12002238

【执行标准】医疗机构制剂注册批件（2012321）附件

【处方组成】本品系藏族验方。珊瑚、珍珠母、紫白檀香木、诃子、红花、人工熊胆、人工牛黄等四十多味。

【性　　状】本品为棕红色水丸；味涩、微苦、微腥。

【功能主治】安神镇惊，通络活络，开胸解闷，醒脑开窍。适用于中风，风湿，强直性脊柱炎，癫痫，神智紊乱，半身不遂，肌萎缩侧索硬化症，脑瘫痪，心肌梗死，抑郁症等精神性功能障碍和各种创伤，陈旧性皮肤疾病。无病服用具有良好的醒脑开窍之清血作用。

【规　　格】每丸重1.1g。

【用法用量】每日1次，一次1丸。嚼碎后温开水泡服。或遵医嘱。

【不良反应】尚不明确。

【注意事项】尚不明确；运动员慎用。

【贮　　藏】密闭，防潮。

【包　　装】聚乙烯药用复合膜袋包装。

【有 效 期】60个月。

【生产单位】甘南州合作市卡加曼寺藏医院

本制剂仅限本医疗机构使用。

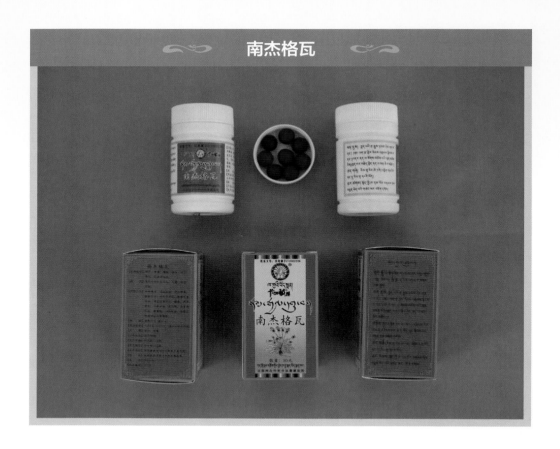

南杰格瓦

【药品名称】南杰格瓦 Nanjie Gewa

【批准文号】甘药制字Z12002234

【执行标准】医疗机构制剂注册批件（2012317）附件

【处方组成】本品系藏族验方。佐太、诃子肉、乳香、光明盐、宽筋藤等十九味。

【性　　状】本品为黑绿色水丸；气香，味苦、酸、咸。

【功能主治】安神镇惊，通经活络，清热解毒，醒脑开窍。适用于中风，腰椎间盘突出，强直性脊柱炎，癫痫，神智紊乱，半身不遂，血脂引起的硬化症，脑萎缩，心肌硬塞，抑郁症等精神性功能障碍。

【规　　格】每丸重1g。

【用法用量】一日2次，一次1丸，嚼碎后开水冲服。或遵医嘱。

【不良反应】尚不明确。

【注意事项】尚不明确；运动员慎用。

【贮　　藏】密闭，防潮。

【包　　装】聚乙烯药用复合膜袋包装。

【有 效 期】36个月。

【生产单位】甘南州合作市卡加曼寺藏医院

本制剂仅限本医疗机构使用。

四、外科

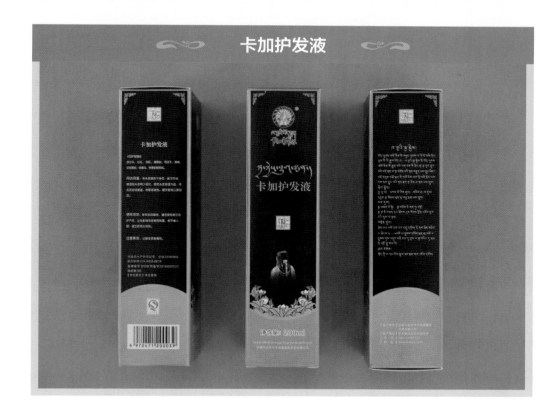

【药品名称】卡加护发液 Kajia Hufa Ye

【批准文号】甘妆20160004

【执行标准】Q/KJM02—2015

【处方组成】余甘子、红花、杏仁、姜根粉、毛诃子、黄精、花椒果皮、何首乌、党参。

【功能主治】护发。

【规　　格】每瓶200mL。

【用法用量】将头发清洗干净后，摇匀本品，喷洒至头发稀少部位，感觉头皮潮湿为宜，将头皮轻轻揉搓、按摩至发热。每天使用三至四次。

【注意事项】过敏体质者慎用。

【有 效 期】3年。

【使用须知】使用本品期间，请勿使用其他洗护产品，以免影响本品使用效果，若不慎入眼，请立即用水冲洗。

【生产单位】甘南州合作市卡加曼藏药开发有限公司

本制剂仅限本医疗机构使用。

卡加足浴散

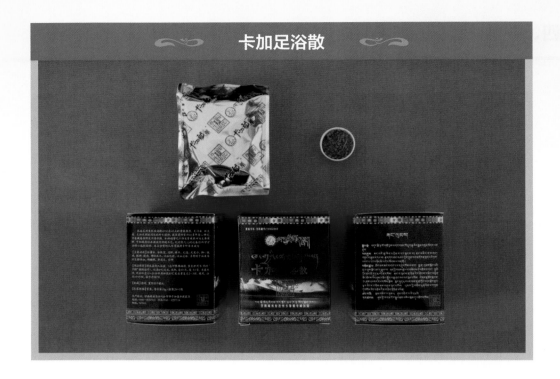

【药品名称】卡加足浴散 Kajia Zuyu San

【批准文号】甘药制字Z12002243

【执行标准】医疗机构制剂注册批件（2012326）附件

【处方组成】本品系藏族验方。刺柏、烈香杜鹃、大籽蒿、麻黄、水柏枝等。

【性　　状】本品为褐棕色散剂；气香。

【功能主治】祛黄水，除寒湿，活血化瘀，活血通络。用于消肿，麻木，足湿，足寒冷，足心散痛，腿肿，腹痛，神经麻木疾病等。另有助于血液循环、大脑供血，助睡眠，解疲乏，安神等功效。

【规　　格】每袋装25g。

【用法用量】将本品倒入浴盆，水温40℃左右，浸泡全身，每日一次，每次1～3袋，泡至水凉，然后休息15～20分钟，再加热至40℃左右重复泡2～3回，浴后卧热炕发汗或避风处。浴疗3个疗程，每个疗程7日。（也可根据病情遵医嘱配用不同的"卡擦"辅助治疗）

【不良反应】尚不明确。

【注意事项】心脏病，高烧禁浴。

【贮　　藏】密闭，防潮。

【包　　装】聚乙烯药用复合膜袋包装。

【有 效 期】36个月。

【生产单位】甘南州合作市卡加曼寺藏医院

本制剂仅限本医疗机构使用。

卡加沐浴散

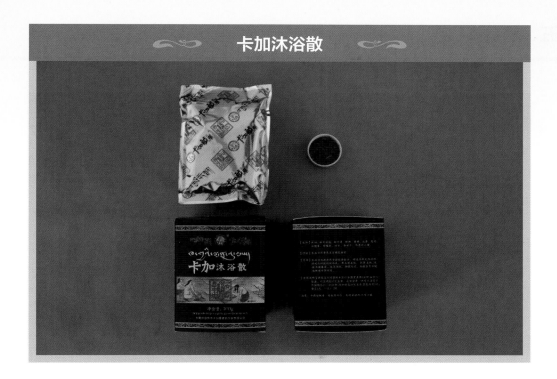

【药品名称】卡加沐浴散 Kajia Muyu San

【批准文号】甘药制字Z20170013

【执行标准】医疗机构制剂注册批件（2012319）附件

【处方组成】本品系藏族验方。刺柏、烈香杜鹃、大籽蒿、铺散亚菊等。

【性　　状】本品为褐棕色散剂；气香。

【功能主治】发汗，消炎，止痛，祛黄水，除寒湿，活血通络。用于痹病即风湿性关节炎，类风湿性关节炎，关节肿大，关节积水，四肢麻木，痛风，偏瘫，妇女产后疾病等，另有助于血液循环、大脑供血、助睡眠，解疲乏，安神等功效。

【规　　格】每袋装25g。

【用法用量】将本品倒入浴盆，水温40℃左右，浸泡全身，每日一次，每次1～3袋，泡至水凉，然后休息15～20分钟，再加热至40℃左右重复泡2～3回，浴后卧热炕发汗或避风处。浴疗3个疗程，每个疗程7日。（也可根据病情遵医嘱配用不同的"卡擦"辅助治疗）

【不良反应】尚不明确。

【注意事项】心脏病、高烧、酒后及妇女行经期禁浴。

【贮　　藏】密闭，防潮。

【包　　装】聚乙烯药用复合膜袋包装。

【有 效 期】36个月。

【生产单位】甘南州合作市卡加曼寺藏医院

本制剂仅限本医疗机构使用。

五、解毒类

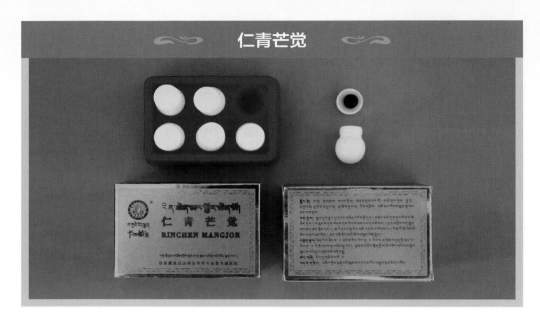

仁青芒觉

【药品名称】仁青芒觉 Renqing Mangjue

【批准文号】甘药制字Z08301897

【执行标准】医疗机构制剂注册批件（0851）附件

【处方组成】本品系藏族验方。毛诃子、蒲桃、西红花、人工牛黄、人工麝香、朱砂、马钱子等。

【性　　状】本品为黑褐色至黑色水丸；气香，味苦、甘、涩。

【功能主治】清热解毒，益肝养胃，明目醒神，愈疮，滋补强身。用于自然毒、配制毒等各种中毒症，培根、木布等疾病，急慢性胃溃疡，腹水、麻风病等。

【规　　格】每丸重1g。每袋装6丸。

【用法用量】口服。每次1丸，每隔七日1丸，黎明时开水泡服，服药前一夜服少量花椒水。

【不良反应】尚不明确。

【注意事项】服药期禁用酸腐、生冷及油腻食物；防止受凉。运动员慎用。

【贮　　藏】密封。

【包　　装】聚乙烯药用复合膜袋包装。

【有 效 期】60个月。

【生产单位】甘南州合作市卡加曼寺藏医院

本制剂仅限本医疗机构使用。

六、热病类

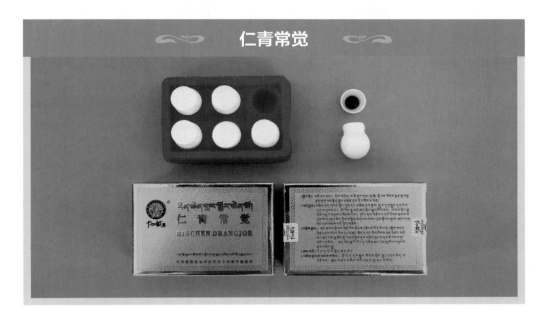

【药品名称】仁青常觉 Renqing Changjue

【批准文号】甘药制字Z08301898

【执行标准】医疗机构制剂注册批件（0852）附件

【处方组成】本品系藏族验方。珍珠、朱砂、檀香、降香、沉香、诃子、人工牛黄、人工麝香、西红花等。

【性　　状】本品为黑褐色至黑色水丸；气微香，味甘、微苦、涩。

【功能主治】清热，解毒，调和隆、赤巴、培根，滋补。用于隆、赤巴、培根各病，陈旧性胃肠炎、溃疡，木布病，萎缩性胃炎，各种中毒症，自然毒、化学毒、矿物毒、梅毒，麻风，陈旧热病，炭疽，疔痛，利尿，干黄水，止血，生肌，内脏化脓等。无病服用可滋补，抗衰老，防病。

【规　　格】每丸重1g。每袋装6丸。

【用法用量】口服。重病一日1丸。一般三至七或十天服1丸。开水或酒泡，黎明空腹服用。服用前后三天忌食各类肉、酸性食物。

【不良反应】尚不明确。

【注意事项】服药期间禁用酸、腐、生冷食物，防止受凉，禁止房事。运动员慎用。

【贮　　藏】密封。

【包　　装】聚乙烯药用复合膜袋包装。

【有 效 期】60个月。

【生产单位】甘南州合作市卡加曼寺藏医院

本制剂仅限本医疗机构使用。

七、肾病类

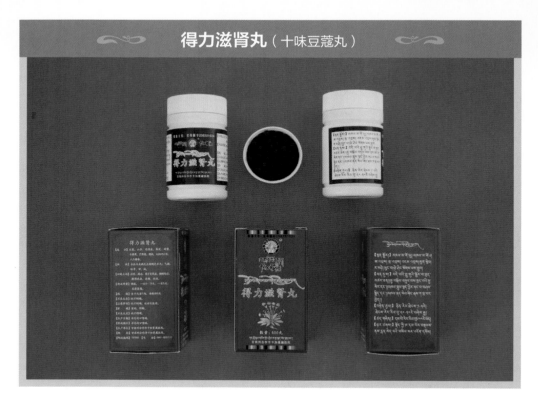

得力滋肾丸（十味豆蔻丸）

【药品名称】得力滋肾丸（十味豆蔻丸）Deli Zishen Wan

【批准文号】甘药制字Z08301924

【执行标准】医疗机构制剂注册批件（0877）附件

【处方组成】豆蔻、山奈、光明盐、荜茇、螃蟹、冬葵果、芒果核、蒲桃、大托叶云实、人工麝香。

【性　　状】本品为灰褐色至棕褐色水丸；气微，味辛、甘、咸。

【功能主治】补肾，排石。用于肾寒症，膀胱结石，腰部疼痛，尿频，尿闭。

【规　　格】每丸重0.5克。每袋装30丸。

【用法用量】口服。一次1～3丸，一日2次。

【不良反应】尚不明确。

【注意事项】尚不明确；运动员慎用。

【包　　装】聚乙烯药用复合膜袋包装。

【贮　　藏】密闭，置阴凉干燥处。

【有 效 期】36个月。

【生产单位】甘南州合作市卡加曼寺藏医院

本制剂仅限本医疗机构使用。

八、糖尿病类

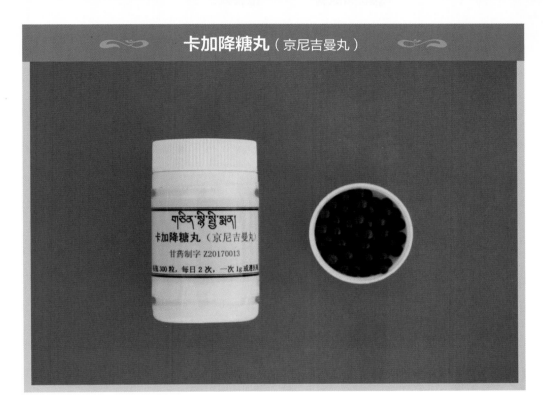

卡加降糖丸（京尼吉曼丸）

【药品名称】卡加降糖丸（京尼吉曼丸）Kajia Jiangtang Wan

【批准文号】医疗机构制剂注册批件（甘制注2017013）附件

【执行标准】甘药制字Z20170013

【处方组成】诃子、手掌参、姜黄、红花、朱砂、短穗兔耳草等。

【性　　状】本品为灰褐色至褐色水丸；气微，味微苦、辛。

【功能主治】益肾，固精，利尿。适用于肾病，尿急，小便浑浊，糖尿病，遗精。

【规　　格】每10丸重0.8g。

【用法用量】嚼服。一次1g，一日2次，或遵医嘱。

【不良反应】尚不明确。

【注意事项】尚不明确；运动员慎用。

【贮　　藏】密闭，置阴凉干燥处。

【包　　装】聚乙烯药用瓶（袋）。

【有 效 期】36个月。

【生产单位】甘南州合作市卡加曼寺藏医院

　　　　　　本制剂仅限本医疗机构使用。

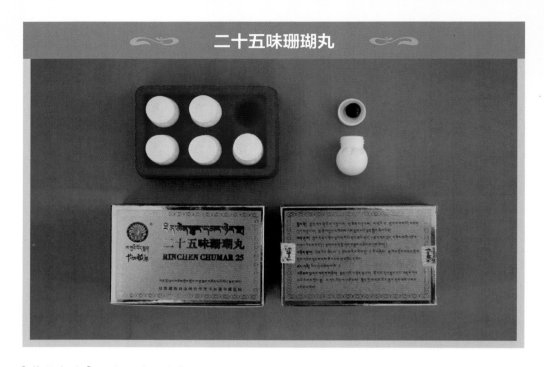

【药品名称】二十五味珊瑚丸 Ershiwuwei Shanhu Wan

【批准文号】甘药制字Z08301857

【执行标准】医疗机构制剂注册批件（0811）附件

【处方组成】诃子、木香、藏菖蒲、铁棒锤、人工麝香、珍珠母、珊瑚、珍珠、青金石、丁香、肉豆蔻、磁石、沉香、紫菀、禹粮土、木橘、芝麻、獐牙菜、炉甘石、银朱、龙骨、羊脑石、红花、甘草、打箭菊。

【性　　状】本品为红棕色至红褐色水丸；气微香，味甘、苦、涩。

【功能主治】开窍，通络，止痛，调和血压。用于顽固性火痛，白脉病，脑炎，头晕目眩，肢体麻木僵硬，神志不清，血压不调，抽风痉挛。

【规　　格】每丸重1g。每袋装6丸。

【用法用量】开水泡服。一次1丸，一日1次。

【不良反应】尚不明确。

【注意事项】尚不明确。运动员慎用。

【贮　　藏】密封。

【包　　装】聚乙烯药用复合膜袋。

【有 效 期】60个月。

【生产单位】甘南州合作市卡加曼寺藏医院

本制剂仅限本医疗机构使用。

十、补益类

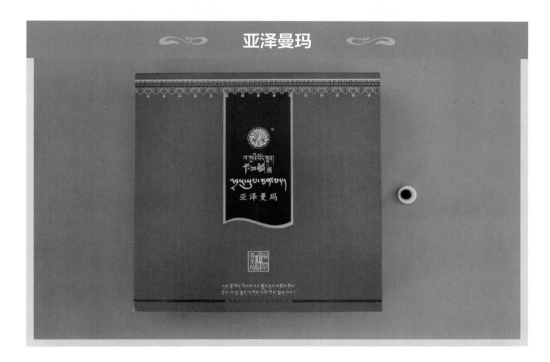

【药品名称】亚泽曼玛 Yaze Manma

【批准文号】甘药制字Z12002247

【执行标准】医疗机构制剂注册批件（2012330）附件

【处方组成】本品系藏族验方。佐太、诃子、土当归、毛诃子、手参、余甘子、人参、天冬、冬虫夏草等。

【性　　状】本品为淡黄色裹白色粉末水丸，味甜，有油腻感。

【功能主治】壮阳益肾，养心安神，强筋骨。用于心悸失眠，脾胃不和，老年虚弱，经络不利，肢体僵直，肾虚，阳痿不举，虚损不足症。有助于提高免疫力，强肾祛皱。

【规　　格】每丸重11g。

【用法用量】口服。一日2次，一次2丸，或遵医嘱。

【不良反应】尚不明确。

【注意事项】上感发烧、发热时忌用。

【贮　　藏】密闭，防潮。

【包　　装】聚乙烯药用复合膜袋包装。

【有 效 期】36个月。

【生产单位】甘南州合作市卡加曼寺藏医院

　　　　　　本制剂仅限本医疗机构使用。

第十一节
夏河县藏医医院

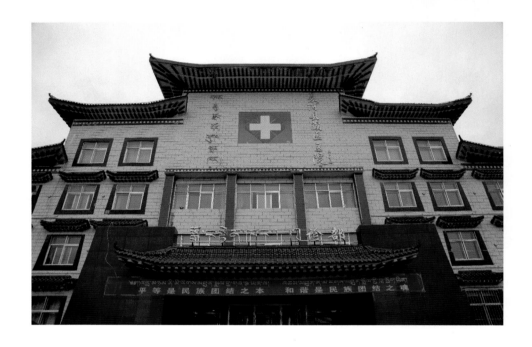

　　甘肃省夏河县藏医医院，成立于1979年1月，是继西藏自治区之后建立的全国第二所、甘肃省第一所公办非营利性藏医医院。建院以来在拉卜楞寺曼巴扎仓高僧旦巴嘉措大师、果洛合曼巴等著名藏医药专家的艰苦创业和历任院领导的苦心经营及历代医护人员的辛勤工作下，医院已经发展成为管理规范、特色突出，诊治设备齐全、住院条件良好、新农合医保业务顺畅的二级甲等县级民族医院。

　　医院现设有藏医综合内科、藏医药浴科、藏医外治科等科室。其中，藏医药浴科擅长类风湿、风湿、骨关节病、妇科以及皮肤病；特色重点专科之一的藏医外治科则采用藏医放血、艾灸、敷熨、涂擦、烙疗、泻疗等传统疗法，对椎间盘突出、骨质增生、腰肌劳损、痛风、面瘫、偏瘫、三叉神经痛、坐骨神经痛、高血压等疗效显著。

　　通过GPP认证的制剂室，研发生产以闻名遐迩的胃肠道良药"洁白丸"为主的汤、散、丸、膏等多种剂型的传统藏药制剂品种达280余种，其中获医院制剂批号的有51个品种，特别是在著名藏医药学家旦科教授亲自指导下，完成二十五味珊瑚丸等多种珍宝类藏药的研制。

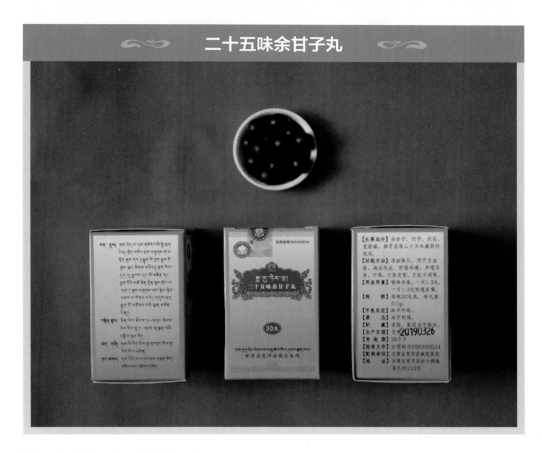

【药品名称】二十五味余甘子丸 Ershiwuwei Yuganzi Wan

【批准文号】甘药制字Z09302034

【执行标准】《中国药典》2005年版一部

【处方组成】余甘子、诃子、芫荽、宽筋藤、獐牙菜等二十五味组成。

【功能主治】凉血降压。用于多血症，高血压症，肝胆疼痛，声哑目赤，口渴，口唇发紫，月经不调等。

【规　　格】每瓶30丸装，每丸重0.5g。

【用法用量】嚼碎吞服。一次1～3丸，一日1～3次，或遵医嘱。

【不良反应】尚不明确。

【禁　　忌】尚不明确。

【贮　　藏】密封，置阴凉干燥处。

【有 效 期】36个月。

【生产单位】甘肃省夏河县藏医医院

本制剂仅限本医疗机构使用。

二十五味珍珠丸

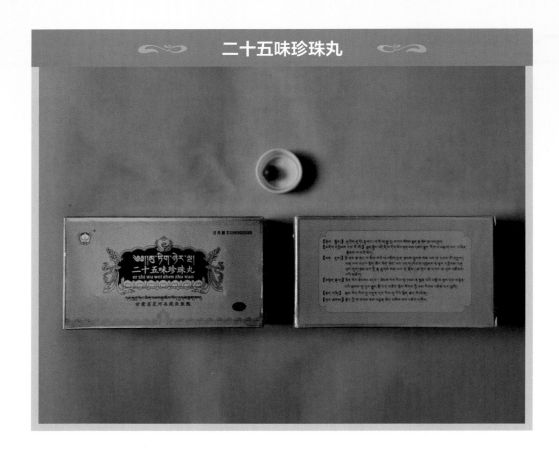

【药品名称】二十五味珍珠丸 Ershiwuwei Zhenzhu Wan

【批准文号】甘药制字Z09302035

【执行标准】甘肃省医疗机构制剂质量标准

【处方组成】珍珠、肉豆蔻、石灰华、草果、余甘子、沉香等二十五味组成。

【性　　状】本品为黄棕带微红色水丸；气香，味苦、辛。

【功能主治】安神开窍。用于中风，半身不遂，癫痫，口眼歪斜，昏迷不醒，神志紊乱，谵语发狂等。

【规　　格】每丸重1克，每盒装7丸。

【用法用量】嚼碎吞服。一次1丸，一日1～2次，或遵医嘱。

【不良反应】尚不明确。

【禁　　忌】孕妇、运动员慎用。

【贮　　藏】密封，置阴凉干燥处。

【生产单位】甘肃省夏河县藏医医院

　　　　　　本制剂仅限本医疗机构使用。

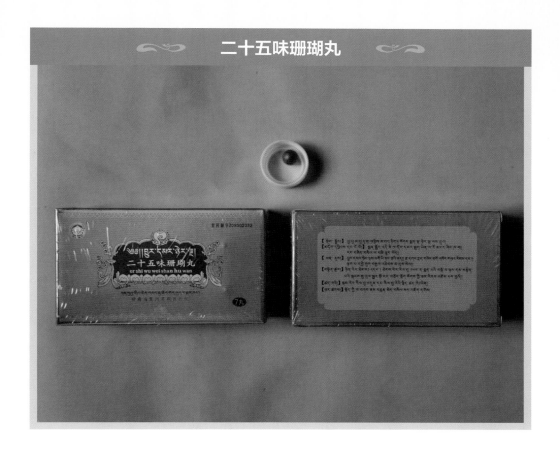

二十五味珊瑚丸

【药品名称】二十五味珊瑚丸 Ershiwuwei Shanhu Wan

【批准文号】甘药制字Z09302032

【执行标准】甘肃省医疗机构制剂质量标准

【处方组成】珊瑚、诃子、木香、珍珠母、沉香、獐牙菜等二十五味组成。

【性　　状】本品为红棕色水丸；气微香，味甘、苦、涩。

【功能主治】开窍，止痛，通络，调和血压。用于顽固性头痛，白脉病，脑炎，头晕目眩，肢体麻木僵硬，神志不清，血压不调，抽风痉挛。

【规　　格】每丸重1g，每盒装7丸。

【用法用量】嚼碎吞服。一次1丸，一日2次，或遵医嘱。

【不良反应】尚不明确。

【禁　　忌】孕妇、运动员慎用。

【贮　　藏】密封，置阴凉干燥处。

【生产单位】甘肃省夏河县藏医医院

本制剂仅限本医疗机构使用。

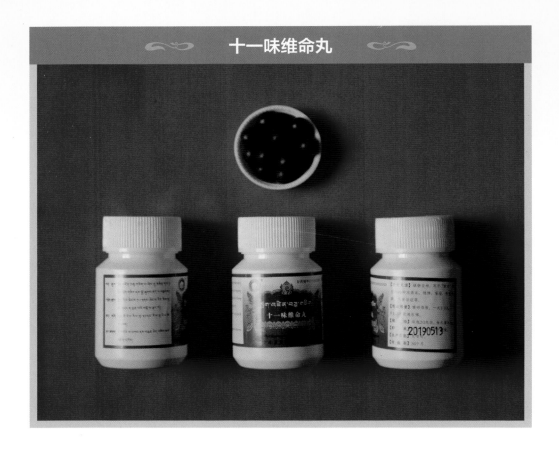

十一味维命丸

【药品名称】十一味维命丸 Shiyiwei Weiming Wan

【批准文号】甘药制字Z09302053

【执行标准】甘肃省医疗机构制剂质量标准

【处方组成】秘方。

【功能主治】镇静安神。用于索隆病引起的神志紊乱，惊悸，哑结，失眠多梦，头晕目眩等。

【规　　格】每瓶装30丸，每丸重0.5克。

【用法用量】嚼碎吞服。一次1～3丸，一日1～3次，或遵医嘱。

【贮　　藏】密封，置阴凉干燥处。

【有 效 期】36个月。

【生产单位】甘肃省夏河县藏医医院

　　　　　　本制剂仅限本医疗机构使用。

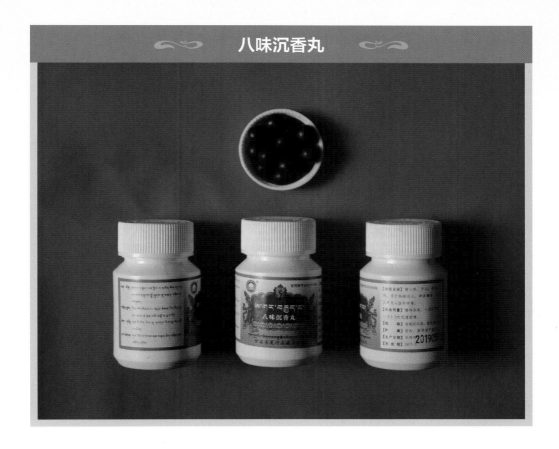

八味沉香丸

【药品名称】八味沉香丸 Bawei Chenxiang Wan

【批准文号】甘药制字Z09301936

【执行标准】甘肃省医疗机构制剂质量标准

【处方组成】秘方。

【性　　状】本品为黄棕色水丸；气芳香，味咸、涩、微苦。

【功能主治】清心热，宁心，安神，开窍。用于热病攻心，神昏谵语，心前区疼及心脏外伤等。

【规　　格】每瓶装30丸，每丸重0.5克。

【用法用量】嚼碎吞服。一次2～3丸，一日1～3次，或遵医嘱。

【贮　　藏】密封，置阴凉干燥处。

【有 效 期】36个月。

【生产单位】甘肃省夏河县藏医医院

　　　　　　本制剂仅限本医疗机构使用。

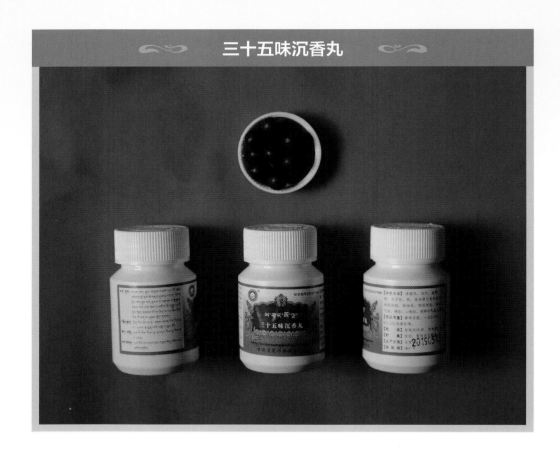

三十五味沉香丸

【药品名称】三十五味沉香丸 Sanshiwuwei Chenxiang Wan

【批准文号】甘药制字Z09301948

【执行标准】《中国药典》2005年版一部

【处方组成】秘方。

【功能主治】清瘟热，祛风，益肺，利痹。用于疠、热、隆相搏引起的疾病，热病初起，肺瘤疾，肺铁布症，咳嗽，气逆，痹症，心隆症，疑难的气血上壅等。

【规　　格】每瓶装30丸，每丸0.5g。

【用法用量】嚼碎吞服。一次2～4丸，一日1～2次，或遵医嘱。

【贮　　藏】密封，置阴凉干燥处。

【有 效 期】36个月。

【生产单位】甘肃省夏河县藏医医院

　　　　　　本制剂仅限本医疗机构使用。

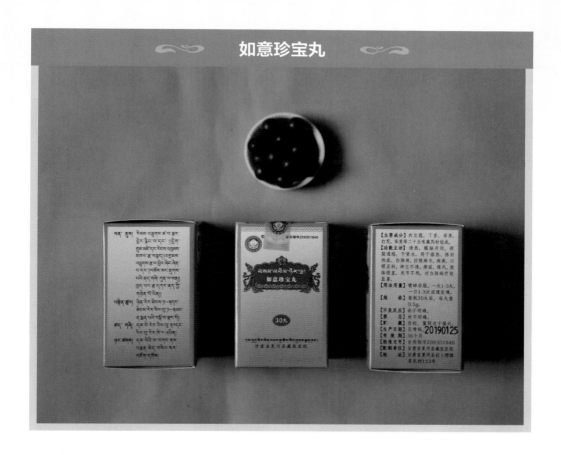

【药品名称】如意珍宝丸 Ruyi Zhenbao Wan

【批准文号】甘药制字Z09301946

【执行标准】《中国药典》2005年版一部

【处方组成】肉豆蔻、丁香、草果、红花、荜茇等二十五味组成。

【功能主治】清热，醒脑开窍，舒筋通络，干黄水。用于瘟热，陈旧热症，白脉病，四肢麻木，瘫痪，口眼歪斜，神志不清，痹症，痛风，肢体强直，关节不利。对白脉病疗效显著。

【规　　格】每瓶装30丸，每丸重0.5g。

【用法用量】嚼碎吞服。一次1～3丸，一日1～3次，或遵医嘱。

【不良反应】尚不明确。

【禁　　忌】尚不明确。

【贮　　藏】密封，置阴凉干燥处。

【有 效 期】36个月。

【生产单位】甘肃省夏河县藏医医院

　　　　　　本制剂仅限本医疗机构使用。

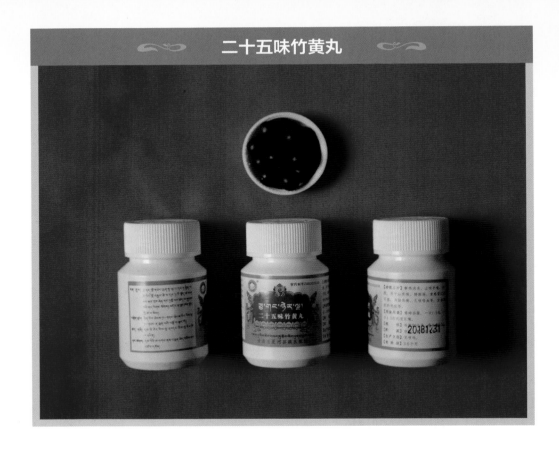

【药品名称】二十五味竹黄丸 Ershiwuwei Zhuhuang Wan

【批准文号】甘药制字Z09302036

【执行标准】甘肃省医疗机构制剂质量标准

【处方组成】人工牛黄等二十五味。

【功能主治】解热消炎，止咳平喘，排脓。用于肺疼痛，肺脓疡，重感冒迁延不愈，胸胁热痛，久咳咯血等。主治胸腔的热症等。

【规　　格】每瓶装30丸，每丸重0.5g。

【用法用量】嚼碎吞服。一次1～3丸，一日1～3次，或遵医嘱。

【贮　　藏】密封，置阴凉干燥处。

【有 效 期】36个月。

【生产单位】甘肃省夏河县藏医医院

　　　　　　本制剂仅限本医疗机构使用。

三、消化系统类

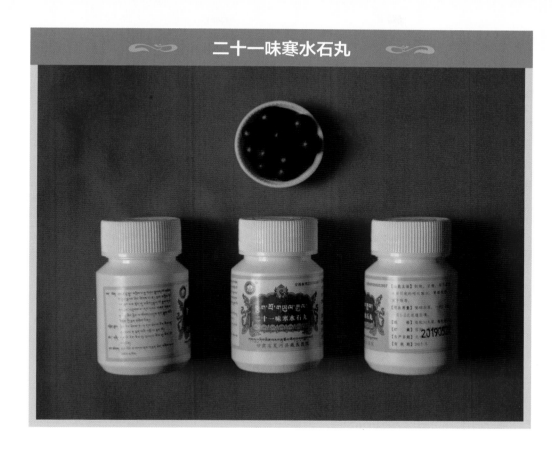

二十一味寒水石丸

【药品名称】二十一味寒水石丸 Ershiyiwei Hanshuishi Wan

【批准文号】甘药制字Z09302037

【执行标准】甘肃省医疗机构制剂质量标准

【处方组成】秘方。

【功能主治】制酸，目痛。用于培根木布引起的呕吐酸水，胃部刺痛，大便干燥等。

【规　　格】每瓶装30丸，每丸重0.5g。

【用法用量】嚼碎吞服。一次2～3克，一日1～2次，或遵医嘱。

【贮　　藏】密封，置阴凉干燥处。

【有 效 期】36个月。

【生产单位】甘肃省夏河县藏医医院

　　　　　　本制剂仅限本医疗机构使用。

二十五味松石丸

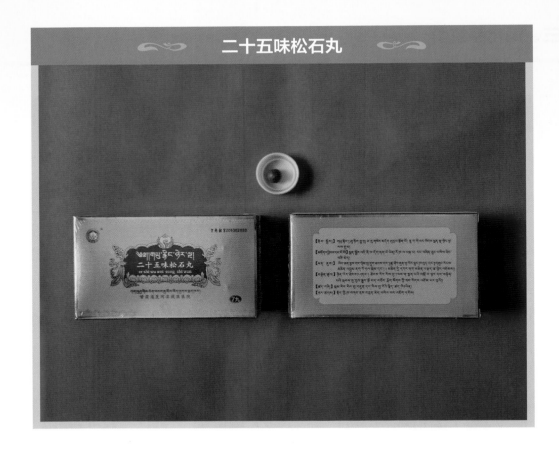

【药品名称】二十五味松石丸 Ershiwuwei Songshi Wan

【批准文号】甘药制字Z09302033

【执行标准】甘肃省医疗机构制剂质量标准

【处方组成】松石、珍珠、珊瑚、诃子（去核）、绿绒蒿、木棉花等二十五味组成。

【性　　状】本品为黑色水丸；气香，味苦、涩。

【功能主治】清热解毒，疏肝利胆，化瘀。用于肝郁气滞，血瘀，肝中毒，肝痛，肝硬化，肝腹水及各种急、慢性肝炎和胆囊炎。

【规　　格】每丸重1g，每盒装7丸。

【用法用量】嚼碎吞服。一次1丸，一日1次，或遵医嘱。

【不良反应】尚不明确。

【禁　　忌】孕妇、运动员慎用。

【贮　　藏】密封，置阴凉干燥处。

【生产单位】甘肃省夏河县藏医医院

　　　　　　本制剂仅限本医疗机构使用。

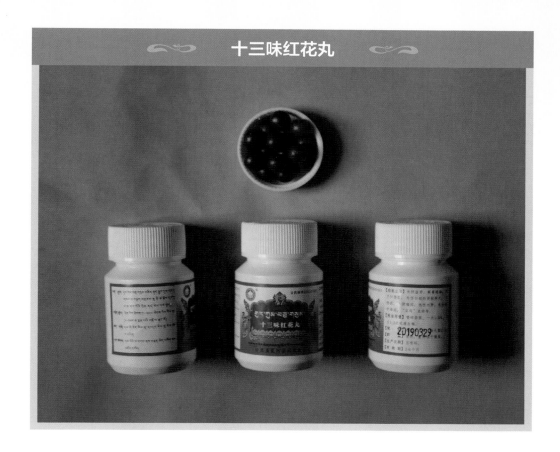

十三味红花丸

【药品名称】十三味红花丸 Shisanwei Honghua Wan

【批准文号】甘药制字Z09301951

【执行标准】甘肃省医疗机构制剂质量标准

【处方组成】人工牛黄、水牛角、银朱、人工麝香等。

【性　　状】本品为红棕色水丸；气微香，味苦、酸涩。

【功能主治】补肝益肾，解毒通淋。用于肝萎症，外伤引起的肾脏肿大，肝热症，小便
　　　　　　癃闭，热性水肿，化合毒中毒症，亚玛虫病等。

【规　　格】每瓶装30丸，每丸重0.5g。

【用法用量】嚼碎吞服。一次1～3丸，一日1～3次，或遵医嘱。

【贮　　藏】密封，置阴凉干燥处。

【有 效 期】36个月。

【生产单位】甘肃省夏河县藏医医院
　　　　　　本制剂仅限本医疗机构使用。

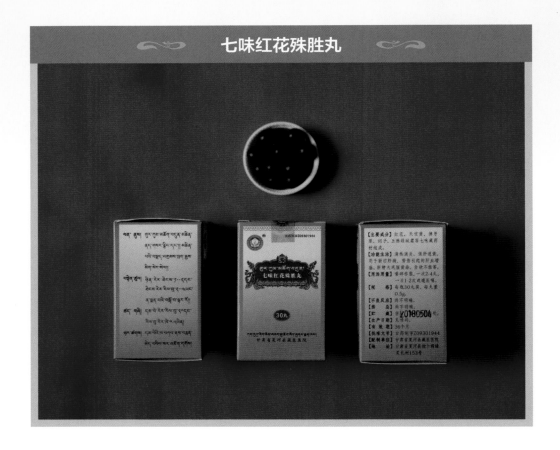

【药品名称】七味红花殊胜丸 Qiwei Honghua Shusheng Wan

【批准文号】甘药制字Z09301944

【执行标准】《中国药典》2005年版一部

【处方组成】红花、天竺黄、獐牙菜、诃子、五脉绿绒蒿等七味组成。

【功能主治】清热消炎，保肝退黄。用于新旧肝病，劳伤引起的肝血增盛，肝肿大，巩膜黄染，食欲不振等。

【规　　格】每瓶装30丸，每丸重0.5g。

【用法用量】嚼碎吞服。一次2～4丸，一日1～2次，或遵医嘱。

【不良反应】尚不明确。

【禁　　忌】尚不明确。

【贮　　藏】密封，置阴凉干燥处。

【有 效 期】36个月。

【生产单位】甘肃省夏河县藏医医院

本制剂仅限本医疗机构使用。

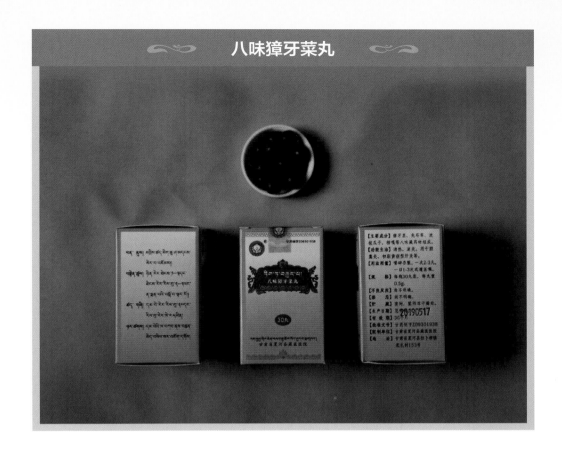

八味獐牙菜丸

【药品名称】八味獐牙菜丸 Bawei Zhangyacai Wan

【批准文号】甘药制字Z09301938

【执行标准】甘肃省医疗机构制剂质量标准

【处方组成】獐牙菜、兔耳草、波棱瓜子、榜嘎等八味组成。

【功能主治】清热，消炎。用于胆囊炎，初期黄疸型肝炎等。

【规　　格】每瓶装30丸，每丸重0.5g。

【用法用量】嚼碎吞服。一次2～3丸，一日1～3次，或遵医嘱。

【不良反应】尚不明确。

【禁　　忌】尚不明确。

【贮　　藏】密封，置阴凉干燥处。

【有 效 期】36个月。

【生产单位】甘肃省夏河县藏医医院

　　　　　　本制剂仅限本医疗机构使用。

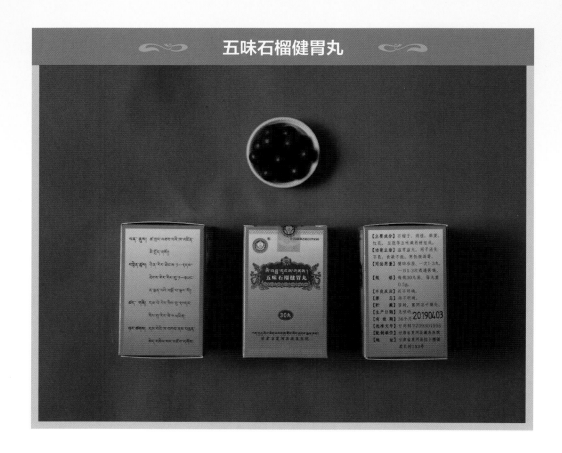

【药品名称】五味石榴健胃丸 Wuwei Shiliu Jianwei Wan

【批准文号】甘药制字Z09301956

【执行标准】甘肃省医疗机构制剂质量标准

【处方组成】石榴子、肉桂、荜茇、红花、豆蔻。

【功能主治】温胃益火。用于消化不良，食欲不振，寒性腹泻等。

【规　　格】每瓶装30丸，每丸重0.5g。

【用法用量】嚼碎吞服。一次1～3丸，一日1～3次，或遵医嘱。

【不良反应】尚不明确。

【禁　　忌】尚不明确。

【贮　　藏】密封，置阴凉干燥处。

【有 效 期】36个月。

【生产单位】甘肃省夏河县藏医医院

　　　　　　本制剂仅限本医疗机构使用。

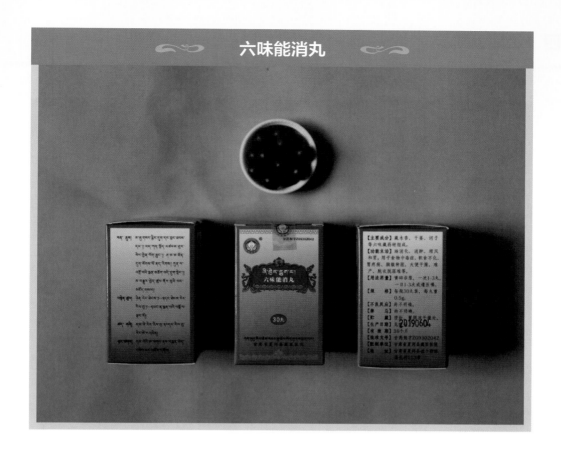

六味能消丸

【药品名称】六味能消丸 Liuwei Nengxiao Wan

【批准文号】甘药制字Z09302042

【执行标准】《中国药典》2005年版一部

【处方组成】藏木香、干姜、诃子等六味组成。

【功能主治】助消化，消肿，理风和胃。用于食物中毒症，积食不化，胃疼痛，胸腹肿胀，大便干燥，难产，胞衣脱落难等。

【规　　格】每瓶装30丸，每丸重0.5g。

【用法用量】嚼碎吞服。一次1～3丸，一日1～3次，或遵医嘱。

【不良反应】尚不明确。

【禁　　忌】尚不明确。

【贮　　藏】密封，置阴凉干燥处。

【有 效 期】36个月。

【生产单位】甘肃省夏河县藏医医院

　　　　　　本制剂仅限本医疗机构使用。

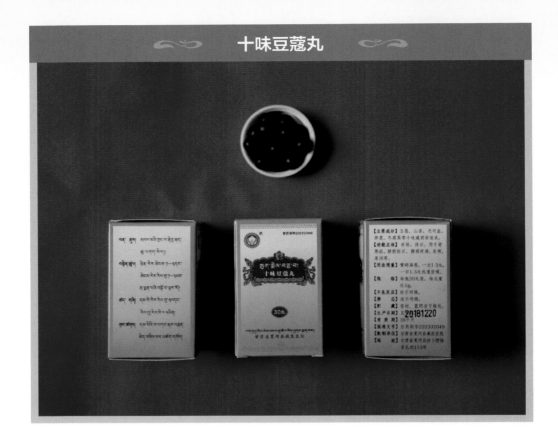

【药品名称】十味豆蔻丸 Shiwei Doukou Wan

【批准文号】甘药制字Z09302049

【执行标准】甘肃省医疗机构制剂质量标准

【处方组成】豆蔻、山柰、光明盐、荜茇、冬葵果等十味组成。

【功能主治】补肾，排石。用于肾寒症，膀胱结石，腰部疼痛，尿频，尿闭等。

【规　　格】每瓶装30丸，每丸重0.5g。

【用法用量】嚼碎吞服。一次1～3丸，一日1～3次，或遵医嘱。

【不良反应】尚不明确。

【禁　　忌】尚不明确。

【贮　　藏】密封，置阴凉干燥处。

【有 效 期】36个月。

【生产单位】甘肃省夏河县藏医医院

　　　　　　本制剂仅限本医疗机构使用。

十味诃子丸

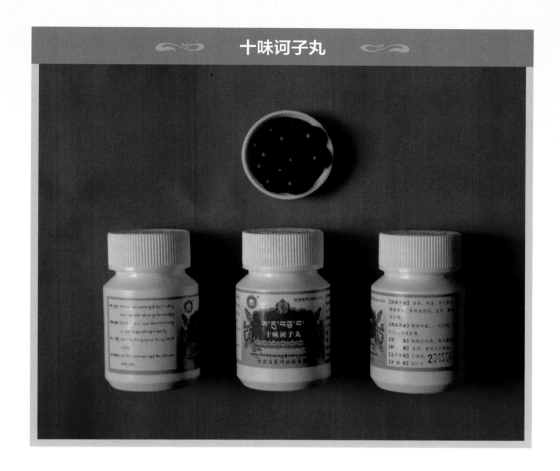

【药品名称】十味诃子丸 Shiwei Hezi Wan

【批准文号】甘药制字Z09301952

【执行标准】甘肃省医疗机构制剂质量标准

【处方组成】秘方。

【功能主治】清热，利尿。用于肾炎，腰膝酸痛，尿频或尿闭，血尿，尿道结石等。

【规　　格】每瓶装30丸，每丸重0.5g。

【用法用量】嚼碎吞服。一次2～4丸，一日1～2次，或遵医嘱。

【贮　　藏】密闭，置阴凉干燥处。

【有　效　期】36个月。

【生产单位】甘肃省夏河县藏医医院

　　　　　　本制剂仅限本医疗机构使用。

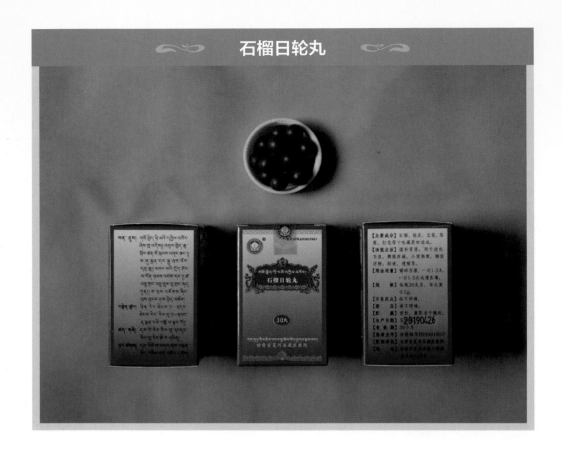

【药品名称】石榴日轮丸 Shiliu Rilun Wan

【批准文号】甘药制字Z03901957

【执行标准】《中国药典》2005年版一部

【处方组成】石榴、桂皮、豆蔻、荜茇、红花等十味组成。

【功能主治】温补胃肾。用于消化不良，腰腿疼痛，小便频数，脚前浮肿，阳痿，遗精等。

【规　　格】每瓶装30丸，每丸重0.5g。

【用法用量】嚼碎吞服。一次1～3丸，一日1～3次，或遵医嘱。

【不良反应】尚不明确。

【禁　　忌】尚不明确。

【贮　　藏】密封，置阴凉干燥处。

【有 效 期】36个月。

【生产单位】甘肃省夏河县藏医医院

本制剂仅限本医疗机构使用。

五、风湿类

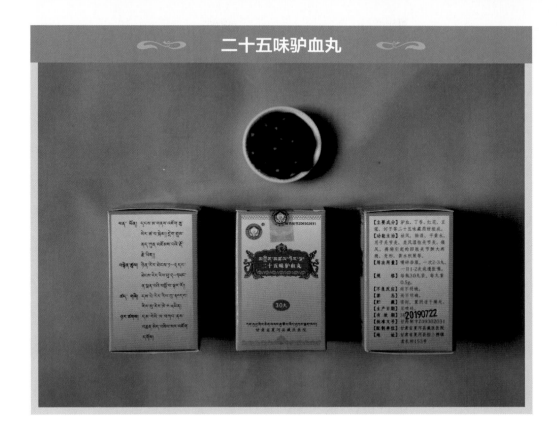

【药品名称】二十五味驴血丸 Ershiwuwei Lüxue Wan

【批准文号】甘药制字Z09302031

【执行标准】卫生部1995年版《药品标准》（藏药第一册）

【处方组成】驴血、丁香、红花、豆蔻、诃子等二十五味组成。

【功能主治】祛风，除湿，干黄水。用于关节炎，类风湿性关节炎，痛风，痹病引起的
四肢关节肿大疼痛、变形、黄水积聚等。

【规　　格】每瓶装30丸，每丸重0.5g。

【用法用量】嚼碎吞服。一次2～3丸，一日1～2次，或遵医嘱。

【不良反应】尚不明确。

【禁　　忌】尚不明确。

【贮　　藏】密封，置阴凉干燥处。

【有 效 期】36个月。

【生产单位】甘肃省夏河县藏医医院

　　　　　　本制剂仅限本医疗机构使用。

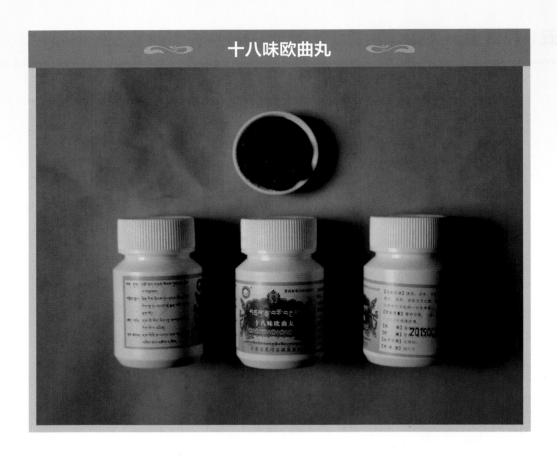

十八味欧曲丸

【药品名称】十八味欧曲丸 Shibawei Ouqu Wan

【批准文号】甘药制字Z09302047

【执行标准】甘肃省医疗机构制剂质量标准

【处方组成】人工麝香等十八味。

【功能主治】清热，杀疠，开窍。用于麻风，湿疹，四肢关节红肿，黄水病，风邪毒气引起的疾病等。

【规　　格】每瓶装30丸，每丸重0.5g。

【用法用量】嚼碎吞服。一次1～2丸，一日1～2次，或遵医嘱。

【贮　　藏】密封，置阴凉干燥处。

【有 效 期】36个月。

【生产单位】甘肃省夏河县藏医医院

本制剂仅限本医疗机构使用。

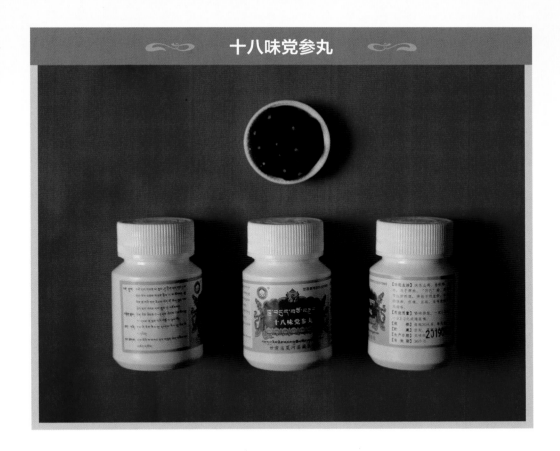

十八味党参丸

【药品名称】十八味党参丸 Shibawei Dangshen Wan

【批准文号】甘药制字Z09301949

【执行标准】甘肃省医疗机构制剂质量标准

【处方组成】秘方。

【功能主治】消炎止痛，愈疮疡，除黄水。用于痹病，冈巴病，四肢关节红肿疼痛，伸
屈不利，湿疹，牛皮癣，陷蚀癣，疔痛，亚玛，亚玛虫病及麻风病等。

【规　　格】每瓶装30丸，每丸重0.5g。

【用法用量】嚼碎吞服。一次1~2丸，一日1~2次，或遵医嘱。

【贮　　藏】密封，置阴凉干燥处。

【有 效 期】36个月。

【生产单位】甘肃省夏河县藏医医院
本制剂仅限本医疗机构使用。

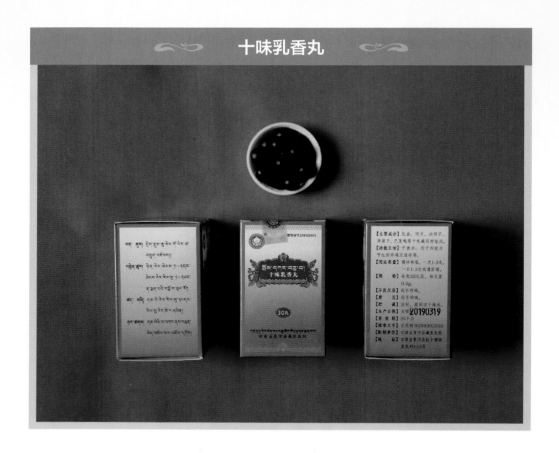

十味乳香丸

【药品名称】十味乳香丸 Shiwei Ruxiang Wan

【批准文号】甘药制字Z09302050

【执行标准】甘肃省医疗机构制剂质量标准

【处方组成】乳香、诃子、决明子、黄葵子、巴夏嘎等十味组成。

【功能主治】干黄水。用于四肢关节红肿疼痛及湿疹等。

【规　　格】每瓶装30丸，每丸重0.5g。

【用法用量】嚼碎吞服。一次1～3丸，一日1～3次，或遵医嘱。

【不良反应】尚不明确。

【禁　　忌】尚不明确。

【贮　　藏】密封，置阴凉干燥处。

【有 效 期】36个月。

【生产单位】甘肃省夏河县藏医医院

　　　　　　本制剂仅限本医疗机构使用。

六、妇儿科类

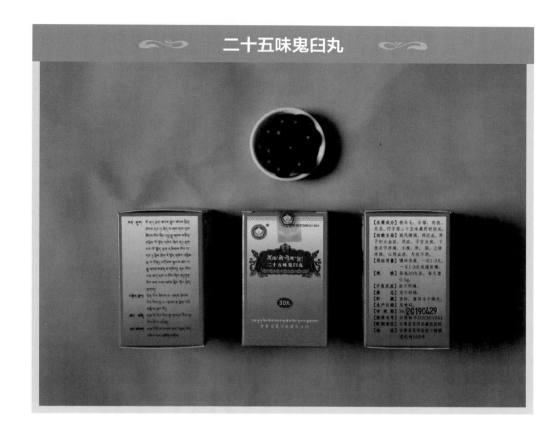

二十五味鬼臼丸

【药品名称】二十五味鬼臼丸 Ershiwuwei Guijiu Wan

【批准文号】甘药制字Z09301941

【执行标准】《中国药典》2005年版一部

【处方组成】桃耳七、石榴、肉桂、芜荽、诃子等二十五味组成。

【功能主治】祛风镇痛，调经血。用于妇女血症，风症，子宫虫病，下肢关节疼痛，小腹、肝、胆、上体疼痛，心烦血虚，月经不调。

【规　　格】每瓶装30丸，每丸重0.5g。

【用法用量】嚼碎吞服。一次1～3丸，一日1～3次，或遵医嘱。

【不良反应】尚不明确。

【禁　　忌】尚不明确。

【贮　　藏】密封，置阴凉干燥处。

【有 效 期】36个月。

【生产单位】甘肃省夏河县藏医医院

本制剂仅限本医疗机构使用。

第十二节

天祝藏族自治县藏医药开发研究所

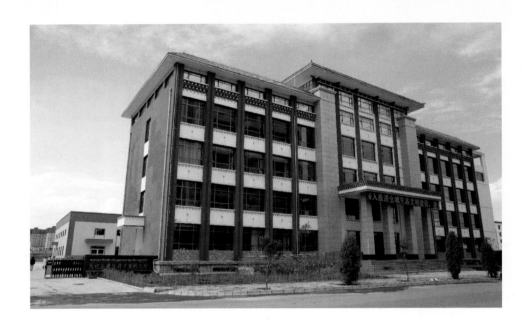

　　天祝藏族自治县藏医药开发研究所成立于2004年9月13日，是隶属县卫生健康局管理的二级科级事业单位，主要开展藏医药研究、藏药制剂研发生产、野生藏药材种植研究与推广、华锐藏医药文化传承保护、藏医临床服务、藏医适宜技术推广应用及全县藏医药产业化开发。

　　县藏医药开发研究所自成立以来，先后举办了两届藏医药学术研讨会，完成了天祝境内野生藏药材资源普查，成功炼制了藏药中技术难度最大、工艺最复杂、科技含量最高的母本藏药"仁钦佐太"，配制了七十味珍珠丸、仁青芒觉等名贵藏药制剂，搜集了大量华锐藏区民间藏医古方、验方、效方。目前，共研制开发藏药制剂309种，其中170种藏药制剂已完成制字号申报注册工作。其中，七十味珍珠丸、仁青芒觉等60种藏药制剂被省卫生和计划生育委员会、省食品药品监督管理局列入全省调剂使用院内中药制剂推荐目录。华锐洁白丸等3种藏药制剂和铁棒锤种植技术获国家知识产权局发明专利，仁青芒觉等18种外观设计获国家知识产权局外观设计专利。"马牙雪山""华锐嘎布"等4个商标获国家商标局注册授权。在县乡22家医疗机构设置了藏医门诊，在县域外与敦煌、嘉峪关、张掖、兰州等地合作开设了藏医特色专科。完成了"华锐洁白丸治疗慢性胃肠炎疾病的临床研究"等科研课题10项。

一、心脑血管类

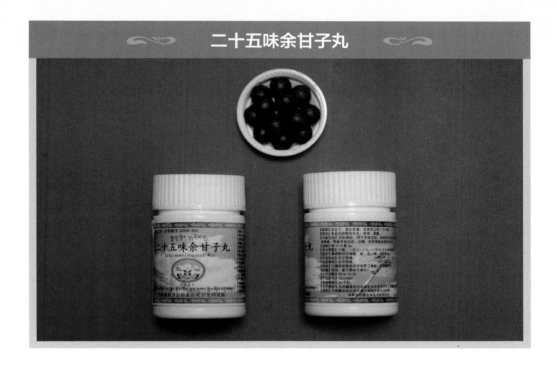

二十五味余甘子丸

【药品名称】二十五味余甘子丸 Ershiwuwei Yuganzi Wan

【批准文号】甘药制字Z07061652

【执行标准】卫生部1995年版《药品标准》（藏药第一册）

【处方组成】余甘子、塞北紫堇、甘青青兰等二十六味。

【性　　状】本品为棕黑色水丸；味苦、微酸。

【功能主治】凉血降压。用于高血压症，血病和扩散伤热引起的胸背疼痛，胃肠溃疡出血，吐酸，肝胆疼痛及各种木布症。

【规　　格】每10丸重5g。每瓶装50丸。

【用法用量】口服。一次2～3丸，一日2～3次，或遵医嘱。

【不良反应】尚不明确。

【禁　　忌】服药期间忌食酸、腐、生、冷、辣等食物。

【注意事项】尚不明确。

【贮　　藏】密闭，置于阴凉干燥处。

【包　　装】口服固体药用高密度聚乙烯瓶。

【有 效 期】36个月。

【生产单位】天祝藏族自治县藏医药开发研究所天堂藏医院

　　　　　　本制剂仅限本医疗机构使用。

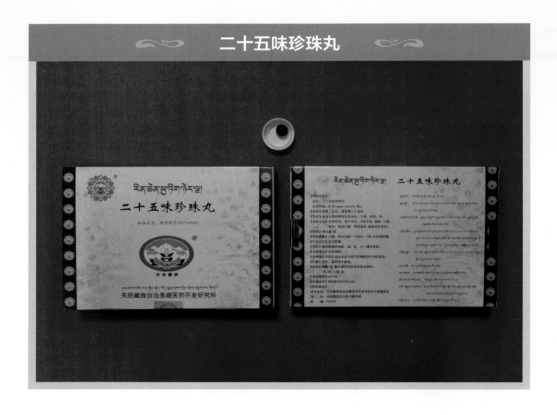

【药品名称】二十五味珍珠丸 Ershiwuwei Zhenzhu Wan

【批准文号】甘药制字Z07061653

【执行标准】《中国药典》2005年版一部

【处方组成】珍珠、红花、檀香等二十五味。

【性　　状】本品为黄棕带微红色水丸；气香，味苦、辛。

【功能主治】安神开窍。用于中风，半身不遂，癫痫，口眼歪斜，昏迷不醒，神志紊乱，谵语发狂等症。

【规　　格】每丸重1g。1丸/袋×6袋/盒。

【用法用量】口服，开水泡服。一次1丸，一日1次，或遵医嘱。

【不良反应】尚不明确。

【禁　　忌】服药期间忌食酸、腐、生、冷、辣等食物。

【注意事项】孕妇慎用。

【贮　　藏】密闭，置阴凉干燥处。

【包　　装】聚酯/铝/聚乙烯药品包装用复合膜袋。

【有 效 期】60个月。

【生产单位】天祝藏族自治县藏医药开发研究所天堂藏医院

　　　　　　　本制剂仅限本医疗机构使用。

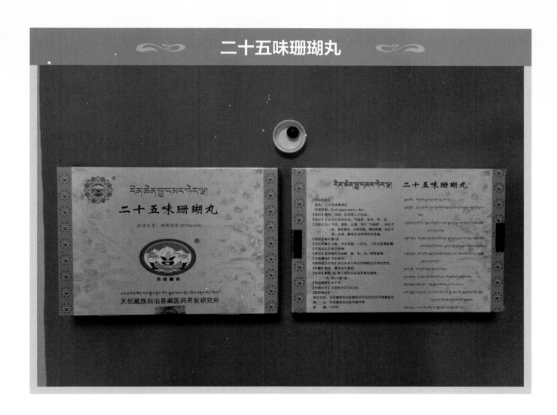

二十五味珊瑚丸

【药品名称】二十五味珊瑚丸 Ershiwuwei Shanhu Wan

【批准文号】甘药制字Z07061650

【执行标准】《中国药典》2005年版一部

【处方组成】珊瑚、珍珠、红花等二十五味。

【性　　状】本品为红棕色水丸；气微香，味甘、苦，涩。

【功能主治】开窍，通络，止痛。用于白脉病，神志不清，身体麻木，头昏目眩，胸部
　　　　　　疼痛，血压不调，头痛，癫痫及各种神经性疼痛。

【规　　格】每丸重1g。1丸/袋×6袋/盒。

【用法用量】口服，开水泡服。一次1丸，一日1次，或遵医嘱。

【不良反应】尚不明确。

【禁　　忌】服药期间忌食酸、腐、生、冷、辣等食物。

【注意事项】孕妇慎用。

【贮　　藏】密闭，置阴凉干燥处。

【包　　装】聚酯/铝/聚乙烯药品包装用复合膜袋。

【有 效 期】60个月。

【生产单位】天祝藏族自治县藏医药开发研究所天堂藏医院
　　　　　　本制剂仅限本医疗机构使用。

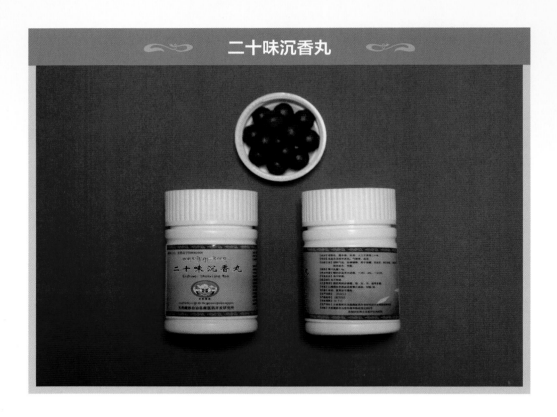

二十味沉香丸

【药品名称】二十味沉香丸 Ershiwei Chenxiang Wan

【批准文号】甘药制字Z08061908

【执行标准】卫生部1995年版《药品标准》（藏药第一册）

【处方组成】珍珠母、藏木香、乳香、人工牛黄等二十味。

【性　　状】本品为深棕色水丸；气微香，味苦。

【功能主治】调和气血，安神镇静。用于偏瘫，高血压，神志紊乱，口眼歪斜，肢体麻木，失眠。

【规　　格】每10丸重5.6g。50丸/瓶。

【用法用量】嚼碎后温开水送服。一次5～6丸，一日2次。

【不良反应】尚不明确。

【禁　　忌】尚不明确。

【注意事项】服药期间忌食酸、腐、生、冷、辣等食物。

【贮　　藏】密闭，置阴凉干燥处。

【包　　装】口服固体药用高密度聚乙烯瓶。

【有 效 期】36个月。

【生产单位】天祝藏族自治县藏医药开发研究所天堂藏医院

本制剂仅限本医疗机构使用。

十一味甘露丸

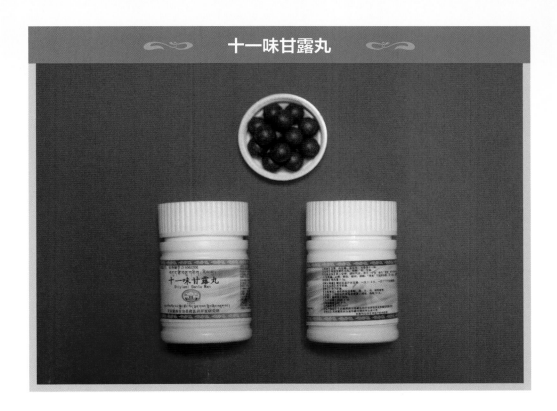

【药品名称】十一味甘露丸 Shiyiwei Ganlu Wan

【批准文号】甘药制字Z11062206

【执行标准】卫生部1995年版《药品标准》（藏药第一册）

【处方组成】沉香、肉豆蔻、石灰华、木香等十一味。

【性　　状】本品为黄色水丸；味酸、苦、涩麻。

【功能主治】养心安神，调和气血。用于宁隆病与培隆病引起的头痛，心区疼痛，心悸，背胀，烦闷，烦躁；培隆引起的头昏，恶心呕吐，反酸等。

【规　　格】每丸重0.3g。每瓶50丸。

【用法用量】嚼碎后温开水送服。一次3～4丸，一日2～3次，或遵医嘱。

【不良反应】尚不明确。

【禁　　忌】尚不明确。

【注意事项】服药期间忌食酸、腐、生、冷、辣等食物。

【贮　　藏】置阴凉干燥处。

【包　　装】口服固体药用高密度聚乙烯瓶。

【有　效　期】36个月。

【生产单位】天祝藏族自治县藏医药开发研究所天堂藏医院

　　　　　　本制剂仅限本医疗机构使用。

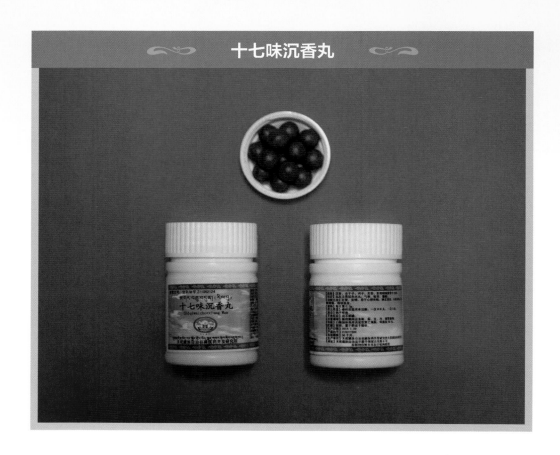

十七味沉香丸

【药品名称】十七味沉香丸 Shiqiwei Chenxiang Wan

【批准文号】甘药制字Z11062124

【执行标准】卫生部1995年版《药品标准》（藏药第一册）

【处方组成】沉香、余干子、诃子、木香、多刺绿绒蒿等十七味。

【性　　状】本品为黄棕色水丸；气香，味苦、微酸。

【功能主治】补肾，安神。用于心悸失眠，神志紊乱，头昏耳鸣，腰酸背痛，颈项强直。

【规　　格】每丸重0.3g。每瓶装50丸。

【用法用量】嚼碎后温开水送服。一次8～9丸，一日3次。

【不良反应】尚不明确。

【禁　　忌】尚不明确。

【注意事项】服药期间忌食酸、腐、生、冷、辣等食物。

【贮　　藏】密闭，置于阴凉干燥处。

【包　　装】口服固体药用高密度聚乙烯瓶。

【有 效 期】36个月。

【生产单位】天祝藏族自治县藏医药开发研究所天堂藏医院

　　　　　　本制剂仅限本医疗机构使用。

十八味降香丸

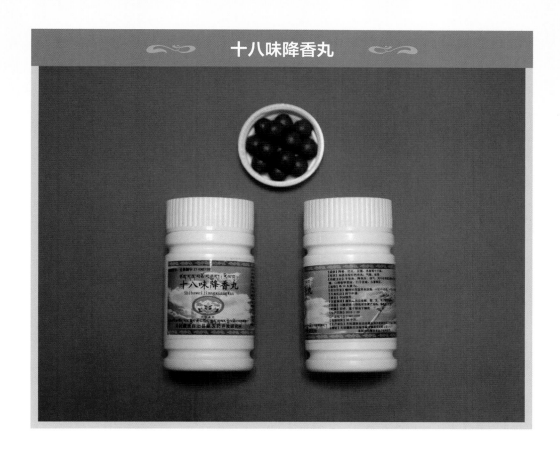

【药品名称】十八味降香丸 Shibawei Jiangxiang Wan

【批准文号】甘药制字Z11062139

【执行标准】卫生部1995年版《药品标准》（藏药第一册）

【处方组成】降香、红花、豆蔻、木香等十八味。

【性　　状】本品为棕红色水丸；气微，味苦。

【功能主治】干坏血，降血压，理气，用于多血症及高血压引起的肝区疼痛，口唇指甲发绀，口干音哑，头晕眼花。

【规　　格】每10丸重6g。每瓶装50克。

【用法用量】嚼碎后用温开水送服。一次4～5丸，一日3次，或遵医嘱。

【不良反应】尚不明确。

【禁　　忌】孕妇慎用。

【注意事项】服药期间忌食酸、腐、生、冷、辣等食物。

【贮　　藏】密闭，置于阴凉干燥处。

【包　　装】口服固体药用高密度聚乙烯瓶。

【有 效 期】36个月。

【生产单位】天祝藏族自治县藏医药开发研究所天堂藏医院

本制剂仅限本医疗机构使用。

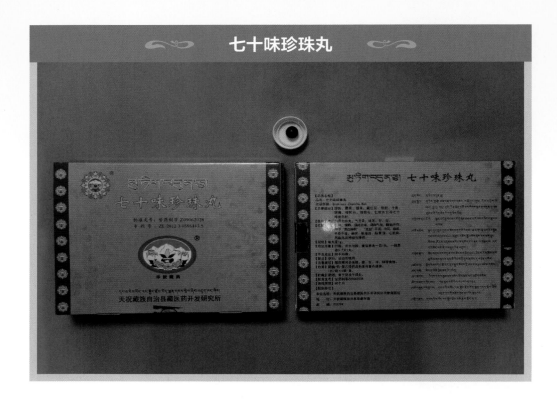

【药品名称】七十味珍珠丸 Qishiwei Zhenzhu Wan

【批准文号】甘药制字Z09062028

【执行标准】《中国药典》2005年版一部

【处方组成】珍珠、麝香、檀香、藏红花、牛黄、珊瑚、绿松石、猫眼石、仁钦佐它等七十味。

【性　　状】本品为黑色水丸；气芳香，味苦、甘、涩。

【功能主治】安神，镇静，通经活络，调和气血，醒脑开窍。用于黑白脉病、隆血不调；中风，瘫痪，半身不遂，癫痫，脑溢血，脑震荡，心脏病，高血压及神经性障碍。

【规　　格】每丸重1g。1丸/袋×6袋/盒。

【用法用量】口服。开水泡服。重症患者一日1丸，一般患者3～7天1丸。

【不良反应】尚不明确。

【禁　　忌】孕妇、运动员慎用。

【注意事项】服药期间忌食酸、腐、生、冷、辣等食物。

【贮　　藏】密闭，置于阴凉干燥处。

【包　　装】聚酯/铝/聚乙烯药品包装用复合膜袋。

【有 效 期】60个月。

【生产单位】天祝藏族自治县藏医药开发研究所天堂藏医院
　　　　　　　本制剂仅限本医疗机构使用。

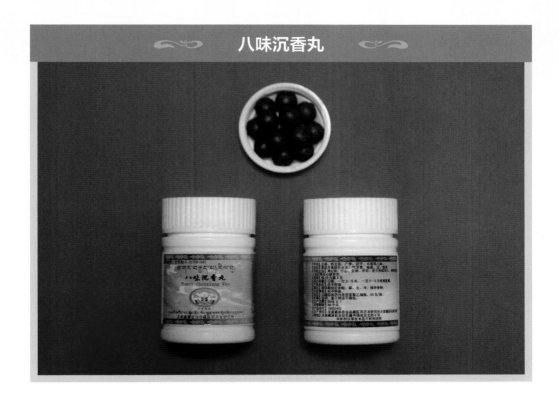

八味沉香丸

【药品名称】八味沉香丸 Bawei Chenxiang Wan

【批准文号】甘药制字Z07061647

【执行标准】卫生部1995年版《药品标准》（藏药第一册）

【处方组成】沉香、肉豆蔻、广枣、诃子、木香等八味。

【性　　状】本品为黄棕色水丸；气芳香，味咸、涩、微苦。

【功能主治】清心热、宁心、安神、开窍。用于热病攻心，神昏谵语、心前区疼及心脏外伤。

【规　　格】每10丸重3g。50丸/瓶。

【用法用量】口服。一次3～5丸，一日2～3次，或遵医嘱。

【不良反应】尚不明确。

【禁　　忌】服药期间忌食酸、腐、生、冷、辣等食物。

【注意事项】尚不明确。

【贮　　藏】密闭，置于阴凉干燥处。

【包　　装】口服固体药用高密度聚乙烯瓶。

【有　效　期】36个月。

【生产单位】天祝藏族自治县藏医药开发研究所天堂藏医院

本制剂仅限本医疗机构使用。

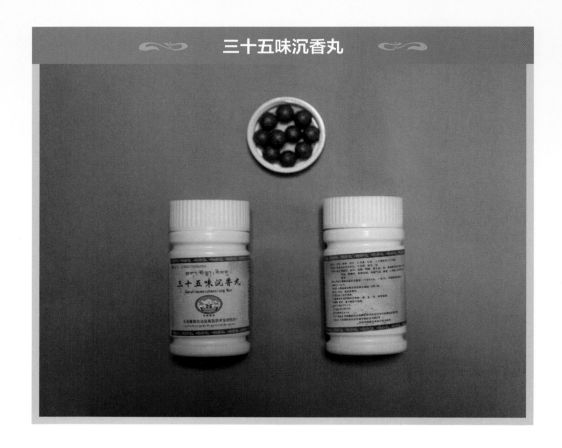

三十五味沉香丸

【药品名称】三十五味沉香丸 Sanshiwuwei Chenxiang Wan

【批准文号】甘药制字Z09062005

【执行标准】卫生部1995年版《药品标准》（藏药第一册）

【处方组成】沉香、檀香、诃子、天竺黄、红花、人工麝香等三十五味。

【性　　状】本品为红棕色水丸；气芳香，味甘、苦。

【功能主治】清瘟热，祛风，益肺，利痹。用于疠、热、隆相搏引起的疾病，热病初起，肺瘤疾，肺铁布症，咳嗽气逆，痹症，心隆症，疑难的气血上壅等。

【规　　格】0.5g/丸。50丸/瓶。

【用法用量】嚼碎后温开水送服。一次6～8丸，一日2次，早晚服，或遵医嘱。

【不良反应】尚不明确。

【禁　　忌】孕妇、运动员慎用。

【注意事项】服药期间忌食酸、腐、生、冷、辣等食物。

【贮　　藏】密闭，置于阴凉干燥处。

【包　　装】口服固体药用高密度聚乙烯瓶。

【有 效 期】36个月。

【生产单位】天祝藏族自治县藏医药开发研究所天堂藏医院
　　　　　　本制剂仅限本医疗机构使用。

安神丸

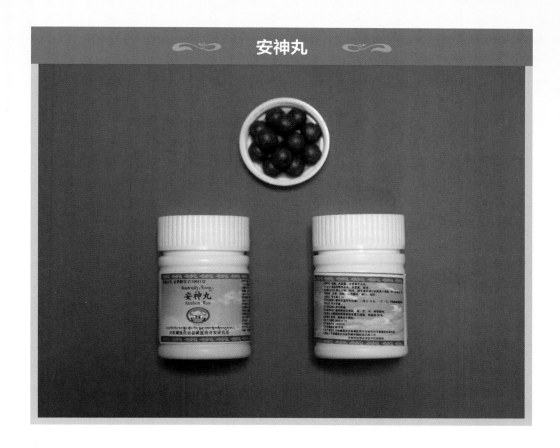

【药品名称】安神丸 Anshen Wan

【批准文号】甘药制字Z11062113

【执行标准】卫生部1995年版《药品标准》（藏药第一册）

【处方组成】槟榔、肉豆蔻、木香等十五味。

【性　　状】本品为棕色水丸；具蒜臭，味辛。

【功能主治】养心安神，抑风。用于隆失调引起的风入命脉，神经官能症，神昏谵语，多梦，耳鸣，心悸颤抖，癫狂，哑结。

【规　　格】每丸重0.3g。每瓶装50丸。

【用法用量】嚼碎后温开水送服。一次2～3丸，一日2次，早晚服，或遵医嘱。

【不良反应】尚不明确。

【禁　　忌】尚不明确。

【注意事项】服药期间忌食酸、腐、生、冷、辣等食物。

【贮　　藏】密闭，置阴凉干燥处。

【包　　装】口服固体药用高密度聚乙烯瓶。

【有 效 期】36个月。

【生产单位】天祝藏族自治县藏医药开发研究所天堂藏医院

　　　　　　本制剂仅限本医疗机构使用。

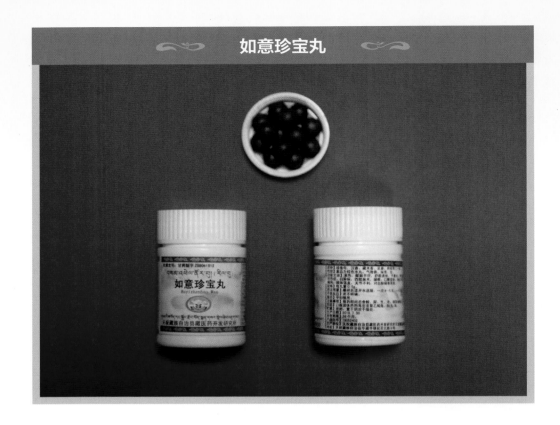

如意珍宝丸

【药品名称】如意珍宝丸 Ruyi Zhenbao Wan

【批准文号】甘药制字Z08060912

【执行标准】卫生部1995年版《药品标准》（藏药第一册）

【处方组成】珍珠母、沉香、藏木香、乳香、肉桂等三十味。

【性　　状】本品为棕色水丸；气微香，味苦、甘。

【功能主治】清热，醒脑开窍，舒筋通络，干黄水。用于瘟热，陈旧热症，白脉病，四肢麻木，瘫痪，口眼歪斜，神志不清，痹症，痛风，肢体强直，关节不利，对白脉病有良效。

【规　　格】每丸重0.5g。50丸/瓶。

【用法用量】嚼碎后温开水送服。一次4～5丸，一日2次。

【不良反应】尚不明确。

【禁　　忌】孕妇慎用。

【注意事项】服药期间忌食酸、腐、生、冷、辣等食物。

【包　　装】口服固体药用高密度聚乙烯瓶。

【贮　　藏】密闭，置于阴凉干燥处。

【有 效 期】36个月。

【生产单位】天祝藏族自治县藏医药开发研究所天堂藏医院

本制剂仅限本医疗机构使用。

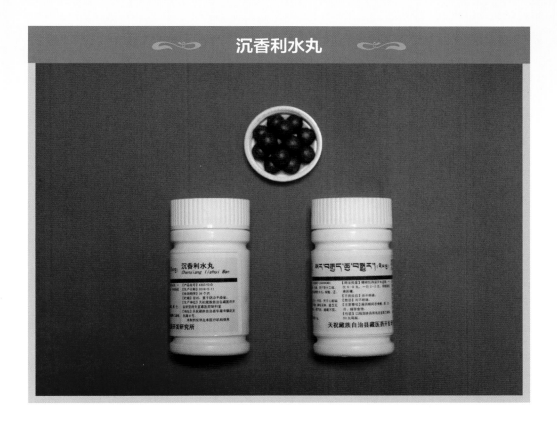

沉香利水丸

【药品名称】沉香利水丸 Chenxiang Lishui Wan

【批准文号】甘药制字Z09061983

【执行标准】卫生部1995年版《药品标准》（藏药第一册）

【处方组成】沉香、乳香、诃子等十二味。

【性　　状】本品为棕黄色水丸；味酸、涩、微麻。

【功能主治】强心，利尿。用于心脏病引起的面部、眼睑、脚背浮肿，疲乏无力，胸肋刺痛，心慌气短，睡眠不实，尿少等。

【规　　格】每丸重0.5g。每瓶50丸。

【用法用量】嚼碎后用温开水送服。一次6～8丸，一日2～3次，早晚服，或遵医嘱。

【不良反应】尚不明确。

【禁　　忌】尚不明确。

【注意事项】服药期间忌食酸、腐、生、冷、辣等食物。

【贮　　藏】密闭，置于阴凉干燥处。

【包　　装】口服固体药用高密度聚乙烯瓶。

【有 效 期】36个月。

【生产单位】天祝藏族自治县藏医药开发研究所天堂藏医院

　　　　　　本制剂仅限本医疗机构使用。

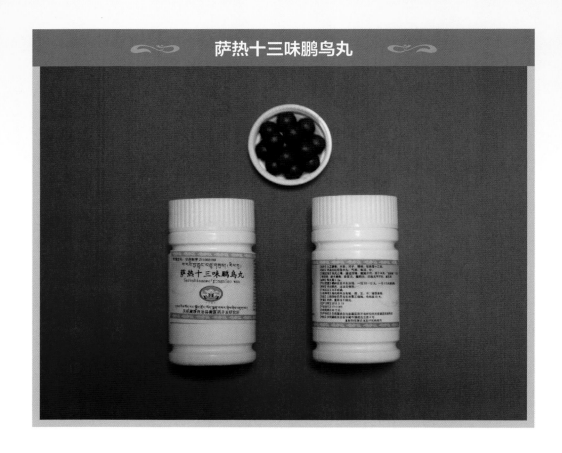

萨热十三味鹏鸟丸

【药品名称】萨热十三味鹏鸟丸 Sareshisanwei Pengniao Wan

【批准文号】甘药制字Z11062199

【执行标准】卫生部1995年版《药品标准》（藏药第一册）

【处方组成】人工麝香、木香、诃子、珊瑚、珍珠等十三味。

【性　　状】本品为红棕色水丸；气香，味涩、甘。

【功能主治】消炎止痛，通经活络，醒脑开窍。用于中风，白脉病引起的口眼歪斜，麻
　　　　　　木瘫痪，脉管炎，腱鞘炎，四肢关节不利，麻风等。

【规　　格】每丸重0.5g。每瓶装50丸。

【用法用量】嚼碎后温开水送服。一次10～12丸，一日3次，或遵医嘱。

【不良反应】尚不明确。

【禁　　忌】孕妇禁用，运动员慎用。

【注意事项】服药期间忌食酸、腐、生、冷、辣等食物。

【贮　　藏】密闭，置阴凉干燥处。

【包　　装】口服固体药用高密度聚乙烯瓶。

【有 效 期】36个月。

【生产单位】天祝藏族自治县藏医药开发研究所天堂藏医院
　　　　　　本制剂仅限本医疗机构使用。

二、呼吸系统类

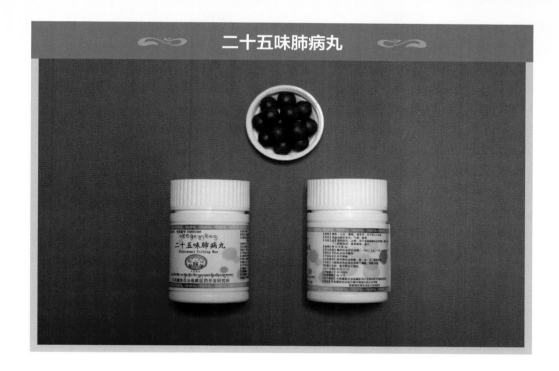

二十五味肺病丸

【药品名称】二十五味肺病丸 Ershiwuwei Feibing Wan

【批准文号】甘药制字Z09061988

【执行标准】卫生部1995年版《药品标准》（藏药第一册）

【处方组成】檀香、山奈、葡萄、香旱芹、诃子等二十五味。

【性　　状】本品为褐色水丸；气香，味苦。

【功能主治】清热消炎，止咳。用于各种肺病引起的咳嗽，胸肋痛，发烧，呼吸急促，
　　　　　　痰带脓血，盗汗。

【规　　格】每10丸重5g。每瓶50丸。

【用法用量】嚼碎后温开水送服。一次2～3丸，一日2次，早、晚服。

【不良反应】尚不明确。

【禁　　忌】孕妇及运动员慎用。

【注意事项】服药期间忌食酸、腐、生、冷、辣等食物。

【贮　　藏】密闭，置干阴凉干燥处。

【包　　装】口服固体药用高密度聚乙烯瓶。

【有 效 期】36个月。

【生产单位】天祝藏族自治县藏医药开发研究所天堂藏医院
　　　　　　本制剂仅限本医疗机构使用。

十五味龙胆花丸

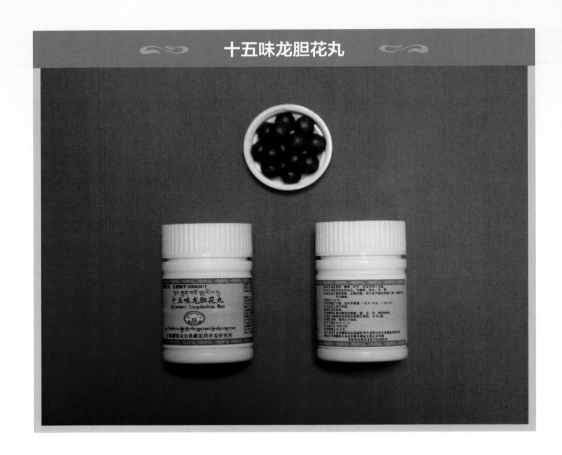

【药品名称】十五味龙胆花丸 Shiwuwei Longdanhua Wan

【批准文号】甘药制字Z09062017

【执行标准】卫生部1995年版《药品标准》（藏药第一册）

【处方组成】白花龙胆、檀香、诃子、石灰华等十五味。

【性　　状】本品为棕灰色水丸；气微香，味甘、辛、苦。

【功能主治】清热理肺，止咳化痰。用于支气管炎和肺气肿，咳嗽气喘，声音嘶哑。

【规　　格】0.3g/丸。50丸/瓶。

【用法用量】口服，温开水吞服。一次6～8丸，一日3次。

【不良反应】尚不明确。

【禁　　忌】尚不明确。

【注意事项】服药期间忌食酸、腐、生、冷、辣等食物。

【贮　　藏】密闭，置阴凉干燥处。

【包　　装】口服固体药用高密度聚乙烯瓶。

【有 效 期】36个月。

【生产单位】天祝藏族自治县藏医药开发研究所天堂藏医院

　　　　　　本制剂仅限本医疗机构使用。

十五味沉香丸

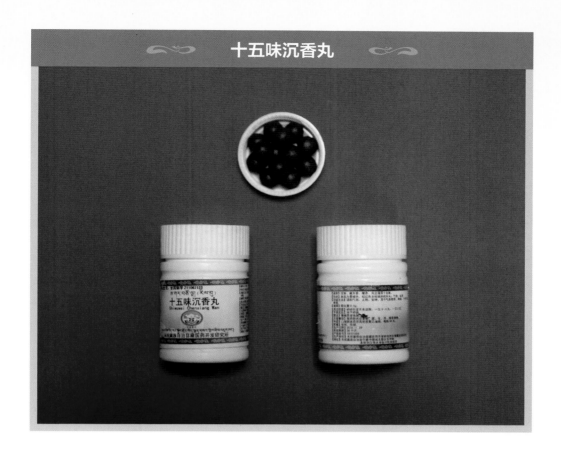

【药品名称】十五味沉香丸 Shiwuwei Chenxiang Wan

【批准文号】甘药制字Z11062123

【执行标准】卫生部1995年版《药品标准》（藏药第一册）

【处方组成】沉香、藏木香、檀香、肉豆蔻等十五味。

【性　　状】本品为黄褐色、棕红色至棕褐色水丸；气香，味苦。

【功能主治】调和气血，止咳，安神。用于气血郁滞，胸痛，干咳气短，失眠。

【规　　格】每丸重0.5g。每瓶50丸。

【用法用量】研碎后温开水送服。一次3～4丸，一日2次。

【不良反应】尚不明确。

【禁　　忌】肾病患者慎服。

【注意事项】服药期间忌食酸、腐、生、冷、辣等食物。

【贮　　藏】密闭，防潮。

【包　　装】口服固体药用高密度聚乙烯瓶。

【有 效 期】36个月。

【生产单位】天祝藏族自治县藏医药开发研究所天堂藏医院

　　　　　　本制剂仅限本医疗机构使用。

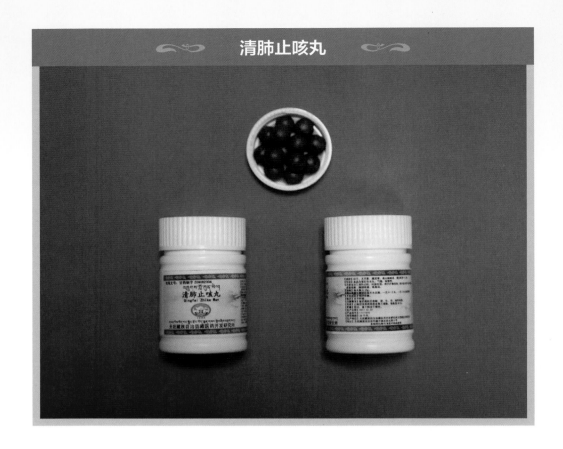

清肺止咳丸

【药品名称】清肺止咳丸 Qingfei Zhike Wan

【批准文号】甘药制字Z09062004

【执行标准】卫生部1995年版《药品标准》（藏药第一册）

【处方组成】诃子、天竺黄、藏茜草、高山辣根菜、翼首草等十三味。

【性　　状】本品为紫红色水丸；气微，味微苦。

【功能主治】清热止咳，利肺化痰。用于扩散伤热，陈旧波动热引起的肺病、感冒咳
　　　　　　嗽、胸部疼痛、咯脓血。

【规　　格】每丸重0.25g。每瓶装50丸。

【用法用量】嚼碎后温开水送服。一次4～5丸，一日3次，或遵医嘱。

【不良反应】尚不明确。

【禁　　忌】尚不明确。

【注意事项】服药期间忌食酸、腐、生、冷，辣等食物。

【贮　　藏】密闭，置于阴凉干燥处。

【包　　装】口服固体药用高密度聚乙烯瓶。

【有 效 期】36个月。

【生产单位】天祝藏族自治县藏医药开发研究所天堂藏医院
　　　　　　本制剂仅限本医疗机构使用。

三、消化系统类

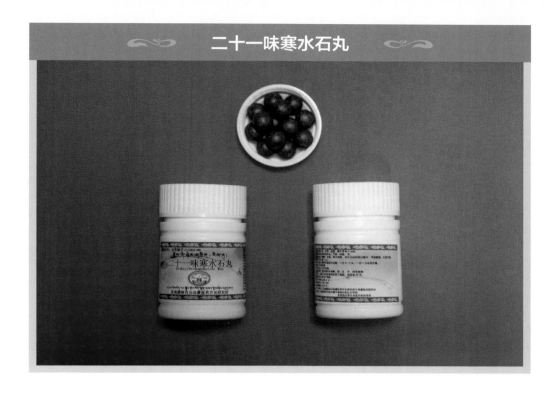

二十一味寒水石丸

【药品名称】二十一味寒水石丸 Ershiyiwei Hanshuishi Wan

【批准文号】甘药制字Z11062168

【执行标准】卫生部1995年版《药品标准》（藏药第一册）

【处方组成】寒水石、诃子、豆蔻、藏木香等二十一味。

【性　　状】本品为棕色水丸；气香，味酸、苦。

【功能主治】制酸，止痛。用于培根、木布引起的呕吐酸水，胃部刺痛，大便干燥。

【规　　格】每丸重0.2g。每瓶装50丸。

【用法用量】嚼碎后温开水送服。一次6～8丸，一日3次，或遵医嘱。

【不良反应】尚不明确。

【禁　　忌】孕妇慎用。

【注意事项】服药期间忌食酸、腐、生、冷、辣等食物。

【贮　　藏】置于阴凉干燥处。

【包　　装】口服固体药用高密度聚乙烯瓶。

【有 效 期】36个月。

【生产单位】天祝藏族自治县藏医药开发研究所天堂藏医院

　　　　　　本制剂仅限本医疗机构使用。

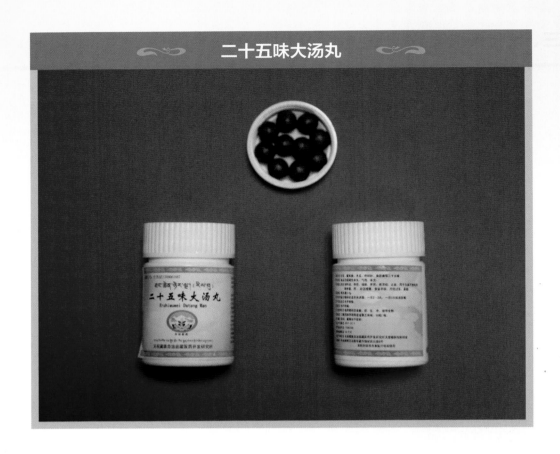

二十五味大汤丸

【药品名称】二十五味大汤丸 Ershiwuwei Datang Wan

【批准文号】甘药制字Z09061987

【执行标准】卫生部1995年版《药品标准》（藏药第一册）

【处方组成】红花、藏木香、木瓜、骨碎补、角茴香等二十五味。

【性　　状】本品为棕褐色水丸；气微，味苦。

【功能主治】调和隆、赤巴、培根，开胃，愈溃疡，止血。用于久病不愈的身倦体重，胃、肝区疼痛，食欲不振，月经过多，鼻衄。

【规　　格】每丸重0.5g。50丸/瓶。

【用法用量】嚼碎后温开水送服。一次2～3丸，一日3次，或遵医嘱。

【不良反应】尚不明确。

【禁　　忌】尚不明确。

【注意事项】服药期间忌食酸、腐、生、冷、辣等食物。

【贮　　藏】密闭，置阴凉干燥处。

【包　　装】口服固体药用高密度聚乙烯瓶。

【有 效 期】36个月。

【生产单位】天祝藏族自治县藏医药开发研究所天堂藏医院

　　　　　　本制剂仅限本医疗机构使用。

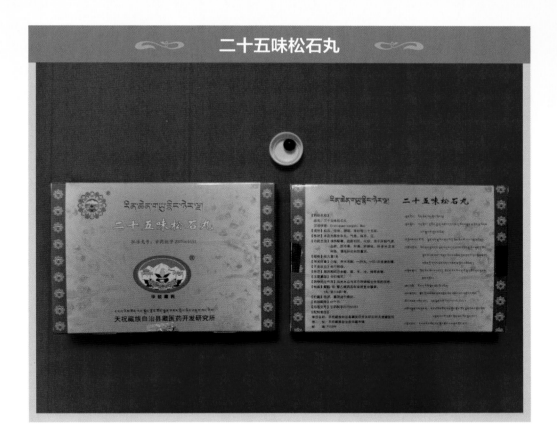

二十五味松石丸

【药品名称】二十五味松石丸 Ershiwuwei Songshi Wan

【批准文号】甘药制字Z07061651

【执行标准】《中国药典》2005年版一部

【处方组成】松石、珍珠、珊瑚、朱砂等二十五味。

【性　　状】本品为黑色水丸；气香，味苦、涩。

【功能主治】清热解毒，疏肝利胆，化瘀。用于肝郁气滞，血瘀，肝中毒，肝痛，肝硬化，肝渗水及各种急、慢性肝炎和胆囊炎。

【规　　格】每丸重1g。1丸/袋×6袋/盒。

【用法用量】口服，开水泡服。一次1丸，一日1次，或遵医嘱。

【不良反应】尚不明确。

【禁　　忌】服药期间忌食酸、腐、生、冷、辣等食物。

【注意事项】孕妇慎用。

【贮　　藏】密闭，置阴凉干燥处。

【包　　装】聚酯/铝/聚乙烯药品包装用复合膜袋。

【有 效 期】60个月。

【生产单位】天祝藏族自治县藏医药开发研究所天堂藏医院
　　　　　　本制剂仅限本医疗机构使用。

十一味金色丸

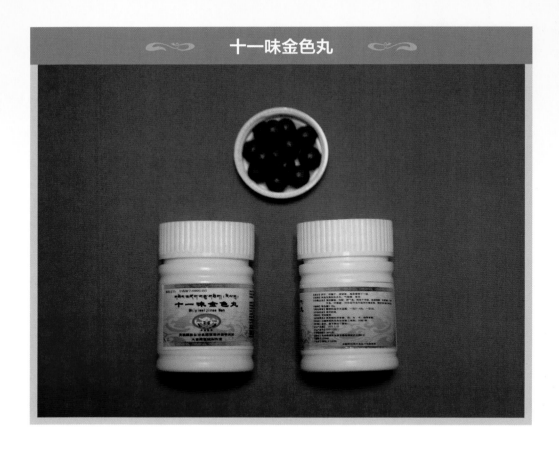

【药品名称】十一味金色丸 Shiyiwei Jinse Wan

【批准文号】甘药制字Z08061915

【执行标准】卫生部1995年版《药品标准》（藏药第一册）

【处方组成】诃子、石榴子、渣驯膏、角茴香等十一味。

【性　　状】本品为黑灰色水丸；气微香，味苦。

【功能主治】清热解毒，化瘀。用于血、胆落于胃肠，胆囊痞肿，巩膜黄染，消化不良，中毒症，对黑亚玛虫引起的头痛发烧、黄疸性肝病疗效较好。

【规　　格】每丸重0.28g。50丸/瓶。

【用法用量】嚼碎后温开水送服。一次3～4丸，一日2次。

【不良反应】尚不明确。

【禁　　忌】孕妇禁用。

【注意事项】服药期间忌食酸、腐、生、冷，辣等食物。

【贮　　藏】密封，置于阴凉干燥处。

【包　　装】口服固体药用高密度聚乙烯瓶。

【有 效 期】36个月。

【生产单位】天祝藏族自治县藏医药开发研究所天堂藏医院

　　　　　　本制剂仅限本医疗机构使用。

十五味黑药丸

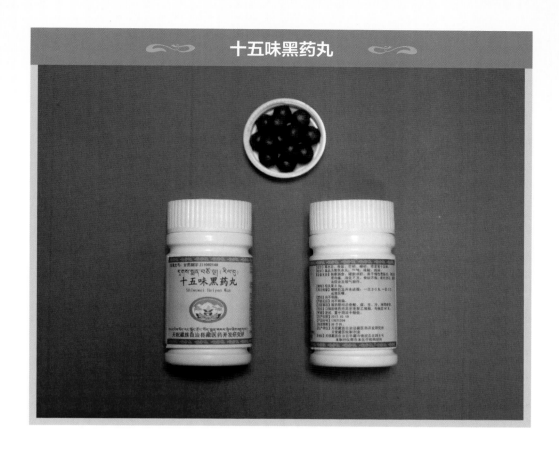

【药品名称】十五味黑药丸 Shiwuwei Heiyao Wan

【批准文号】甘药制字Z11062148

【执行标准】卫生部1995年版《药品标准》（藏药第一册）

【处方组成】寒水石、食盐、芒硝、硇砂、荜茇等十五味。

【性　　状】本品为黑色水丸；气微，味酸、咸、辣。

【功能主治】散寒消食，破瘀消积。用于慢性胃肠炎，胃出血，胃冷痛，消化不良，食欲不振，呕吐泄泻，腹部有痞块及嗳气频作。

【规　　格】每丸重0.8g。每瓶装50丸。

【用法用量】嚼碎后温开水送服。一次2～3丸，一日2次，或遵医嘱。

【不良反应】尚不明确。

【禁　　忌】尚不明确。

【注意事项】服药期间忌食酸、腐、生、冷、辣等食物。

【贮　　藏】密闭，置于阴凉干燥处。

【包　　装】口服固体药用高密度聚乙烯瓶。

【有 效 期】36个月。

【生产单位】天祝藏族自治县藏医药开发研究所天堂藏医院

　　　　　　本制剂仅限本医疗机构使用。

十味黑冰片丸

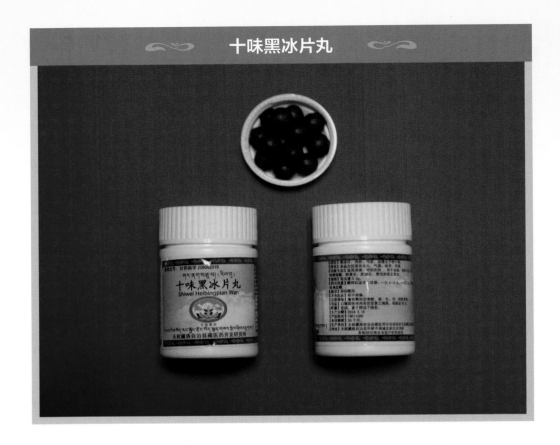

【药品名称】十味黑冰片丸 Shiwei Heibingpian Wan

【批准文号】甘药制字Z09062015

【执行标准】卫生部1995年版《药品标准》（藏药第一册）

【处方组成】黑冰片、肉桂、荜茇、波棱瓜子等十味。

【性　　状】本品为棕黑色水丸；气微，味苦、辛、辣。

【功能主治】温胃消食，破积利胆。用于隆病，食积不化，恶心，培根痞瘤，胆囊炎，胆结石，寒性胆病及黄疸。

【规　　格】每丸重0.5g。每瓶装50丸。

【用法用量】嚼碎后温开水送服。一次4～6丸，一日2次，早晚服，或遵医嘱。

【不良反应】尚不明确。

【禁　　忌】孕妇慎用。

【注意事项】服药期间忌食酸、腐、生、冷、辣等食物。

【贮　　藏】密闭，置于阴凉干燥处。

【包　　装】口服固体药用高密度聚乙烯瓶。

【有 效 期】36个月。

【生产单位】天祝藏族自治县藏医药开发研究所天堂藏医院
　　　　　　本制剂仅限本医疗机构使用。

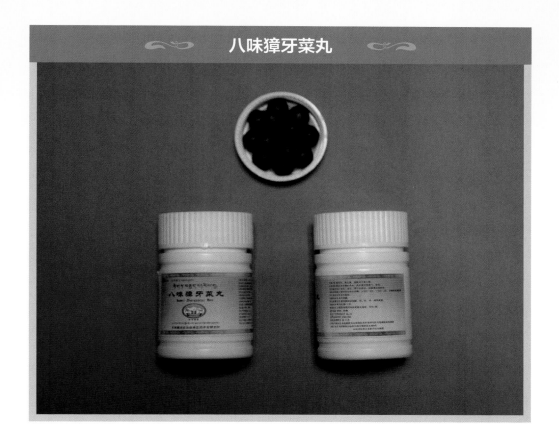

八味獐牙菜丸

【药品名称】八味獐牙菜丸 Bawei Zhangyacai Wan

【批准文号】甘药制字Z09061980

【执行标准】卫生部1995年版《药品标准》（藏药第一册）

【处方组成】獐牙菜、兔耳草、波棱瓜子等八味。

【性　　状】本品为深褐色水丸；具木香特异香气，味苦。

【功能主治】清热，清炎。用于胆囊炎，初期黄疸型肝炎。

【规　　格】每10丸重2.4g。每瓶装50丸。

【用法用量】嚼碎后温开水送服。一次4～5丸，一日2～3次，早晚服，或遵医嘱。

【不良反应】尚不明确。

【禁　　忌】尚不明确。

【注意事项】服药期间忌食酸、腐、生、冷、辣等食物。

【贮　　藏】密闭，防潮。

【包　　装】口服固体药用高密度聚乙烯瓶。

【有 效 期】36个月。

【生产单位】天祝藏族自治县藏医药开发研究所天堂藏医院

　　　　　　本制剂仅限本医疗机构使用。

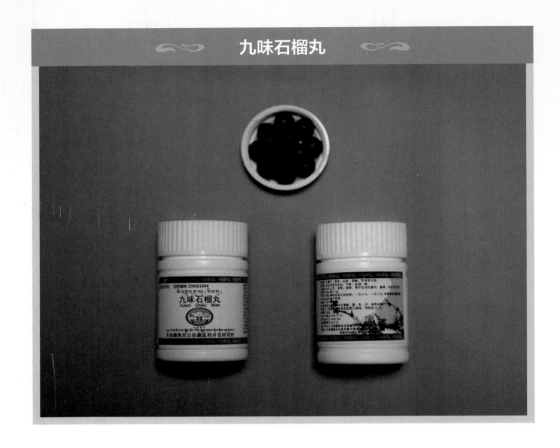

九味石榴丸

【药品名称】九味石榴丸 Jiuwei Shiliu Wan

【批准文号】甘药制字Z09061994

【执行标准】卫生部1995年版《药品标准》（藏药第一册）

【处方组成】石榴子、荜茇、山柰、胡椒、草果等九味。

【性　　状】本品为棕色水丸；气香，味辣、酸。

【功能主治】止泻、温胃、健脾。用于急慢性腹泻，腹痛，完谷不化等。

【规　　格】每丸重0.5g。每瓶装50丸。

【用法用量】嚼碎后温开水送服。一次4丸，一日2次，早晚服，或遵医嘱。

【不良反应】尚不明确。

【禁　　忌】尚不明确。

【注意事项】服药期间忌食酸、腐、生、冷，辣等食物。

【贮　　藏】密闭，防潮。

【包　　装】口服固体药用高密度聚乙烯瓶。

【有 效 期】36个月。

【生产单位】天祝藏族自治县藏医药开发研究所天堂藏医院

　　　　　　本制剂仅限本医疗机构使用。

九味渣驯丸

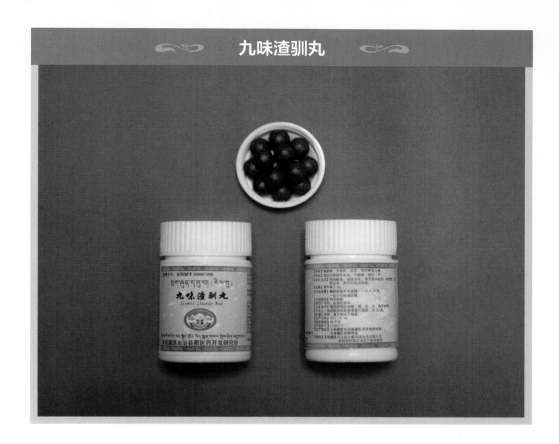

【药品名称】九味渣驯丸 Jiuwei Zhaxun Wan

【批准文号】甘药制字Z09061995

【执行标准】卫生部1995年版《药品标准》（藏药第一册）

【处方组成】渣驯膏、力嘎都、红花、熊胆粉等九味。

【性　　状】本品为黄褐色水丸；气微香，味苦、辛。

【功能主治】清热解毒，活血凉血。用于胃中血热，胆热症，胃炎，胃出血，赤巴引起的热症。

【规　　格】每丸重0.5g。50丸/瓶。

【用法用量】嚼碎后温开水送服。一次4～5丸，一日3次，或遵医嘱。

【不良反应】尚不明确。

【禁　　忌】孕妇、运动员慎用。

【注意事项】服药期间忌食酸、腐、生、冷、辣等食物。

【贮　　藏】密闭，置于阴凉干燥处。

【包　　装】口服固体药用高密度聚乙烯瓶。

【有效期】36个月。

【生产单位】天祝藏族自治县藏医药开发研究所天堂藏医院

本制剂仅限本医疗机构使用。

木香消导丸

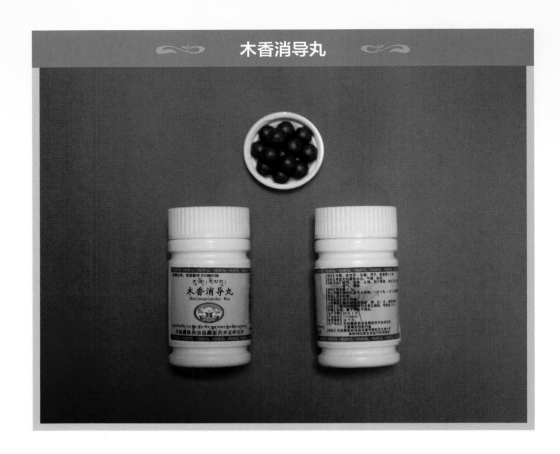

【药品名称】木香消导丸 Muxiangxiaodao Wan

【批准文号】甘药制字Z11062108

【执行标准】卫生部1995年版《药品标准》（藏药第一册）

【处方组成】木香、余甘子、石榴、诃子、荜茇等十二味。

【性　　状】本品为棕黑色水丸；气微，味苦。

【功能主治】健胃，消食，止痛。用于胃痛，消化不良，腹胀，嗳气，便秘。

【规　　格】每丸重0.7g。每瓶装50丸。

【用法用量】嚼碎后温开水送服。一次4丸，一日2次，或遵医嘱。

【禁　　忌】尚不明确。

【不良反应】尚不明确。

【注意事项】服药期间忌食酸、腐、生、冷、辣等食物。

【贮　　藏】密闭，置于阴凉干燥处。

【包　　装】口服固体药用高密度聚乙烯瓶。

【有 效 期】36个月。

【生产单位】天祝藏族自治县藏医药开发研究所天堂藏医院

　　　　　　本制剂仅限本医疗机构使用。

木鹏丸

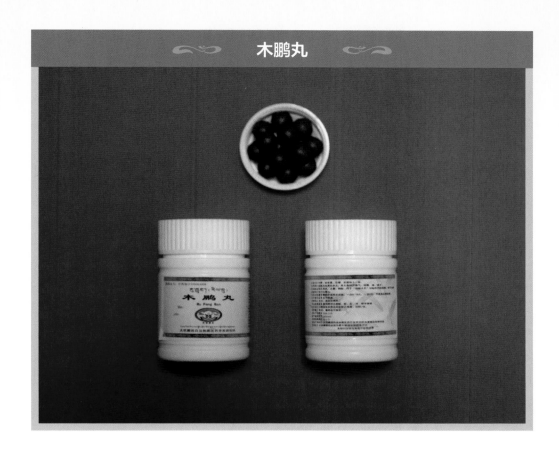

【药品名称】木鹏丸 Mupeng Wan

【批准文号】甘药制字Z09061998

【执行标准】卫生部1995年版《药品标准》（藏药第一册）

【处方组成】木香、安息香、石榴、豆蔻等十一味。

【性　　状】本品为灰黑色水丸；具木香特异香气，味酸、辣、微苦。

【功能主治】消炎，止痛，制酸。用于培根木布引起的胃肠剧痛，嗳气泛酸。

【规　　格】每10丸重3g。50丸/瓶。

【用法用量】嚼碎后温开水送服。一次6～8丸，一日2次，早晚服，或遵医嘱。

【不良反应】尚不明确。

【禁　　忌】孕妇、运动员慎用。

【注意事项】服药期间忌食酸、腐、生、冷、辣等食物。

【贮　　藏】密闭，置阴凉干燥处。

【包　　装】口服固体药用高密度聚乙烯瓶。

【有 效 期】36个月。

【生产单位】天祝藏族自治县藏医药开发研究所天堂藏医院

　　　　　　本制剂仅限本医疗机构使用。

五味石榴丸

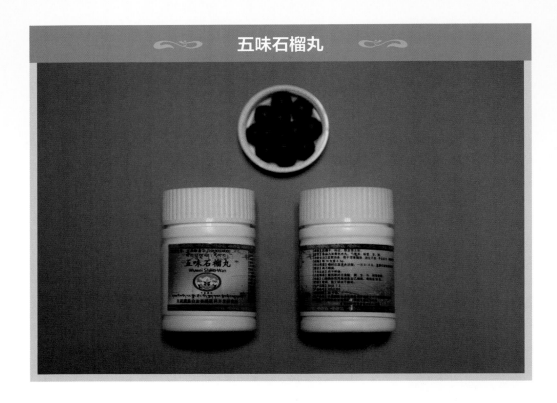

【药品名称】五味石榴丸 Wuwei Shiliu Wan

【批准文号】甘药制字Z09062025

【执行标准】卫生部1995年版《药品标准》（藏药第一册）

【处方组成】石榴子、桂皮、荜茇等五味。

【性　　状】本品为灰黄色水丸；气微香，味苦、辛、辣。

【功能主治】温胃消食。用于胃寒腹胀，消化不良，手足发冷，肾腰疼痛。

【规　　格】每10丸重3.5g。每瓶装50丸。

【用法用量】嚼碎后温开水送服。一次6～8丸，早晨空腹服，或遵医嘱。

【不良反应】尚不明确。

【禁　　忌】尚不明确。

【注意事项】服药期间忌食酸、腐、生、冷、辣等食物。

【贮　　藏】密闭，置于阴凉干燥处。

【包　　装】口服固体药用高密度聚乙烯瓶。

【有 效 期】36个月。

【生产单位】天祝藏族自治县藏医药开发研究所天堂藏医院

　　　　　　本制剂仅限本医疗机构使用。

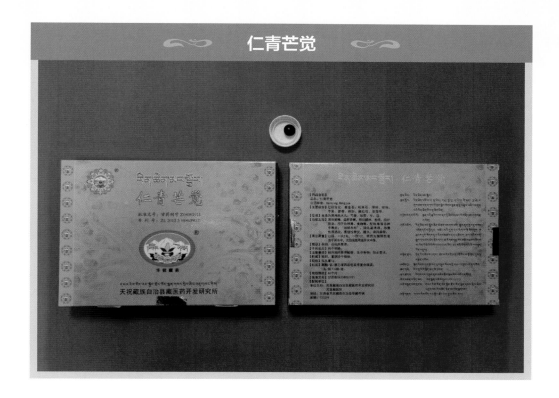

【药品名称】仁青芒觉 Renqing Mangjue

【批准文号】甘药制字Z08061911

【执行标准】《中国药典》2005年版一部

【处方组成】仁钦佐它、青金石、松耳石、珊瑚、珍珠、牛黄、麝香、藏红花、豆蔻等。

【性　　状】本品为黑褐色水丸；气香，味苦、甘、涩。

【功能主治】清热解毒，益肝养胃，明目醒神，愈疮，滋补强身。用于自然毒、食物毒、配制毒等各种中毒症；培根木布，消化道溃疡，急慢性胃肠炎，萎缩性胃炎，腹水，麻风病等。

【规　　格】每丸重1g。1丸/袋×6袋/盒。

【用法用量】口服。一次1丸，一日1次，将药丸碾碎后浸泡于开水中，次日凌晨用温开水冲服。

【不良反应】尚不明确。

【禁　　忌】孕妇、运动员禁用。

【注意事项】服药期间禁用酸、腐、生、冷食物；防止受凉。

【贮　　藏】密封，置阴凉干燥处。

【包　　装】聚酯/铝/聚乙烯药品包装用复合膜袋。

【有 效 期】60个月。

【生产单位】天祝藏族自治县藏医药开发研究所天堂藏医院

本制剂仅限本医疗机构使用。

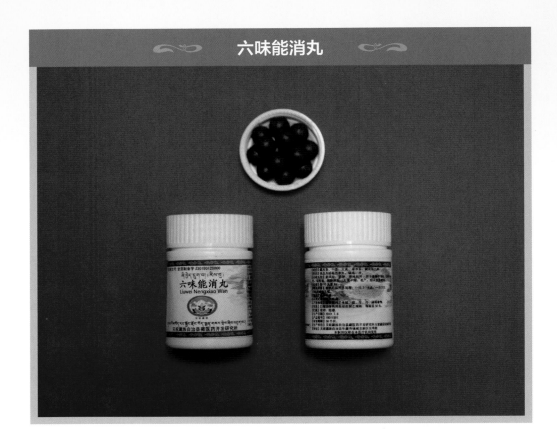

六味能消丸

【药品名称】六味能消丸 Liuwei Nengxiao Wan

【批准文号】甘药制备字Z20190120000

【执行标准】卫生部1995年版《药品标准》（藏药第一册）

【处方组成】藏木香、干姜、大黄、寒水石、碱花等六味。

【性　　状】本品为棕褐色水丸；味咸、辛。

【功能主治】助消化，消肿、理风和胃。用于食物中毒症，积食不化，胃疼痛，胸腹肿胀，大便干燥，难产，胞衣脱落难等。

【规　　格】每10丸重6g。每瓶装50丸。

【用法用量】嚼碎后温开水送服。一次3～4丸，一日2次，早晚服，或遵医嘱。

【不良反应】尚不明确。

【禁　　忌】尚不明确。

【注意事项】服药期间忌食酸、腐、生、冷、辣等食物。

【贮　　藏】密闭，防潮。

【包　　装】口服固体药用高密度聚乙烯瓶。

【有 效 期】36个月。

【生产单位】天祝藏族自治县藏医药开发研究所天堂藏医院

　　　　　　本制剂仅限本医疗机构使用。

石榴健胃丸

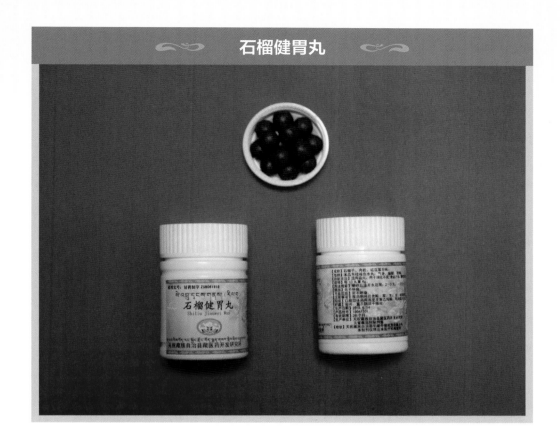

【药品名称】石榴健胃丸 Shiliu Jianwei Wan

【批准文号】甘药制字Z08061916

【执行标准】卫生部1995年版《药品标准》（藏药第一册）

【处方组成】石榴子、肉桂、红花等五味。

【性　　状】本品为棕褐色水丸；气香，味酸、微辣。

【功能主治】温胃益火。用于消化不良，食欲不振，寒性腹泻等。

【规　　格】每10丸重6g。每瓶装50丸。

【用法用量】嚼碎后温开水送服。一次2～3丸，一日2～3次。

【不良反应】尚不明确。

【禁　　忌】尚不明确。

【注意事项】服药期间忌食酸、腐、生、冷、辣等食物。

【贮　　藏】密闭，置于阴凉干燥处。

【包　　装】口服固体药用高密度聚乙烯瓶。

【有 效 期】36个月。

【生产单位】天祝藏族自治县藏医药开发研究所天堂藏医院

　　　　　　本制剂仅限本医疗机构使用。

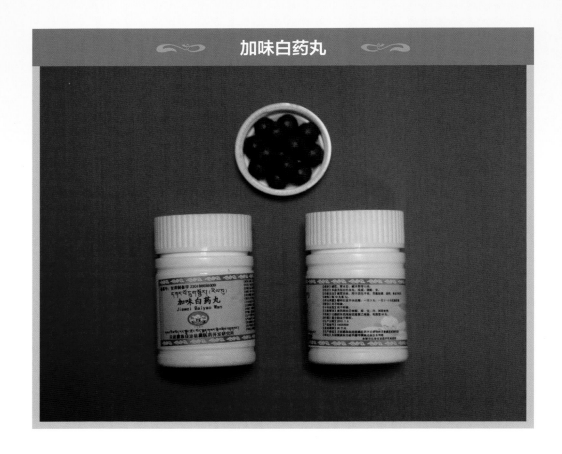

加味白药丸

【药品名称】加味白药丸 Jiawei Baiyao Wan

【批准文号】甘药制字Z09061991

【执行标准】卫生部1995年版《药品标准》（藏药第一册）

【处方组成】碱花、寒水石、藏木香等七味。

【性　　状】本品为灰白色水丸；味咸、微酸、辛。

【功能主治】健胃消食。用于消化不良，胃腹胀痛，肠鸣，食欲不振等。

【规　　格】每10丸重5g。每瓶装50丸。

【用法用量】嚼碎后温开水送服。一次3丸，一日2～3次，或遵医嘱。

【不良反应】尚不明确。

【禁　　忌】尚不明确。

【注意事项】服药期间忌食酸、腐、生、冷、辣等食物。

【贮　　藏】置于阴凉干燥处。

【包　　装】口服固体药用高密度聚乙烯瓶。

【有 效 期】36个月。

【生产单位】天祝藏族自治县藏医药开发研究所天堂藏医院

　　　　　　本制剂仅限本医疗机构使用。

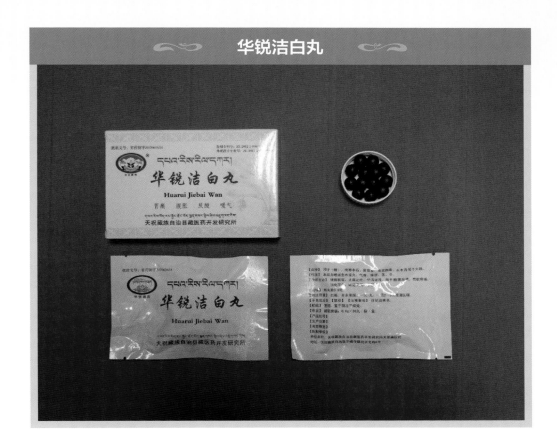

【药品名称】华锐洁白丸 Huarui Jiebai Wan

【批准文号】甘药制字Z07061655

【执行标准】《中国药典》2005年版一部

【处方组成】诃子（煨）、南寒水石、翼首草、五灵脂膏、土木香等十六味。

【性　　状】本品为暗褐色水蜜丸；气香，味涩、苦、辛。

【功能主治】健脾和胃，止痛止吐，分清泌浊。用于胸腹胀满，胃脘疼痛，消化不良，呕逆泄泻，小便不利。

【规　　格】每丸重0.8g。30丸/袋，1袋/盒。

【用法用量】口服，开水泡服。一次1丸，一日2～3次，或遵医嘱。

【不良反应】【禁　　忌】【注意事项】详见说明书。

【贮　　藏】密闭，置于阴凉干燥处。

【包　　装】镀铝膜袋。

【生产单位】天祝藏族自治县藏医药开发研究所天堂藏医院

　　　　　　　本制剂仅限本医疗机构使用。

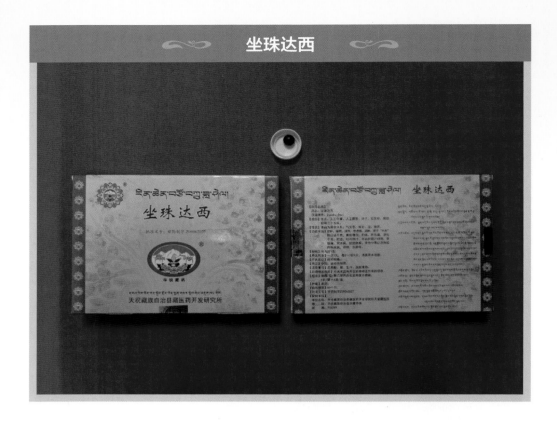

【药品名称】坐珠达西 Zuozhu Daxi

【批准文号】甘药制字Z09062027

【执行标准】《中国药典》2005年版一部

【处方组成】佐太、人工牛黄、人工麝香、诃子、石灰华、熊胆粉等三十五味。

【性　　状】本品为黑色水丸；气芳香，味甘、涩、微苦。

【功能主治】疏肝，健胃，清热，愈溃疡，消肿。用于木布病迁延不愈，胃脘嘈杂，灼痛，肝热痛，消化不良，呃逆，吐泻胆汁、坏血和烟汁样物，急腹痛，黄水病，脏腑痞瘤，食物中毒以及陈旧内科疾病，浮肿，水肿等。

【规　　格】每丸重1g。1丸/袋×6袋/盒。

【用法用量】一次1丸，每2～3日1次，清晨开水泡服。

【不良反应】尚不明确。

【禁　　忌】孕妇、运动员慎用。

【注意事项】忌用酸、腐、生、冷、油腻食物。

【贮　　藏】密封。

【包　　装】聚酯/铝/聚乙烯药品包装用复合膜袋。

【有 效 期】60个月。

【生产单位】天祝藏族自治县藏医药开发研究所天堂藏医院

　　　　　　　本制剂仅限本医疗机构使用。

诃子能消丸

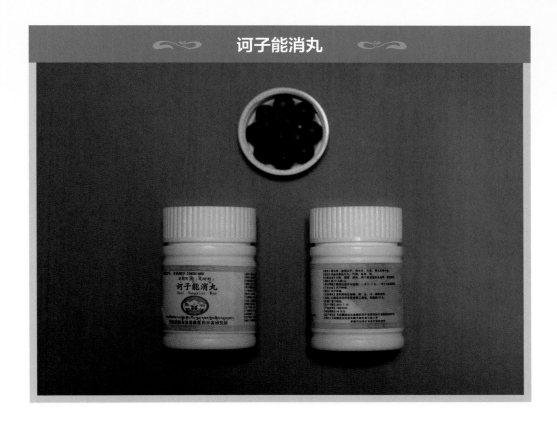

【药品名称】诃子能消丸 Hezi Nengxiao Wan

【批准文号】甘药制字Z09061989

【执行标准】《六省区藏药标准》1979年版

【处方组成】藏木香、波棱瓜子、黑冰片、大黄、寒水石等十味。

【性　　状】本品为黑色水丸；气微，味苦、咸。

【功能主治】利胆，健胃，消食。用于黄疸型肝炎后期，慢性胃病。

【规　　格】每10丸重5g。每瓶装50丸。

【用法用量】嚼碎后温开水送服。一次5～7丸，一日3次，或遵医嘱。

【不良反应】尚不明确。

【禁　　忌】尚不明确。

【注意事项】服药期间忌食酸、腐、生、冷、辣等食物。

【贮　　藏】置干燥处。

【包　　装】口服固体药用高密度聚乙烯瓶。

【有 效 期】36个月。

【生产单位】天祝藏族自治县藏医药开发研究所天堂藏医院

　　　　　　本制剂仅限本医疗机构使用。

松石散

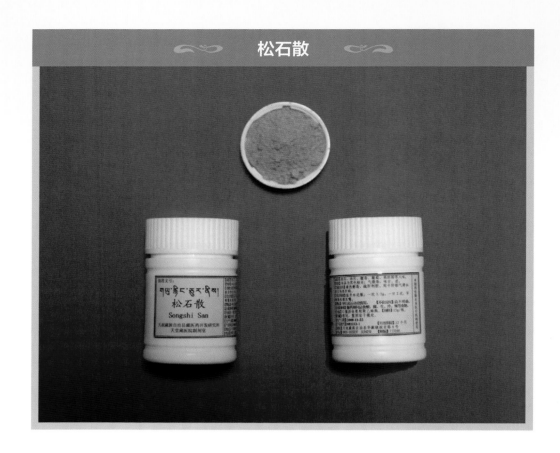

【药品名称】松石散 Songshi San

【批准文号】甘药制字Z11062131

【执行标准】卫生部1995年版《药品标准》（藏药第一册）

【处方组成】松石、冰片、檀香、葡萄、熊胆粉等八味。

【性　　状】本品为黑色粉末；气微香，味甘、涩。

【功能主治】清热解毒，疏肝利胆。用于肝郁气滞血淤及热性肝病。

【规　　格】15g/瓶。

【用法用量】温开水送服。一次1.5g，一日2次，早晚服，或遵医嘱。

【不良反应】尚不明确。

【禁　　忌】孕妇及运动员慎用。

【注意事项】服药期间忌食酸、腐、生、冷、辣等食物。

【贮　　藏】密闭，置阴凉干燥处。

【包　　装】口服固体药用聚乙烯瓶。

【有 效 期】12个月。

【生产单位】天祝藏族自治县藏医药开发研究所天堂藏医院

　　　　　　本制剂仅限本医疗机构使用。

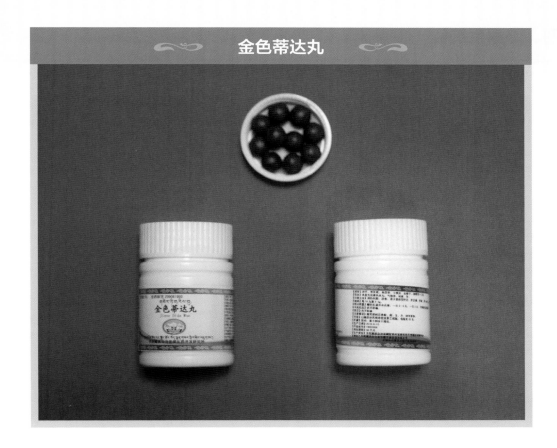

金色蒂达丸

【药品名称】金色蒂达丸 Jinse Dida Wan

【批准文号】甘药制字Z09061992

【执行标准】卫生部1995年版《药品标准》（藏药第一册）

【处方组成】诃子、苦买菜、角茴香、小檗皮、金腰子、榜嘎等十三味。

【性　　状】本品为灰黑色水丸；气微香，味酸、苦。

【功能主治】清热利胆，消食。用于黄疸型肝类，肝区痛，胃痛，恶心呕吐，口苦。

【规　　格】每10丸重2.5g。每瓶装50丸。

【用法用量】嚼碎后温开水送服。一次2～3丸，一日2次，早晚服，或遵医嘱。

【不良反应】尚不明确。

【禁　　忌】尚不明确。

【注意事项】服药期间忌食酸、腐、生、冷、辣等食物。

【贮　　藏】密闭，置于阴凉干燥处。

【包　　装】口服固体药用高密度聚乙烯瓶。

【有 效 期】36个月。

【生产单位】天祝藏族自治县藏医药开发研究所天堂藏医院

　　　　　　本制剂仅限本医疗机构使用。

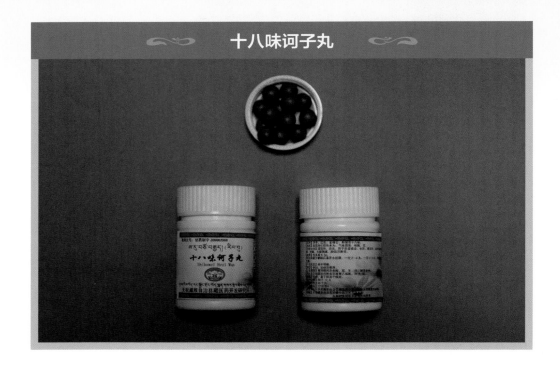

【药品名称】十八味诃子丸 Shibawei Hezi Wan

【批准文号】甘药制字Z09062008

【执行标准】卫生部1995年版《药品标准》（藏药第一册）

【处方组成】诃子、红花、金礞石、螃蟹等十八味。

【性　　状】本品为红棕色水丸；气微香，味酸、苦。

【功能主治】清肾热、消炎。用于尿道感染，血尿，腰扭伤，肾病引起的腰痛，胯痛，大腿刺痛，脚背浮肿等。

【规　　格】每丸重0.5g。50丸/瓶。

【用法用量】嚼碎后温开水送服。一次2～3丸，一日2～3次，早晚服，或遵医嘱。

【不良反应】尚不明确。

【禁　　忌】孕妇、运动员慎用。

【注意事项】服药期间忌食酸、腐、生、冷、辣等食物。

【贮　　藏】密闭，置于阴凉干燥处。

【包　　装】口服固体药用高密度聚乙烯瓶。

【有 效 期】36个月。

【生产单位】天祝藏族自治县藏医药开发研究所天堂藏医院

本制剂仅限本医疗机构使用。

十八味诃子利尿丸

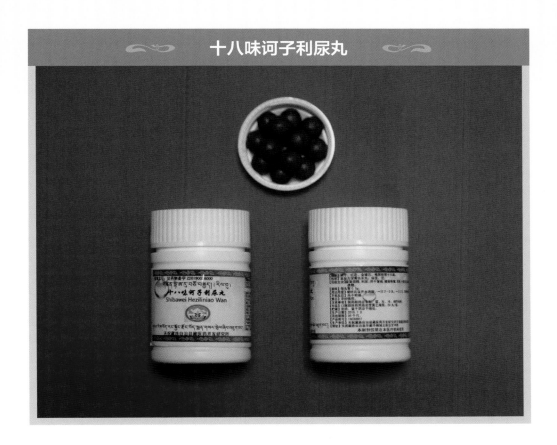

【药品名称】十八味诃子利尿丸 Shibawei Hezi Liniao Wan

【批准文号】甘药制备字Z20190026000

【执行标准】卫生部1995年版《药品标准》（藏药第一册）

【处方组成】诃子、红花、金礞石、熊胆粉等十八味。

【性　　状】本品为深黄色水丸；味苦、涩。

【功能主治】益肾固精，利尿。用于肾病，腰肾疼痛，尿频，小便混浊，糖尿病，
　　　　　　遗精。

【规　　格】每丸重0.5g。50丸/瓶。

【用法用量】嚼碎后温开水送服。一次2～3丸，一日2次，早晚服，或遵医嘱。

【不良反应】尚不明确。

【禁　　忌】孕妇慎用。

【注意事项】服药期间忌食酸、腐、生、冷、辣等食物。

【贮　　藏】密闭，置于阴凉干燥处。

【包　　装】口服固体药用高密度聚乙烯瓶。

【有 效 期】36个月。

【生产单位】天祝藏族自治县藏医药开发研究所天堂藏医院
　　　　　　本制剂仅限本医疗机构使用。

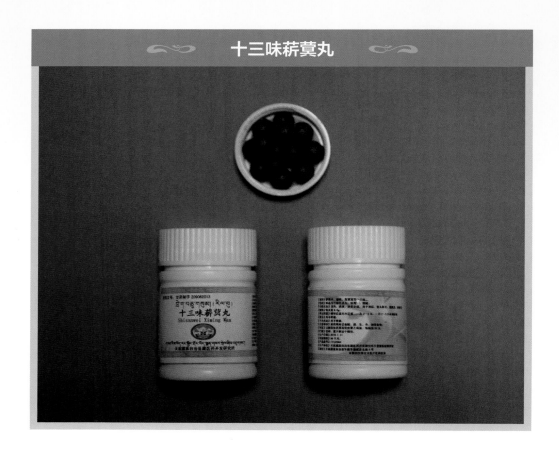

十三味菥蓂丸

【药品名称】十三味菥蓂丸 Shisanwei Ximi Wan

【批准文号】甘药制字Z09062013

【执行标准】卫生部1995年版《药品标准》（藏药第一册）

【处方组成】菥蓂子、蒲桃、紫草茸等十三味。

【性　　状】本品为红棕色水丸；味微苦、微酸。

【功能主治】清热，通淋，消炎止痛。用于淋病，睾丸肿大，膀胱炎，腰痛等。

【规　　格】每丸重0.6g。每瓶装50丸。

【用法用量】嚼碎后温开水送服。一次2～3丸，一日2～3次，或遵医嘱。

【不良反应】尚不明确。

【禁　　忌】尚不明确。

【注意事项】服药期间忌食酸、腐、生、冷、辣等食物。

【贮　　藏】密闭，置于阴凉干燥处。

【包　　装】口服固体药用高密度聚乙烯瓶。

【有　效　期】36个月。

【生产单位】天祝藏族自治县藏医药开发研究所天堂藏医院
　　　　　　本制剂仅限本医疗机构使用。

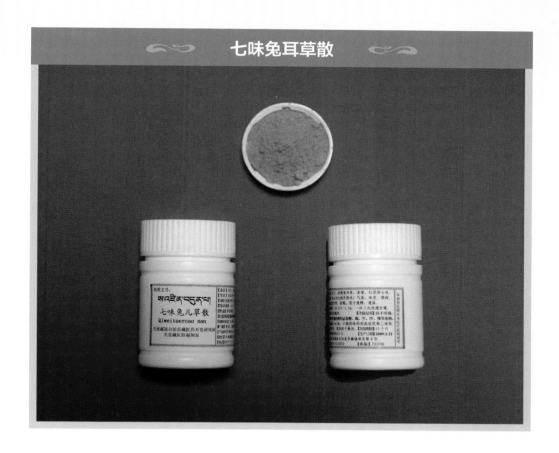

七味兔耳草散

【药品名称】七味兔耳草散 Qiwei Tuercao San

【批准文号】甘药制字Z11062191

【执行标准】卫生部1995年版《药品标准》（藏药第一册）

【处方组成】诃子、短穗兔耳草、姜黄、红花等七味。

【性　　状】本品为红棕色粉末；气香，味苦、微甜。

【功能主治】补肾，涩精。用于遗精，遗尿。

【用法用量】一次0.9～1.5g，一日3次，或遵医嘱。

【不良反应】尚不明确。

【禁　　忌】孕妇慎用。

【注意事项】服药期间忌食酸、腐、生、冷、辣等食物。

【贮　　藏】密闭，置阴凉干燥处。

【规格包装】15g/瓶，口服固体药用高密度聚乙烯瓶。

【有 效 期】12个月。

【生产单位】天祝藏族自治县藏医药开发研究所天堂藏医院

　　　　　　本制剂仅限本医疗机构使用。

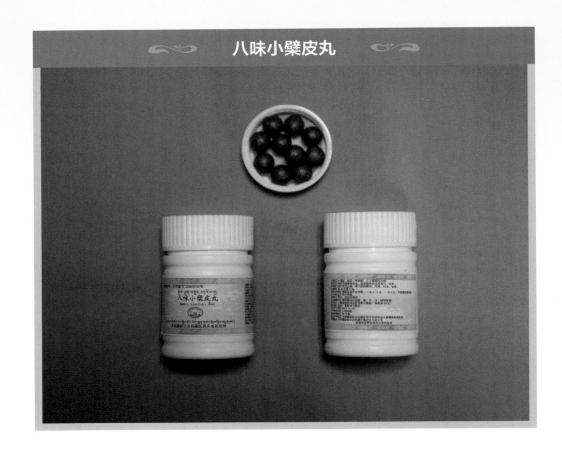

【药品名称】八味小檗皮丸 Bawei Xiaobopi Wan

【批准文号】甘药制字Z09061979

【执行标准】卫生部1995年版《药品标准》（藏药第一册）

【处方组成】小檗皮、红花、熊胆粉、人工麝香等八味。

【性　　状】本品为暗黄色水丸；具有麝香的特异香气，味苦。

【功能主治】消炎止痛。用于尿路感染，尿痛，白浊，血尿。

【规　　格】每10丸重2.6g。每瓶装50丸。

【用法用量】嚼碎后温开水送服。一次4～5丸，一日2次，早晚服，或遵医嘱。

【不良反应】尚不明确。

【禁　　忌】孕妇、运动员慎用。

【注意事项】服药期间忌食酸、腐、生、冷、辣等食物。

【贮　　藏】密闭，置阴凉干燥处。

【包　　装】口服固体药用高密度聚乙烯瓶。

【有 效 期】36个月。

【生产单位】天祝藏族自治县藏医药开发研究所天堂藏医院

　　　　　　　本制剂仅限本医疗机构使用。

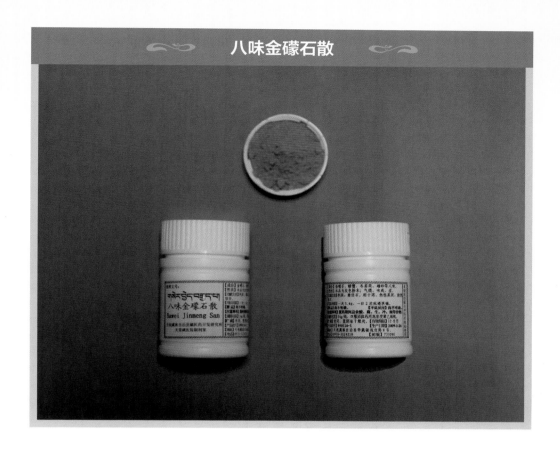

八味金礞石散

【药品名称】八味金礞石散 Bawei Jinmengshi San

【批准文号】甘药制字Z11062192

【执行标准】《青海省藏药标准》

【处方组成】金礞石、螃蟹、冬葵果、硇砂等八味。

【性　　状】本品为灰色粉末；气微，味咸、涩。

【功能主治】利尿，排结石。用于寒、热性尿闭，膀胱结石。

【用法用量】一次1.6g，一日2次，或遵医嘱。

【不良反应】尚不明确。

【禁　　忌】尚不明确。

【注意事项】服药期间忌食酸、腐、生、冷、辣等食物。

【贮　　藏】密闭，置阴凉干燥处。

【规格包装】16g/瓶，口服固体药用高密度聚乙烯瓶。

【有 效 期】12个月。

【生产单位】天祝藏族自治县藏医药开发研究所天堂藏医院

　　　　　　本制剂仅限本医疗机构使用。

萨热大鹏丸

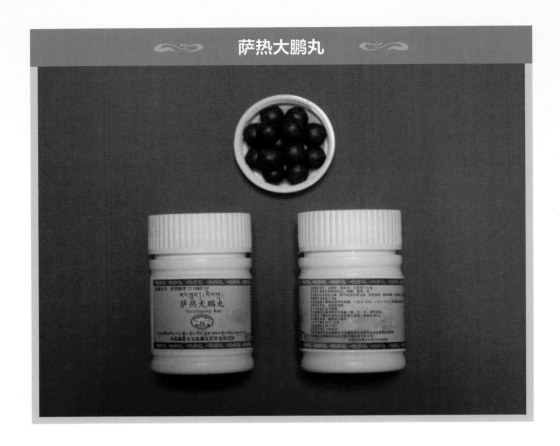

【药品名称】萨热大鹏丸 Sare Dapeng Wan

【批准文号】甘药制字Z11062117

【执行标准】卫生部1995年版《药品标准》（藏药第一册）

【处方组成】诃子、山矾叶、珍珠母、红花等十七味。

【性　　状】本品为棕黑色水丸，味酸、微苦、涩。

【功能主治】消炎止痛。用于妇女白带过多，男性血尿，寒热肾病，急性腹痛，尿道感
　　　　　　染等。

【规　　格】每丸重0.25g。每瓶装50丸。

【用法用量】嚼碎后温开水送服。一次4～6丸，一日1～2次，早晚服，或遵医嘱。

【不良反应】尚不明确。

【禁　　忌】孕妇、运动员慎用。

【注意事项】服药期间忌食酸、腐、生、冷、辣等食物。

【贮　　藏】密闭，置阴凉干燥处。

【包　　装】口服固体药用高密度聚乙烯瓶。

【有 效 期】36个月。

【生产单位】天祝藏族自治县藏医药开发研究所天堂藏医院
　　　　　　本制剂仅限本医疗机构使用。

五、风湿类

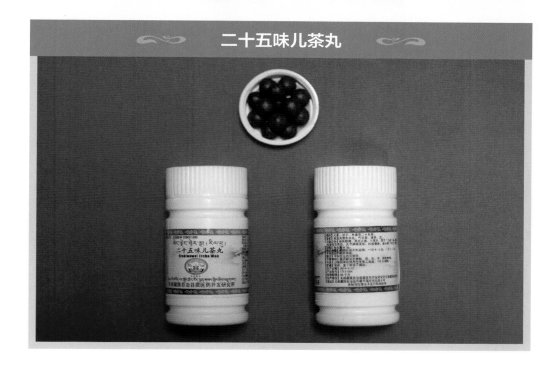

二十五味儿茶丸

【药品名称】二十五味儿茶丸 Ershiwuwei Ercha Wan

【批准文号】甘药制字Z08061909

【执行标准】卫生部1995年版《药品标准》（藏药第一册）

【处方组成】儿茶、诃子、木香等二十五味。

【性　　状】本品为黄色水丸；气芳香，味苦、涩。

【功能主治】祛风除痹，消炎止痛，干黄水。用于白脉病，痛风，风湿性关节炎，关节肿痛变形，四肢僵硬，黄水病，冈巴病等。

【规　　格】每丸重0.3g。每瓶100丸。

【用法用量】嚼碎后温开水送服。一次4～5丸，一日2～3次。

【不良反应】尚不明确。

【禁　　忌】孕妇及运动员禁用。

【注意事项】服药期间忌食酸、腐、生、冷、辣等食物。

【贮　　藏】密闭，置于阴凉干燥处。

【包　　装】口服固体药用高密度聚乙烯瓶。

【有 效 期】36个月。

【生产单位】天祝藏族自治县藏医药开发研究所天堂藏医院
　　　　　　本制剂仅限本医疗机构使用。

二十五味驴血丸

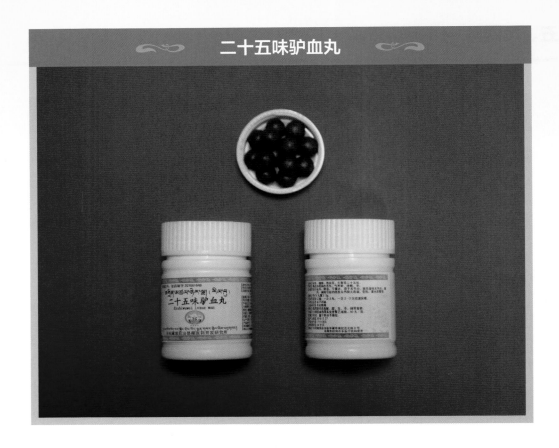

【药品名称】二十五味驴血丸 Ershiwuwei Lüxue Wan

【批准文号】甘药制字Z07061649

【执行标准】《中国药典》2005年版一部

【处方组成】驴血、檀香、西红花、牛黄等二十五味。

【性　　状】本品为棕褐色水丸；气芳香，味酸、辛。

【功能主治】祛风，除湿，干黄水。用于关节炎，类风湿性关节炎，痛风，痹病引起的四肢关节肿大疼痛，变形，黄水积聚等。

【规　　格】每10丸重2.5g。50丸/瓶。

【用法用量】口服。一次3丸，一日2～3次，或遵医嘱。

【不良反应】尚不明确。

【注意事项】孕妇慎用。

【禁　　忌】服药期间忌食酸、腐、生、冷、辣等食物。

【贮　　藏】密闭，置于阴凉干燥处。

【包　　装】口服固体药用高密度聚乙烯瓶。

【有 效 期】36个月。

【生产单位】天祝藏族自治县藏医药开发研究所天堂藏医院
　　　　　　本制剂仅限本医疗机构使用。

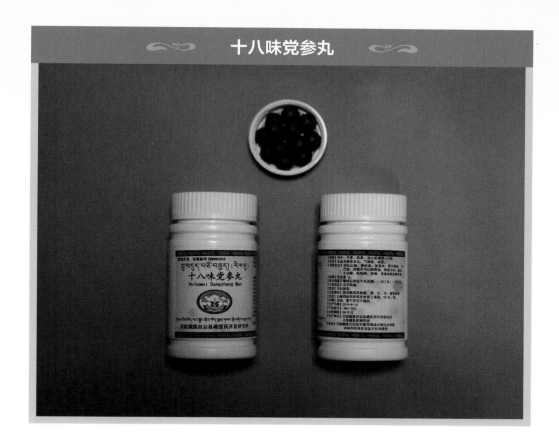

十八味党参丸

【药品名称】十八味党参丸 Shibawei Dangshen Wan

【批准文号】甘药制字Z08061913

【执行标准】卫生部1995年版《药品标准》（藏药第一册）

【处方组成】诃子、手参、乳香、高山紫堇等十八味。

【性　　状】本品为黄色水丸；气微香，味苦。

【功能主治】消炎止痛，愈疮疡，除黄水。用于痹病，冈巴病，四肢关节红肿疼痛，伸屈不利，湿症，牛皮癣，陷蚀癣，疖痈，亚麻虫病及麻风病。

【规　　格】每丸重1g。50丸/瓶。

【用法用量】嚼碎后用温开水送服。一次3丸，一日3次。

【不良反应】尚不明确。

【禁　　忌】孕妇禁用。

【注意事项】服药期间忌食酸、腐、生、冷、辣等食物。

【贮　　藏】密闭，置于阴凉干燥处。

【包　　装】口服固体药用高密度聚乙烯瓶。

【有 效 期】36个月。

【生产单位】天祝藏族自治县藏医药开发研究所天堂藏医院

　　　　　　本制剂仅限本医疗机构使用。

十五味乳鹏丸

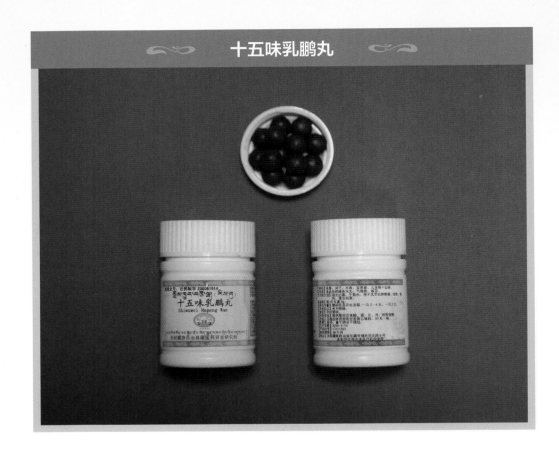

【药品名称】十五味乳鹏丸Shiwuwei Rupeng Wan

【批准文号】甘药制字Z08060914

【执行标准】卫生部1995年版《药品标准》（藏药第一册）

【处方组成】乳香、诃子、木香、安息香、儿茶等十五味。

【性　　状】本品为棕褐色水丸；气微香，味苦。

【功能主治】消炎止痛，干黄水。用于关节红肿疼痛，发痒，痛风，黄水积聚。

【规　　格】每10丸重3g。50丸/瓶。

【用法用量】嚼碎后温开水送服。一次2～4丸，一日2次。

【不良反应】尚不明确。

【禁　　忌】孕妇禁用。

【注意事项】服药期间忌食酸、腐、生、冷、辣等食物。

【贮　　藏】密闭，置于阴凉干燥处。

【包　　装】口服固体药用高密度聚乙烯瓶。

【有 效 期】36个月。

【生产单位】天祝藏族自治县藏医药开发研究所天堂藏医院

　　　　　　本制剂仅限本医疗机构使用。

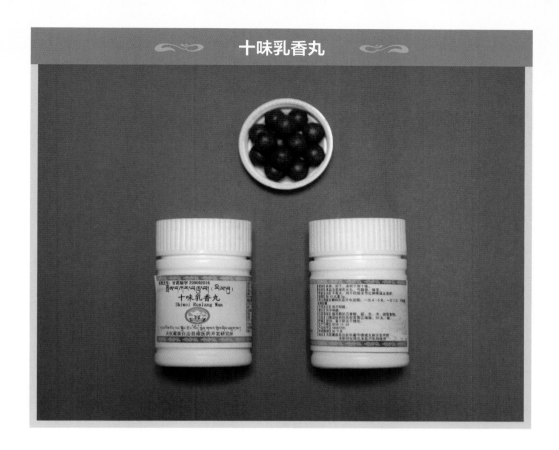

十味乳香丸

【药品名称】十味乳香丸 Shiwei Ruxiang Wan

【批准文号】甘药制字Z09062016

【执行标准】卫生部1995年版《药品标准》（藏药第一册）

【处方组成】乳香、诃子、决明子等十味。

【性　　状】本品为黑褐色水丸，气微香，味苦。

【功能主治】干黄水。用于四肢关节红肿疼痛及湿疹。

【规　　格】每10丸重3g。50丸/瓶。

【用法用量】嚼碎后温开水送服。一次4～5丸，一日2次，早晚服，或遵医嘱。

【不良反应】尚不明确。

【禁　　忌】尚不明确。

【注意事项】服药期间忌食酸、腐、生、冷、辣等食物。

【贮　　藏】密闭，置于阴凉干燥处。

【包　　装】口服固体药用高密度聚乙烯瓶。

【有 效 期】36个月。

【生产单位】天祝藏族自治县藏医药开发研究所天堂藏医院

　　　　　　本制剂仅限本医疗机构使用。

五味勒哲汤散

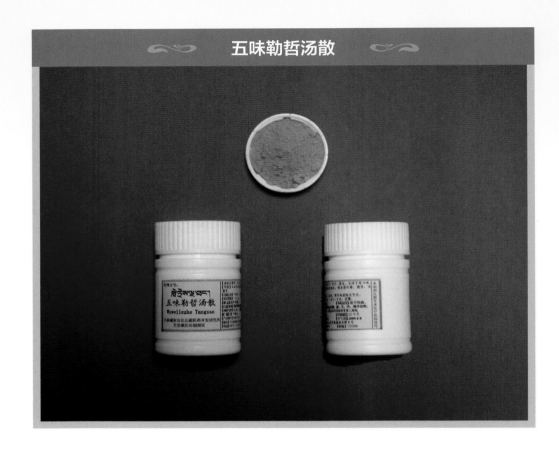

【药品名称】五味勒哲汤散 Wuwei Leizhe Tangsan

【批准文号】甘药制字Z11062181

【执行标准】《六省区藏药标准》1979年版

【处方组成】勒哲、余甘子、诃子、蒂达、毛诃子等六味。

【性　　状】本品为淡黄色粗末；现木质纤维；气微香，味微苦。

【功能主治】干黄水，消炎。用于风湿性关节炎。

【用法用量】一次3g，一日1～2次，煎服。

【不良反应】尚不明确。

【禁　　忌】尚不明确。

【注意事项】服药期间忌食酸、腐、生、冷、辣等食物。

【贮　　藏】置干燥处。

【规格包装】9g/瓶，口服固体药用高密度聚乙烯瓶。

【有 效 期】12个月。

【生产单位】天祝藏族自治县藏医药开发研究所天堂藏医院
　　　　　　本制剂仅限本医疗机构使用。

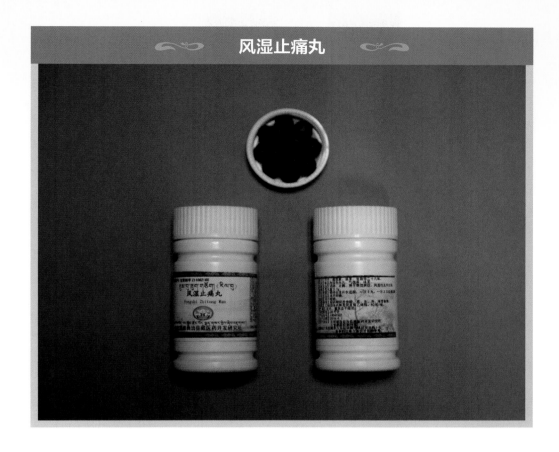

风湿止痛丸

【药品名称】风湿止痛丸 Fengshi Zhitong Wan

【批准文号】甘药制字Z11062160

【执行标准】卫生部1995年版《药品标准》（藏药第一册）

【处方组成】诃子、藏茜草、草果、豆蔻等二十九味。

【性　　状】本品为棕色水丸；气微香，味苦。

【功能全浴】消肿、止痛。用于寒性痹症，风湿性关节炎等。

【规　　格】每丸重0.5g。50丸/瓶。

【用法用量】嚼碎后温开水送服。一次2丸，一日2次，或遵医嘱。

【不良反应】尚不明确。

【禁　　忌】尚不明确。

【注意事项】服药期间忌食酸、腐、生、冷、辣等食物。

【贮　　藏】密闭、置阴凉干燥处。

【包　　装】口服固体药用高密度聚乙烯瓶。

【有 效 期】36个月。

【生产单位】天祝藏族自治县藏医药开发研究所天堂藏医院
　　　　　　本制剂仅限本医疗机构使用。

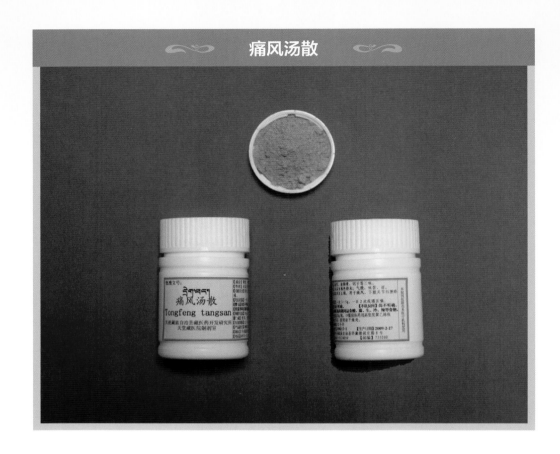

痛风汤散

【药品名称】痛风汤散 Tongfeng Tangsan

【批准文号】甘药制字Z11062180

【执行标准】《六省区藏药标准》1979年版

【处方组成】勒哲、渣驯膏、诃子。

【性　　状】本品为褐色粉末；气微，味苦、涩。

【功能主治】消炎止痛。用于痛风，下肢关节红肿疼痛。

【用法用量】一次3～5g，一日2次，或遵医嘱。

【不良反应】尚不明确。

【禁　　忌】尚不明确。

【注意事项】服药期间忌食酸、腐、生、冷、辣等食物。

【贮　　藏】密闭，置阴凉干燥处。

【规格包装】20g/瓶，口服固体药用高密度聚乙烯瓶。

【有 效 期】12个月。

【生产单位】天祝藏族自治县藏医药开发研究所天堂藏医院

　　　　　　本制剂仅限本医疗机构使用。

六、妇儿科类

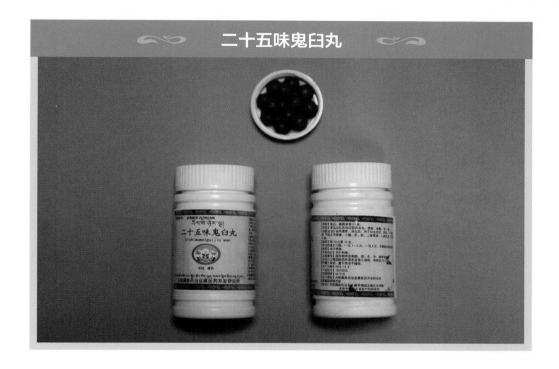

【药品名称】二十五味鬼臼丸 Ershiwuwei Guijiu Wan

【批准文号】甘药制字Z07061648

【执行标准】卫生部1995年版《药品标准》（藏药第一册）

【处方组成】鬼臼、藏茜草等二十七味。

【性　　状】本品为红色或红棕色水丸；气微香，味酸、辛、辣。

【功能主治】祛风镇疼，调经血。用于妇女血症，风症，子宫虫病，下肢关节疼痛，小腹、肝、胆、上体疼痛，心烦血虚，月经不调。

【规　　格】每10丸重10克。每瓶装50丸。

【用法用量】口服。一次1～2丸，一日2次，早晚服，或遵医嘱。

【不良反应】尚不明确。

【禁　　忌】尚不明确。

【注意事项】服药期间忌食酸、腐、生、冷、辣等食物。

【贮　　藏】密闭，置于阴凉干燥处。

【包　　装】口服固体药用高密度聚乙烯瓶。

【有 效 期】36个月。

【生产单位】天祝藏族自治县藏医药开发研究所天堂藏医院

　　　　　　本制剂仅限本医疗机构使用。

七、感冒类

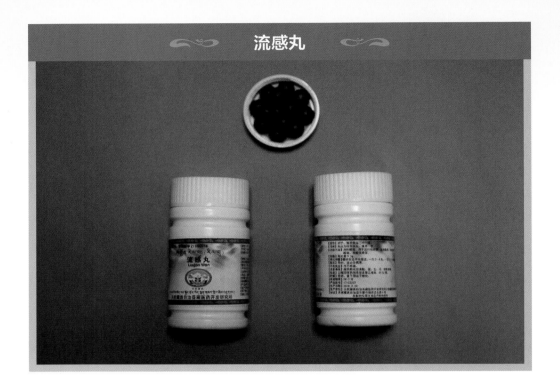

【药品名称】流感丸 Liugan Wan

【批准文号】甘药制字Z11062116

【执行标准】卫生部1995年版《药品标准》（藏药第一册）

【处方组成】诃子、獐牙菜等二十一味。

【性　　状】本品为棕色水丸；味辛、苦。

【功能主治】清热解毒。用于流行性感冒，流清鼻涕，头痛咳嗽，周身酸痛，炎症发烧等。

【规　　格】每丸重0.5g。50丸/瓶。

【用法用量】嚼碎后温开水送服。一次2～4丸，一日2～3次，或遵医嘱。

【不良反应】尚不明确。

【禁　　忌】孕妇、运动员慎用。

【注意事项】服药期间忌食酸、腐、生、冷、辣等食物。

【贮　　藏】密闭，置于阴凉干燥处。

【包　　装】口服固体药用高密度聚乙烯瓶。

【有 效 期】36个月。

【生产单位】天祝藏族自治县藏医药开发研究所天堂藏医院

　　　　　　本制剂仅限本医疗机构使用。

八、五官类

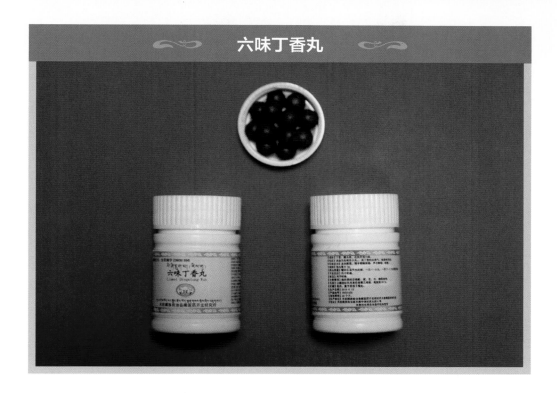

【药品名称】六味丁香丸 Liuwei Dingxiang Wan

【批准文号】甘药制字Z09061996

【执行标准】卫生部1995年版《药品标准》（藏药第一册）

【处方组成】丁香、藏木香、石灰华等六味。

【性　　状】本品为灰褐色小丸；具丁香特异香气，味微苦、甜。

【功能主治】清热解毒。用于咽喉肿痛，声音嘶哑，咳嗽。

【规　　格】每丸重0.5g。每瓶装50丸。

【用法用量】嚼碎后温开水送服。一次1～3丸，一日2～3次，或遵医嘱。

【不良反应】尚不明确。

【禁　　忌】尚不明确。

【注意事项】服药期间忌食酸、腐、生、冷、辣等食物。

【贮　　藏】密闭，置于阴凉干燥处。

【包　　装】口服固体药用高密度聚乙烯瓶。

【有 效 期】36个月。

【生产单位】天祝藏族自治县藏医药开发研究所天堂藏医院

　　　　　　本制剂仅限本医疗机构使用。

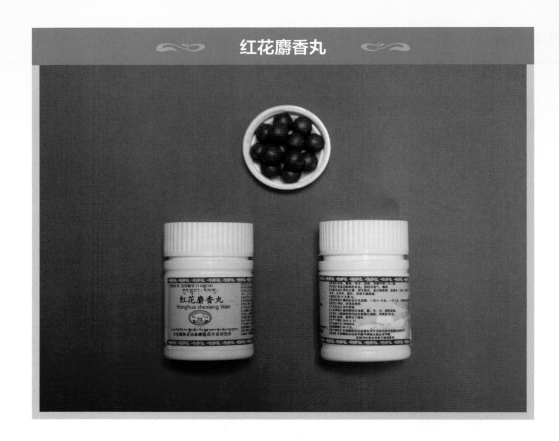

红花麝香丸

【药品名称】红花麝香丸 Honghua Shexiang Wan

【批准文号】甘药制字Z11062141

【执行标准】卫生部1995年版《药品标准》（藏药第一册）

【处方组成】红花、鹿角、诃子、乳香、决明子等二十二味。

【性　　状】本品为棕褐色水丸；具特异香气，味微苦。

【功能主治】消炎止痛。用于鼻炎，鼻红肿发痒，流黄水，目赤，牙痛，中耳炎，关节炎，肾炎，亦用于麻风病。

【规　　格】每10丸重3g。每瓶装50丸。

【用法用量】嚼碎后温开水送服。一次5～6丸，一日2次，早晚服，或遵医嘱。

【不良反应】尚不明确。

【禁　　忌】孕妇、运动员慎用。

【注意事项】服药期间忌食酸、腐、生、冷、辣等食物。

【贮　　藏】密闭，置阴凉干燥处。

【包　　装】口服固体药用高密度聚乙烯瓶。

【有效期】36个月。

【生产单位】天祝藏族自治县藏医药开发研究所天堂藏医院

　　　　　　本制剂仅限本医疗机构使用。

九、滋补壮阳类

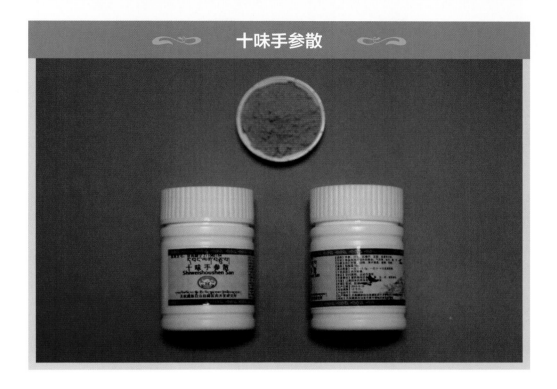

十味手参散

【药品名称】十味手参散 Shiwei Shoushen San

【批准文号】甘药制字Z11062194

【执行标准】卫生部1995年版《药品标准》（藏药第一册）

【处方组成】手参、刀豆、石榴子、豆蔻、荜茇等十味。

【性　　状】本品为浅黄棕色粉末；气芳香，味甘、酸、苦。

【功能主治】补肾，固精。用于肾虚，遗精，阳痿。

【规　　格】每瓶装10g。

【用法用量】一次1～1.2g，一日3～4次，或遵医嘱。

【不良反应】尚不明确。

【禁　　忌】孕妇禁用，运动员慎用。

【注意事项】服药期间忌食酸、腐、生、冷、辣等食物。

【贮　　藏】密闭，防潮。

【包　　装】口服固体药用高密度聚乙烯瓶。

【有　效　期】12个月。

【生产单位】天祝藏族自治县藏医药开发研究所天堂藏医院

　　　　　　本制剂仅限本医疗机构使用。

石榴日轮丸

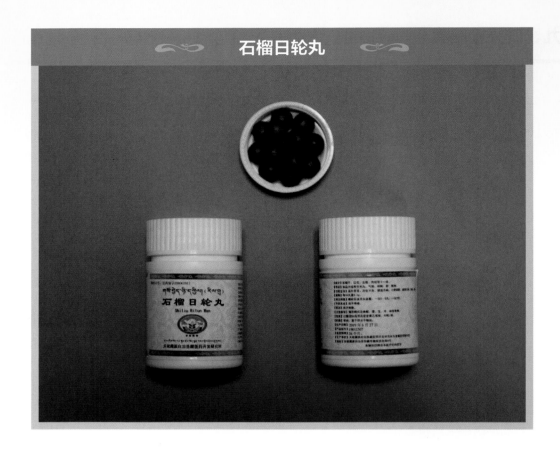

【药品名称】石榴日轮丸Shiliu Rilun Wan

【批准文号】甘药制字Z08061917

【执行标准】卫生部1995年版《药品标准》（藏药第一册）

【处方组成】石榴子、红花、豆蔻、肉桂等十一味。

【性　　状】本品为棕黄色水丸；气微，味酸、甜、微辣。

【功能主治】温补胃肾。消化不良，腰腿冷痛，小便频数，脚背浮肿，阳痿，遗精。

【规　　格】每10丸重6.5g。50粒/瓶。

【用法用量】嚼碎后温开水送服。一次5～6丸，一日3次。

【不良反应】尚不明确。

【禁　　忌】尚不明确。

【注意事项】服药期间忌食酸、腐、生、冷、辣等食物。

【贮　　藏】密闭，置于阴凉干燥处。

【包　　装】口服固体药用高密度聚乙烯瓶。

【有 效 期】36个月。

【生产单位】天祝藏族自治县藏医药开发研究所天堂藏医院

　　　　　　本制剂仅限本医疗机构使用。

第十三节
天祝藏族自治县藏医院

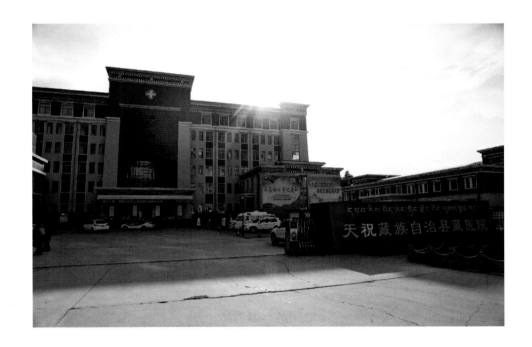

　　天祝藏族自治县藏医院始建于1978年，原址在天祝县天堂乡，1990年搬到天祝县城，2004年藏医药开发研究所从藏医院独立出去，2013年藏医院搬到天祝县城北新区。该院是一所集藏中西医医疗、预防、保健、科研、教学为一体的二级甲等民族医医院，为城镇职工基本医疗保险、城乡居民医疗保险定点医院和甘肃省中医学院藏医定点教学单位。医院占地面积16682.6平方米，建筑面积21680平方米。医院现有职工220名，核定床位320张，开放床位290张。

　　医院的藏医药浴风湿科、藏医外治科均为甘肃省中医药重点专科，内科为全省县级医疗卫生重点学科。

　　医院的常用制剂有用于风湿的"十八味欧曲丸"、用于妇科病的"十一味能消丸"等。

一、风湿类

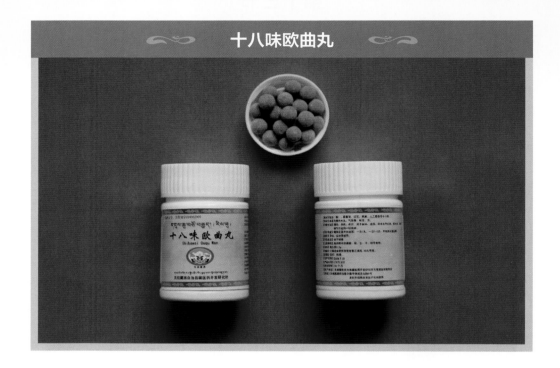

十八味欧曲丸

【药品名称】十八味欧曲丸 Shibawei Ouqu Wan

【批准文号】甘药制字Z09062009

【执行标准】卫生部1995年版《药品标准》（藏药第一册）

【处方组成】欧曲（制）、藏菖蒲、红花、草果、人工麝香等十八味。

【性　　状】本品为黑色水丸；气微香，味涩、苦。

【功能主治】清热，杀疠，开窍。用于麻风，湿疹，四肢关节红肿，黄水病，风邪毒气
引起的一切疾病。

【规　　格】每丸重0.5g。每瓶50丸。

【用法用量】嚼碎后温开水送服。一次1丸，一日1～2次，早晚服，或遵医嘱。

【不良反应】尚不明确。

【禁　　忌】孕妇、运动员禁用。

【注意事项】服药期间忌食酸、腐、生、冷、辣等食物。

【贮　　藏】密闭，防潮。

【包　　装】口服固体药用高密度聚乙烯瓶。

【有 效 期】36个月。

【生产单位】天祝藏族自治县藏医药开发研究所天堂藏医院
本制剂仅限本医疗机构使用。

二、妇儿科类

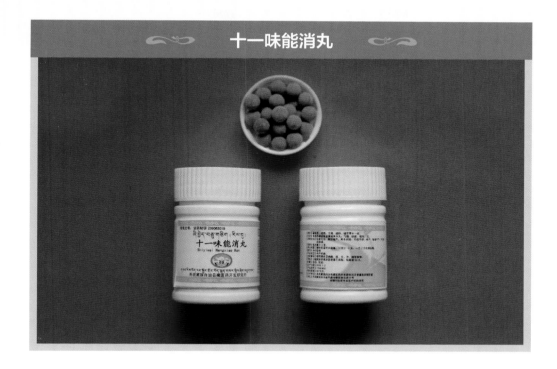

十一味能消丸

【药品名称】十一味能消丸 Shiyiwei Nengxiao Wan

【批准文号】甘药制字Z09062019

【执行标准】《中国药典》2005年版一部

【处方组成】藏木香、蛇肉、方海、硇砂、碱花等十一味。

【性　　状】本品为黄棕色至黄褐色水丸；气微，味咸、微苦、涩。

【功能主治】化瘀行血，痛经催产。用于闭经，月经不调，难产、胎盘不下，产后淤血腹痛。

【规　　格】每丸重0.5g。每瓶装50丸。

【用法用量】嚼碎后温开水送服。一次2～4丸，一日2次，或遵医嘱。

【不良反应】尚不明确。

【禁　　忌】孕妇忌服。

【注意事项】服药期间忌食酸、腐、生、冷、辣等食物。

【贮　　藏】密闭，防潮。

【包　　装】口服固体药用高密度聚乙烯瓶。

【有效期】36个月。

【生产单位】天祝藏族自治县藏医药开发研究所天堂藏医院

本制剂仅限本医疗机构使用。

三、脉病类

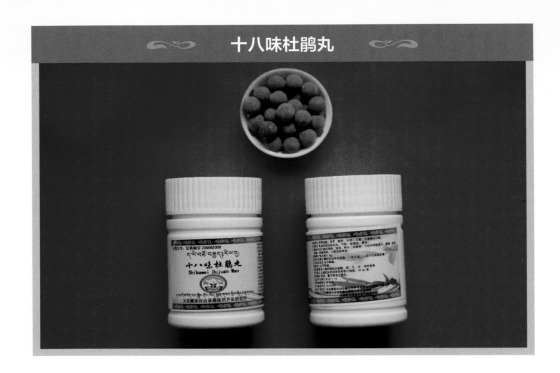

【药品名称】十八味杜鹃丸 Shibawei Dujuan Wan

【批准文号】甘药制字Z09062006

【执行标准】卫生部1995年版《药品标准》（藏药第一册）

【处方组成】烈香杜鹃、诃子、檀香、红花、丁香、沉香等十八味。

【性　　状】本品为棕红色水丸；气香，味微苦、微甘。

【功能主治】祛风通络，活血。用于血脉病引起的四肢麻木，震颤，肌肉萎缩，筋腱拘挛，口眼歪斜等症。

【规　　格】每丸重0.3g。50丸/瓶。

【用法用量】嚼碎后温开水送服。一次2丸，一日3次，或遵医嘱。

【不良反应】尚不明确。

【禁　　忌】尚不明确。

【注意事项】服药期间忌食酸、腐、生、冷、辣等食物。

【贮　　藏】密闭，置于阴凉干燥处。

【包　　装】口服固体药用高密度聚乙烯瓶。

【有 效 期】36个月。

【生产单位】天祝藏族自治县藏医药开发研究所天堂藏医院

　　　　　　本制剂仅限本医疗机构使用。

四、消化系统类

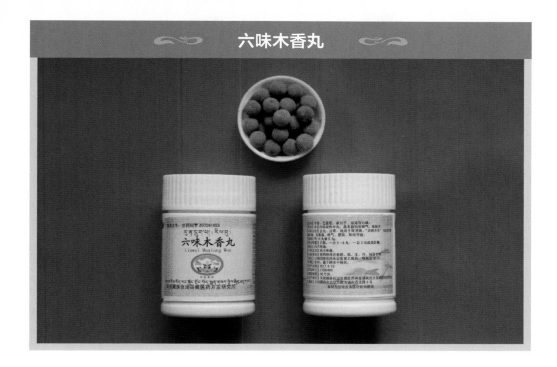

【药品名称】六味木香丸 Liuwei Muxiang Wan

【批准文号】甘药制字Z07061655

【执行标准】卫生部1995年版《药品标准》（藏药第一册）

【处方组成】木香、巴夏嘎、余甘子、豆蔻等六味。

【性　　状】本品为棕褐色水丸；具木香特异香气，味酸、苦。

【功能主治】止吐，止疼。适用于胃溃疡，培根木布引起的胃肠疼痛、急腹痛、嗳气、腹胀、呕吐等症。

【规　　格】每10丸重6.5g。每瓶装50丸。

【用法用量】口服。一次5～6丸，一日3次，或遵医嘱。

【不良反应】尚不明确。

【禁　　忌】尚不明确。

【注意事项】服药期间忌食酸、腐、生、冷、辣等食物。

【贮　　藏】密闭，置于阴凉干燥处。

【包　　装】口服固体药用高密度聚乙烯瓶。

【有 效 期】36个月。

【生产单位】天祝藏族自治县藏医药开发研究所天堂藏医院

　　　　　　本制剂仅限本医疗机构使用。

帕朱丸

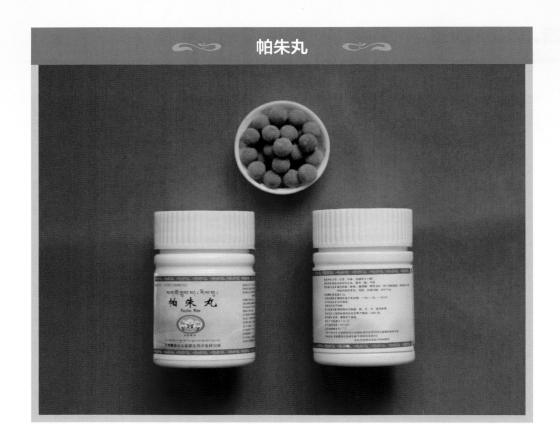

【药品名称】帕朱丸 Pazhu Wan

【批准文号】甘药制字Z08061910

【执行标准】卫生部1995年版《药品标准》（藏药第一册）

【处方组成】诃子、红花、木香、石榴等十一味。

【性　　状】本品为棕灰色水丸；气微，味辛、酸。

【功能主治】健胃散寒。降痰，破痞瘤，养荣强壮。用于剑突痰病，胃痞瘤木布病引起的消化不良，胃胀，胃烧泛酸，胃肝不适。

【规　　格】每丸重0.5g。50丸/瓶。

【用法用量】嚼碎后温开水送服。一次2～3丸，一日1次。

【不良反应】尚不明确。

【禁　　忌】尚不明确。

【注意事项】服药期间忌食酸、腐、生、冷、辣等食物。

【贮　　藏】密闭，置阴凉干燥处。

【包　　装】口服固体药用高密度聚乙烯瓶。

【有 效 期】36个月。

【生产单位】天祝藏族自治县藏医药开发研究所天堂藏医院

本制剂仅限本医疗机构使用。

五、五官类

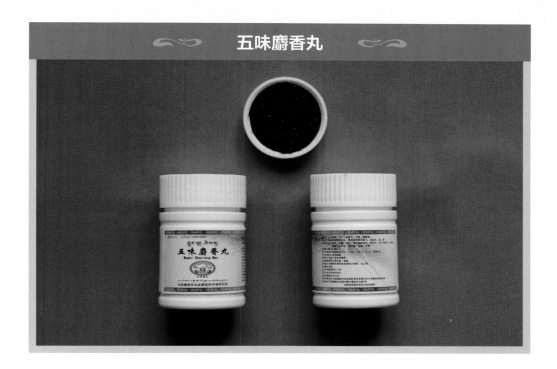

五味麝香丸

【药品名称】五味麝香丸 Wuwei Shexiang Wan
【批准文号】甘药制字Z09062024
【执行标准】《中国药典》2005年版一部
【处方组成】人工麝香、诃子、黑草乌、木香、藏菖蒲。
【性　　状】本品为棕褐色水丸。具麝香特异香气，味微苦、涩、麻。
【功能主治】消炎，止痛，祛风。用于扁桃体炎，咽峡炎，流行性感冒，炭疽病，风湿
　　　　　　性关节炎，神经痛，胃痛，牙痛。
【规　　格】每10丸重0.3g。15g/瓶。
【用法用量】睡前服或含化。一次2～3丸，一日1次；极量5丸。
【不良反应】尚不明确。
【禁　　忌】孕妇、运动员禁用。
【注意事项】本品有毒，慎用。
【贮　　藏】密封。
【包　　装】口服固体药用高密度聚乙烯瓶。
【有效期】36个月。
【生产单位】天祝藏族自治县藏医药开发研究所天堂藏医院
　　　　　　本制剂仅限本医疗机构使用。

六、其他类

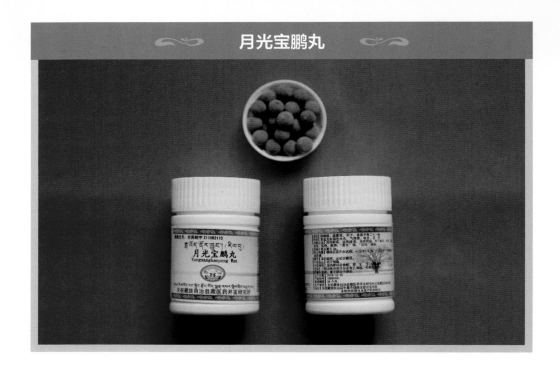

【药品名称】月光宝鹏丸 Yueguang Baopeng Wan

【批准文号】甘药制字Z11062115

【执行标准】卫生部1995年版《药品标准》（藏药第一册）

【处方组成】铁棒锤、藏菖蒲、诃子、黄葵子等二十一味。

【性　　状】本品为灰褐色水丸；气微香，味甘、涩、苦。

【功能主治】清热解毒，祛风燥湿，杀疬除瘟。用于麻风，中风，白喉，炭疽，疫疠，
　　　　　　脓肿，黄水病，亚玛病等。

【规　　格】每丸重0.5g。每瓶装50丸。

【用法用量】嚼碎后温开水送服。一次2～3丸，一日2次，早晚服，或遵医嘱。

【不良反应】尚不明确。

【禁　　忌】孕妇禁用、运动员慎用。

【注意事项】服药期间忌食酸、腐、生、冷、辣等食物。

【贮　　藏】密闭，置于阴凉干燥处。

【包　　装】口服固体药用高密度聚乙烯瓶。

【有 效 期】36个月。

【生产单位】天祝藏族自治县藏医药开发研究所天堂藏医院

　　　　　　本制剂仅限本医疗机构使用。

第十四节
天祝藏族自治县天堂镇卫生院

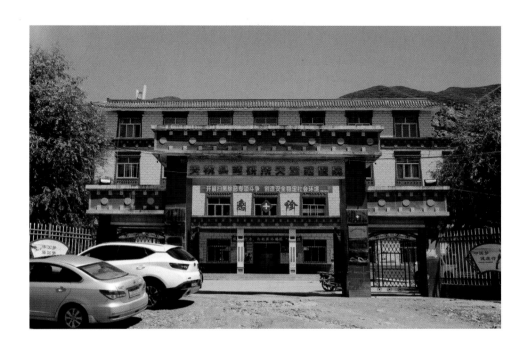

　　天堂镇卫生院成立于2000年，地处天祝县天堂镇政府所在地天堂寺，西隔大通河与青海省互助县毗邻。是一所集藏、中、西医治疗、预防、计划免疫、保健、卫生监督、健康教育、计划生育技术、公共卫生服务为一体的一级甲等卫生院。2007年7月医院业务综合楼建成投入使用，与原天祝县藏医院天堂门诊进行资源整合，医疗服务范围辐射青海省互助县、门源县和甘肃省永登县等多个地区及乡镇，服务人口近5万人，年门诊2万余人次，藏中医门诊达1.3万人次，年收治住院患者达80余人次。连续多年被评为全县卫生系统先进单位，2008年评为武威市十佳卫生院，2017年评为甘肃省基层卫生工作先进集体。

　　借助博大精深的佛教文化、纯净优良的雪山神水、天然绿色的野生药材，藏医内病外治方法之一的藏医药浴特色疗法，深受广大患者信赖，在治疗风湿、类风湿、痛风、强直性脊柱炎、腰椎间盘突出及循环系统等疾病方面疗效独特，是上级中医药管理部门重点扶持的特色专科。

　　目前药浴科使用华锐洁白丸、华锐骨宝、二十五味驴血丸、华锐止血胶囊、十五味乳鹏丸等临床常用藏成药。

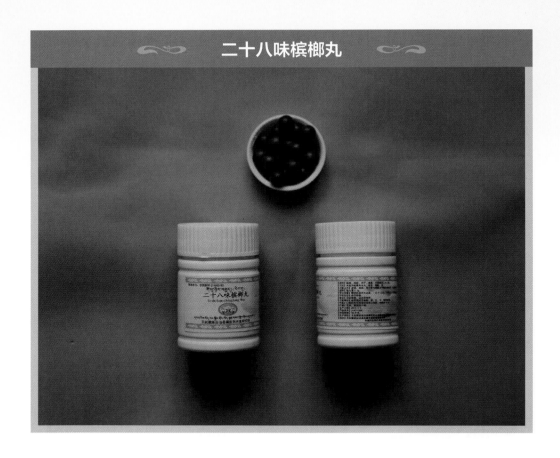

二十八味槟榔丸

【药品名称】二十八味槟榔丸 Ershibawei Binglang Wan

【批准文号】甘药制字Z11062165

【执行标准】卫生部1995年版《药品标准》（藏药第一册）

【处方组成】槟榔、肉桂、诃子、姜黄、巴夏嘎等二十八味。

【性　　状】本品为棕黄色水丸；味苦、微酸、涩。

【功能主治】温肾，通淋。用于寒性腰髋关节痛及脓血尿，睾丸肿胀等。

【规　　格】每丸重0.3g。每瓶装50丸。

【用法用量】嚼碎后温开水送服。一次4～5丸，一日2～3次，或遵医嘱。

【不良反应】尚不明确。

【禁　　忌】孕妇禁用、运动员慎用。

【注意事项】服药期间忌食酸、腐、生、冷、辣等食物。

【贮　　藏】密闭，置阴凉干燥处。

【包　　装】口服固体药用高密度聚乙烯瓶。

【有 效 期】36个月。

【生产单位】天祝藏族自治县藏医药开发研究所天堂藏医院

　　　　　　本制剂仅限本医疗机构使用。

第十五节
德格县藏医院

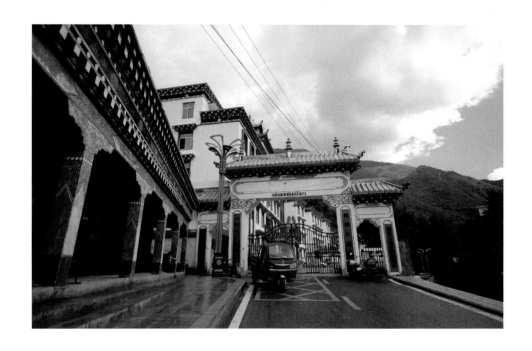

　　德格是南派藏药的发祥地，德格县藏医院集藏医药研究、临床、教学、医药、制剂配制为一体，是一所二甲医院。现有藏医主任医师2名、藏医副主任医师1名、主治医师等多名的医技队伍，开设了藏医内、外、妇、理疗、皮肤、骨伤、肝胆、胃肠、肾病等九个科，并设有病床10张。

　　医院已注册藏药制剂剂型五个，共计135个品种。藏药制剂配制基本实现机械化，自研自制的"佐塔""珍珠七十丸""仁青芒觉"等珍奇药品，对肝胆、脾胃、糖尿病、风湿、中风等疾病有独特疗效。德格藏医药因历史悠久，实力雄厚，医术精湛，制剂功效独特而誉满藏区，并吸引了国内以及日本、俄罗斯、英、美等国患者前来就诊。

一、肝胆科

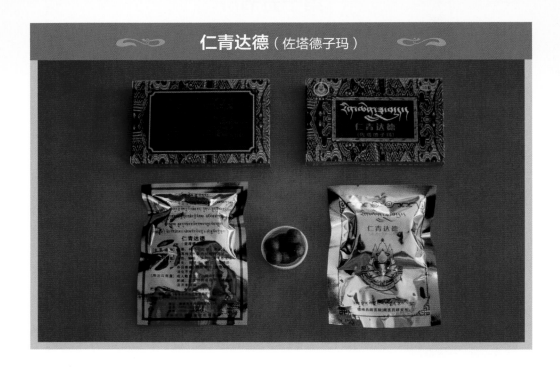

仁青达德（佐塔德子玛）

【药品名称】仁青达德（佐塔德子玛）Renqing Dade

【批准文号】川药制字Z20060689

【执行标准】四川省食品药品监督管理局标准SZBZ20060290

【处方组成】阿日夹协、寒水石（制）、红花、致拥格、玛弄、日达。

【性　　状】本品为黑色水丸；气微香，味微酸。

【功能主治】健胃舒肝。用于治疗各种慢性胃炎，胃溃疡，肝炎，肝硬化等疾病。

【规　　格】每丸重1g。

【用法用量】嚼细后用温开水送服。一次1丸，一日2次。

【不良反应】尚不明确。

【禁　　忌】尚不明确。

【注意事项】尚不明确。

【贮　　藏】密闭，置阴凉避光处。

【包　　装】铝塑复合膜。

【有 效 期】暂定36个月。

【生产单位】德格县藏医院（藏医药研究所）

　　　　　　本制剂仅限本医疗机构使用。

各公确登

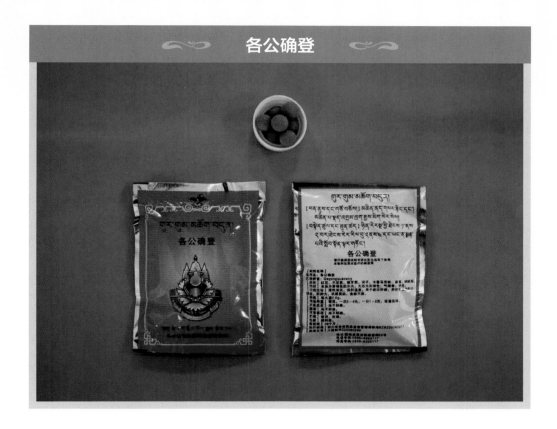

【药品名称】各公确登 Gegong Quedeng

【批准文号】川药制字Z20060268

【执行标准】四川省食品药品监督管理局标准SZBZ20060211

【处方组成】红花、天竺黄、獐牙菜、诃子、木香马兜铃、麻黄、绿绒蒿。

【性　　状】本品为黄褐色水丸，丸芯为灰棕色；气微香，味苦。

【功能主治】清热消炎，保肝退黄。用于新旧肝病，劳伤引起的肝血增盛，肝肿大，巩膜黄染，食欲不振。

【规　　格】每丸重0.5g。

【用法用量】嚼服。一次2～4丸，一日1～2次，或遵医嘱。

【不良反应】尚不明确。

【禁　　忌】尚不明确。

【注意事项】尚不明确。

【贮　　藏】密闭，防潮。

【包　　装】塑料瓶。

【有 效 期】暂定36个月。

【生产单位】德格县藏医院（藏医药研究所）

　　　　　　本制剂仅限本医疗机构使用。

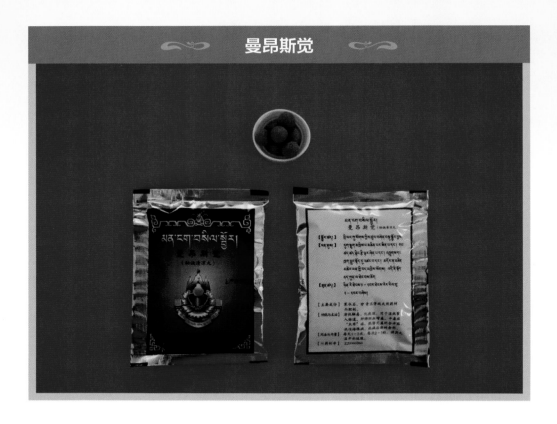

曼昂斯觉

【药品名称】曼昂斯觉（门昂斯觉）Man'ang Sijue

【批准文号】川药制字Z20060260

【执行标准】四川省食品药品监督管理局标准SZBZ20060213

【处方组成】寒水石（煅制）、檀香、降香、沉香、诃子（去核）、豆蔻、红花、天竺
黄、肉豆蔻、草果、榜嘎、牛黄、人工麝香等。

【性　　状】本品为灰棕褐色水丸，丸芯为浅棕黄色；气微香，味苦。

【功能主治】清热解毒，凉血热，化痰湿。用于瘟热窜入脉道，肝脾坏血增盛，中毒
症，木布症，热势亢盛的合并症，热性培根病，热病后期的余邪。

【规　　格】每丸重0.6g。

【用法用量】嚼服。一次2～3丸，一日1～2次，或遵医嘱。

【不良反应】尚不明确。

【禁　　忌】尚不明确。

【注意事项】尚不明确。

【贮　　藏】密闭，置阴凉干燥处。

【包　　装】铝塑复合膜。

【有 效 期】暂定36个月。

【生产单位】德格县藏医院（藏医药研究所）

　　　　　　本制剂仅限本医疗机构使用。

二、消化科

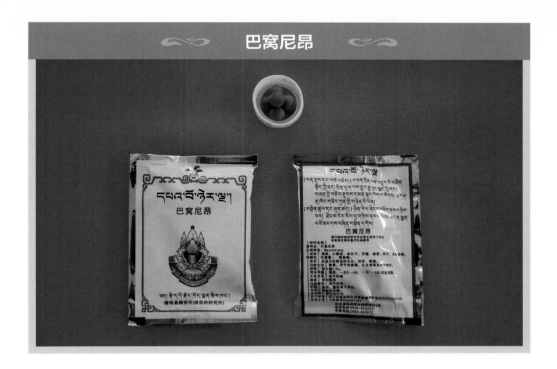

巴窝尼昂

【药品名称】巴窝尼昂 Bawo Ni'ang

【批准文号】川药制字Z20060085

【执行标准】四川省食品药品监督管理局标准SZBZ20060198

【处方组成】商陆、小檗皮、余甘子、石榴、姜黄、诃子、金色商陆、鸭嘴花（巴夏嘎）、荜茇等。

【性　　状】本品为灰棕色水丸；味苦、微酸。

【功能主治】解毒。用于肉食毒、化合毒等各种中毒症。

【规　　格】每丸重0.5g。

【用法用量】嚼服。一次2～4丸，一日1～2次，或遵医嘱。

【不良反应】尚不明确。

【禁　　忌】孕妇禁用。

【注意事项】尚不明确。

【贮　　藏】密闭，置阴凉干燥处。

【包　　装】铝塑复合膜。

【有 效 期】暂定36个月。

【生产单位】德格县藏医院（藏医药研究所）

本制剂仅限本医疗机构使用。

智托日玛

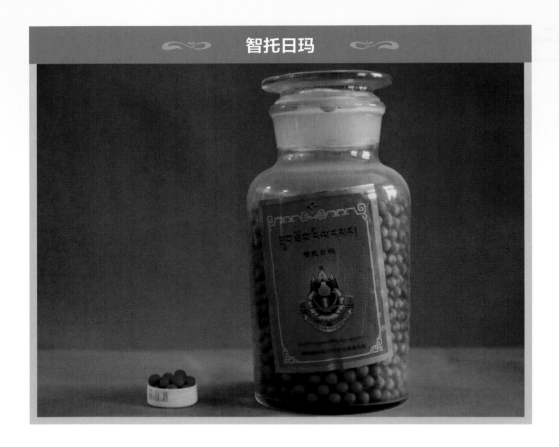

【药品名称】智托日玛 Zhituo Rima

【批准文号】川药制字Z20060719

【执行标准】四川省食品药品监督管理局标准SZBZ20060298

【处方组成】秘方。

【功能主治】清毒热、止痛。用于急性黄疸型肝炎，流行性痢疾，流感等各种急性传染病，对感冒发烧、急性胰腺炎、肠炎均有效。

【用法用量】每日3次，每次1～2粒。

【生产单位】德格县藏医院（藏医药研究所）

本制剂仅限本医疗机构使用。

智托日嘎

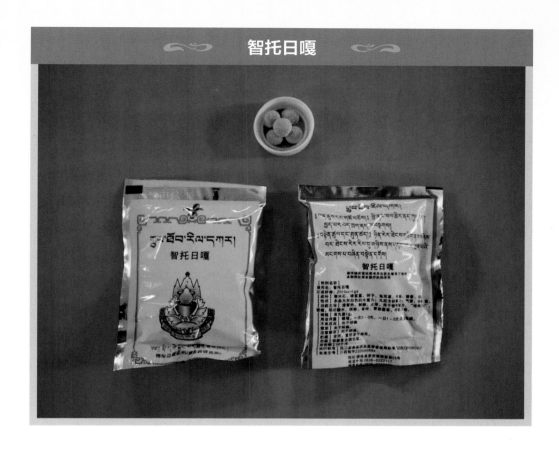

【药品名称】智托日嘎 Zhituo Riga

【批准文号】川药制字Z20060684

【执行标准】四川省食品药品监督管理局标准SZBZ20060287

【处方组成】寒水石、矮紫堇、诃子、兔耳草、木香、蜂蜜、渣驯。

【性　　状】本品为灰白色水蜜丸，丸芯为棕黑色；气香，味酸、苦。

【功能主治】清胃热，制酸，止咳。用于慢性胃炎，培根木布，胃痛，呕吐酸水，咳嗽，音哑，胃部壅塞，呼吸不畅。

【规　　格】每丸重1g。

【用法用量】嚼服。一次2～3丸，一日1～2次，或遵医嘱。

【不良反应】尚不明确。

【禁　　忌】尚不明确。

【注意事项】尚不明确。

【贮　　藏】密闭，置阴凉干燥处。

【包　　装】铝塑复合膜。

【有 效 期】暂定36个月。

【生产单位】德格县藏医院（藏医药研究所）

　　　　　　本制剂仅限本医疗机构使用。

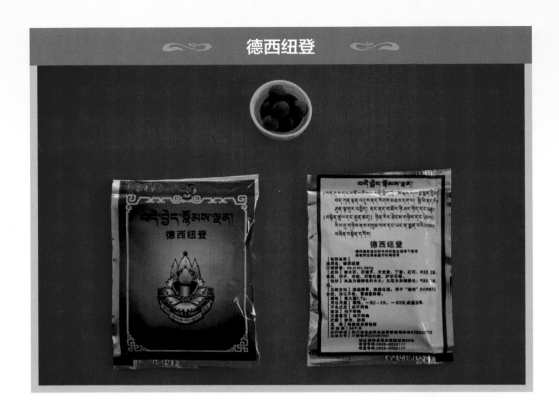

德西纽登

【药品名称】德西纽登 Dexi Niudeng

【批准文号】川药制字Z20060091

【执行标准】四川省食品药品监督管理局标准SZBZ20060202

【处方组成】寒水石、石榴子、天竺黄、丁香、红花、肉豆蔻、豆蔻、草果、诃子、肉桂、烈香杜鹃、炉甘石等。

【性　　状】本品为棕绿色水丸，丸芯为灰棕绿色；气微香，味辣、涩。

【功能主治】湿运脾胃，除痰化湿。用于培根的合并症和混合症，消化不良，胃痛腹胀等。

【规　　格】每丸重0.7g。

【用法用量】嚼服。一次2～3丸，一日2次，或遵医嘱。

【不良反应】尚不明确。

【禁　　忌】尚不明确。

【注意事项】尚不明确。

【贮　　藏】密闭，防潮。

【包　　装】铝塑复合膜。

【有 效 期】暂定36个月。

【生产单位】德格县藏医院（藏医药研究所）

本制剂仅限本医疗机构使用。

三、糖尿病科

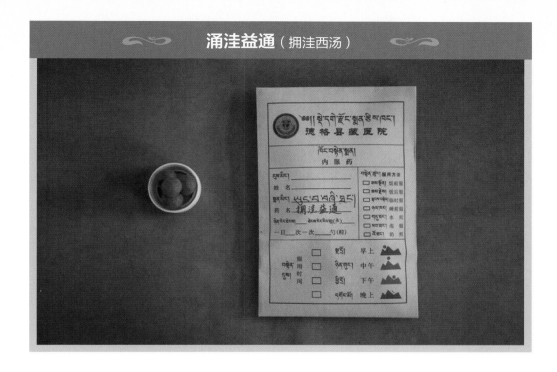

涌洼益通（拥洼西汤）

【药品名称】涌洼益通（拥洼西汤）Yongwa Yitong

【批准文号】川药制字Z20060728

【执行标准】四川省食品药品监督管理局标准SZBZ20060330

【处方组成】姜黄、小檗皮、余甘子、蒺藜。

【性　　状】本品为黄色的粉末；气微香，味苦、略甜。

【功能主治】清热，利尿，降糖。用于各类糖尿病。

【规　　格】每袋装30g。

【用法用量】一次2~3g，一日2~3次。水煎服。

【不良反应】尚不明确。

【禁　　忌】尚不明确。

【注意事项】尚不明确。

【贮　　藏】密闭，置阴凉干燥处。

【包　　装】铝塑复合膜。

【有 效 期】暂定24个月。

【生产单位】德格县藏医院（藏医药研究所）

　　　　　　本制剂仅限本医疗机构使用。

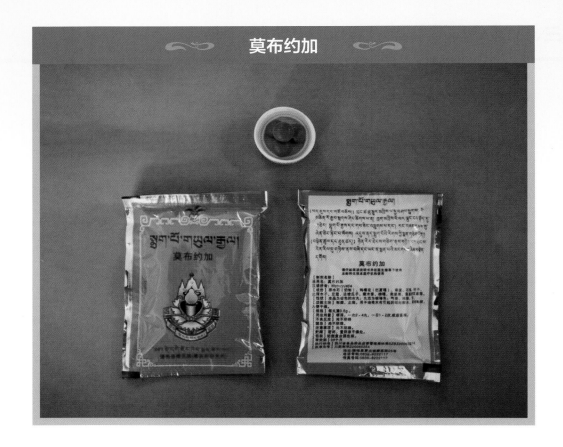

莫布约加

【药品名称】莫布约加 Mobu Yuejia

【批准文号】川药制字Z20060254

【执行标准】四川省食品药品监督管理局标准SZBZ20060214

【处方组成】寒水石（奶制）、鸭嘴花（巴夏嘎）、荜茇、石榴、诃子、止泻木子、豆蔻、波棱瓜子、藏木香、榜嘎、芫荽果、莲座虎耳草等。

【性　　状】本品为棕色水丸，丸芯为棕褐色；气香，味酸、苦。

【功能主治】制酸，止痛。用于培根木布引起的呕吐酸水，胃部刺痛，大便干燥。

【规　　格】每丸重0.6g。

【用法用量】嚼服。一次2～4丸，一日1～2次，或遵医嘱。

【不良反应】尚不明确。

【禁　　忌】尚不明确。

【注意事项】尚不明确。

【贮　　藏】密闭，置阴凉干燥处。

【包　　装】铝塑复合膜。

【有 效 期】暂定36个月。

【生产单位】德格县藏医院（藏医药研究所）

　　　　　　本制剂仅限本医疗机构使用。

糖尿康（吉尼德幸）

【药品名称】糖尿康（吉尼德幸）Tangniaokang

【批准文号】川药制字Z20060121

【执行标准】四川省食品药品监督管理局标准SZBZ20060227

【处方组成】姜黄、小檗皮、余甘子、蒺藜。

【性　　状】本品为棕褐色水丸，丸芯为棕黄色；气微香，味苦、略酸。

【功能主治】清热，利尿。用于糖尿病，尿道炎等。

【规　　格】每丸重1.0g

【用法用量】嚼服。一次1～2丸，一日1～2次，或遵医嘱。

【不良反应】尚不明确。

【禁　　忌】尚不明确。

【注意事项】尚不明确。

【贮　　藏】密闭，置阴凉干燥处。

【包　　装】铝塑复合膜。

【有 效 期】暂定36个月。

【生产单位】德格县藏医院（藏医药研究所）

　　　　　　本制剂仅限本医疗机构使用。

四、心脑血管科

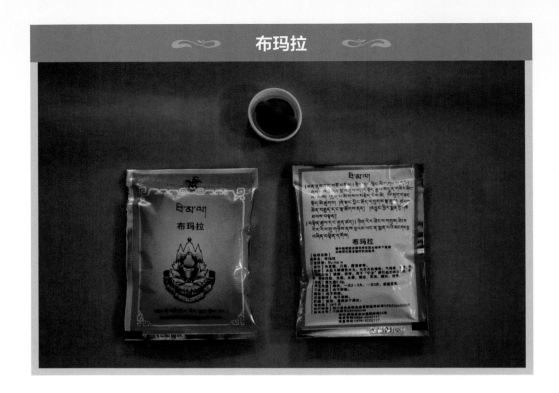

【药品名称】布玛拉 Bumala

【批准文号】川药制字Z20060088

【执行标准】四川省食品药品监督管理局标准SZBZ20060200

【处方组成】肉豆蔻、沉香、藏茴香等。

【性　　状】本品为棕褐色水丸，丸芯为灰褐色；气微香，味苦、涩。

【功能主治】镇静，安神。用于宁隆病引起的神志紊乱，烦躁，精神恍惚，失眠，头
晕，健忘，耳鸣，颤抖，惊悸。

【规　　格】每丸重0.5g。

【用法用量】嚼服。一次2～5丸，一日3次，或遵医嘱。

【不良反应】尚不明确。

【禁　　忌】尚不明确。

【注意事项】尚不明确。

【贮　　藏】密闭，置阴凉干燥处。

【有 效 期】暂定36个月。

【生产单位】德格县藏医院（藏医药研究所）

本制剂仅限本医疗机构使用。

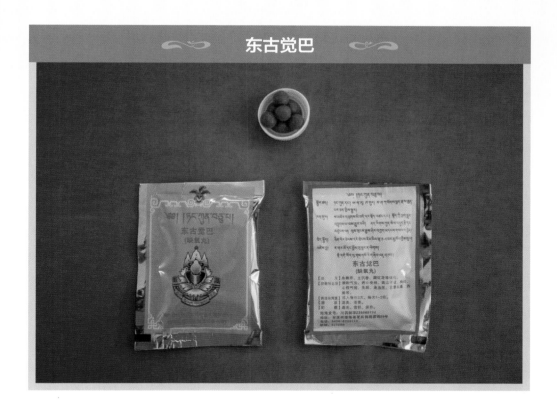

东古觉巴

【药品名称】东古觉巴（东古久巴）Donggu Jueba

【批准文号】川药制字Z20060774

【执行标准】四川省食品药品监督管理局标准SZBZ20060316

【处方组成】舟瓣芹、土沉香、藏红花等。

【性　　状】本品为棕黄色水丸，丸芯为棕褐色；味微苦、涩。

【功能主治】调和气血、养心安神。用于高山不适，胸闷，心悸气短，失眠，眩晕头痛，高血压，养颜等。

【规　　格】每丸重0.5g。

【用法用量】嚼服。一次2～4丸，一日1～2次，或遵医嘱。

【不良反应】尚不明确。

【禁　　忌】尚不明确。

【注意事项】尚不明确。

【贮　　藏】密闭，置阴凉干燥处。

【包　　装】铝塑复合膜。

【有 效 期】暂定36个月。

【生产单位】德格县藏医院（藏医药研究所）

　　　　　　本制剂仅限本医疗机构使用。

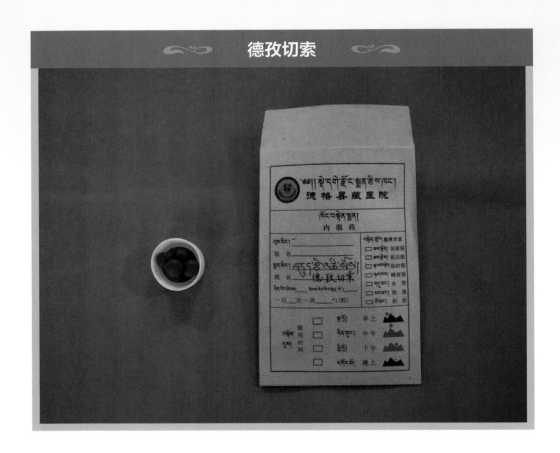

【药品名称】德孜切索 Dezi Qiesuo

【批准文号】川药制字Z20060093

【执行标准】四川省食品药品监督管理局标准SZBZ20060203

【处方组成】石灰华、红花、檀香、石榴子、甘草、葡萄、蚤缀、力嘎都、香旱芹子、
　　　　　　肉桂、木香等。

【性　　状】本品为黑褐色水丸，丸芯为棕褐色；气微香，味酸、甘。

【功能主治】滋阴养肺，制菌排脓。用于肺脓肿，肺结核，体虚气喘，新旧肺病等。

【规　　格】每丸重0.63g。

【用法用量】嚼服。一次2～3丸，一日1～2次，或遵医嘱。

【不良反应】尚不明确。

【禁　　忌】尚不明确。

【注意事项】尚不明确。

【贮　　藏】密闭，防潮。

【包　　装】铝塑复合膜。

【有 效 期】暂定36个月。

【生产单位】德格县藏医院（藏医药研究所）
　　　　　　本制剂仅限本医疗机构使用。

五、肾病科

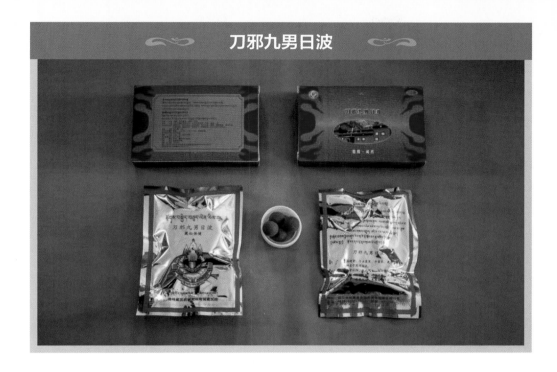

【药品名称】刀邪九男日波（刀邪九男日布）Daoxiejiunan Ribo

【批准文号】川药制字Z20060791

【执行标准】四川省食品药品监督管理局标准SZBZ20060322

【处方组成】手参、冬虫夏草、鹿茸、佐塔。

【性　　状】本品为褐红色水丸，丸芯为灰棕色；气香，味苦、涩。

【功能主治】温肾补阳，扶正固本，安神固精。用于阳痿，遗精，腰腿酸软，精神不振，头昏耳鸣，夜尿频多，畏寒怕冷，养颜祛斑，妇女月经不调等症。

【规　　格】每丸重1g。

【用法用量】嚼服。一次1丸，一日1～2次，或遵医嘱。

【不良反应】尚不明确。

【禁　　忌】尚不明确。

【注意事项】尚不明确。

【贮　　藏】密闭，置阴凉干燥处。

【包　　装】医用塑料袋。

【有 效 期】暂定36个月。

【生产单位】德格县藏医院（藏医药研究所）

本制剂仅限本医疗机构使用。

金尼阿日久杰

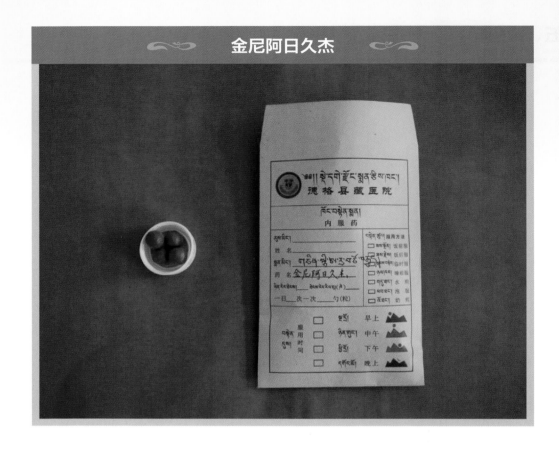

【药品名称】金尼阿日久杰 Jinni Ari Jiujie

【批准文号】川药制字Z20060489

【执行标准】四川省食品药品监督管理局标准SZBZ20060255

【处方组成】诃子、红花、豆蔻、渣驯、熊胆粉、牛黄等。

【性　　状】本品为深黄色水丸；味苦、涩。

【功能主治】益肾固精，利尿。用于肾病，腰肾疼痛，尿频，小便混浊，糖尿病，遗精。

【规　　格】每丸重0.5g。

【用法用量】嚼服。一次2～3丸，一日2次。

【不良反应】尚不明确。

【禁　　忌】尚不明确。

【注意事项】尚不明确。

【贮　　藏】密闭，置阴凉干燥处。

【包　　装】铝塑复合膜。

【有 效 期】暂定36个月。

【生产单位】德格县藏医院（藏医药研究所）

　　　　　　本制剂仅限本医疗机构使用。

六、眼科

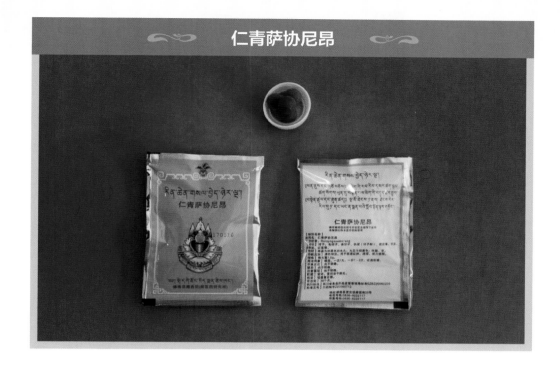

仁青萨协尼昂

【药品名称】仁青萨协尼昂 Renqing Saxie Ni'ang

【批准文号】川药制字Z20060712

【执行标准】四川省食品药品监督管理局标准SZBZ20060296

【处方组成】诃子、毛诃子、余甘子、铁屑（诃子制）、藏茴香、甘草、渣驯膏、
红花等。

【性　　状】本品为棕黑色水丸，丸芯为棕黄色；味酸、苦。

【功能主治】清热明目。用于眼睛红肿，流泪，视力模糊。

【规　　格】每丸重1.0g。

【用法用量】嚼服。一次1丸，一日1～2次，或遵医嘱。

【不良反应】尚不明确。

【禁　　忌】尚不明确。

【注意事项】尚不明确。

【贮　　藏】密闭，置阴凉干燥处。

【包　　装】铝塑复合膜。

【有 效 期】暂定36个月。

【生产单位】德格县藏医院（藏医药研究所）
本制剂仅限本医疗机构使用。

七、减肥类

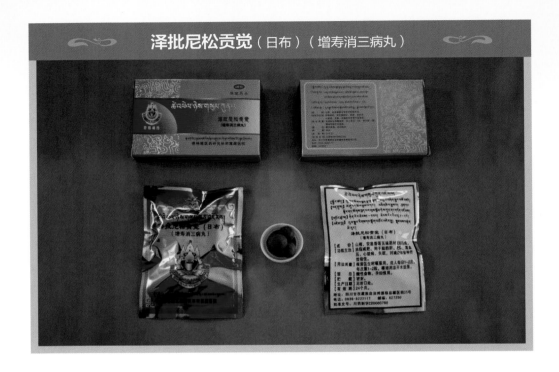

泽批尼松贡觉（日布）（增寿消三病丸）

【药品名称】泽批尼松贡觉（日布）（增寿消三病丸）（泽培尼松贡降）Zepi Nisong Gongjue

【批准文号】川药制字Z20060780

【执行标准】四川省食品药品监督管理局标准SZBZ20060317

【处方组成】山楂、岩精、蜂蜜等。

【性　　状】本品为黑褐色水丸，丸芯为浅黑褐色；气微香，味甘。

【功能主治】健脾化痰，除湿，减肥消脂。主治肥胖，脂肪肝，高血压，心脏病，失眠等症。

【规　　格】每丸重1.0g。

【用法用量】嚼服。一次1～2丸，一日1～2次，或遵医嘱。

【不良反应】尚不明确。

【禁　　忌】尚不明确。

【注意事项】尚不明确。

【贮　　藏】密闭，置阴凉干燥处。

【包　　装】铝塑复合膜。

【有 效 期】暂定36个月。

【生产单位】德格县藏医院（藏医药研究所）

　　　　　　本制剂仅限本医疗机构使用。

第十六节
若尔盖县藏医院

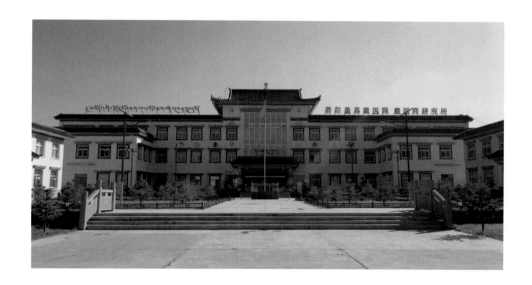

　　若尔盖县藏医院始建于1979年，是一所融科研、传承、医疗、藏药制剂生产四位一体的二级甲等民族医医院，与藏医药研究所实行两块牌子，一套人马，合署办公。是全国第一所全民所有制县级藏医院，是四川省最佳文明单位，也是全省首家创建《四川省藏医院建设标准》的县级藏医院，担负着全县藏医药继承、挖掘、整理和藏药开发的重任。院（所）核定床位75张，开放床位40张。

　　医院的藏医胃病科为国家级重点专科（专病），藏医肝病科为州级重点专科（专病）。

　　自1986年6月，旦科大师主持指导的名贵藏药"仁青佐塔""七十味珍珠丸"首次在医院移炼成功后，不仅填补了安多藏区名贵藏药的空白，还取得了良好的社会经济效益。后又炼制了"仁青芒觉"等仁青系列藏药，研发了具有疗效独特的藏药经验方，如现为世人熟知的夏萨德西丸、夏萨肝康丸、夏萨降糖丸、夏萨查隆丸、夏萨多久丸等夏萨系列藏药，在治疗脾胃、肝胆、风湿、中风等疾病的过程中收到显著疗效，弥补了肝脏疾病、肺结核、糖尿病、高血压等临床空缺的藏药产品。截至目前，已拥有藏药品种共160余种，为全州及周边藏区的藏医药机构提供了大量的临床用药。

一、胃病科

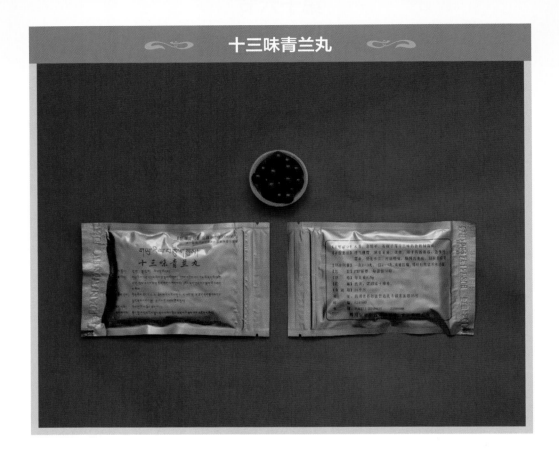

十三味青兰丸

【药品名称】十三味青兰丸 Shisanwei Qinglan Wan

【批准文号】川药制字Z20060636

【执行标准】四川省食品药品监督管理局标准SZBZ20060953

【处方组成】木香、余甘子、石榴子等十三味。

【功能主治】理气健胃，消炎止痛，杀虫。用于胃肠溃疡，急慢性胃炎，消化不良，胃
肠绞痛，肠胃内虫疾，妇科杂症等。

【规　　格】每丸重0.5克。每袋装50丸。

【用法用量】一次2～3丸，一日2～4次，或遵医嘱。嚼碎后用温开水送服。

【贮　　藏】密闭，置阴凉干燥处。

【包　　装】PTP铝塑。

【有 效 期】24个月。

【生产单位】四川省若尔盖县藏医院（藏医药研究所）

　　　　　　本制剂仅限本医疗机构使用。

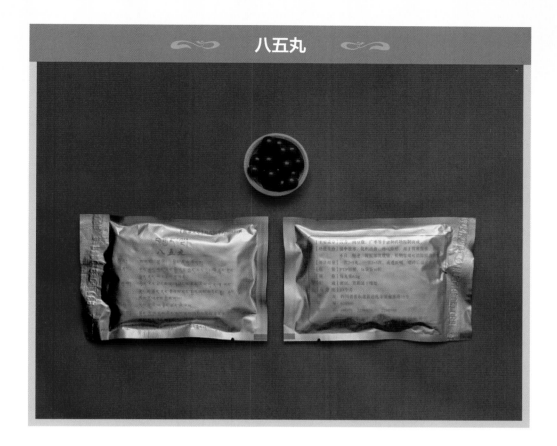

八五丸

【药品名称】八五丸 Bawu Wan

【批准文号】川药制字Z20060456

【执行标准】四川省食品药品监督管理局标准SZBZ20060856

【处方组成】沉香、肉豆蔻、广枣等十余味种。

【功能主治】温中散寒，化积消食，理气除痞。用于胃寒腹胀，消化不良，呃逆，胃脘部饥饿痛，长期服用可消除胃内痞痹。

【规　　格】每丸重0.5克。每袋装50丸。

【用法用量】一次2～3丸，一日2～3次，或遵医嘱。嚼碎后温开水送服。

【贮　　藏】密闭，置阴凉干燥处。

【包　　装】PTP铝塑。

【有 效 期】24个月。

【生产单位】四川省若尔盖县藏医院（藏医药研究所）

　　　　　　本制剂仅限本医疗机构使用。

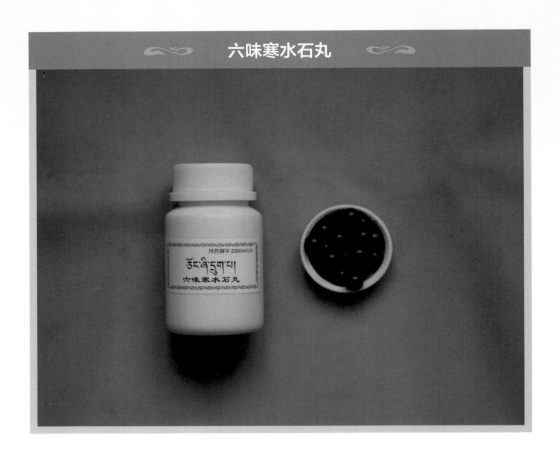

六味寒水石丸

【药品名称】六味寒水石丸 Liuwei Hanshuishi Wan

【批准文号】川药制字Z20060524

【执行标准】四川省食品药品监督管理局标准SZBZ20060903

【处方组成】秘方。

【功能主治】止呕，制酸。用于培根病，胃酸过多，食欲不振，呕吐。

【规　　格】每丸重0.5克。

【用法用量】嚼碎后温开水送服。一次2～3丸，一日2～3次，或遵医嘱。

【生产单位】四川省若尔盖县藏医院（藏医药研究所）

　　　　　　本制剂仅限本医疗机构使用。

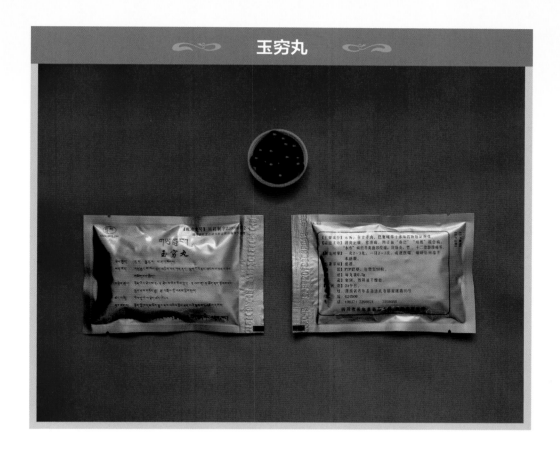

玉穷丸

【药品名称】玉穷丸 Yuqiong Wan

【批准文号】川药制字Z20060772

【执行标准】四川省食品药品监督管理局标准SZBZ20060996

【处方组成】木香、余甘子肉、巴夏嘎等十多味。

【功能主治】消炎止痛，愈溃疡。用于血赤巴、培根混合。

【规　　格】每丸重0.5克。每袋装50丸。

【用法用量】一次2～3丸，一日2～3次，或遵医嘱。嚼碎后用温开水送服。

【注意事项】忌酒。

【贮　　藏】密闭，置阴凉干燥处。

【包　　装】PTP铝塑。

【有 效 期】24个月。

【生产单位】四川省若尔盖县藏医院（藏医药研究所）

　　　　　　本制剂仅限本医疗机构使用。

石榴莲花丸

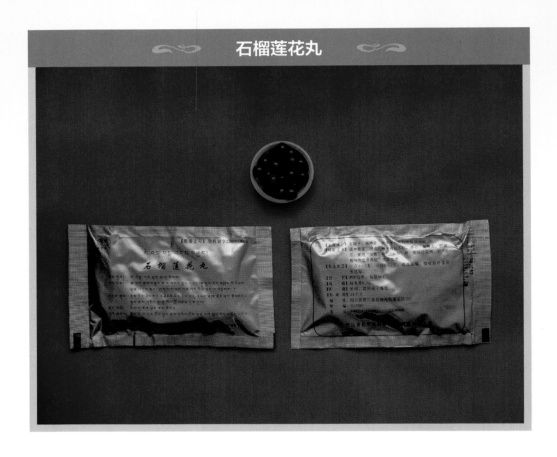

【药品名称】石榴莲花丸 Shiliu Lianhua Wan

【批准文号】川药制字Z20060665

【执行标准】四川省食品药品监督管理局标准SZBZ20060973

【处方组成】石榴子、黑冰片、诃子等八味。

【功能主治】温中健胃，消食。用于食积不化，恶心，胆囊炎，胆结石，黄疸，培根病，木布病，胃肠传染病，对培根与赤巴合并症效果尤佳。

【规　　格】每丸重0.5克。每袋装50丸。

【用法用量】一次2～3丸，一日1～2次，或遵医嘱。嚼碎后用温开水送服。

【贮　　藏】密闭，置阴凉干燥处。

【包　　装】PTP铝塑。

【有 效 期】24个月。

【生产单位】四川省若尔盖县藏医院（藏医药研究所）

本制剂仅限本医疗机构使用。

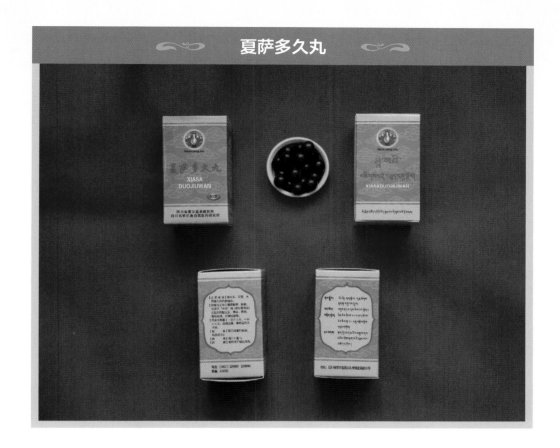

夏萨多久丸

【药品名称】夏萨多久丸 Xiasa Duojiu Wan

【批准文号】川药制字Z20060758

【执行标准】四川省食品药品监督管理局标准SZBZ20060992

【处方组成】寒水石、豆蔻、木香等九味组成。

【功能主治】健胃散寒，除疾。适用于木布病（类似胃溃疡）引起的胃酸过多，嘈杂，胃痛，胃脘胀满，大便秘结等。

【规　　格】每2丸重1g。每瓶装30g。

【用法用量】一次2～3丸，一日3～4次，或遵医嘱。嚼碎温开水冲服。

【贮　　藏】置阴凉干燥处保存。

【包　　装】聚乙烯塑料瓶装。

【生产单位】四川省若尔盖县藏医院（藏医药研究所）

　　　　　　本制剂仅限本医疗机构使用。

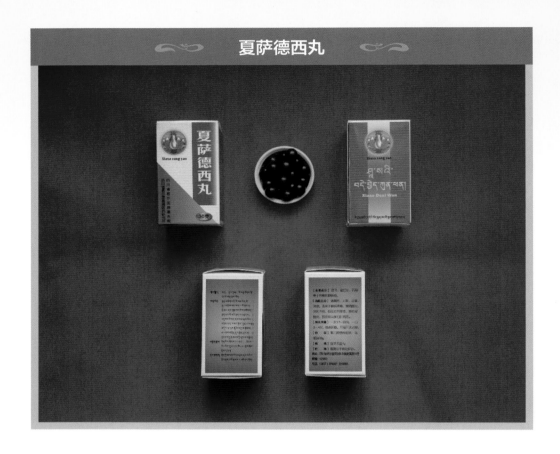

【药品名称】夏萨德西丸 Xiasa Dexi Wan

【批准文号】川药制字Z20060753号

【执行标准】四川省食品药品监督管理局标准SZBZ20060991

【处方组成】诃子、藏红花、石榴等十余味组成。

【功能主治】清胃热，止酸，止痛，消食。适用于胃脘疼痛，胃痛腹胀，消化不良，呕逆泄泻等急、慢性胃肠炎，胃溃疡及新旧肝病等。

【规　　格】每17丸重1g。每瓶装30g。

【用法用量】一次17～33丸，一日2～4次，或遵医嘱。用温开水送服。

【贮　　藏】置阴凉干燥处保存。

【包　　装】聚乙烯塑料瓶装。

【生产单位】四川省若尔盖县藏医院（藏医药研究所）

本制剂仅限本医疗机构使用。

智托洁白丸

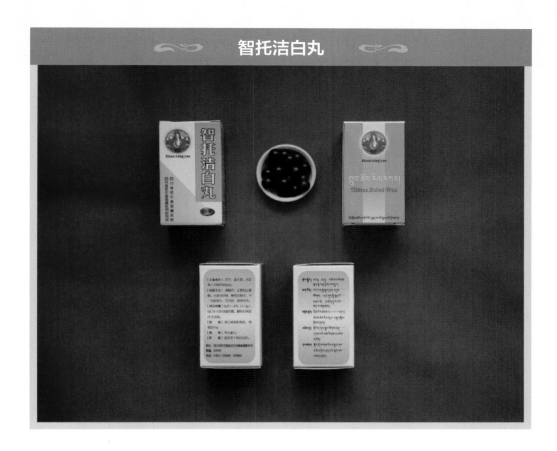

【药品名称】智托洁白丸 Zhituo Jiebai Wan

【批准文号】川药制字Z20060783

【执行标准】四川省食品药品监督管理局标准SZBZ20060999

【处方组成】诃子、藏木香、木瓜等十余味组成。

【功能主治】清胃热，止痛，止胃酸。主要治疗急、慢性胃肠炎，十二指肠球炎，胃溃疡，食道炎等。

【规　　格】每丸重1g。每瓶装25g。

【用法用量】每次1～2丸（1～2g），每日2～3次，或遵医嘱。嚼碎后用温开水送服。

【贮　　藏】置阴凉干燥处保存。

【包　　装】聚乙烯塑料瓶装。

【生产单位】四川省若尔盖县藏医院（藏医药研究所）

　　　　　　本制剂仅限本医疗机构使用。

赛志当尼丸（夏萨石榴健胃丸）

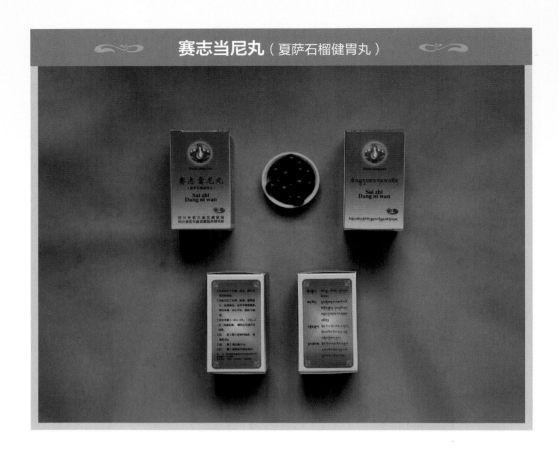

【药品名称】赛志当尼丸（夏萨石榴健胃丸） Saizhi Dangni Wan

【批准文号】川药制字Z20060664

【执行标准】四川省食品药品监督管理局标准SZBZ20060972

【处方组成】石榴、桂皮、藏红花等。

【功能主治】化滞，除湿，温胃益火，温通脉道。适用于胃寒腹胀，胃脘疼痛，消化不良，食欲不振等。

【规　　格】每丸重0.5g。每瓶装25g。

【用法用量】一次2～3丸，一日3～4次，或遵医嘱。嚼碎后用温开水送服。

【贮　　藏】置阴凉干燥处保存。

【包　　装】聚乙烯塑料瓶装。

【生产单位】四川省若尔盖县藏医院（藏医药研究所）

本制剂仅限本医疗机构使用。

二、肝病科

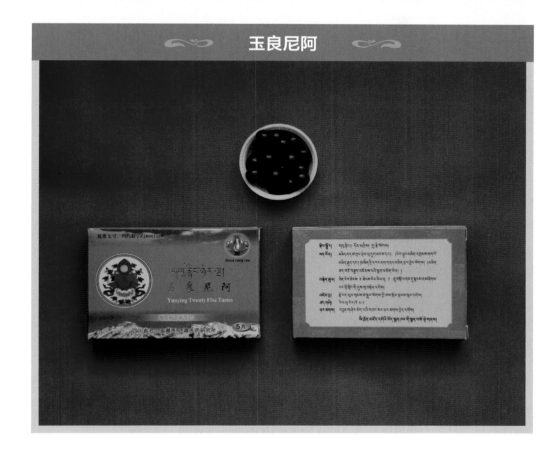

【药品名称】玉良尼阿 Yuliang Ni'a

【批准文号】川药制字Z20061209

【执行标准】四川省食品药品监督管理局标准SZBZ20060879

【处方组成】绿松石、熊胆、麝香等。

【功能主治】清热解毒，疏肝解郁，消炎利胆。用于急慢性肝炎，胆囊炎，酒精性肝炎，脂肪肝，乙型肝炎及肝硬化，早期肝癌等具有显著疗效。

【规　　格】每丸净重1.1克。

【用法用量】每次1丸，每日1次，或遵医嘱。取药一丸略捣碎后用温开水浸泡一夜，次日黎明空腹服用。

【禁　　忌】禁生、冷、酸、腐、刺激性食物。

【贮　　藏】密封、避光、置阴凉干燥处。

【生产单位】四川省若尔盖县藏医院（藏医药研究所）

本制剂仅限本医疗机构使用。

夏萨十味黑冰片丸

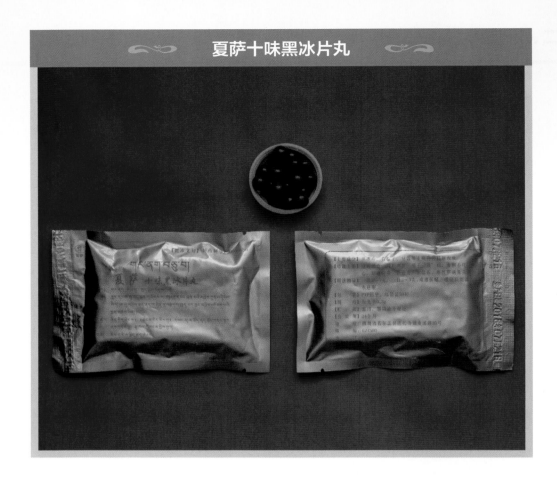

【药品名称】夏萨十味黑冰片丸 Xiasa Shiwei Heibingpian Wan

【批准文号】川药制字Z20060650

【执行标准】四川省食品药品监督管理局标准SZBZ20060959

【处方组成】黑冰片、石榴子、豆蔻等十味组成。

【功能主治】温胃消食，破积利胆。用于降病，食积不化，恶心，培根痞瘤，胆囊炎，胆结石，寒性胆病及黄疸。

【规　　格】每丸重0.5克。每袋装50丸。

【用法用量】一次2～3丸，一日2～3次，或遵医嘱。嚼碎后用温开水送服。

【贮　　藏】密闭，置阴凉干燥处。

【包　　装】PTP铝塑。

【有 效 期】24个月。

【生产单位】四川省若尔盖县藏医院（藏医药研究所）

　　　　　　本制剂仅限本医疗机构使用。

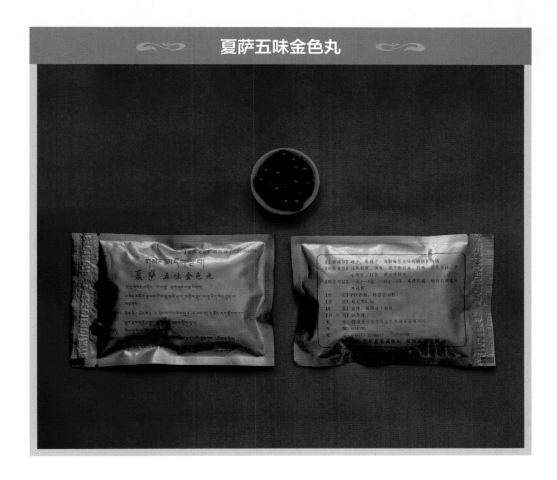

夏萨五味金色丸

【药品名称】夏萨五味金色丸 Xiasa Wuwei Jinse Wan

【批准文号】川药制字Z20060368

【执行标准】四川省食品药品监督管理局标准SZBZ20060985

【处方组成】诃子、石榴子、渣驯膏等五味组成。

【功能主治】清热利胆，消食。用于胆区痛，胃痛，消化不良，恶心呕吐，口苦，黄疸型肝炎。

【规　　格】每丸重0.5克。每袋装50丸。

【用法用量】一次2～3丸，一日2～3次，或遵医嘱。嚼碎后用温开水送服。

【贮　　藏】密闭，置阴凉干燥处。

【包　　装】PTP铝塑。

【有 效 期】24个月。

【生产单位】四川省若尔盖县藏医院（藏医药研究所）

本制剂仅限本医疗机构使用。

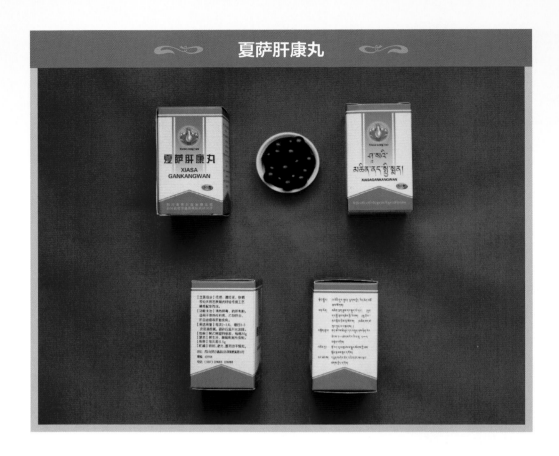

夏萨肝康丸

【药品名称】夏萨肝康丸 Xiasa Gankang Wan

【批准文号】川药制字Z20060763号

【执行标准】四川省食品药品监督管理局标准SZBZ20060993

【处方组成】佐塔、藏红花、铁屑等。

【功能主治】清热解毒，疏肝利胆。适用于寒热性肝病，乙型肝炎，肝血增盛等肝脏疾病。

【规　　格】每丸重0.5克。每瓶30克。

【用法用量】每次2～3丸，每日2～3次，或遵医嘱。嚼碎后温开水送服。

【禁　　忌】禁生、冷、酸、腐、刺激性食物。

【贮　　藏】密封、避光、置阴凉干燥处。

【包　　装】聚乙烯塑料瓶装。

【生产单位】四川省若尔盖县藏医院（藏医药研究所）

本制剂仅限本医疗机构使用。

三、呼吸系统类

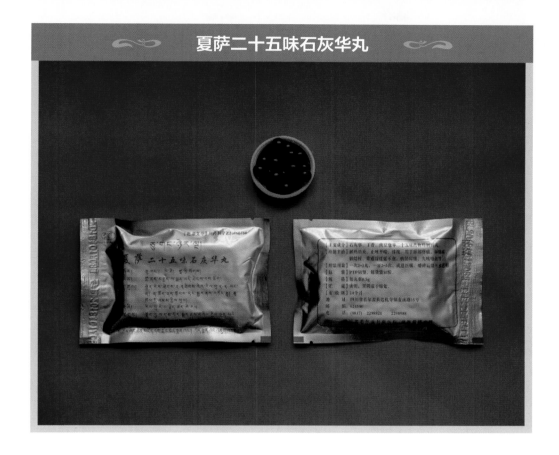

夏萨二十五味石灰华丸

【药品名称】夏萨二十五味石灰华丸 Xiasa Ershiwuwei Shihuihua Wan

【批准文号】川药制字Z20060480

【执行标准】四川省食品药品监督管理局标准SZBZ20060877

【处方组成】石灰华、丁香、肉豆蔻等二十五味。

【功能主治】解热消炎，止咳平喘，排脓。用于肺部疼痛，肺脓疡，肺结核，重感冒迁延不愈，胸胁闷痛，久咳咯血等。

【规　　格】每丸重0.5克。每袋装50丸。

【用法用量】一次2～3丸，一日2～3次，或遵医嘱。嚼碎后温开水送服。

【贮　　藏】密闭，置阴凉干燥处。

【包　　装】PTP铝塑。

【有效期】24个月。

【生产单位】四川省若尔盖县藏医院（藏医药研究所）

本制剂仅限本医疗机构使用。

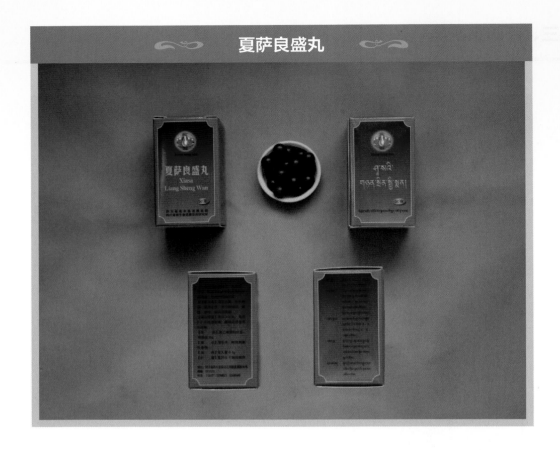

【药品名称】夏萨良盛丸 Xiasa Liangsheng Wan

【批准文号】川药制字Z20060766

【执行标准】四川省食品药品监督管理局标准SZBZ20060994

【处方组成】紫铆子、蔓荆子、诃子、佐塔等。

【功能主治】消炎止痛，祛风逐湿，驱虫止疬。用于肺结核，痛疽，炭疽，麻风等疾病。

【规　　格】每丸重0.5克。每瓶装30克。

【用法用量】每次2～3丸，每日2～3次，或遵医嘱。嚼碎后用温开水送服。

【禁　　忌】禁生、冷、酸、腐、刺激性食物。

【贮　　藏】置阴凉干燥处保存。

【包　　装】聚乙烯塑料瓶装。

【生产单位】四川省若尔盖县藏医院（藏医药研究所）

　　　　　　本制剂仅限本医疗机构使用。

四、心脑血管类

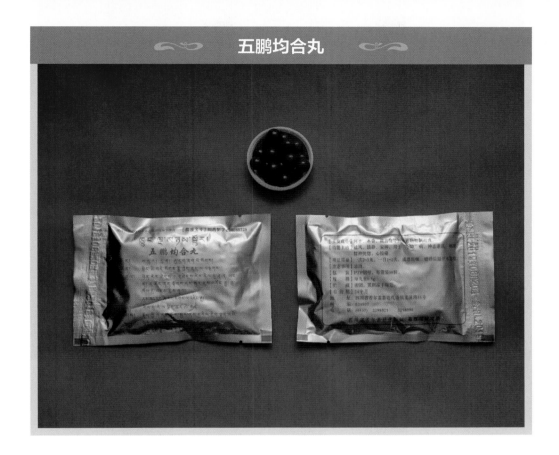

五鹏均合丸

【药品名称】五鹏均合丸 Wupeng Junhe Wan

【批准文号】川药制字Z20060726

【执行标准】四川省食品药品监督管理局标准SZBZ20060982

【处方组成】诃子、木香、藏菖蒲等五味。

【功能主治】祛风，镇静，安神。用于宁隆病，神志紊乱，烦躁，精神恍惚，心绞痛。

【规　　格】每丸重0.5克。每袋装50丸。

【用法用量】一次2～3丸，一日1～2次，或遵医嘱。嚼碎后温开水送服。

【注意事项】忌酒。

【贮　　藏】密闭，置阴凉干燥处。

【包　　装】PTP铝塑。

【有 效 期】24个月。

【生产单位】四川省若尔盖县藏医院（藏医药研究所）

　　　　　　本制剂仅限本医疗机构使用。

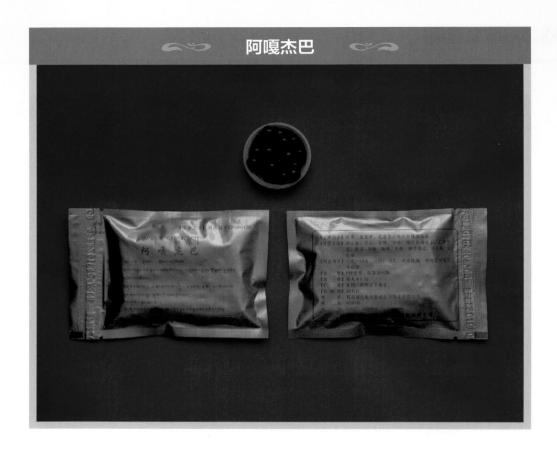

阿嘎杰巴

【药品名称】阿嘎杰巴 Aga Jieba

【批准文号】川药制字Z20060420

【执行标准】四川省食品药品监督管理局标准SZBZ20060843

【处方组成】沉香、石灰华、乳香等八味。

【功能主治】清心热，宁心，安神，开窍。用于热病攻心，心律失常，胸闷，胸胀，胸痛，失眠，神昏谵语，冠心病，心绞痛。

【规　　格】每丸重0.5克。每袋装50丸。

【用法用量】一次2～3丸，一日1～2次，或遵医嘱。嚼碎后用温开水送服。

【贮　　藏】密闭，置阴凉干燥处。

【包　　装】PTP铝塑。

【有 效 期】24个月。

【生产单位】四川省若尔盖县藏医院（藏医药研究所）

　　　　　　本制剂仅限本医疗机构使用。

五、妇儿科类

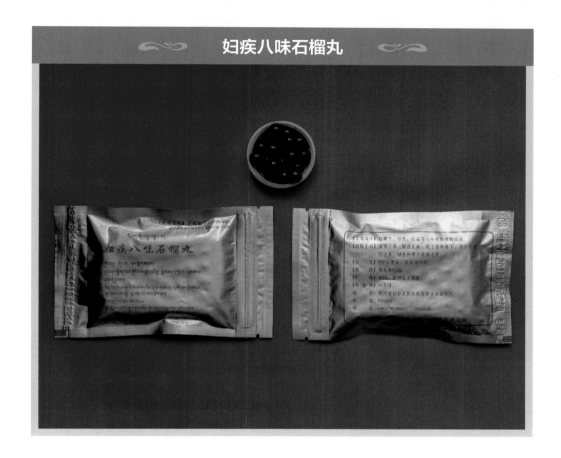

【药品名称】妇疾八味石榴丸 Fuji Bawei Shiliu Wan

【批准文号】川药制字Z20060494

【执行标准】四川省食品药品监督管理局标准SZBZ20060885

【处方组成】石榴子、桂皮、豆蔻等八味。

【功能主治】温肾止带，固涩止血。用于各种带下，月经不调，月经过多。对各种带下效果尤佳。

【规　　格】每丸重0.5克。每袋装50丸。

【用法用量】嚼碎后温开水送服。一次2～3丸，一日2～3次，或遵医嘱。

【贮　　藏】密闭，置阴凉干燥处。

【包　　装】PTP铝塑。

【有 效 期】24个月。

【生产单位】四川省若尔盖县藏医院（藏医药研究所）

本制剂仅限本医疗机构使用。

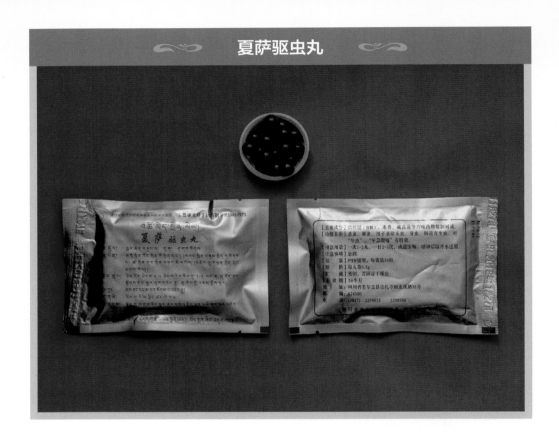

【药品名称】夏萨驱虫丸 Xiasa Quchong Wan

【批准文号】川药制字Z20060571

【执行标准】四川省食品药品监督管理局标准SZBZ20060932

【处方组成】铁棒锤（特制）、木香、藏菖蒲等六味。

【功能主治】杀虫，驱虫。用于杀除头虫、牙虫、肠道寄生虫。对年虫，年急腹痛有
特效。

【规　　格】每丸重0.5克。每袋装50丸。

【用法用量】一次1～2丸，一日2～3次，或遵医嘱。嚼碎后温开水送服。

【注意事项】忌酒。

【贮　　藏】密闭，置阴凉干燥处。

【包　　装】PTP铝塑。

【有 效 期】24个月。

【生产单位】四川省若尔盖县藏医院（藏医药研究所）

本制剂仅限本医疗机构使用。

第十七节
木里藏族自治县中藏医院

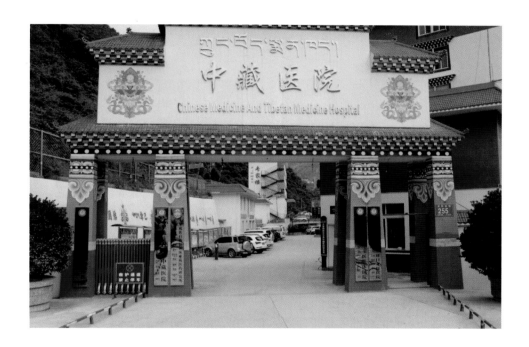

　　木里藏族自治县中藏医院始建于1991年，是一所综合性民族医医院，承担着全县13万农牧民群众的中医中药、藏医藏药服务，承担着木里县藏医藏药文化的传承、挖掘工作，是州、县城镇职工、居民医保、农村合作医疗定点医疗机构。

　　2015年1月医院整体搬迁至新址。医院目前编制为60个，现有正式职工51人，其中卫技人员49人，设置120张床位。2016年11月中医针灸理疗康复科通过省中医药管理局验收确定为省级专科；2014年医院申报建设两个州级重点专科，即藏医药浴重点专科（2017年10月建设完成并确定为州级重点专科）、藏医脾胃重点专科（2018年9月确定为州级重点专科）。

　　2006年在中国电信的帮助下，建成了1300平方米符合国家GMP标准的藏药制剂室。2010年中央扩大内需项目建成890平方米的藏原药成药库房。现拥有124种藏药制剂（院内批号），目前，藏药制剂室生产的制剂有用于治疗偏瘫、风湿性关节炎的曲尼志门、杜孜昂龙；用于治疗消化系统疾病的色珠昂巴、色珠唐列、帕鲁昂巴；治疗呼吸系统疾病的白洛德杰等10多种制剂，临床运用取得了较好的疗效。

一、风湿科

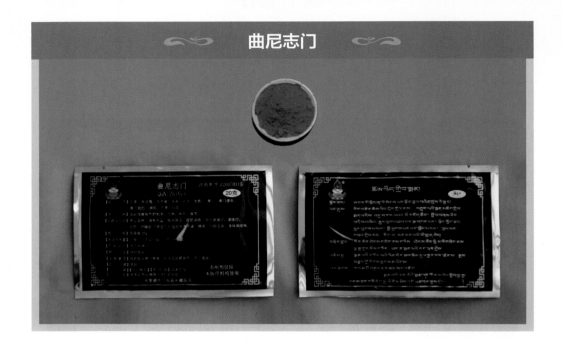

【药品名称】曲尼志门 Quni Zhimen

【批准文号】川药制字Z20070115

【执行标准】四川省食品药品监督管理局标准SZBZ20070300

【处方组成】沉香、肉豆蔻、天竺黄、木香、诃子（去核）、桑门、桑门唐布、桑门勒
巴、琥珀、广枣、红花。

【性　　状】本品为黄棕色粉末；气香，味辛、微苦。

【功能主治】养心安神，调和气血，祛风降压，舒筋活络。用于查隆症，索隆症，志
症，宁隆症，萨症引起的半身不遂、瘫痪、口眼歪斜、身体麻木等。

【规　　格】每袋装20g。

【用法用量】口服。一次2～5g，一日1～2次。

【不良反应】尚不明确。

【禁　　忌】孕妇慎用。

【注意事项】服药期间禁用酸、腐、生、冷及油腻食物；防止受凉。

【贮　　藏】密封。

【包　　装】药品包装用复合膜。

【有 效 期】24个月。

【生产单位】木里藏族自治县中藏医院藏药制剂中心

　　　　　　本制剂仅限本医疗机构使用。

杜孜昂龙

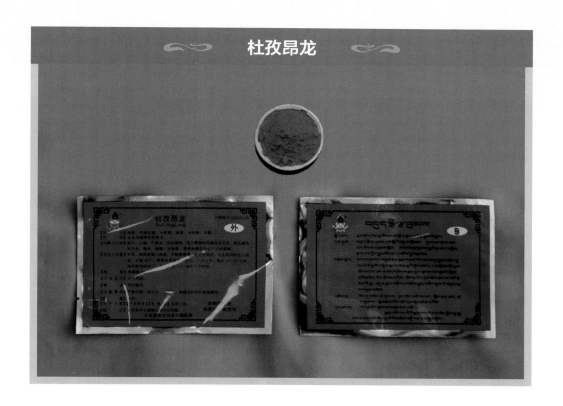

【药品名称】杜孜昂龙 Duzi Anglong

【批准文号】川药制字Z20070126

【执行标准】四川省食品药品监督管理局标准SZBZ20070313

【处方组成】刺柏、烈香杜鹃、大籽蒿、麻黄、水柏枝、卡擦。

【性　　状】本品为褐棕色粉末。

【功能主治】发汗，止痛，平黄水，活血通络。用于痹病即风湿性关节炎，类风湿性关节炎，痛风，偏瘫，皮肤病，筋骨疼痛及妇女产后疾病等。

【规　　格】每袋装50g。

【用法用量】外用。将药粉倒入浴盆，根据病情配好加味药，与主药同时注入浴盆。水温40℃，浸泡全身或患病部位，一日2次，每次15～20分钟，浴后卧热炕发汗。每个疗程7日，浴疗三个疗程。

【不良反应】尚不明确。

【禁　　忌】孕妇禁用。

【注意事项】严禁内服；高血压、心脏病、高烧及妇女行经期禁浴。

【贮　　藏】密封。

【包　　装】药品包装用复合膜。

【有 效 期】24个月。

【生产单位】木里藏族自治县中藏医院藏药制剂中心

本制剂仅限本医疗机构使用。

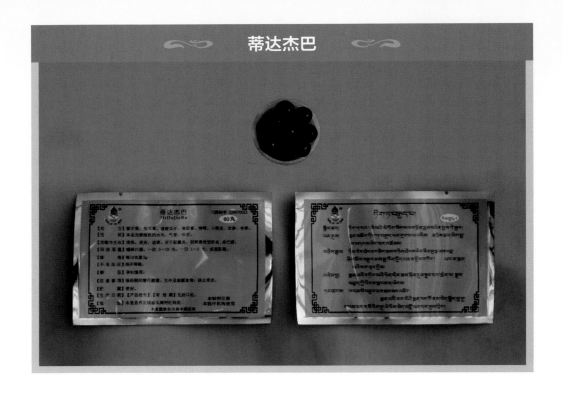

【药品名称】蒂达杰巴 Dida Jieba

【批准文号】川药制字Z20070021

【执行标准】四川省食品药品监督管理局标准SZBZ20070206

【处方组成】獐牙菜、兔耳草、波棱瓜子、角茴香、榜嘎、小檗皮、岩参、木香。

【性　　状】本品为黄绿色水丸；气香，味苦。

【功能主治】清热，消炎，退黄。用于胆囊炎，初期黄疸型肝炎，赤巴症。

【规　　格】每10丸重2g。60丸／袋。

【用法用量】嚼碎口服。一次5～10丸，一日1～2次，或遵医嘱。

【不良反应】尚不明确。

【禁　　忌】孕妇慎用。

【注意事项】服药期间禁用酸、腐、生、冷及油腻食物；防止受凉。

【贮　　藏】密封。

【包　　装】药品包装用复合膜。

【有 效 期】24个月。

【生产单位】木里藏族自治县中藏医院藏药制剂中心

　　　　　　本制剂仅限本医疗机构使用。

三、心脑血管科

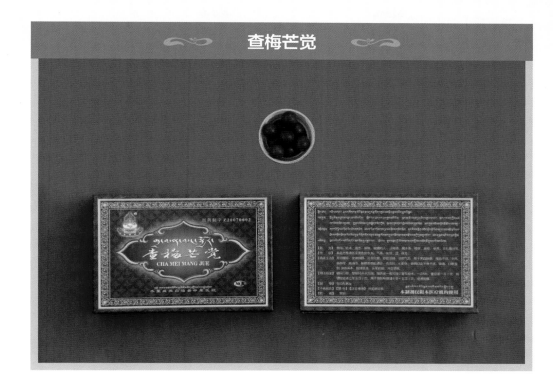

查梅芒觉

【药品名称】查梅芒觉 Chamei Mangjue

【批准文号】川药制字Z20070002

【执行标准】四川省食品药品监督管理局标准SZBZ20070187

【处方组成】查梅、珍珠、珊瑚、水晶石、天珠、猫眼石、佐塔、迦杰、康敦、人工牛黄、人工麝香、草莓、甘草、广枣、安息香、小叶杜鹃、乳香、珍珠母、红花、藏锦鸡儿、天竺黄、白豆蔻、丁香、草果、沙棘膏、沉香、诃子（去核）、毛诃子（去核）、余甘子（去核）、藏木香、儿茶、檀香、密陀僧、朵桔、巴努、亭杰、朱砂、铁矿石、磁石、嘎柏、姆柏、石榴、干姜、索玛热扎、蔷薇花、决明子、硼砂、宽筋藤、悬钩木、山菖蒲、矮紫堇、甘札嘎日、藏茴香、制马钱子、手掌参、桑门唐布、桑门勒巴。

【性　　状】本品为黑褐色至黑色水丸；气香，味甘、涩、微苦。

【功能主治】开窍醒脑，安神镇静，活血化瘀，舒筋活络，调和气血。用于黑白脉病，隆血不调、中风、脑血栓、脑溢血、脑梗死的后遗症，高血压，心脏病，癫痫以及半身不遂，瘫痪，口眼歪斜，身体麻木，肢体强直，头晕目眩，神志错乱。

【规　　格】每10丸重2g。每袋装30丸。

【用法用量】嚼碎口服。黎明时开水泡服，服药前一夜可服少量花椒水，一次5丸，重症者1日 1 次，病情较轻者2～5日1次，用于预防和保健7～15天1次；或遵医嘱。

【不良反应】尚不明确。

【禁　　忌】孕妇禁用。

【注意事项】服药期间禁用酸、腐、生、冷及油腻食物；防止受凉。

【贮　　藏】密封。

【包　　装】药品包装用复合膜。

【有 效 期】24个月。

【生产单位】木里藏族自治县中藏医院藏药制剂中心

本制剂仅限本医疗机构使用。

第十八节
迪庆州藏医医院

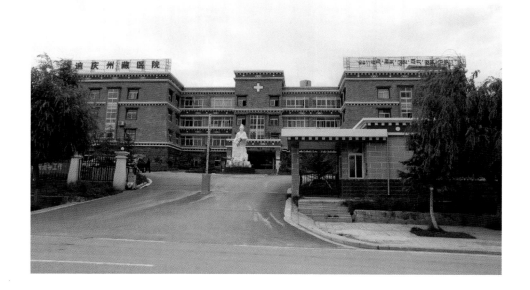

迪庆州藏医医院创建于1987年，是云南省唯一一家专门从事藏医药学研究和藏医业务的民族医院。是集医疗、教学、藏药制剂、科研为一体的二级甲等民族医医院。全院设置药研制科、内科、骨伤科、哲仲病科、外治科、治未病科、急诊科、检验科、影像科等十五个科室；开放病床100张，年就诊病人达5万多人次，形成了以哲仲病科、骨伤科为主的专科、专病和心脑血管疾病、肝病、胃肠道疾病等的专药治疗体系。

医院始终坚持"院有专科，科有专病，病有专药，人有专长"的办院方针。哲仲病科为省级专科建设项目，脑血管疾病科和骨伤科为本院专科建设项目。

现在医院共有藏成药142个品种，其中116种有制剂批文，其中"七十味珍珠丸"于1997年获云南省星火科技项目二等奖。现医院临床使用的药品90%是藏药，藏药中98%以上本院能够自制。

一、风湿关节类

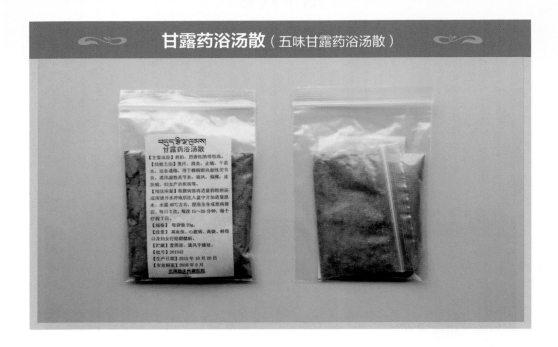

【药品名称】甘露药浴汤散（五味甘露药浴汤散）Ganlu Yaoyu Tangsan

【批准文号】滇药制字（Z）20082750R

【执行标准】滇ZJGF/2005-1090

【处方组成】刺柏、烈香杜鹃等组成。

【性　　状】本品为棕褐色汤散剂；气香。

【功能主治】发汗，消炎，止痛，干黄水，活血通络。用于痹病即风湿性关节炎，类风湿性关节炎，痛风，偏瘫，皮肤病，妇女产后疾病等。

【规　　格】每袋装20g。

【用法用量】根据病情将适量药粉煎汤或用烫开水冲泡后注入盆中并加适量温水，水温40℃左右，浸泡全身或患病部位，每日2次，每次15～20分钟，每个疗程7日。

【注意事项】高血压、心脏病、高烧、鲜伤口及妇女行经期禁浴。

【贮　　藏】遮光，密闭，在阴凉处保存。

【生产单位】云南省迪庆州藏医医院

　　　　　　本制剂仅限本医疗机构使用。

二、心脑血管科

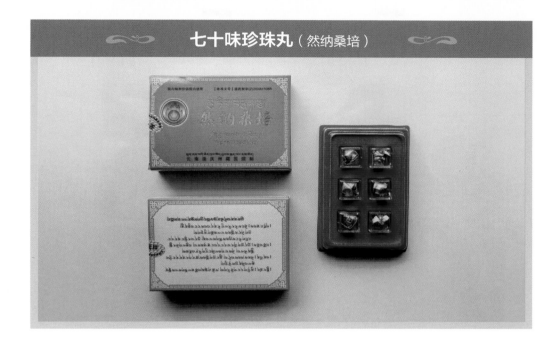

七十味珍珠丸（然纳桑培）

【药品名称】七十味珍珠丸（然纳桑培） Qishiwei Zhenzhu Wan

【批准文号】滇药制字（Z）20082708R

【执行标准】滇ZJGF2005-1048

【处方组成】珍珠、珊瑚、九眼石、降香、沉香、牛黄、麝香、藏红花等七十味组成。

【性　　状】本品为黑色水丸；气微香，味甘、涩、苦。

【功能主治】镇定安神，通经活络，调和气血，醒脑开窍。主要用于黑脉症即心血管系
统疾病，如各类心脏病、脑血栓、脑动脉硬化、脑溢血、脑震荡等临床疗
效显著。同时对白脉病即神经功能障碍或病理损害，包括中风、偏瘫、口
眼歪斜、半身不遂、意识模糊、癫痫、四肢麻木、拘挛僵直、角弓反张等
症也有一定疗效。

【规　　格】每丸重1g，每盒装6丸。

【用法用量】口服。重病人每日1克（1丸）；一般病人每隔3～7天1克（1丸）。开水泡
服或青稞酒浸泡过夜服用。

【注意事项】服药前后三天和服药期间忌食肉类、腌制、生冷食物，防止受凉，不宜剧
烈运动。

【贮　　藏】遮光，密闭，在阴凉处保存。

【生产单位】云南省迪庆州藏医医院

本制剂仅限本医疗机构使用。

珍珠开窍丸（二十五味珍珠丸）

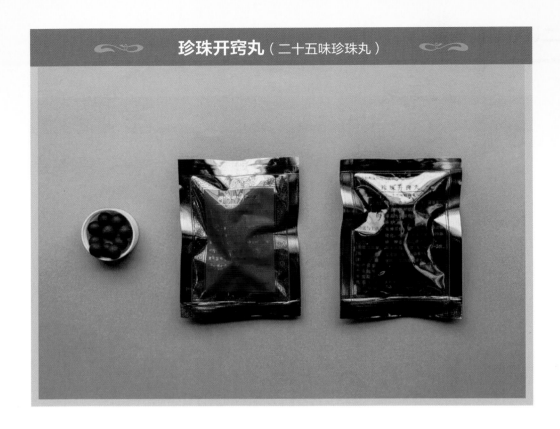

【药品名称】珍珠开窍丸（二十五味珍珠丸）Zhenzhu Kaiqiao Wan

【批准文号】滇药制字（Z）20082541R

【执行标准】滇ZJGF/2005-938

【处方组成】珍珠、肉豆蔻、石灰华、草果、丁香、降香、豆蔻、诃子、檀香、余甘子、沉香、肉桂、毛诃子、螃蟹、木香、冬葵果、荜茇、草莓苗、金礞石、水牛角（制）、香旱芹子、西红花、黑种草子、体外培育牛黄、人工麝香等。

【性　　状】本品为黄棕带微红水丸；气香，味苦、辛。

【功能主治】安神开窍，调血通脉，健脑益智。主治脑溢血、半身不遂、口眼歪斜、四肢瘫痪等中风后遗症，以及肢体麻木、神经麻痹、神智紊乱、谵语发狂、肩丛神经炎、坐骨神经痛以及各类神经炎、神经功能性损伤等，尤对神经系统疾病有特殊疗效。

【规　　格】每丸重1克，每袋装5丸。

【用法用量】开水泡服。一次1丸，一日1～2次。

【注意事项】服药期间忌食腌制、生冷食物，防止受凉，不宜剧烈运动。

【贮　　藏】密闭，置阴凉干燥处保存。

【生产单位】云南省迪庆州藏医医院

本制剂仅限本医疗机构使用。

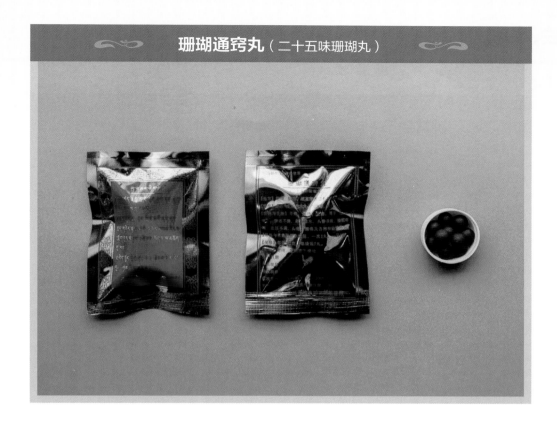

珊瑚通窍丸（二十五味珊瑚丸）

【药品名称】珊瑚通窍丸（二十五味珊瑚丸）Shanhu Tongqiao Wan

【批准文号】滇药制字（Z）20082533R

【执行标准】滇ZJGF/2005-930

【处方组成】珍珠、珊瑚、青金石、珍珠母、诃子、木香、红花、丁香、沉香、朱砂、龙骨、炉甘石、脑石、磁石、芝麻、葫芦、紫菀花、獐牙菜、藏菖蒲、草乌、打箭菊、甘草、西红花、人工麝香等二十五味。

【性　　状】本品为红棕色水丸；气微香，味甘、涩、苦。

【功能主治】原发性高血压，神经性头痛，神经衰弱，癔症，心律失常。

【规　　格】每丸重1克，每袋装5丸。

【用法用量】开水泡服。一次1丸，一日一次。

【注意事项】忌油腻、生、冷、酸、腐、辛辣刺激性食物。

【贮　　藏】密闭，置阴凉干燥处保存。

【生产单位】云南省迪庆州藏医医院

　　　　　　本制剂仅限本医疗机构使用。

三、妇科

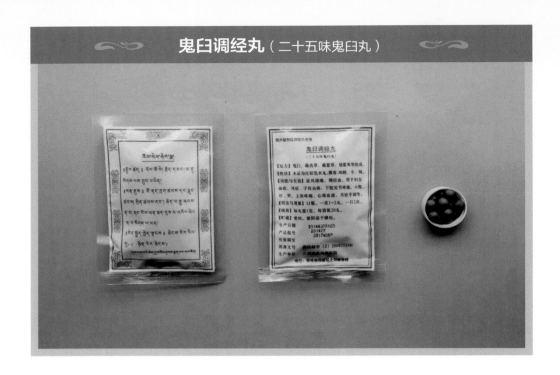

鬼臼调经丸（二十五味鬼臼丸）

【药品名称】鬼臼调经丸（二十五味鬼臼丸）Guijiu Tiaojing Wan

【批准文号】滇药制字（Z）20082529R

【执行标准】滇ZJGF12005-926

【处方组成】鬼臼、藏茜草、石榴子、藏紫草、肉桂、矮紫堇、巴夏嘎、光明盐、硇砂、榜嘎、藏木香、诃子、胡椒、喜马拉雅紫茉莉、余甘子、花蛇肉（去毒）、山奈、火硝、降香、沙棘膏、沉香、朱砂、肉豆蔻、枸杞、紫草茸等。

【性　　状】本品为红棕色水丸；微香，味酸、辛、辣。

【功能主治】祛风镇痛，调经血。用于妇女血症，风症，子宫虫病，下肢关节疼痛，小腹、肝、胆上体疼痛，心烦血虚，月经不调等。

【规　　格】每丸重1克，每袋装20丸。

【用法用量】口服。一次1～2丸，一日2次。

【注意事项】辛辣油腻食品少吃；勿操劳过度，适当休息；如正服用其他药物，使用本品前请咨询医师或药师。

【贮　　藏】密闭，置阴凉干燥处保存。

【生产单位】云南省迪庆州藏医医院

本制剂仅限本医疗机构使用。

四、肝胆科

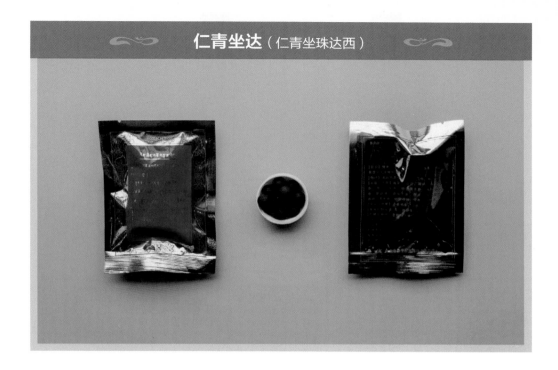

仁青坐达（仁青坐珠达西）

【药品名称】仁青坐达（仁青坐珠达西） Renqing Zuoda

【批准文号】滇药制字（Z）20082543R

【执行标准】滇ZJGF/2005-938

【处方组成】坐台、寒水石、天竺黄、船形乌头、牛黄、麝香、西红花等三十五味。

【性　　状】本品为黑色水丸；气香，味微甘、苦、涩。

【功能主治】疏肝，健胃，清热，愈溃疡，消肿。用于木布病迁延不愈，胃脘嘈杂，灼痛，肝热病，消化不良，呃逆，吐泻胆汁，急腹痛，黄水病，肝腑痞瘤，浮肿，水肿等。

【规　　格】每丸重1克，每袋装5丸。

【用法用量】开水泡服。一次1丸，一日1～2次。

【注意事项】忌食酸、腐、生、冷、油腻食物。

【贮　　藏】密闭，置阴凉干燥处保存。

【生产单位】云南省迪庆州藏医医院

　　　　　　本制剂仅限本医疗机构使用。

五、呼吸科

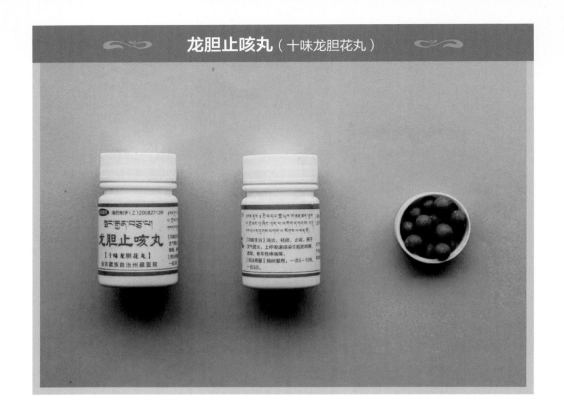

龙胆止咳丸（十味龙胆花丸）

【药品名称】龙胆止咳丸（十味龙胆花丸） Longdan Zhike Wan

【批准文号】滇药制字（Z）20082712R

【执行标准】滇ZJGF12005-1052

【处方组成】白花龙胆，小叶杜鹃、贝母甘草、矮紫堇、川贝母、小檗皮、鸡蛋参、螃蟹甲、藏木香、马尿等。

【性　　状】本品为褐色水丸；气微香，味苦、甘。

【功能主治】消炎，祛痰，止咳。用于支气管炎，上呼吸道感染引起的咳嗽、音哑，老年性哮喘等。有止咳平喘，理气化痰，抑菌消炎，清肺润肺，增强免疫功效。

【规　　格】每丸重1g。

【用法用量】捣碎服用。一次5～10丸，一日3次。

【注意事项】忌烟、酒及辛辣、生冷、油腻食物；小儿、孕妇、年老体弱者应在医师指导下服用；如正在服用其他药品，使用本品前请咨询医师或药师。

【贮　　藏】密闭，在阴凉干燥处保存。

【生产单位】云南省迪庆州藏医医院

本制剂仅限本医疗机构使用。

炊汤感冒丸（催汤丸）

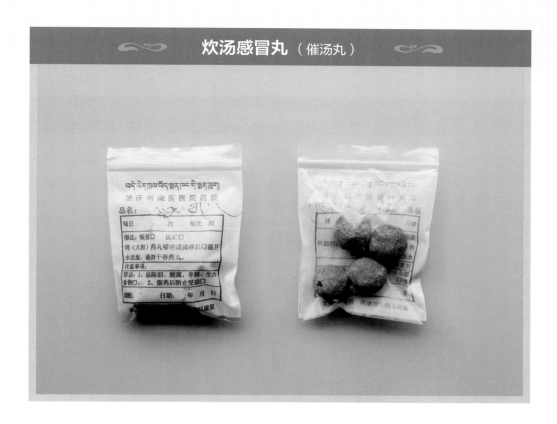

【药品名称】炊汤感冒丸 （催汤丸）Chuitang Ganmao Wan

【批准文号】滇药制字（Z）20082548R

【执行标准】滇ZJGF/2005-945

【处方组成】土木香膏、土木香、悬钩子茎（去皮、心）、宽筋藤（去皮）、野姜、诃子（去核）、余甘子、毛诃子（去核）、螃蟹甲。

【性　　状】本品为灰黄色水丸，表面粗糙，纤维碎末明显；气香，味苦、辛、微咸。

【功能主治】清热解毒，止咳止痛。用于感冒初期，咳嗽头痛，关节酸痛，防止流行性感冒。

【规　　格】每袋4丸。每丸2.5g。

【用法用量】一日3次，一次1～2丸。将（大粒）药丸嚼碎或捣碎后用温开水送服，请勿干吞药丸。

【注意事项】肾病患者慎用。

【贮　　藏】遮光，密闭，在阴凉处保存。

【生产单位】云南省迪庆州藏医医院

　　　　　　本制剂仅限本医疗机构使用。

六、泌尿科

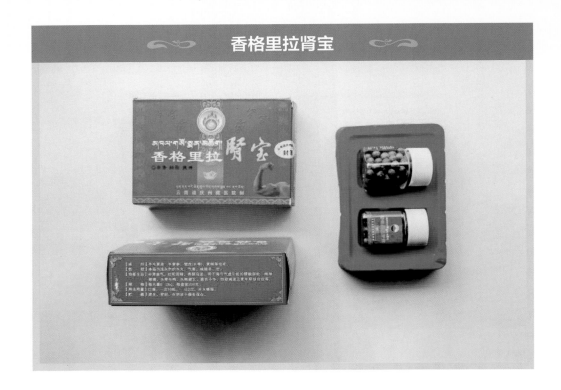

【药品名称】香格里拉肾宝 Xianggelila Shenbao

【批准文号】滇药制字（Z）20082711R

【执行标准】滇ZJGF12005-1051

【处方组成】冬虫夏草、手掌参、壁虎（去毒）、黄精等组成。

【性　　状】本品为黑色水丸；气香，味微苦、甘。

【功能主治】补肾益气，壮阳固精，养颜乌发。用于肾亏气虚引起的腰酸腿软，精神疲倦，头晕耳鸣，失眠健忘，面色不华，性欲减退及更年期综合征等。

【规　　格】每丸重0.26g，每盒装200丸。

【用法用量】一日10粒，一日2次。开水嚼服。

【注意事项】忌辛辣、生冷、油腻食物；感冒发热病人不宜服用；高血压、心脏病、肝病、糖尿病、肾病等慢性病患者应在医师指导下服用；未成年人禁服。

【贮　　藏】遮光，密闭，在阴凉干燥处保存。

【生产单位】云南省迪庆州藏医医院

　　　　　　本制剂仅限本医疗机构使用。

七、消化科

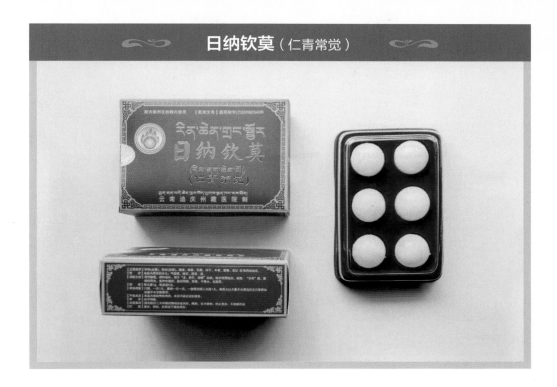

【药品名称】日纳钦莫（仁青常觉） Rina Qinmo

【批准文号】滇药制字（Z）2008540R

【执行标准】滇ZJGF12005-937

【处方组成】降香、沉香、诃子（去核）、天竺黄、西红花、檀香、牛黄、麝香、琥珀、松子、坐台等一百多味组成。

【性　　状】本品为黑色水丸；气微香，味甘、微苦、涩。

【功能主治】清热解毒，调和滋补。用于隆、赤巴、培根各病，陈旧性胃肠炎、溃疡木布病，萎缩性胃炎，各种中毒症：梅毒，麻风，干黄水，化脓等。

【规　　格】每丸重1g，每盒装6丸。

【用法用量】口服。一次1丸，重病一日一次；一般情况隔三天服1丸。以少量开水浸泡后次日黎明加适量开水空腹服用。

【注意事项】服药前后三天和服药期间忌食肉类，禁食酸、腐、生、冷食物；防止受凉，禁止房事。

【贮　　藏】密闭，置阴凉干燥处。

【生产单位】云南省迪庆州藏医医院

　　　　　　本制剂仅限本医疗机构使用。

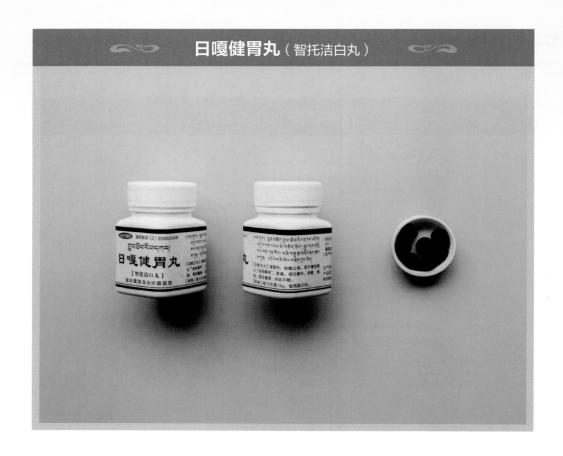

日嘎健胃丸（智托洁白丸）

【药品名称】日嘎健胃丸（智托洁白丸） Riga Jianwei Wan

【批准文号】滇药制字（Z）20082546R

【执行标准】滇ZJGF/2005-943

【处方组成】寒水石、渣驯膏、诃子（去核）、矮紫堇、兔耳草、云木香、蜂蜜等组成。

【性　　状】本品为灰白色水蜜丸；气香，味酸、苦。

【功能主治】清胃热。用于慢性胃炎培根木布，胃痛，胃酸过多恶心，食欲不振，口苦，头痛头晕。

【规　　格】每10丸重14g，每瓶装20丸。

【用法用量】一次1～2丸，一日3次，或遵医嘱。

【注意事项】服药期间忌食辛辣，油腻，生冷食物；感冒发烧者慎用；如正在服用其他药物，使用本品前请咨询医师或药师。

【贮　　藏】密闭，置阴凉干燥处保存。

【生产单位】云南省迪庆州藏医医院

本制剂仅限本医疗机构使用。

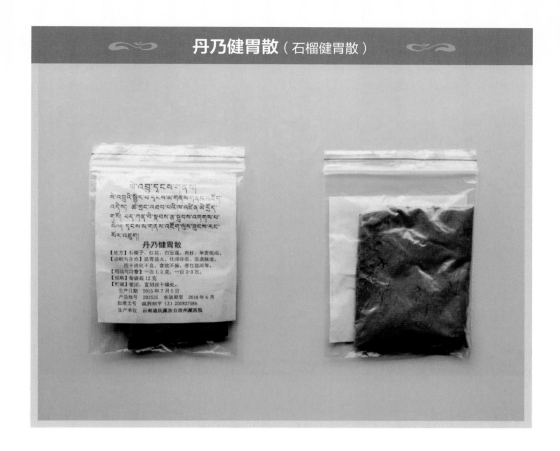

丹乃健胃散（石榴健胃散）

（藏文标题）

丹乃健胃散

【处方】石榴子、红花、白豆蔻、肉桂、荜茇组成。
【功能与主治】温胃益火，化滞除湿，温通脉道。
　　　　　　　用于消化不良，食欲不振，寒性腹泻等。
【用法与用量】一次1.2克，一日2～3次。
【规格】每袋装12克
【贮藏】密闭，宜阴凉干燥处。
　生产日期：2015年7月5日
　　产品批号：201525　有效期至　2018年6月
　批准文号：滇药制字（Z）20082758R
　生产单位：云南迪庆藏族自治州藏医院

【药品名称】丹乃健胃散（石榴健胃散）　Dannai Jianwei San

【批准文号】滇药制字（Z）20082758R

【执行标准】滇ZJGF/2005-943

【处方组成】石榴子、红花、白豆蔻、肉桂、荜茇。

【性　　状】本品为棕褐色粉末；气香，味酸、微辣。

【功能主治】温胃益火，化滞除湿，温通脉道。用于消化不良，食欲不振，寒性腹泻等。

【规　　格】每袋装12克。

【用法用量】一次1.2克，一日2～3次。

【注意事项】尚不明确。

【贮　　藏】遮光，密闭，在阴凉处保存。

【生产单位】云南省迪庆州藏医医院

　　　　　　本制剂仅限本医疗机构使用。

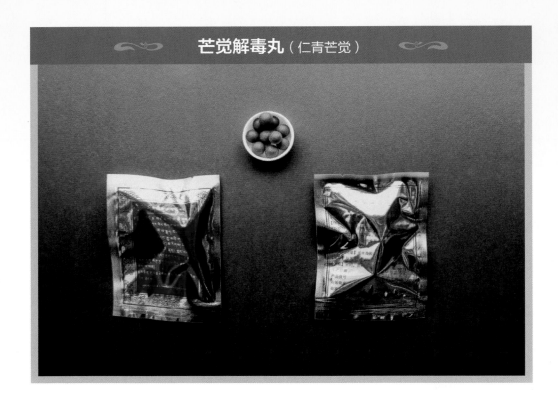

芒觉解毒丸（仁青芒觉）

【药品名称】芒觉解毒丸（仁青芒觉） Mangjue Jiedu Wan

【批准文号】滇药制字（Z）20082542R

【执行标准】滇ZJGF/2005-939

【处方组成】藏红花、榜嘎、波棱瓜子、毛诃子、蒲桃、金腰草、檀香、珊瑚、珍珠、牛黄、麝香、松石、坐台等。

【性　　状】本品为黑色水丸；气香，味甘、苦、涩。

【功能主治】无病服用本品，对脾胃、肝胆具有保护作用，能排毒养颜、固本强身，增强抵抗力，达到防病治病之功效；治疗肠胃疾病；治疗各种中毒症，本品能快速把狂犬病毒、蛇毒、代谢毒、食物毒、药物残留毒、配制毒、自身毒等毒素代谢出去，减轻肝脏负担，对治疗脂肪肝、酒精肝也有独特疗效；治疗疱疹（尤其是带状疱疹）、痤疮等皮肤软组织感染；对于疑难杂症有奇效，常用于乙肝、肝硬化、肝腹水、关节炎、皮肤病、过敏等疾病的治疗或配伍治疗；调理胃肠系统的同时，祛除体内毒素，全面提高机体免疫。

【规　　格】每丸重1克，每袋装5丸。

【用法用量】开水泡服。一次1丸，一日1次。

【注意事项】服药期间禁用酸腐、油腻、生冷食物，防止受凉。

【贮　　藏】密闭，置阴凉干燥处保存。

【生产单位】云南省迪庆州藏医医院

　　　　　　本制剂仅限本医疗机构使用。

附录

藏药协定处方剂

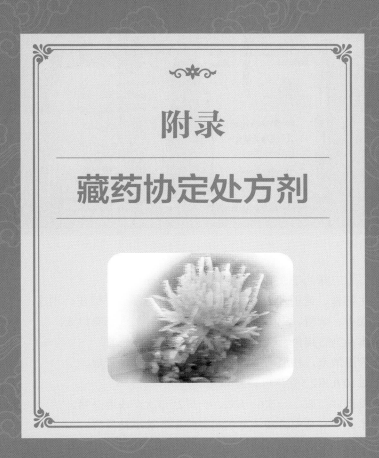

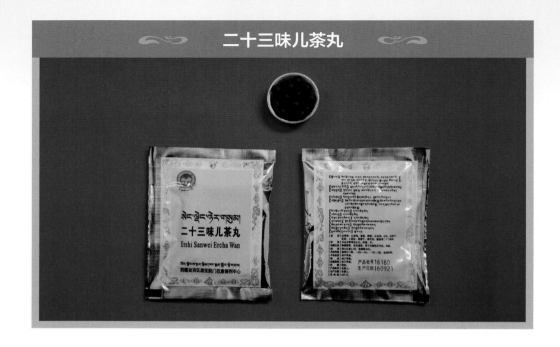

【药品名称】二十三味儿茶丸 Ershisanwei Ercha Wan

【处方组成】生等膏、诃子（去核）、毛诃子、余甘子、小檗皮、洪连、白花秦艽花、榴香、紫檀、巴力嘎、巴夏嘎、红花等二十三味组成。

【性　　状】本品为青褐色至灰褐色水丸；味涩、辛。

【功能主治】除湿散寒，祛风通络。用于风湿性关节炎，肾虚。

【规　　格】每10丸重2.5克。每袋装40丸。

【用法用量】捣碎后口服。一次6～8丸，一日2～3次，或遵医嘱。

【不良反应】本品含有马兜铃酸，可引起肾脏损坏等不良反应。

【禁　　忌】孕妇，婴幼儿及肾功能不全者禁用。

【注意事项】（1）本品含药材巴力嘎，该药材中含有马兜铃酸，可引起肾脏损坏等不良反应。（2）儿童及老年人慎用，孕妇、婴幼儿及肾功能不全者禁用。（3）本品为处方药，必须凭医师处方指导下使用，并定期检查肾功能，如发现肾功能异常，应立即停药。

【贮　　藏】密封。

【包　　装】内包材为铝塑复合袋。

【有 效 期】24个月。

【生产单位】西藏自治区藏医院门孜康制剂室

本制剂仅限本医疗机构使用。

十九味沙棘丸

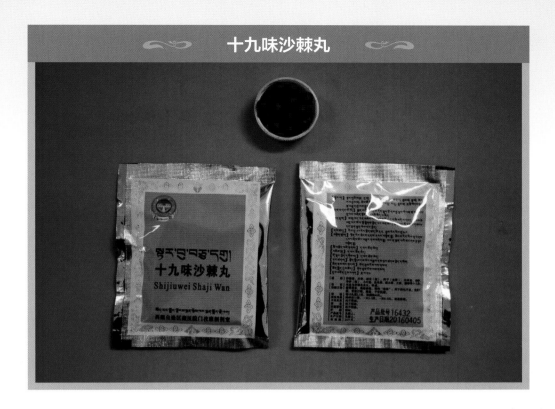

【药品名称】十九味沙棘丸 Shijiuwei Shaji Wan

【处方组成】沙棘青、木香、硼砂（制）、碱花（制）、光明盐、硇砂、辰砂（制）、小叶莲、忍冬果、麝香、诃子（去核）、葡萄干等十七味组成。

【性　　状】本品为棕褐色至浅棕色水丸；味咸。

【功能主治】健胃消食，通经活络，调和培根。用于消化不良，食欲不振，胃胀打嗝，痛经，子宫肌瘤。

【规　　格】每10丸重2.5克。每袋装40丸。

【用法用量】捣碎后口服。一次6～8丸，一日2～3，或遵医嘱。

【不良反应】尚不明确。

【禁　　忌】尚不明确。

【注意事项】尚不明确。

【贮　　藏】密封。

【包　　装】内包材为铝塑复合袋。

【有 效 期】24个月。

【生产单位】西藏自治区藏医院门孜康制剂室

本制剂仅限本医疗机构使用。

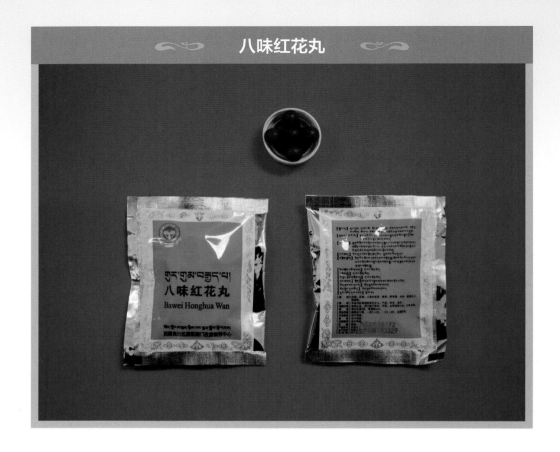

八味红花丸

【药品名称】八味红花丸 Bawei Honghua Wan

【处方组成】红花、紫檀、辰砂、波棱瓜子、志达萨增、石斛、甲布孜孜等。

【性　　状】本品为红棕至棕黄色水丸；气香，味苦、微甜。

【功能主治】消炎止血。用于跌打损伤，内伤，血管破裂出血，出鼻血等。

【规　　格】每10丸重5克。每袋装20丸。

【用法用量】捣碎后口服。一次3～4丸，一日1～2次，或遵医嘱。

【不良反应】尚不明确。

【禁　　忌】尚不明确。

【注意事项】尚不明确。

【贮　　藏】密封。

【包　　装】内包材为铝塑复合袋。

【有 效 期】24个月。

【生产单位】西藏自治区藏医院门孜康制剂室

　　　　　　本制剂仅限本医疗机构使用。

韦色尼阿丸

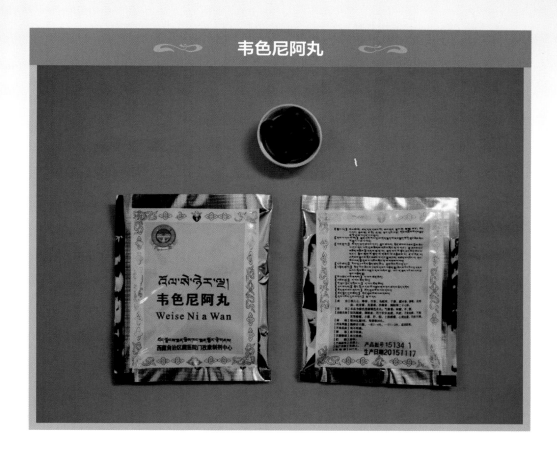

【药品名称】韦色尼阿丸 Weise Ni'a Wan

【处方组成】小叶莲、石榴子、黑胡椒、硇砂、光明盐、诃子（去核）、余甘子、干姜、芫荽果、紫檀、沉香、肉豆蔻等二十八味组成。

【性　　状】本品为棕色至棕褐色水丸；气微香，味酸、辛、辣。

【功能主治】祛风镇痛，调经血。用于妇女血症，风症，子宫虫病，下肢关节疼痛，小腹、肝、胆、上肢疼痛，心烦血虚，月经不调。

【规　　格】每10丸重5克。每袋装20丸。

【用法用量】捣碎后口服。一次3～4丸，一日1～2次，或遵医嘱。

【不良反应】尚不明确。

【禁　　忌】尚不明确。

【注意事项】尚不明确。

【贮　　藏】密封。

【包　　装】内包材为铝塑复合袋。

【有 效 期】24个月。

【生产单位】西藏自治区藏医院门孜康制剂室
　　　　　　本制剂仅限本医疗机构使用。

色吉佳日清目丸

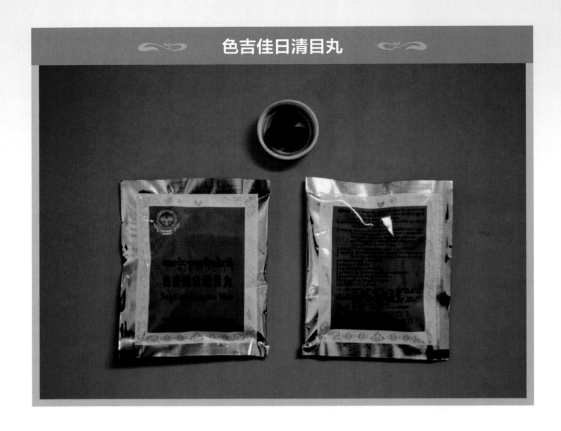

【药品名称】色吉佳日清目丸 Seji Jiari Qingmu Wan

【处方组成】诃子（去核）、茅膏菜、迟熟萝蒂、红花、榜玛、磁石（制）、寒水石（奶制）、辰砂（制）、鹿角（制）、小白花蛇（制）、麝香、牛黄等四十五味组成。

【性　　状】本品为黑色水丸；味苦、辛、酸。

【功能主治】清热解毒，养肝明目。用于视觉模糊，外障、内障、中间翳障、瞳孔散大，眼痣，眼紫等各种眼病；中毒、脓疠以及溃荡引起的吐血，肝脾血盛，胆入经络等。

【规　　格】每丸重0.95～1.2克。每袋装10丸。

【用法用量】捣碎后口服。一次1～2丸，一日1次，或遵医嘱。

【不良反应】尚不明确。

【禁　　忌】尚不明确。

【注意事项】尚不明确。

【贮　　藏】密封。

【包　　装】内包材为铝塑复合袋。

【有 效 期】24个月。

【生产单位】西藏自治区藏医院门孜康制剂室

　　　　　　本制剂仅限本医疗机构使用。

给旺古巴丸

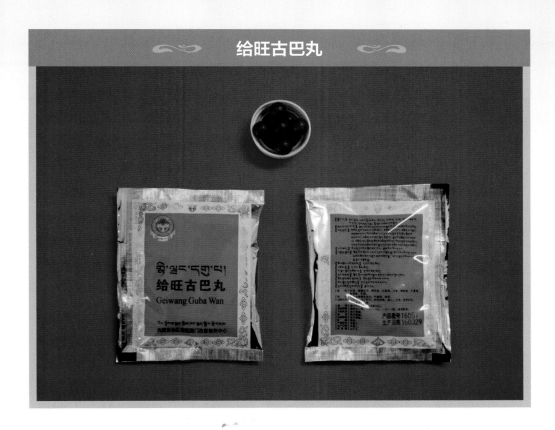

【药品名称】给旺古巴丸 Geiwang Guba Wan

【处方组成】牛黄、红花、巴夏嘎、巴力嘎、渣驯膏、波棱瓜子、印度獐牙菜、绿绒蒿、木香。

【性　　状】本品为棕褐色至黄褐色水丸；气微香，味苦。

【功能主治】清肝热。用于肝大，肝区疼痛，恶心，目赤，各种肝炎，培根木布病。

【规　　格】每10丸重5克。每袋装20丸。

【用法用量】捣碎后口服。一次3～4丸，一日2～3次，或遵医嘱。

【不良反应】尚不明确。

【禁　　忌】尚不明确。

【注意事项】尚不明确。

【贮　　藏】密封。

【包　　装】内包材为铝塑复合袋。

【有 效 期】24个月。

【生产单位】西藏自治区藏医院门孜康制剂室

　　　　　　本制剂仅限本医疗机构使用。

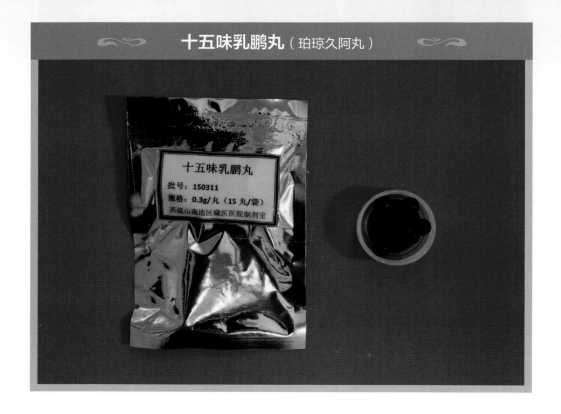

【药品名称】十五味乳鹏丸（珀琼久阿丸）Shiwuwei Rupeng Wan

【处方组成】乳香、宽筋藤、决明子、渣驯膏、黄葵子、藏菖蒲、松生等膏、诃子（去核）、木香、余甘子、人工麝香、榜那等十五味组成。

【性　　状】本品为棕褐色至深褐色水丸；气微香，味苦。

【功能主治】消炎止痛，干黄水。用于关节红肿疼痛，发痒，痛风，黄水积聚。

【规　　格】每10丸重3克。每袋装15丸。

【用法用量】捣碎后口服。一次3～4丸，一日1～2次，或遵医嘱。

【不良反应】尚不明确。

【禁　　忌】孕妇禁用。

【注意事项】尚不明确。

【贮　　藏】密封。

【包　　装】内包材为铝塑复合袋。

【有 效 期】36个月。

【生产单位】西藏山南市藏医医院制剂室

　　　　　　本制剂仅限本医疗机构使用。

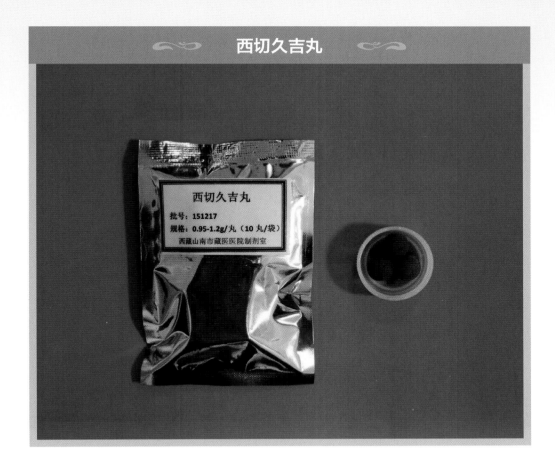

西切久吉丸

【药品名称】西切久吉丸 Xiqiejiuji Wan

【处方组成】藏木香、干姜、诃子（去核）、大黄、寒水石（制）、碱花（制）、沙棘膏、蛇肉（制）、硇砂、螃蟹、小叶莲十一味组成。

【性　　状】本品为黑色至灰黑色水丸；气微辛，味咸、微苦、涩。

【功能主治】化瘀行血，通经催产。用于妇科查凑病，妇科痞瘤，痛经，月经失调，难产，胎盘滞留，促进恶露（宫腔残留物）排出，产后淤血，腹痛等。

【规　　格】每丸重0.95～1.2克。每袋装10丸。

【用法用量】捣碎后口服。一次1～2丸，一日2～3次，或遵医嘱。

【不良反应】尚不明确。

【禁　　忌】孕妇禁用。

【注意事项】尚不明确。

【贮　　藏】密封。

【包　　装】内包材为铝塑复合袋。

【有 效 期】36个月。

【生产单位】西藏山南市藏医医院制剂室

本制剂仅限本医疗机构使用。

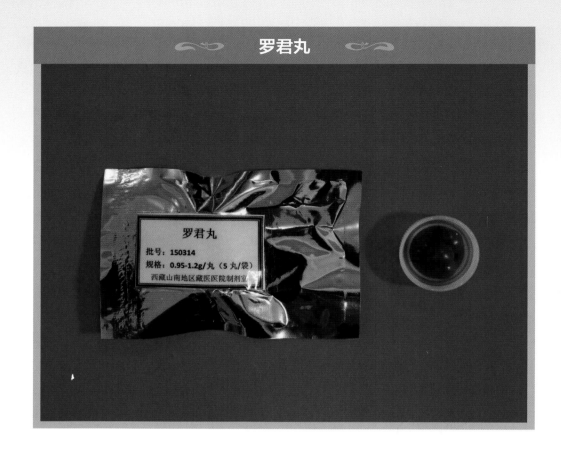

罗君丸

【药品名称】罗君丸 Luojun Wan

【处方组成】诃子（去核）、敏间那布、宽筋藤、榜嘎、亚大黄、角茴香、莪达夏、苦奎那布、藏菖蒲、人工麝香、人工牛黄、榜那等二十一味组成。

【性　　状】本品为棕色至棕红色水丸；味辛、苦。

【功能主治】清热解毒。用于流行性感冒，流清鼻涕，头痛咳嗽，周身酸痛，炎症发烧。

【规　　格】每丸重0.95～1.2克。每袋装5丸。

【用法用量】捣碎后口服。一次1～2丸，一日1～2次，或遵医嘱。

【不良反应】尚不明确。

【禁　　忌】孕妇禁用。

【注意事项】尚不明确。

【贮　　藏】密封。

【包　　装】内包材为铝塑复合袋。

【有 效 期】36个月。

【生产单位】西藏山南市藏医医院制剂室

　　　　　　本制剂仅限本医疗机构使用。

珀嘎久杰丸

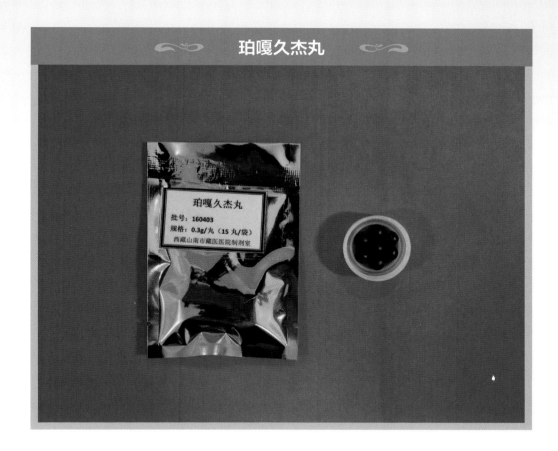

【药品名称】珀嘎久杰丸 Pogajiujie Wan

【处方组成】乳香、决明子、黄葵子、木香、巴夏嘎、诃子（去核）、宽筋藤、渣驯膏、松生等、刺柏、榜那、人工麝香等十七味组成。

【性　　状】本品为黑褐色至深褐色水丸；气微香，味苦。

【功能主治】除湿，利痹，干黄水。用于黄水病引起的皮肤瘙痒、刺痛；亦可用于痛风及风湿性关节炎。

【规　　格】每10丸重3克。每袋装15丸。

【用法用量】捣碎后口服。一次3～4丸，一日1～2次，或遵医嘱。

【不良反应】尚不明确。

【禁　　忌】孕妇禁用。

【注意事项】尚不明确。

【贮　　藏】密封。

【包　　装】内包材为铝塑复合袋。

【有 效 期】36个月。

【生产单位】西藏山南市藏医医院制剂室

本制剂仅限本医疗机构使用。

郭齐久松丸

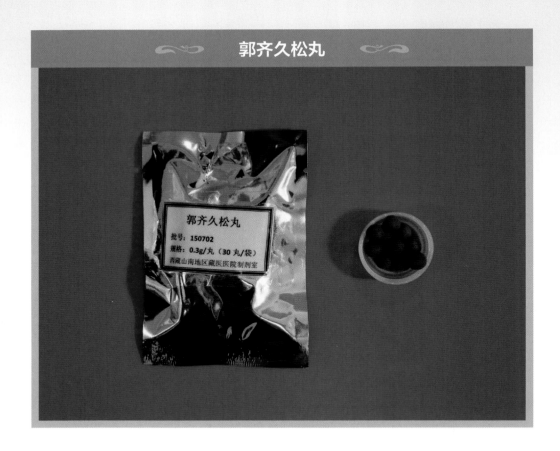

【药品名称】郭齐久松丸 Guoqi Jiusong Wan

【处方组成】马钱子、沉香、宽筋藤、悬钩木、木香、藏木香、诃子（去核）、干姜、肉豆蔻、广枣、苦奎那布、刺绿绒蒿等十三味组成。

【性　　状】本品为黄棕色至黄褐色水丸；气微香，味苦、辛。

【功能主治】行气，降血压，化瘀止痛。用于气血上壅，高血压，多血症引起的胸背疼痛、呼吸困难、头晕、耳鸣、牙龈红肿。亦可用于冈巴病引起的气血上逆症。

【规　　格】每10丸重3克。每袋装35丸。

【用法用量】捣碎后口服。一次5～6丸，一日2～3次，或遵医嘱。

【不良反应】尚不明确。

【禁　　忌】尚不明确。

【注意事项】尚不明确。

【贮　　藏】密封。

【包　　装】内包材为铝塑复合袋。

【有 效 期】36个月。

【生产单位】西藏山南市藏医医院制剂室

　　　　　　本制剂仅限本医疗机构使用。

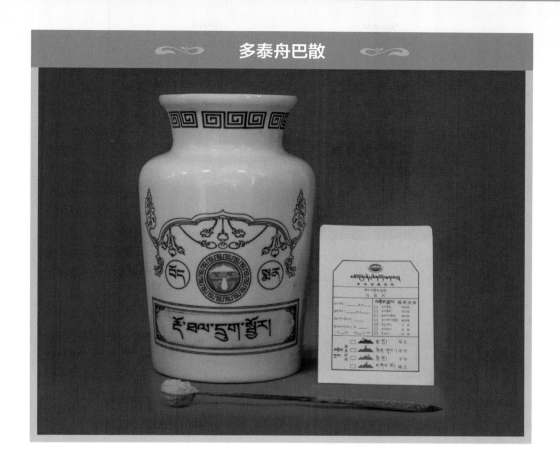

【药品名称】多泰舟巴散 Duotaizhouba San

【处方组成】石灰石（制）、石榴子、干姜、紫硇砂、沙棘膏、荜茇。

【性　　状】本品为灰白色粉末；气芳香，味微酸、苦。

【功能主治】消食，破痞瘤。用于各种新、旧消化不良，胃、十二指肠溃疡及痞瘤。

【规　　格】2.5g/袋。15袋/盒。

【用法用量】口服。一次1袋，一日2～3次，或遵医嘱。

【不良反应】尚不明确。

【禁　　忌】尚不明确。

【注意事项】尚不明确。

【贮　　藏】密闭，置阴凉干燥处。

【有 效 期】3年。

【生产单位】青海省藏医院

本制剂仅限本医疗机构使用。

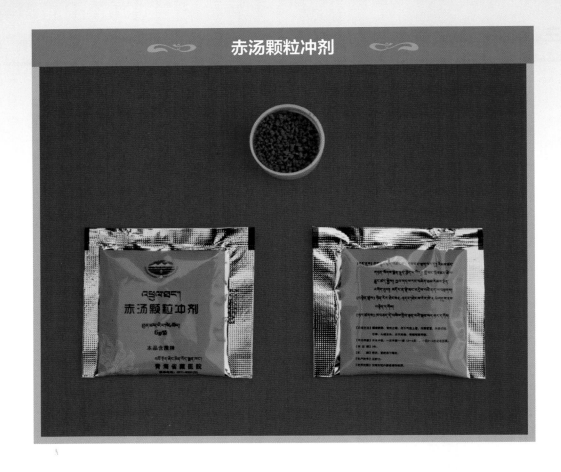

赤汤颗粒冲剂

【药品名称】赤汤颗粒冲剂 Chitangkeli Chongji

【处方组成】秘方。

【功能主治】解表散寒，清热止咳。用于气血上壅，风寒感冒，热病初起，恶寒，头痛发热，关节疼痛，咽痛咳嗽等症。

【规　　格】6g/袋。

【用法用量】开水冲服。一次半袋～1袋（3～6克），一日2～3次，或遵医嘱。

【注意事项】本品含蔗糖。

【贮　　藏】密闭，置阴凉干燥处。

【有 效 期】3年。

【生产单位】青海省藏医院

仅限本院内部或调剂使用。

四、塔尔寺藏医院

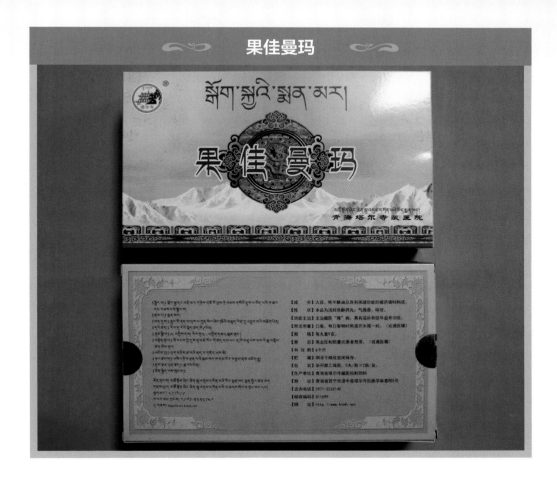

【药品名称】果佳曼玛 Guojia Manma

【处方组成】大蒜、牦牛酥油及具有保健功能的藏药辅料制成。

【性　　状】本品为浅棕色酥药丸；气微香，味甘。

【功能主治】主治隆病，具有滋补和延年益寿功效。

【规　　格】每丸重9克。5丸/瓶×2瓶/盒。

【用法用量】口服，每日黎明时用温开水服一粒。或遵医嘱。

【禁　　忌】高血压和胆囊炎患者禁用。或遵医嘱。

【贮　　藏】阴凉干燥处密闭保存。

【包　　装】聚乙烯瓶。

【有 效 期】6个月。

【生产单位】青海省塔尔寺藏医院制剂科

　　　　　　本制剂仅限本医疗机构使用。

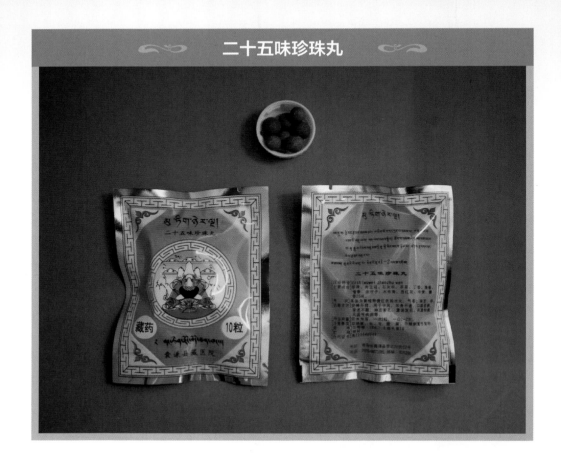

【药品名称】二十五味珍珠丸 Ershiwuwei Zhenzhu Wan

【批准文号】青Z20040049

【处方组成】珍珠、肉豆蔻、石灰华、草果、丁香、降香、檀香、余甘子、水牛角、西红花、牛黄、麝香等二十五味。

【性　　状】本品为黄棕带微红色水丸；气香，味苦、辛。

【功能主治】安神开窍。用于中风，半身不遂，口眼歪斜，昏迷不醒，神志紊乱、谵语发狂，风湿和类风湿性疾病等。

【规　　格】每袋10丸，每丸重1g。

【用法用量】开水泡服。一次1丸，一日1～2次。

【注意事项】忌油腻、生、冷、酸、腐、辛辣刺激性食物。

【贮　　藏】密封。

【生产单位】囊谦县藏医院

　　　　　　本制剂仅限本医疗机构使用。

十一味能消丸

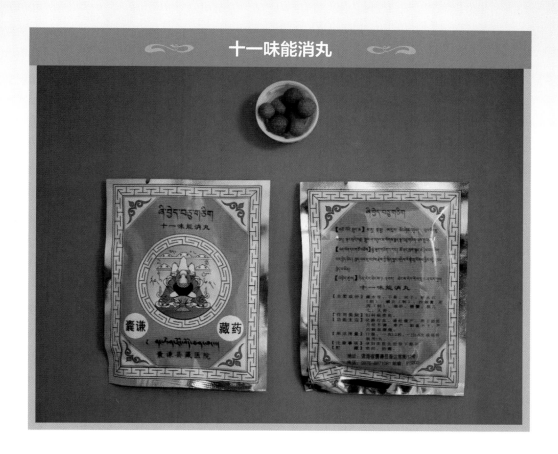

【药品名称】十一味能消丸 Shiyiwei Nengxiao Wan

【处方组成】藏木香、干姜、诃子、寒水石（制）、碱花（制）、沙棘膏、蛇肉（制）、硇砂、螃蟹、桃儿七、大黄。

【功能主治】化瘀行血，通经催产。用于经闭，月经不调，难产，胎盘不下，产后瘀血腹痛。

【用法用量】口服。一次1～2丸，一日1～3次，或临时服用1丸。

【注意事项】孕妇在医生指导下服用。

【贮　　藏】密闭，防潮。

【生产单位】囊谦县藏医院

本制剂仅限本医疗机构使用。

久西更兆仂

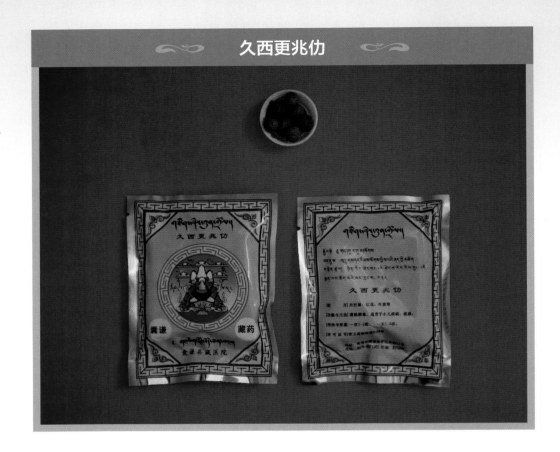

【药品名称】久西更兆仂 Jiuxi Gengzhaole

【批准文号】青卫药制证第038号

【处方组成】天竺黄、红花、牛黄等。

【功能主治】清热解毒。适用于小儿疾病、流感。

【用法用量】一次1～2粒，一天1～3次。

【生产单位】囊谦县藏医院

　　　　　　本制剂仅限本医疗机构使用。

仁青二十五味松石丸

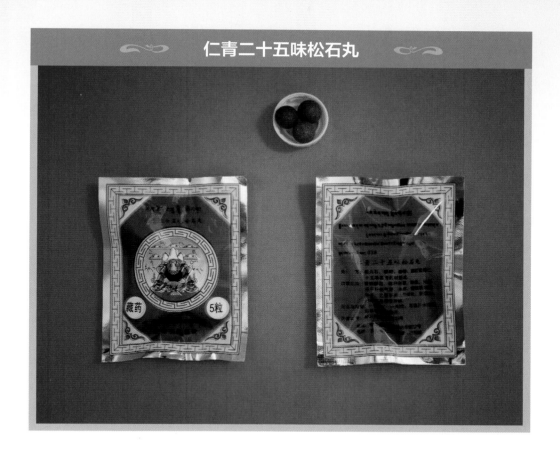

【药品名称】仁青二十五味松石丸 Renqing Ershiwuwei Songshi Wan

【批准文号】青卫药制证第038号

【处方组成】松儿石、珊瑚、麝香、藏红花等二十五味组成。

【功能主治】清热解毒，疏肝利胆，利湿，化症。用于肝郁气滞，血淤，慢性活动型肝炎，乙型肝炎，肝硬化，肝腹水，肝癌等急慢性肝病。

【用法用量】一次1粒，一日2次，用温开水溶散后早晚空腹服用。

【生产单位】囊谦县藏医院

本制剂仅限本医疗机构使用。

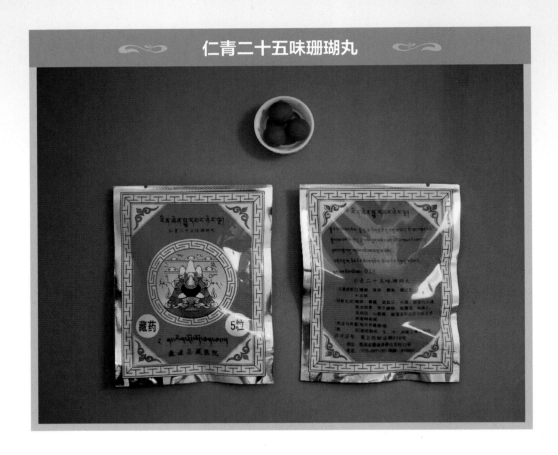

仁青二十五味珊瑚丸

【药品名称】仁青二十五味珊瑚丸 Renqing Ershiwuwei Shanhu Wan

【批准文号】青卫药制证第038号

【处方组成】红珊瑚、珍珠、麝香、藏红花等二十五味。

【功能主治】醒脑，镇痛，调血压。用于头痛，顽固性头痛，昏迷眩晕，癫病，脑震病，脑膜炎，高血压，心脏病，脑溢血和血压不调造成的各种疾病。

【用法用量】每天早晨服1粒。

【禁　　忌】服药期间，生、冷、油腻食物禁用。

【生产单位】囊谦县藏医院

　　　　　　本制剂仅限本医疗机构使用。

仁青七十味珍珠丸

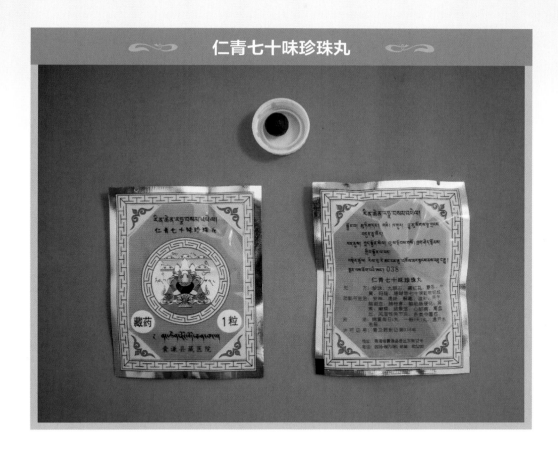

【药品名称】仁青七十味珍珠丸 Renqing Qishiwei Zhenzhu Wan

【批准文号】青卫药制证第038号

【处方组成】珍珠、九眼石、藏红花、麝香、牛黄、玛瑙、珊瑚等七十味组成。

【功能主治】安神，通络，解毒，滋补。用于脑溢血，脑栓塞，脑动脉硬化，瘫痪，癫痫，脑震荡，心脏病，高血压，风湿性关节炎，各类中毒症。

【规　　格】每袋装1粒。

【用法用量】病重每日1丸，一般3天1丸，温开水泡服。

【生产单位】囊谦县藏医院

本制剂仅限本医疗机构使用。

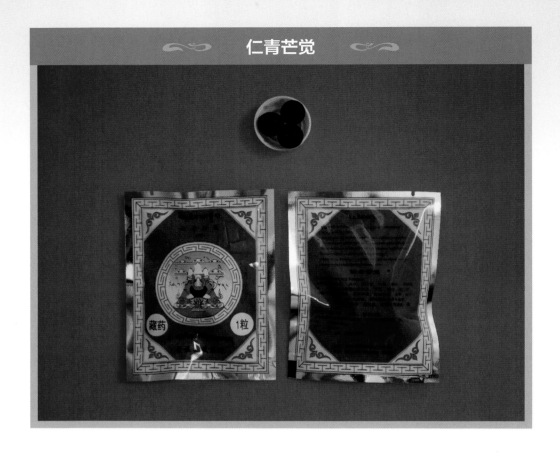

【药品名称】仁青芒觉Renqing Mangjue

【批准文号】青Z20040049

【处方组成】毛沙子、蒲桃、西红花、牛黄、麝香、牛砂等。

【性　　状】本品为黑褐色水丸；气香，味苦、甘、涩。

【功能主治】清热解毒，益肝养胃，愈疮明目，醒神，滋补强身。用于自然毒，配制毒
　　　　　　等各种中毒症。培根、木布等疾病，急慢性胃溃疡，腹水等。

【规　　格】每丸重1g。

【用法用量】口服。一次1丸，每天1～2次。

【注意事项】服药期禁用酸腐、生冷及油腻食物，防止受冻。

【贮　　藏】密封。

【生产单位】囊谦县藏医院

　　　　　　本制剂仅限本医疗机构使用。

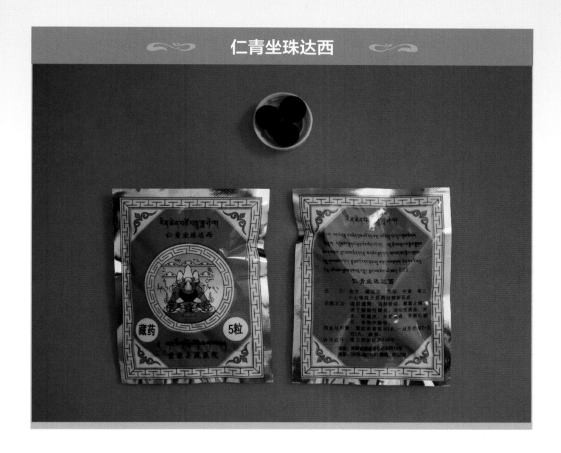

仁青坐珠达西

【药品名称】仁青坐珠达西 Renqing Zuozhudaxi

【批准文号】青卫药制证第038号

【处方组成】佐太、藏红花、牛黄等三十七味组成。

【功能主治】疏肝健胃，消肿散结，解毒止痛。用于萎缩性胃炎，消化性溃疡，肝炎，胆囊炎，早期胃癌，早期肝硬化，食物中毒等。

【规　　格】每袋装5粒。

【用法用量】重症患者每日1丸，一般患者每2～3日1丸，晨服。

【生产单位】囊谦县藏医院

本制剂仅限本医疗机构使用。

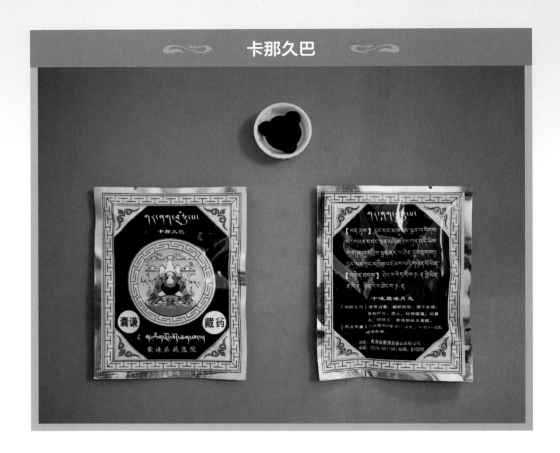

【药品名称】卡那久巴（十味黑冰片丸）Kana Jiuba

【处方组成】秘方。

【功能主治】温胃消食，破积利胆。用于隆病，食积不化，恶心，培根痞溜，胆囊炎，胆结石，寒性胆病及黄疸。

【用法用量】一次1～2丸，一日1～2次，或遵医嘱。

【生产单位】囊谦县藏医院

本制剂仅限本医疗机构使用。

邦交尖阿

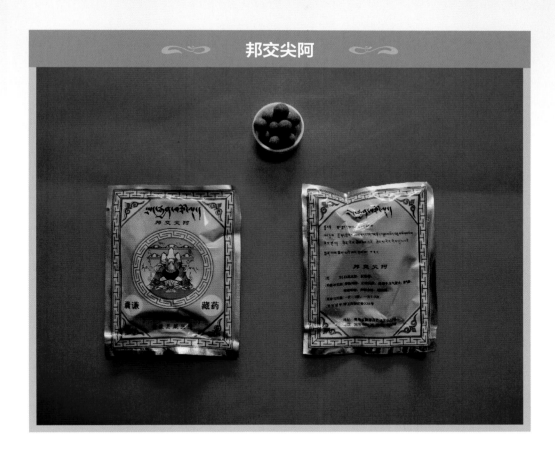

【药品名称】邦交尖阿 Bangjiao Jian'a

【批准文号】青卫药制证第038号

【处方组成】白花龙胆、沉香等。

【功能主治】清热利肺，止咳化痰。用于支气管炎，肺气肿，咳嗽哮喘，声嘶音哑，咽喉痛。

【用法用量】一次1～2粒，一天1～3次。

【生产单位】囊谦县藏医院

本制剂仅限本医疗机构使用。

达司十三丸

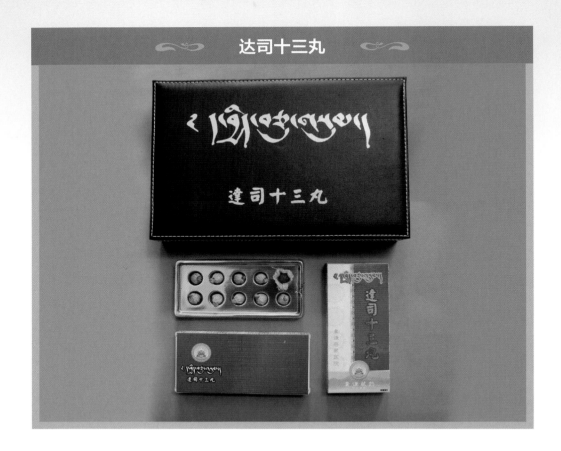

【药品名称】达司十三丸 Dasi Shisan Wan

【处方组成】秘方。

【功能主治】增强体力。

【用法用量】每次一丸。

【生产单位】囊谦县藏医院

本制剂仅限本医疗机构使用。

达协堆孜

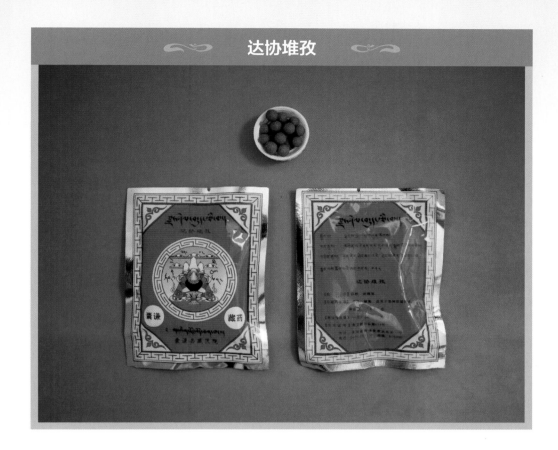

【药品名称】达协堆孜 Daxie Duizi

【批准文号】青卫药制证第038号

【处方组成】铁粉、岩精等。

【功能主治】清肝，解毒。用于各种肝脏疾病，中毒症，木布症。

【用法用量】一次1～2粒，一天1～3次。

【生产单位】囊谦县藏医院

　　　　　　本制剂仅限本医疗机构使用。

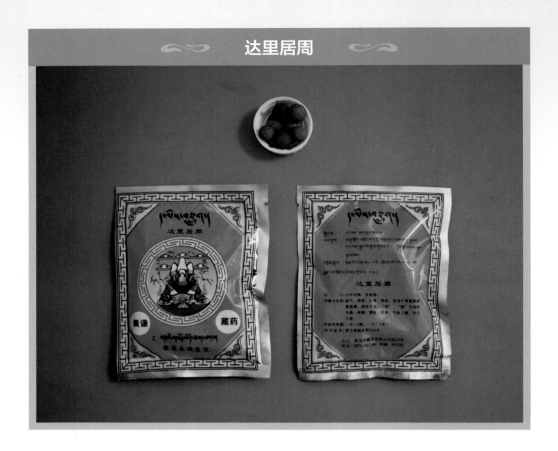

【药品名称】达里居周 Dali Juzhou

【批准文号】青卫药制证第038号

【处方组成】小叶杜鹃、沉香等。

【功能主治】益气，消食，止咳，利尿。用于胃脘胀满，腹急痛，消化不良，培、隆引起的头昏，咳嗽，音哑，浮肿，气血上壅，水土不适。

【用法用量】一次1～2粒，一日1～3次。

【生产单位】**囊谦县藏医院**

本制剂仅限本医疗机构使用。

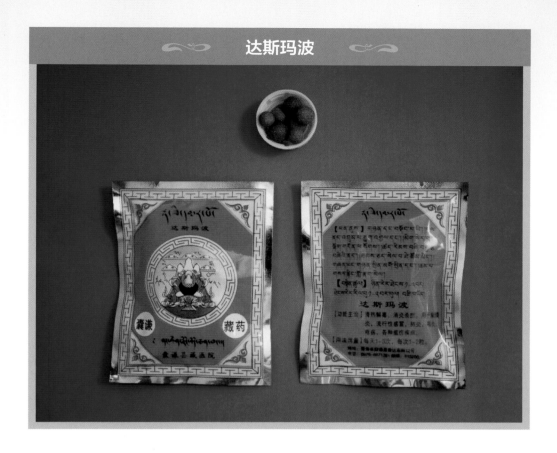

【药品名称】达斯玛波 Dasi Mabo

【处方组成】秘方。

【功能主治】清热解毒，消炎杀疠。用于脑膜炎，流行性感冒，肺炎，咽炎，疮疡，各种瘟疠疾病。

【用法用量】每天1～3次，每次1～2粒。

【生产单位】囊谦县藏医院

本制剂仅限本医疗机构使用。

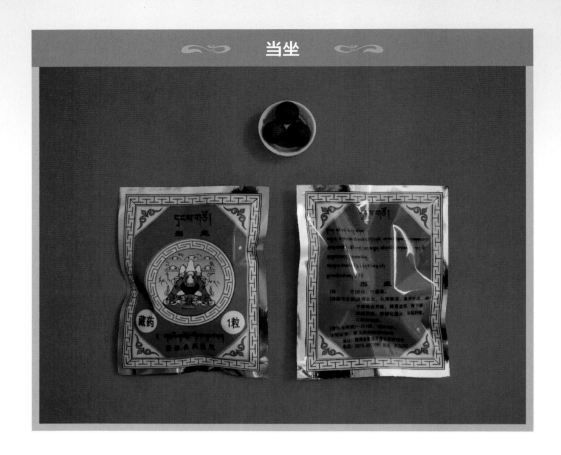

当坐

【药品名称】当坐 Dangzuo

【批准文号】青卫药制证第038号

【处方组成】坐台、石榴等。

【功能主治】温胃益火，化滞除湿，温通脉道。用于寒热合并症，脾胃虚弱，胃下垂，早期胃癌，肝硬化腹水，早期肝癌，乙型肝炎等。

【用法用量】一次1粒，每日3次。

【生产单位】囊谦县藏医院

本制剂仅限本医疗机构使用。

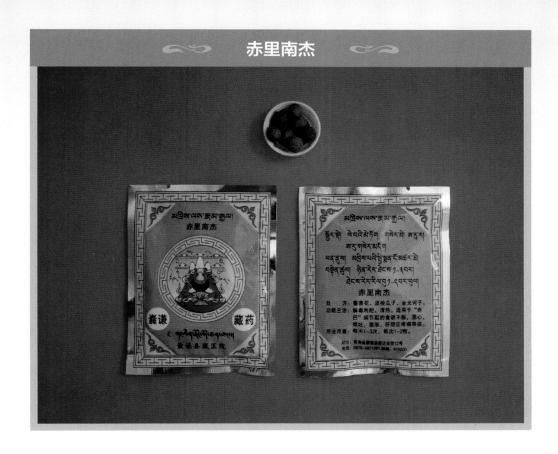

【药品名称】赤里南杰 Chili Nanjie

【处方组成】蔷薇花、波棱瓜子、金光诃子。

【功能主治】解毒利胆，清热。用于赤巴病引起的食欲不振，恶心，呕吐，腹胀，肝胆区疼痛等症。

【用法用量】每天1～3次，每次1～2粒。

【生产单位】囊谦县藏医院

本制剂仅限本医疗机构使用。

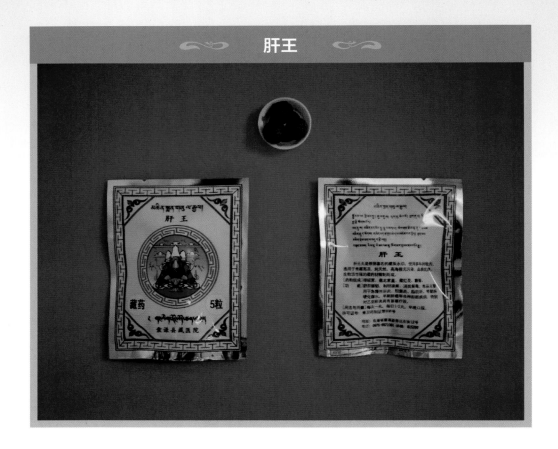

【药品名称】肝王 Ganwang

【批准文号】青卫药制证第038号

【处方组成】绿绒蒿、塞北紫堇、藏红花、麝香。

【功能主治】舒肝解郁，利胆退黄，消炎解毒。用于急慢性肝炎、胆囊炎、脂肪肝、早期肝硬化腹水、早期肝癌等各种肝脏疾病，特别对乙型肝炎具有显著疗效。

【用法用量】每次一丸，每日1～2丸，早晚口服。

【生产单位】囊谦县藏医院

本制剂仅限本医疗机构使用。

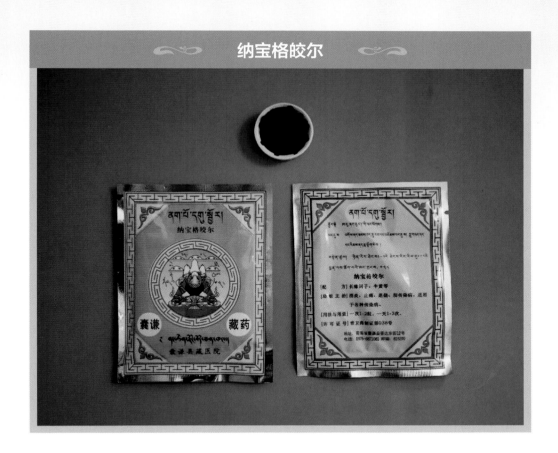

【药品名称】纳宝格皎尔 Nabao Gejiaoer

【批准文号】青卫药制证第038号

【处方组成】长喙诃子、牛黄等。

【功能主治】消炎，止痛，退烧，防传染病。适用于各种传染病。

【用法用量】一次1～2粒，一日1～3次。

【生产单位】囊谦县藏医院

　　　　　　本制剂仅限本医疗机构使用。

杰尔星杰巴

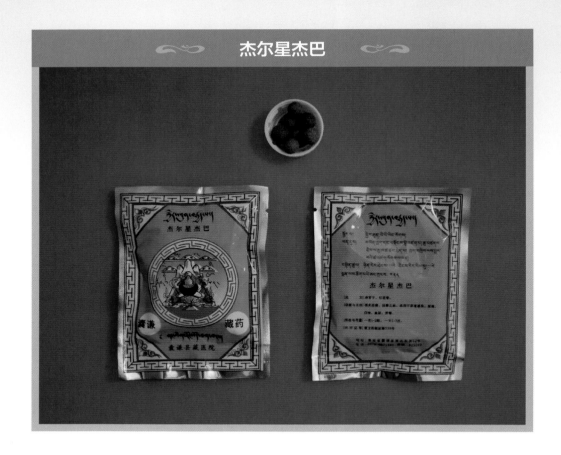

【药品名称】杰尔星杰巴 Jieer Xingjieba

【批准文号】青卫药制证第038号

【处方组成】余甘子、红花等。

【功能主治】消炎治痛，固精止血。用于尿道感染，尿痛，白浊，血尿，滑精。

【用法用量】一次1～2粒，一日1～3次。

【生产单位】囊谦县藏医院

本制剂仅限本医疗机构使用。

欧曲仁庆交杰

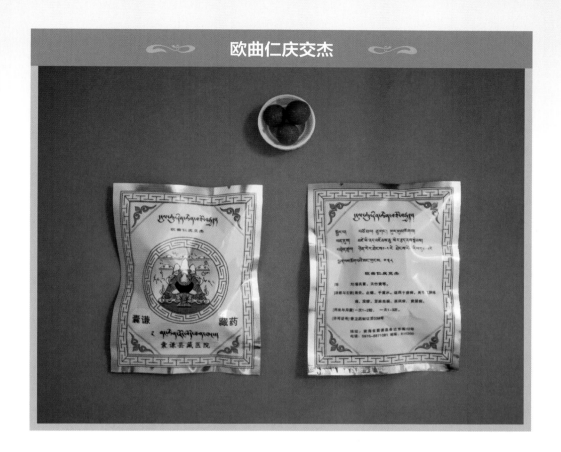

【药品名称】欧曲仁庆交杰 Ouqurenqing Jiaojie

【批准文号】青卫药制证第038号

【处方组成】猫乳膏、天竺黄等。

【功能主治】消炎，止痛，干黄水。用于痹病，关节红肿疼痛，湿疹，亚麻虫病，麻风病，黄尿病。

【用法用量】一次1～2粒，一日1～3次。

【生产单位】囊谦县藏医院

本制剂仅限本医疗机构使用。

旺叉禾尼啊

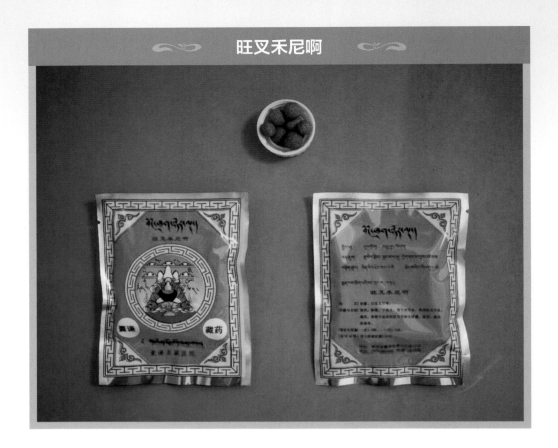

【药品名称】旺叉禾尼啊 Wangcha Heni'a

【批准文号】青卫药制证第038号

【处方组成】诊擦、白花龙胆等。

【功能主治】祛风，除湿，干黄水。用于关节炎，类风湿性关节炎，痛风，痹病引起的四肢关节肿大疼痛，变形，黄水积聚等。

【用法用量】一次1～2粒，一日1～3次。

【生产单位】囊谦县藏医院

本制剂仅限本医疗机构使用。

果玉尼尔杰

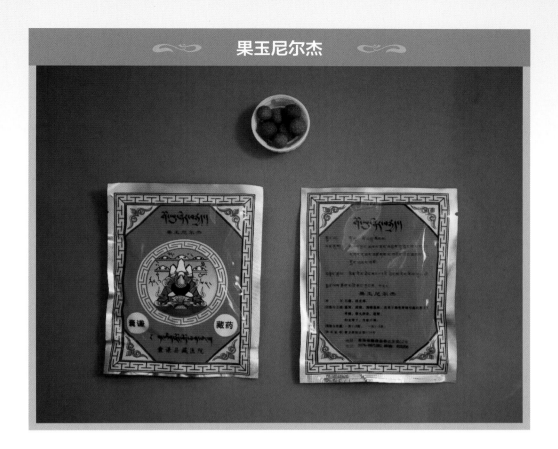

【药品名称】果玉尼尔杰 Guoyu Ni'erjie

【批准文号】青卫药制证第038号

【处方组成】石榴、桂皮等。

【功能主治】温肾，固精，调精通淋。用于寒性肾病引起的腰关节疼痛，睾丸肿胀，遗精，妇女带下，月经不调。

【用法用量】一次1～2粒，一日1～3次。

【生产单位】囊谦县藏医院

本制剂仅限本医疗机构使用。

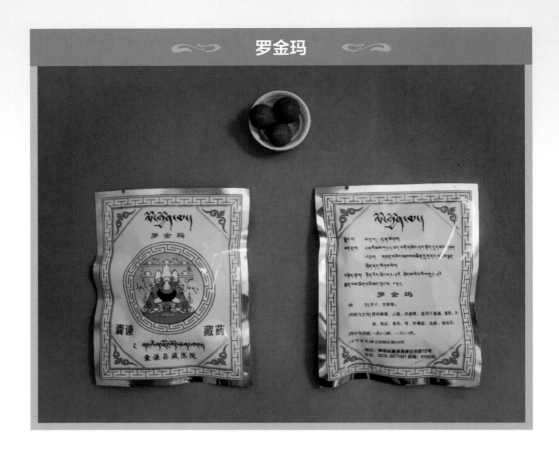

【药品名称】罗金玛 Luojinma

【批准文号】青卫药制证第038号

【处方组成】诃子、木香等。

【功能主治】清热解毒，止痛，抗感冒。用于流感，瘟热，头痛，喉症，毒热，肾、肝毒症，虫病，胆结石。

【用法用量】一次1～2粒，一日1～3次。

【生产单位】囊谦县藏医院

本制剂仅限本医疗机构使用。

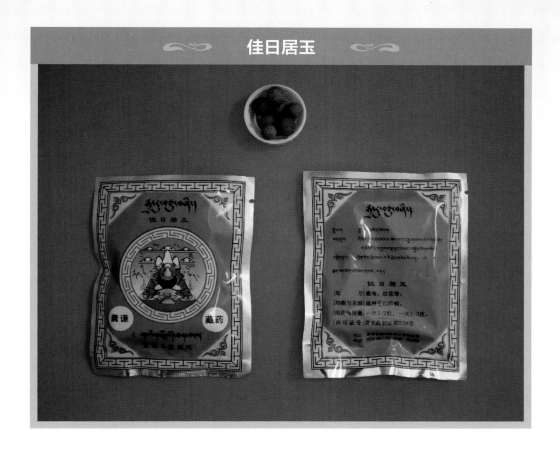

【药品名称】佳日居玉 Jiari Juyu

【批准文号】青卫药制证第038号

【处方组成】鹿角、红花等。

【功能主治】用于妇科病。

【用法用量】一次1～2粒，一日1～3次。

【生产单位】囊谦县藏医院

　　　　　　本制剂仅限本医疗机构使用。

查梅芒觉钦母

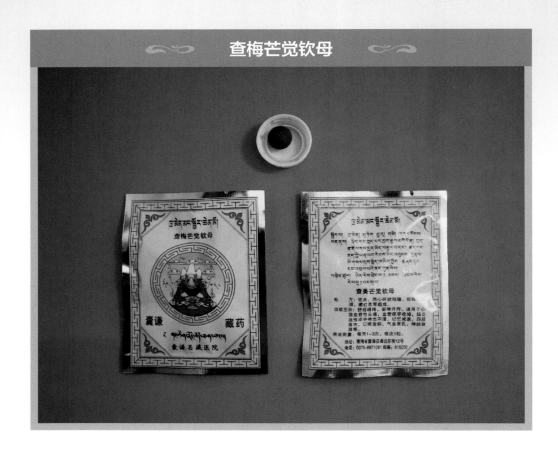

【药品名称】查梅芒觉钦母 Chamei Mangjue Qinmu

【处方组成】佐太、同心环状玛瑙、珍珠、珊瑚、藏红花等组成。

【功能主治】舒经通络，安神开窍。用于心脑血管性头痛，血管痉挛收缩，脑出血性卒中，神志不清，记忆减退，四肢麻木，口眼歪斜，气血紊乱，神经衰弱等。

【用法用量】每天1～3次，每次1粒。

【生产单位】囊谦县藏医院

本制剂仅限本医疗机构使用。

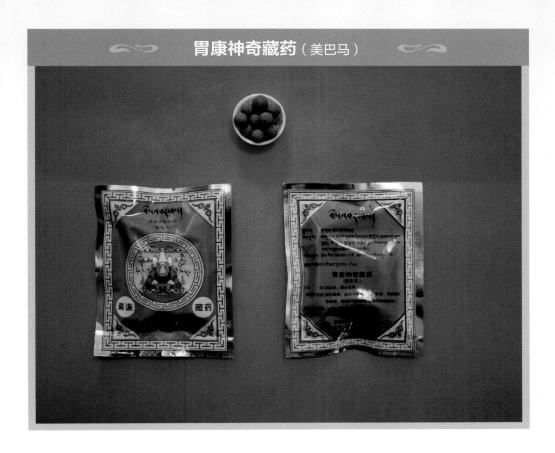

胃康神奇藏药（美巴马）

【药品名称】胃康神奇藏药（美巴马） Weikangshenqi Zangyao

【批准文号】青卫药制证第038号

【处方组成】石灰岩、寒水石等。

【功能主治】温补除寒。用于胃寒，早期消化系统癌，特效于胃肿瘤等各种肿瘤疾病。

【用法用量】一次1～2粒，一日1～3次。

【生产单位】囊谦县藏医院

本制剂仅限本医疗机构使用。

啊尔日扫啊

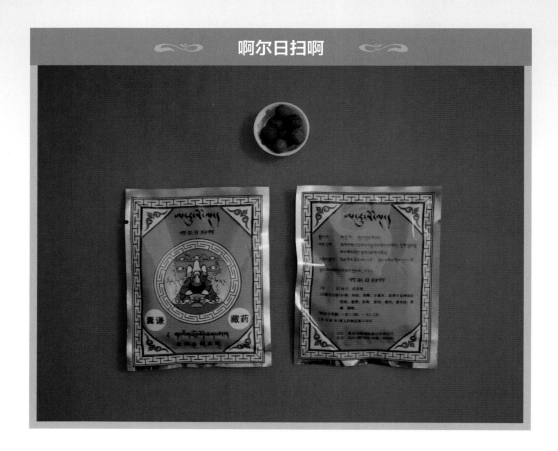

【药品名称】啊尔日扫啊 Aer Risaoa

【批准文号】青卫药制证第038号

【处方组成】诃子、红花等。

【功能主治】补肾，利尿，固精，干黄水。用于各种肾脏疾病，遗精，尿频，痹病，痛
　　　　　　风，黄水病，腰痛，腰酸。

【用法用量】一次1～2粒，一日1～3次。

【生产单位】囊谦县藏医院

　　　　　　本制剂仅限本医疗机构使用。

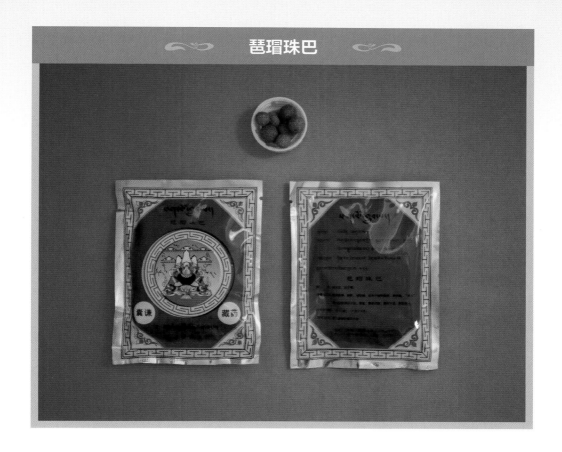

琶瑁珠巴

【药品名称】琶瑁珠巴 Pamao Zhuba

【批准文号】青卫药制证第038号

【处方组成】寒水石、诃子等。

【功能主治】健胃散寒，除疾，破痞瘤。用于倒突痰病，胃痞瘤，木布病引起的消化不良，胃胀，胃烧泛酸，胃肝不适，养荣强壮。

【用法用量】一次1～2粒，一日1～3次。

【生产单位】囊谦县藏医院

本制剂仅限本医疗机构使用。

琼阿（惊果仂居哇）

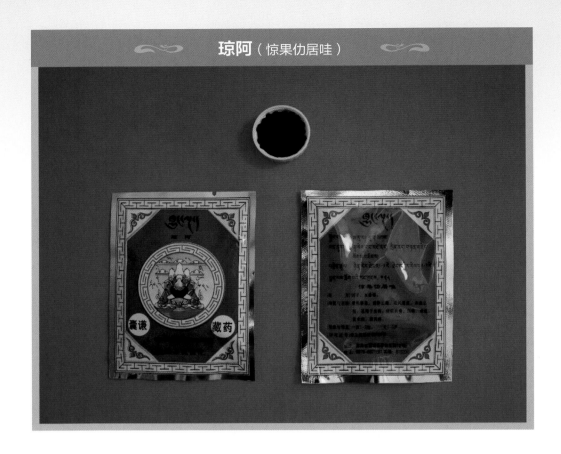

【药品名称】琼阿（惊果仂居哇）Qiong A

【批准文号】青卫药制证第038号

【处方组成】诃子、木香等。

【功能主治】清热解毒，消肿止痛，祛风逐湿，杀虫止疠。用于虫病，疠病刺痛，白喉，炭疽，黄水病，麻风病。

【用法用量】一次1～2丸，一日1～3次。

【生产单位】囊谦县藏医院

本制剂仅限本医疗机构使用。

搜迈居哇

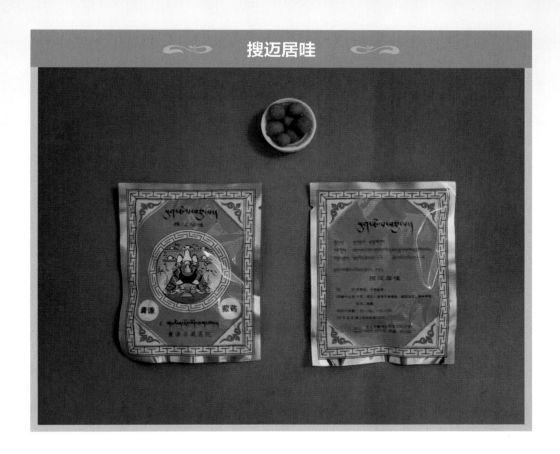

【药品名称】搜迈居哇 Soumai Juwa

【批准文号】青卫药制证第038号

【处方组成】芒果核、光明盐等。

【功能主治】补肾，排石。用于肾寒症，膀胱结石，腰部疼痛，尿闭，尿频。

【用法用量】一次1～2粒，一日1～3次。

【生产单位】囊谦县藏医院

　　　　　　本制剂仅限本医疗机构使用。

智嘎久松

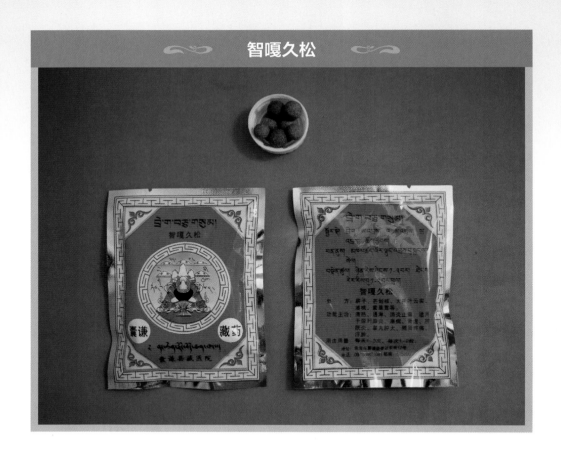

【药品名称】智嘎久松 Zhiga Jiusong

【处方组成】薪子、芒果核、大托叶云实、蒲桃、紫草茸等。

【功能主治】清热，通淋，消炎止痛。用于前列腺炎，淋病，肾虚，膀胱炎，睾丸肿大，腰肾疼痛，浮肿。

【用法用量】每天1～3次，每次1～2粒。

【生产单位】囊谦县藏医院

本制剂仅限本医疗机构使用。

奥仂赛尼啊

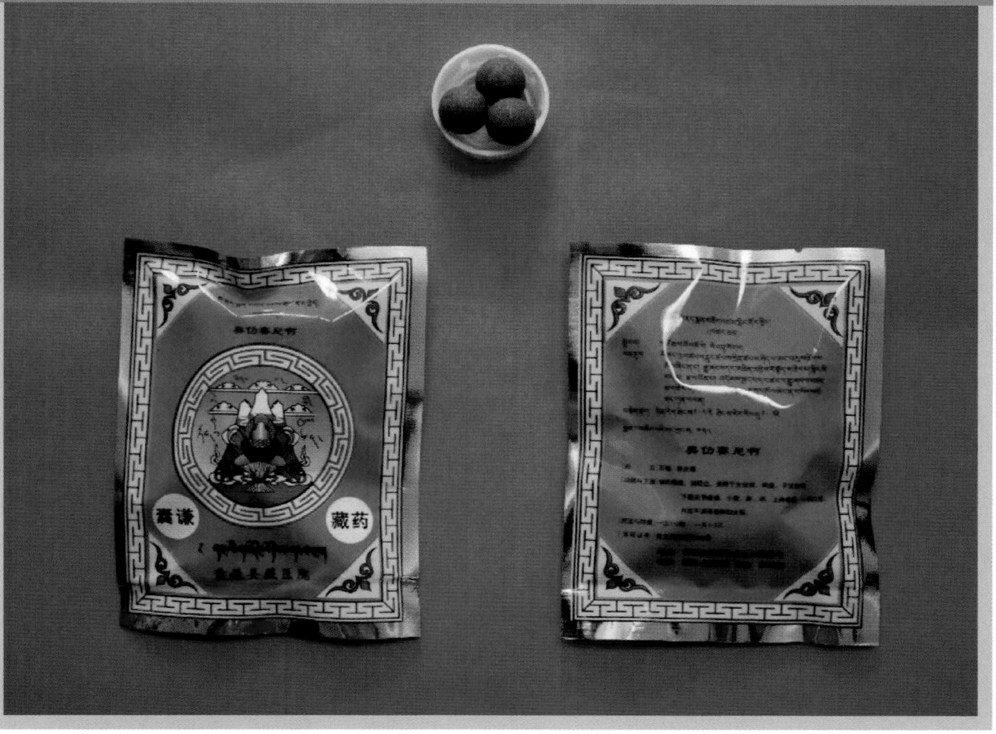

【药品名称】奥仂赛尼啊 Aole Saini'a

【批准文号】青卫药制证第038号

【处方组成】石榴、桂皮等。

【功能主治】祛风镇痛，调经血。用于女血症，风症，子宫虫病，下肢关节疼痛，小腹、肝、胆、上体疼痛，心烦血虚，月经不调等各种妇女病。

【用法用量】一次1～2粒，一日1～3次。

【生产单位】囊谦县藏医院

本制剂仅限本医疗机构使用。

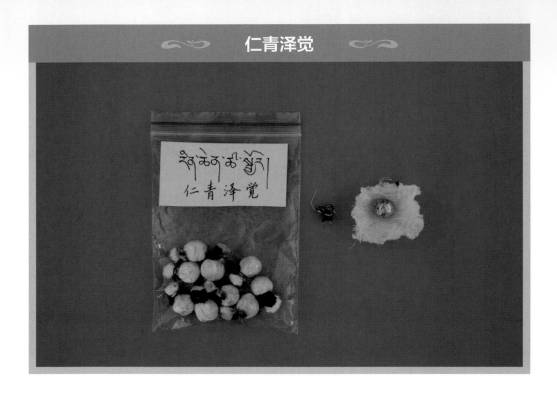

仁青泽觉

【药品名称】仁青泽觉 Renqing Zejue

【处方组成】佐太、金（炮制）、银（炮制）、铜（炮制）、铁粉（炮制）、诃子、渣
驯膏、儿茶膏、乳香、决明子、黄葵子、贝灰、红花、肉豆蔻、石灰华、
草果、豆蔻、丁香、穆库尔、没药等。

【性　　状】本品为黑褐色至黑色水丸；气芳香，味苦、甘、涩。

【功能主治】祛风，除湿。用于痛风，痹症，核疮，丹毒，败疽，麻风病，水肿，脓
肿，热性肿瘤症等。

【规　　格】每丸重1g。

【用法用量】嚼服。一次1丸，一日1次，或遵医嘱。

【不良反应】尚不明确。

【注意事项】尚不明确。

【贮　　藏】密闭、防潮。

【包　　装】聚乙烯药用瓶（袋）。

【有 效 期】60个月。

【生产单位】甘南州合作市卡加曼寺藏医院

本制剂仅限本医疗机构使用。

七、夏河县藏医医院

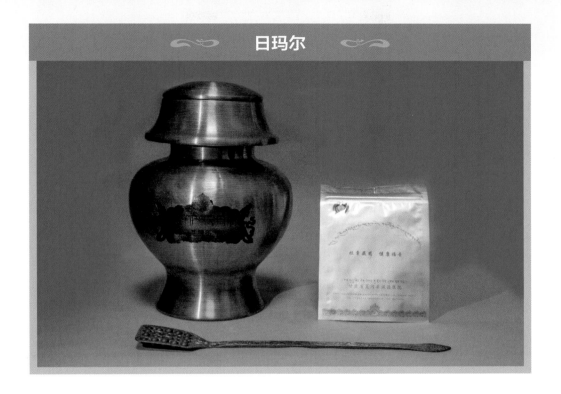

日玛尔

【药品名称】日玛尔 Rimaer

【处方组成】秘方。

【功能主治】治疗发炎，抗感染。

【用法用量】每次1～3丸，每日一次。

【生产单位】甘肃省夏河县藏医医院

本制剂仅限本医疗机构使用。

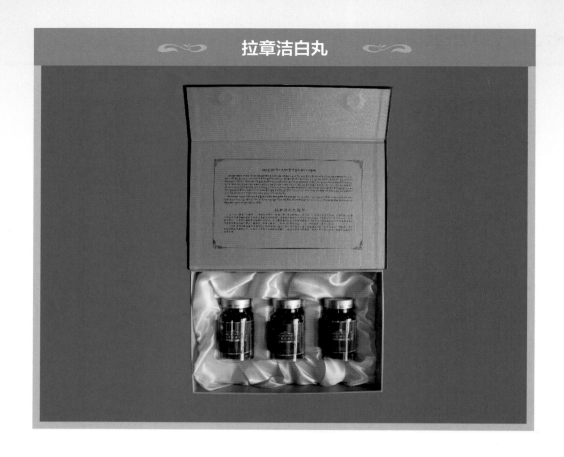

【药品名称】拉章洁白丸 Lazhang Jiebai Wan

【处方组成】诃子、寒水石（制）、翼首草、五灵脂、藏木香等十五味组成。

【功能主治】消食健胃，疏肝理气，调和三因。用于消化不良，胃肠胀满，嗳气，呕逆，胃酸过多，大便秘结及修复溃疡等。

【规　　格】每盒3瓶，每瓶100丸，每丸1克。

【用法用量】一日1～3次，一次1～2丸，嚼碎后用温开水冲服。或遵医嘱。

【贮　　藏】密闭，置阴凉干燥处。

【生产单位】甘肃省夏河县藏医医院

本制剂仅限本医疗机构使用。

恩扎玉汤

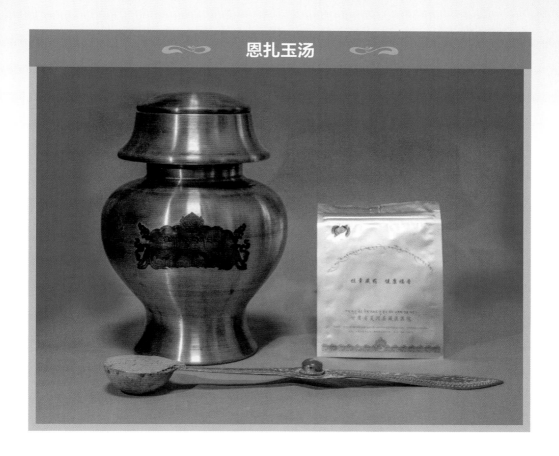

【药品名称】恩扎玉汤Enzhayu Tang

【处方组成】秘方。

【功能主治】用于肠胃病。

【用法用量】熬汤，一次1克，一日一次。

【生产单位】甘肃省夏河县藏医医院

本制剂仅限本医疗机构使用。

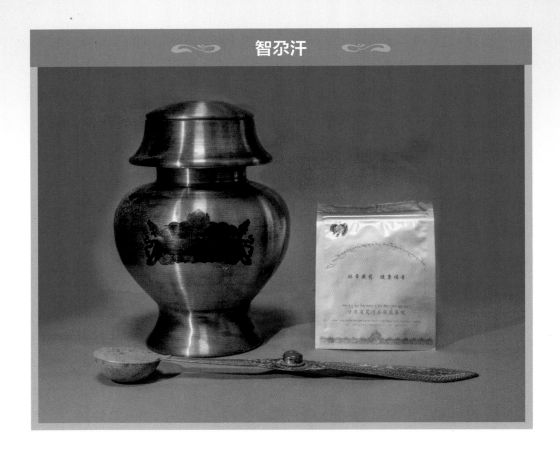

智尕汗

【药品名称】智尕汗 Zhigahan

【处方组成】秘方。

【功能主治】用于小儿发烧。

【用法用量】口服。每次0.5～1克，每日一次。

【生产单位】甘肃省夏河县藏医医院

本制剂仅限本医疗机构使用。

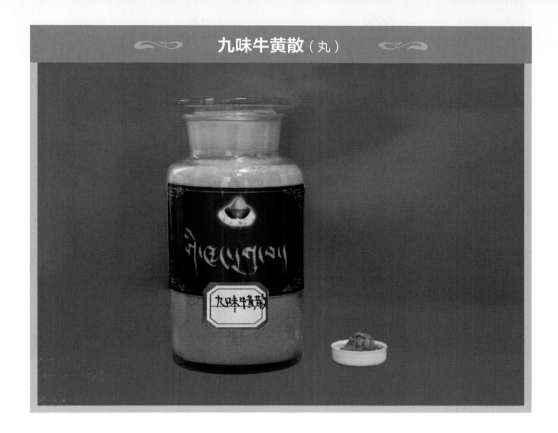

【药品名称】九味牛黄散（丸） Jiuwei Niuhuang San

【处方组成】红花、巴夏嘎、木香、波棱瓜子等九味。

【性　　状】本品为棕褐色水丸；气微香，味苦。

【功能主治】清肝热。用于肝大，肝区疼痛，恶心，目赤，各种肝炎，培根，木布病。

【规　　格】每10丸重5g。每瓶装50丸。

【用法用量】嚼碎后温开水送服。一次4～5丸，一日3次，或遵医嘱。

【不良反应】尚不明确。

【禁　　忌】孕妇禁用。

【注意事项】服药期间忌食酸、腐、生、冷、辣等食物。

【贮　　藏】密闭，置阴凉干燥处。

【包　　装】口服固体药用高密度聚乙烯瓶。

【有 效 期】36个月。

【生产单位】天祝藏族自治县藏医药开发研究所天堂藏医院

　　　　　　本制剂仅限本医疗机构使用。

六味麝香胶囊

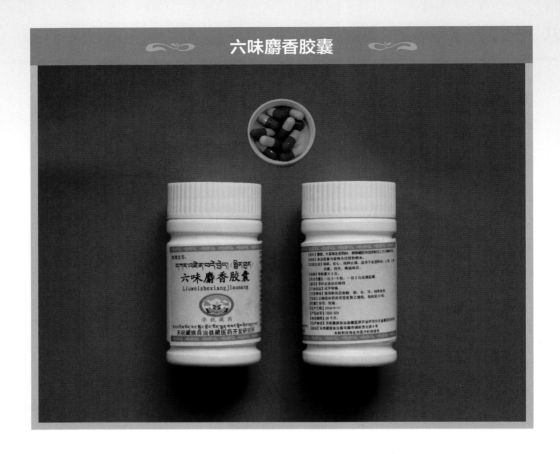

【药品名称】六味麝香胶囊 Liuwei Shexiang Jiaonang

【处方组成】麝香、牛黄等。

【性　　状】本品胶囊内容物为红棕色粉末。

【功能主治】催眠，安心，消肿止痛。适用于乳腺肿胀，心慌，心悸，失眠，创伤，疼痛难忍。

【规　　格】每粒重0.5克。每瓶装50粒。

【用法用量】一次3～5粒，一日3次，或遵医嘱。

【不良反应】尚不明确。

【禁　　忌】孕妇及运动员禁用。

【注意事项】服药期间忌食酸、腐、生、冷、辣等食物。

【贮　　藏】密闭，防潮。

【包　　装】口服固体药用高密度聚乙烯瓶。

【有 效 期】36个月。

【生产单位】天祝藏族自治县藏医药开发研究所天堂藏医院

本制剂仅限本医疗机构使用。

华锐肾宝

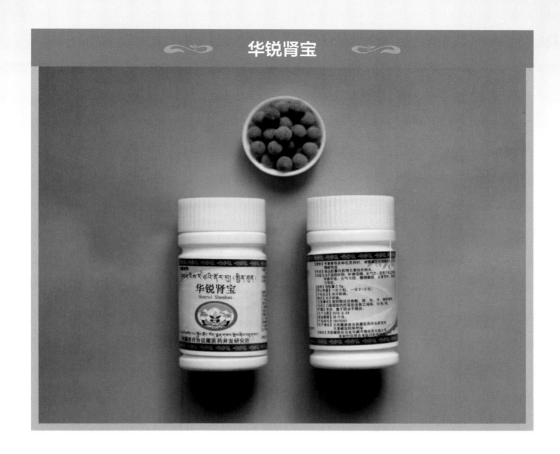

【药品名称】华锐肾宝 Huarui Shenbao

【处方组成】手掌参等。

【性　　状】本品胶囊内容物为黄棕色粉末。

【功能主治】滋阴壮阳，补肾固精，补气血。适用于肾虚，阳痿早泄，元气亏损，腰膝
　　　　　　酸软，头晕耳鸣，四肢乏力等症。

【规　　格】每粒重0.5g。每瓶装50粒。

【用法用量】一次5粒，一日2～3次。

【不良反应】尚不明确。

【禁　　忌】尚不明确。

【注意事项】服药期间忌食酸、腐、生、冷、辣等食物。

【贮　　藏】密闭，置于阴凉干燥处。

【包　　装】口服固体药用高密度聚乙烯瓶。

【有　效　期】36个月。

【生产单位】天祝藏族自治县藏医药开发研究所天堂藏医院
　　　　　　本制剂仅限本医疗机构使用。

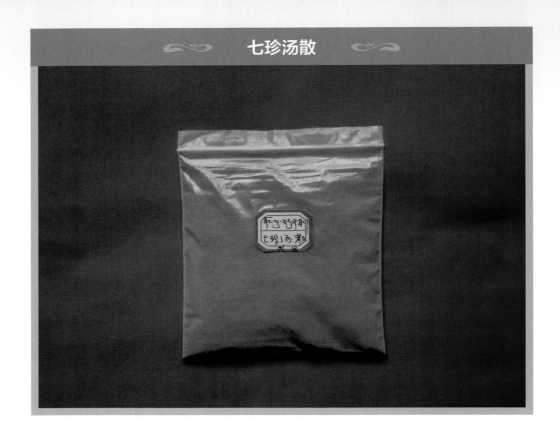

【药品名称】七珍汤散 Qizhen Tangsan

【处方组成】秘方。

【功能主治】用于感冒。

【用法用量】口服。一次1～2勺，每日1次，或遵医嘱。

【生产单位】天祝藏族自治县藏医药开发研究所天堂藏医院

　　　　　　　本制剂仅限本医疗机构使用。

六味能消散

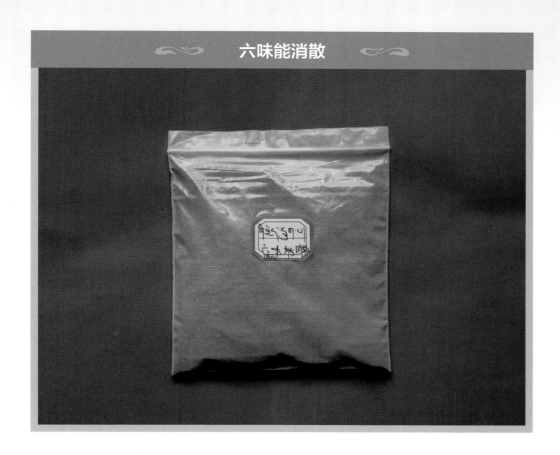

【药品名称】六味能消散 Liuwei Nengxiao San

【处方组成】秘方。

【功能主治】用于消化不良。

【用法用量】口服。一次1～2勺，每日1次，或遵医嘱。

【生产单位】天祝藏族自治县藏医药开发研究所天堂藏医院

　　　　　　本制剂仅限本医疗机构使用。

石榴八味丸

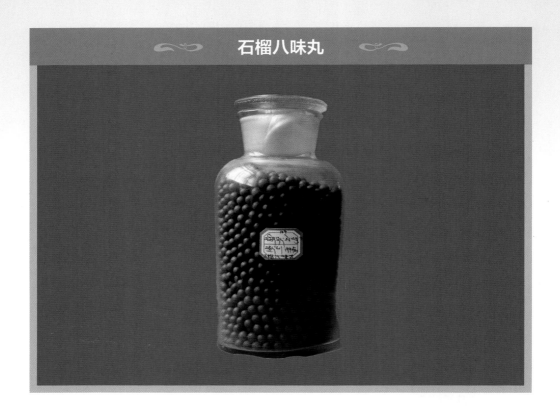

【药品名称】石榴八味丸 Shiliu Bawei Wan

【处方组成】秘方。

【功能主治】用于肝病。

【用法用量】口服。每次3～5粒，每日1次，或遵医嘱。

【生产单位】天祝藏族自治县藏医药开发研究所天堂藏医院

本制剂仅限本医疗机构使用。

十、德格县藏医院

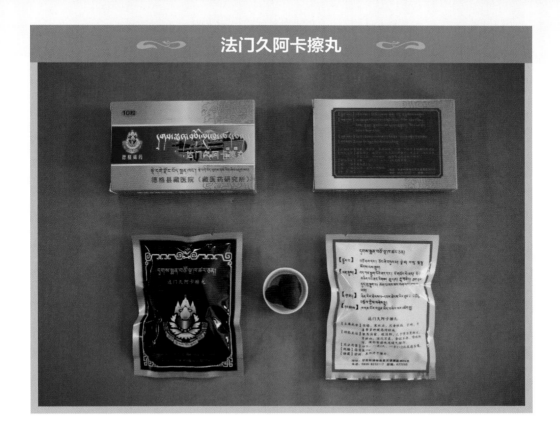

法门久阿卡擦丸

【药品名称】法门久阿卡擦丸 Famenjiua Kaca Wan

【处方组成】佐塔、寒水石、烈香杜鹃、芒硝、干姜等组成。

【功能主治】散寒消食，破消积。用于慢性胃肠炎，胃出血，消化不良，食欲不振，呕吐排泄，腹部有痞块及嗳气频作。

【规　　格】每袋装10g。

【用法用量】口服。一次1丸，一日1~2次，或遵医嘱。

【贮　　藏】密封，置阴凉干燥处。

【有 效 期】24个月。

【生产单位】甘孜州德格县藏医院

　　　　　　本制剂仅限本医疗机构使用。

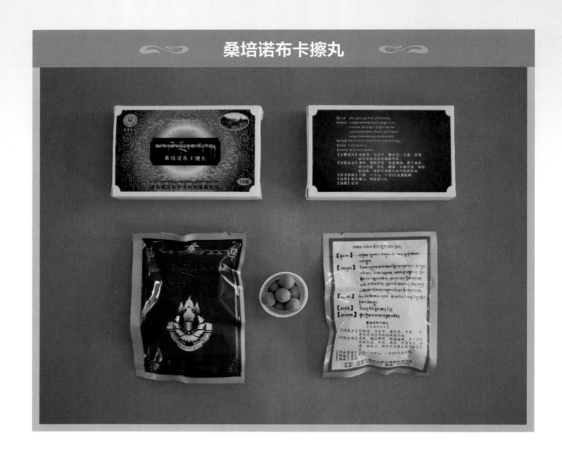

桑培诺布卡擦丸

【药品名称】桑培诺布卡擦丸 Sangpeinuobu Kaca Wan

【处方组成】珍珠母、石灰华、藏红花、牛黄香等。

【功能主治】清热，醒脑开窍，舒筋通络。用于瘟热、陈旧热症、中风、瘫痪、半身不遂、脑瘤、脑溢血、神志不清等，久治不愈有良效。

【规　　格】每丸重1g，每袋装10丸。

【用法用量】口服。一次1g，一日2次，或遵医嘱。

【贮　　藏】密封。

【生产单位】甘孜州德格县藏医院

　　　　　　本制剂仅限本医疗机构使用。

十一、德格县宗萨藏医院

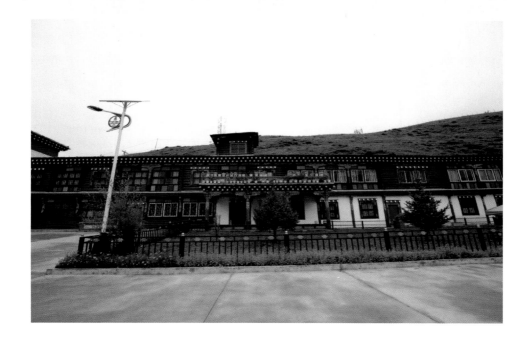

德格是南派藏药的发祥地，德格县宗萨藏医院是位于甘孜州德格县麦宿达马乡的一家综合性民族医院，始于1975年的普马乡合作医疗站，占地面积约40亩，有工作人员53名。四十多年以来一直坚持传承吐蕃时期藏医大师玉妥·云丹贡布的《四部医典》藏医药基础理论，积累了大量精湛的临床诊疗技术和特色诊疗方法，以优质传统的藏药服务于德格县麦宿地区和周边藏区。

1981年正式建院至今，宗萨藏医院依照传统藏药配方工艺，曾多次成功生产了由措如才朗大师亲传的"欧曲佐塔"，掌握了仁青常觉、仁青芒觉和然纳桑培（七十味珍珠丸）等约300余种藏药的传统制备方法。现生产常用医院制剂215种，以"高原药材地道""经典方""传统炮制工艺"和"质量性价比高"著称，在五省藏区拥有显赫的声誉，也在临床应用中得到了良好的口碑。目前可年产藏药制剂120吨，约占目前甘孜州藏药制剂总产量的70%，年营业额1500万元。

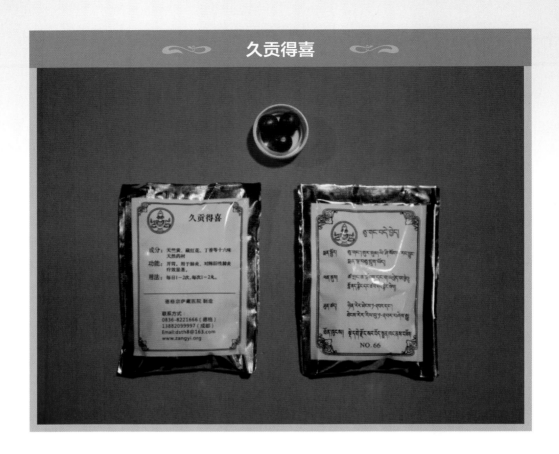

【药品名称】久贡得喜 Jiugong Dexi

【处方组成】天竺黄、藏红花、丁香等十六味。

【性　　状】本品为棕色至棕褐色水丸；气微香，味辛辣。

【功能主治】开胃。用于肺炎，对陈旧性肺炎疗效显著。

【规　　格】每丸重1.1g。10丸/袋。

【用法用量】嚼服。每日1~2次，每次1~2丸。

【不良反应】尚不明确。

【禁　　忌】尚不明确。

【注意事项】尚不明确。

【贮　　藏】密封，置常温干燥处。

【包　　装】药品包装用复合膜袋。

【有 效 期】暂定36个月。

【生产单位】德格县宗萨藏医院

　　　　　　本制剂仅限本医疗机构使用。

扎托久松

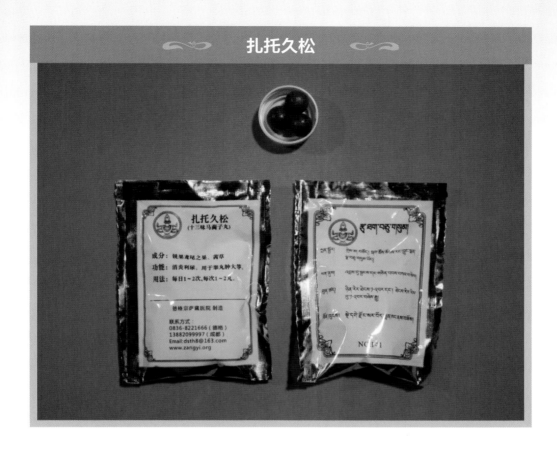

【药品名称】扎托久松 Zhatuo Jiusong

【处方组成】锐果鸢尾之果、茜草、紫草茸等十三味。

【性　　状】本品为浅棕至棕红色水丸，除去外衣后显浅棕红色至棕色；气香，味酸、微甜。

【功能主治】消炎利尿。用于睾丸肿大等。

【规　　格】每丸重1.3g。10丸/袋。

【用法用量】嚼服。每日1～2次，每次1～2丸。

【不良反应】尚不明确。

【禁　　忌】尚不明确。

【注意事项】尚不明确。

【贮　　藏】密封，置常温干燥处。

【包　　装】药品包装用复合膜袋。

【有 效 期】暂定36个月。

【生产单位】德格县宗萨藏医院

　　　　　　本制剂仅限本医疗机构使用。

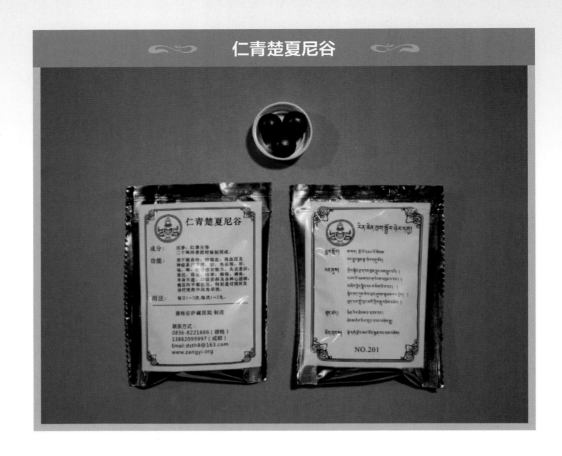

【药品名称】仁青楚夏尼谷 Renqing Chuxia Nigu

【处方组成】沉香、红景天等二十味。

【性　　状】本品为棕红色水丸，除去外衣后显乳黄色至深黄色；气微香，味涩、微苦。

【功能主治】用于脑血栓，脑溢血，高血压及神经系统诸病，如：失去视听、嗅味、触等感官能力，失去意识、昏沉、昏迷、痉挛、癫痫、瘫痪、半身不遂、口眼歪斜及各种心脏病，能双向平衡血压，预防及治疗突然中风。

【规　　格】每丸重1.3g。5丸/袋。

【用法用量】嚼服。每日1～3次，每次1丸。

【不良反应】尚不明确。

【禁　　忌】孕妇禁用。

【注意事项】尚不明确。

【贮　　藏】密封，置常温干燥处。

【包　　装】药品包装用复合膜袋。

【有 效 期】暂定36个月。

【生产单位】德格县宗萨藏医院

　　　　　　本制剂仅限本医疗机构使用。

玉治久松

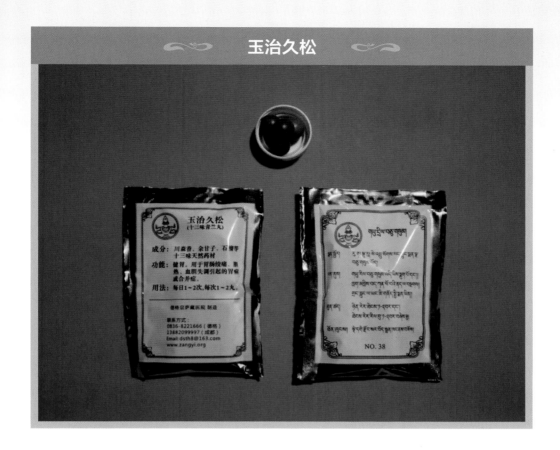

【药品名称】玉治久松 Yuzhi Jiusong

【处方组成】川木香、余甘子、石榴子等十三味。

【性　　状】本品为褐色或棕褐色水丸；气微香，味微辣、苦。

【功能主治】健胃。用于胃肠绞痛，胆热，血胆失调引起的胃病或合并症。

【规　　格】每丸重1.2g。10丸/袋。

【用法用量】嚼服。每日1～2次，每次1～2丸。

【不良反应】尚不明确。

【禁　　忌】尚不明确。

【注意事项】尚不明确。

【贮　　藏】密封，置常温干燥处。

【包　　装】药品包装用复合膜袋。

【有 效 期】暂定36个月。

【生产单位】德格县宗萨藏医院

　　　　　　本制剂仅限本医疗机构使用。

龙青久吉

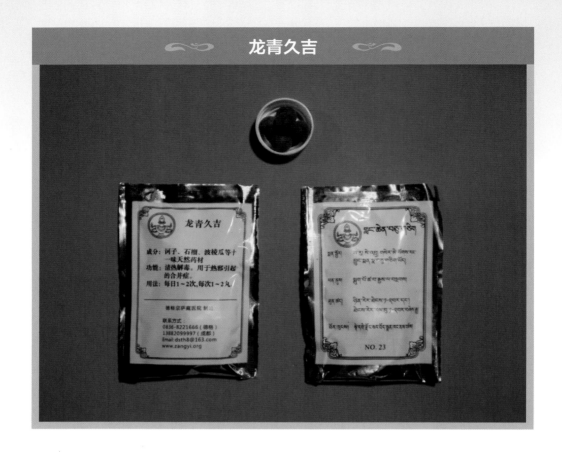

【药品名称】龙青久吉 Longqing Jiuji

【处方组成】诃子、石榴、波核瓜等十一味。

【性　　状】本品为灰色至标灰色水丸；气微香，味苦、微酸、辣。

【功能主治】清热解毒。用于热邪引起的合并症。

【规　　格】每丸重0.8g。10丸/袋。

【用法用量】嚼服。每日1~2次，每次1~2丸。

【不良反应】尚不明确。

【禁　　忌】尚不明确。

【注意事项】尚不明确。

【贮　　藏】密封，置常温干燥处。

【包　　装】药品包装用复合膜袋。

【有 效 期】暂定36个月。

【生产单位】德格县宗萨藏医院

　　　　　　本制剂仅限本医疗机构使用。

冬如久吉

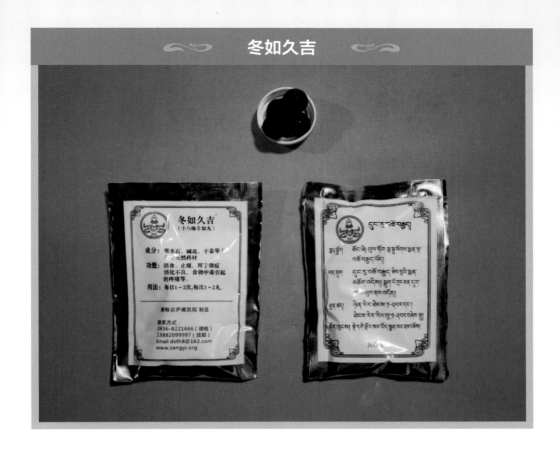

【药品名称】冬如久吉 Dongru Jiuji

【处方组成】寒水石、碱花、干姜等十八味。

【性　　状】本品为棕色至棕褐色水丸；味苦。

【动能主治】消食，止痛。用于寒症，消化不良，食物中毒引起的疼痛等。

【规　　格】每丸重2.0g。10丸/袋。

【用法用量】嚼服。每日1～2次，1～2丸。

【不良反应】尚不明确。

【禁　　忌】尚不明确。

【注意事项】尚不明确。

【贮　　藏】密封，防潮。

【包　　装】药品包装用复合膜袋。

【有 效 期】暂定36个月。

【生产单位】德格县宗萨藏医院

　　　　　　本制剂仅限本医疗机构使用。

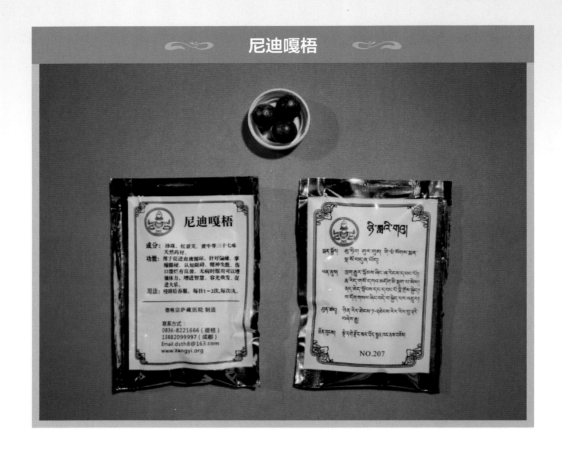

【药品名称】尼迪嘎梧 Nidi Gawu

【处方组成】珍珠、红景天、黄牛等三十七味。

【性　　状】本品为棕色至棕黑色水丸；气微香，味苦、涩。

【功能主治】用于促进血液循环，对偏瘫、肢体挛缩僵硬、认知障碍、精神失能、伤口溃烂等有良效。

【规　　格】每丸重1.4g。5丸/袋。

【用法用量】咬碎后吞服。每日1～2次，每次1丸。

【不良反应】尚不明确。

【禁　　忌】孕妇禁用。

【注意事项】尚不明确。

【贮　　藏】密封，置常温干燥处。

【包　　装】药品包装用复合膜袋。

【有 效 期】暂定36个月。

【生产单位】德格县宗萨藏医院

本制剂仅限本医疗机构使用。

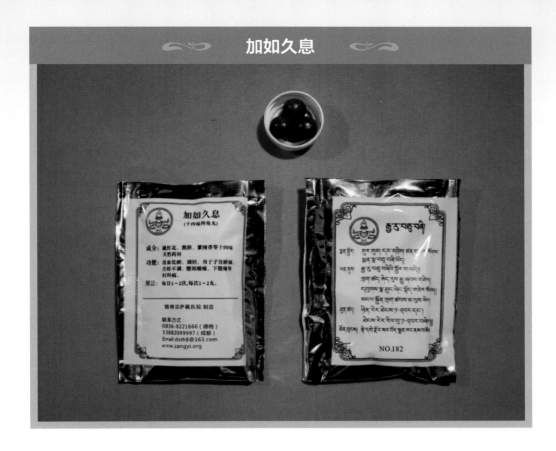

【药品名称】加如久息 Jiaru Jiuxi

【处方组成】藏红花、紫檀香等十四味。

【性　　状】本品为浅红色至红棕色水丸；气香，味微苦、涩。

【功能主治】活血化瘀，调经。用于子宫瘀血，月经不调，腰部酸痛，下腹痛等妇科病。

【规　　格】每丸重1.2g。10丸/袋。

【用法用量】嚼服。每日1～2次，每次1～2丸。

【不良反应】尚不明确。

【禁　　忌】尚不明确。

【注意事项】尚不明确。

【贮　　藏】密封，置常温干燥处。

【包　　装】药品包装用复合膜袋。

【有 效 期】暂定36个月。

【生产单位】德格县宗萨藏医院

　　　　　　本制剂仅限本医疗机构使用。

达布久谷

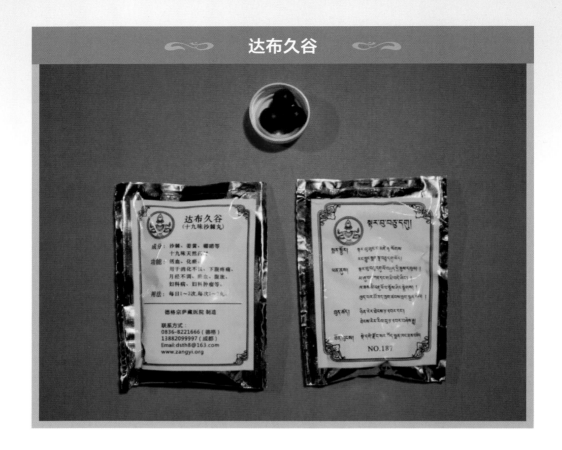

【药品名称】达布久谷 Dabu Jiugu

【处方组成】沙棘、姜黄、硼硝等十九味。

【性　　状】本品为浅灰色至黑褐色水丸，除去外衣后显浅棕黄色至深棕黄色；气微香，味酸。

【功能主治】活血，化瘀。用于消化不良，下腹疼痛，月经不调，瘀血，腹胀，妇科病、妇科肿瘤等。

【规　　格】每丸重1.5g。10丸/袋。

【用法用量】嚼服。每日1～2次，每次1～2丸。

【不良反应】尚不明确。

【禁　　忌】孕妇禁用。

【注意事项】尚不明确。

【贮　　藏】密封，置常温干燥处。

【包　　装】药品包装用复合膜袋。

【有 效 期】暂定36个月。

【生产单位】德格县宗萨藏医院

　　　　　　本制剂仅限本医疗机构使用。

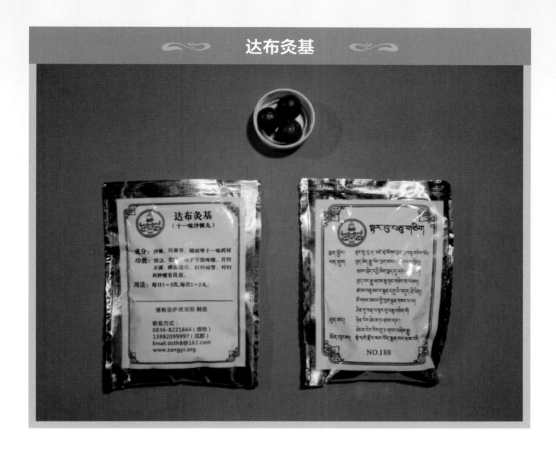

【药品名称】达布灸基 Dabu Jiuji

【处方组成】沙棘、川木香、硼硝等十一味。

【性　　状】本品为浅棕色至棕红色水丸，除去外衣后显浅棕黄色至深棕色；气香，味
酸、微麻。

【功能主治】活血，化瘀。用于下腹疼痛、月经不调、瘀血、腹胀、妇科病等，对妇科
肿瘤有良效。

【规　　格】每丸重1.9g。10丸/袋。

【用法用量】嚼服。每日1～2次，每次1～2丸。

【不良反应】尚不明确。

【禁　　忌】尚不明确。

【注意事项】尚不明确。

【贮　　藏】密封，置常温干燥处。

【包　　装】药品包装用复合膜袋。

【有 效 期】暂定36个月。

【生产单位】德格县宗萨藏医院

　　　　　　本制剂仅限本医疗机构使用。

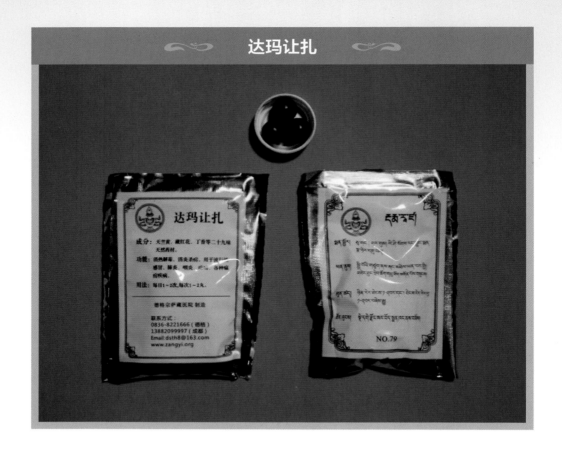

【药品名称】 达玛让扎 Dama Rangza

【处方组成】 天竺黄、藏红花、丁香等二十九味。

【性　　状】 本品为紫红色至棕红色水丸，除去外衣后显浅棕红色；气香，味苦。

【功能主治】 清热解毒，消炎杀疬。用于流行性感冒，肺炎，咽炎，疮疡，各种瘟疬疾病。

【规　　格】 每丸重1.2g。10丸/袋。

【用法用量】 嚼服。每日1～2次，每次1～2丸。

【不良反应】 尚不明确。

【禁　　忌】 尚不明确。

【注意事项】 尚不明确。

【贮　　藏】 密封，置常温干燥处。

【包　　装】 药品包装用复合膜袋。

【有 效 期】 暂定36个月。

【生产单位】 德格县宗萨藏医院

本制剂仅限本医疗机构使用。

达勒久竹

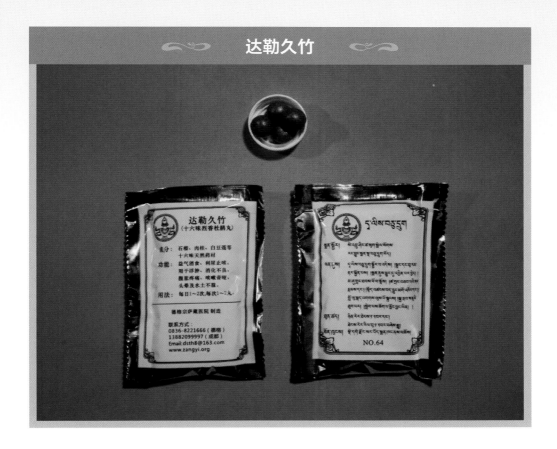

【药品名称】达勒久竹 Dale Jiuzhu

【处方组成】石榴、肉桂、白豆蔻等十六味。

【性　　状】本品为棕色至棕红色水丸；具香气，味辛、微甘。

【功能主治】益气消食，利尿止咳。用于浮肿，消化不良，腹胀疼痛，咳嗽音哑，头昏，头晕及水土不适。

【规　　格】每丸重1.1g。10丸/袋。

【用法用量】嚼服。每日1～2次，每次1～2丸。

【不良反应】尚不明确。

【禁　　忌】尚不明确。

【注意事项】尚不明确。

【贮　　藏】密封，置常温干燥处。

【包　　装】药品包装用复合膜袋。

【有 效 期】暂定36个月。

【生产单位】德格县宗萨藏医院

　　　　　　本制剂仅限本医疗机构使用。

曲尼玛布

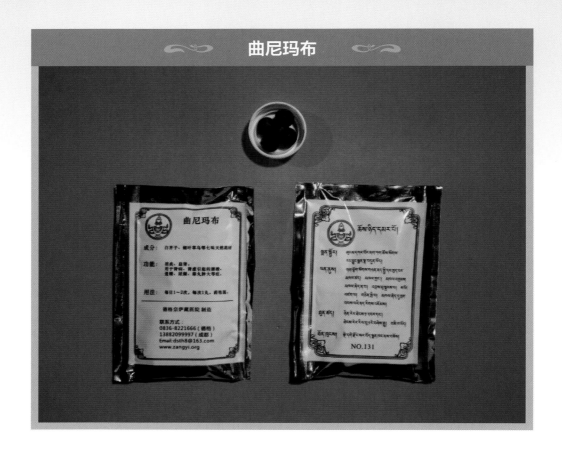

【药品名称】曲尼玛布 Quni Mabu

【处方组成】白芥子、细叶草乌等十味。

【性　　状】本品为浅棕至深棕红色水丸；气微香，味苦、涩。

【功能主治】消炎，益肾。用于肾病、肾虚引起的腰酸、遗精、尿频、睾丸肿大等症。

【规　　格】每丸重0.72g。20丸/袋。

【用法用量】嚼服。每日1～2次，每次1丸。

【不良反应】尚不明确。

【禁　　忌】孕妇禁用。

【注意事项】药性强。

【贮　　藏】密封，置常温干燥处。

【包　　装】药品包装用复合膜袋。

【有 效 期】暂定36个月。

【生产单位】德格县宗萨藏医院

　　　　　　本制剂仅限本医疗机构使用。

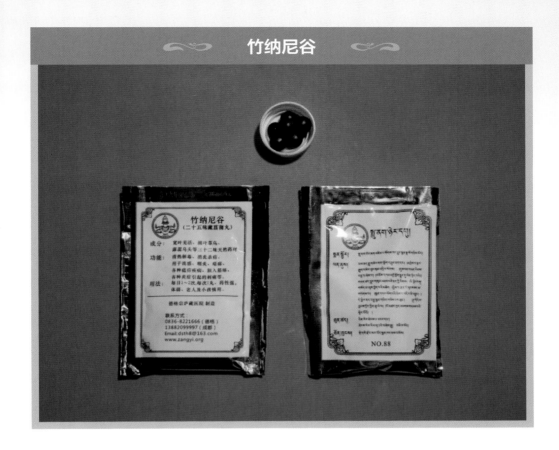

竹纳尼谷

【药品名称】竹纳尼谷 Zhuna Nigu
【处方组成】宽叶羌活、细叶草乌、露蕊乌头等三十二味。
【性　　状】本品为黑色水丸，除去外衣后显浅灰褐色；气香，味微苦。
【功能主治】清热解毒，消炎杀疬。用于流感，咽炎，疮疡，各种瘟疬疾病，胆入筋
　　　　　　络，各种炎症引起的刺痛等。
【规　　格】每丸重0.6g。10g/袋。
【用法用量】嚼服。每日1～2次，每次1丸。
【不良反应】尚不明确。
【禁　　忌】孕妇禁用。
【注意事项】药性强，体弱、老人及小孩或遵医嘱。
【贮　　藏】密封，置常温干燥处。
【包　　装】药品包装用复合膜袋。
【有效期】暂定36个月。
【生产单位】德格县宗萨藏医院
　　　　　　本制剂仅限本医疗机构使用。

竹拖日嘎

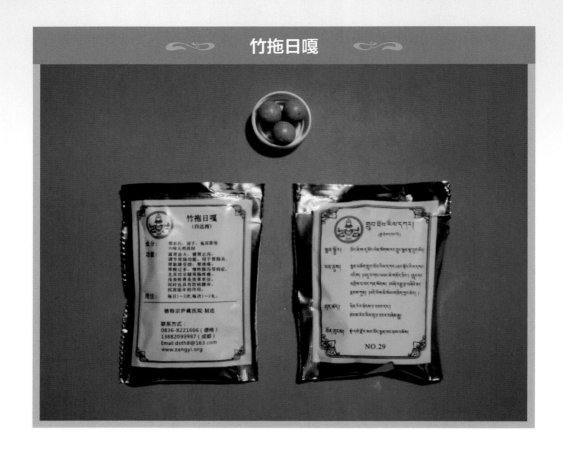

【药品名称】竹拖日嘎 Zhutuo Riga

【处方组成】寒水石、诃子、兔耳草等六味。

【性　　状】本品为灰白色水蜜丸，丸芯为棕色至棕黑色；气香，味酸、苦。

【功能主治】温胃益火，健胃止泻、调节胃肠功能。用于胃肠炎，胃黏膜受损，胃溃疡，胃酸过多，慢性腹泻等病症，尤其对早期胃肠疼痛、浅表性胃炎效果更佳。

【规　　格】每丸重1.6g。10丸/袋。

【用法用量】嚼服。每日1～2次，每次1～2丸。

【不良反应】尚不明确。

【禁　　忌】尚不明确。

【注意事项】尚不明确。

【贮　　藏】密封，置常温干燥处。

【包　　装】药品包装用复合膜袋。

【有 效 期】暂定36个月。

【生产单位】德格县宗萨藏医院

　　　　　　本制剂仅限本医疗机构使用。

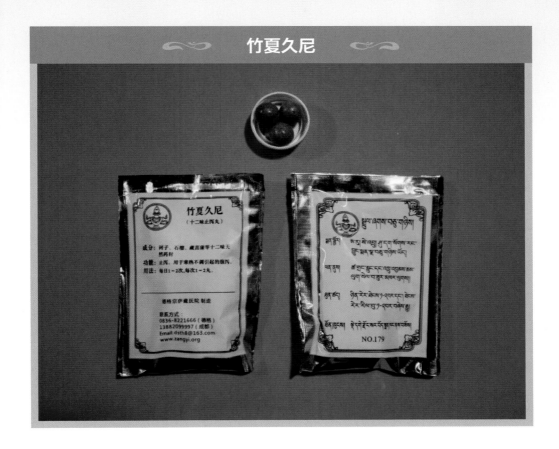

【药品名称】竹夏久尼 Zhuxia Jiuni

【处方组成】诃子、石榴、藏菖蒲等十二味。

【性　　状】本品为浅棕至棕黄色水丸，除去外衣后显浅灰黄色至黄色；气微香，味酸、微苦。

【功能主治】止泻。用于寒热不调引起的腹泻。

【规　　格】每丸重1.3g。10丸/袋。

【用法用量】嚼服。每日1～2次，每次1～2丸。

【不良反应】尚不明确。

【禁　　忌】孕妇禁用。

【注意事项】尚不明确。

【贮　　藏】密封，置常温干燥处。

【包　　装】药品包装用复合膜袋。

【有 效 期】暂定36个月。

【生产单位】德格县宗萨藏医院

本制剂仅限本医疗机构使用。

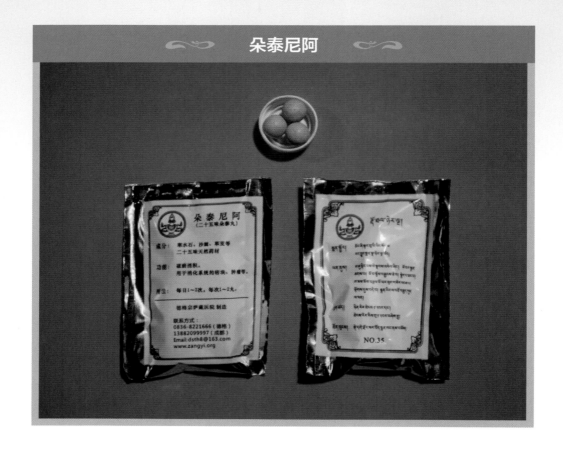

【药品名称】朵泰尼阿 Duotai Ni'a

【处方组成】寒水石、沙棘、荜茇等二十五味。

【性　　状】本品为白色水丸，除去外衣显黄色至黄棕色；味苦，微酸。

【功能主治】破瘀消积。用于消化系统的痞块、肿瘤等。

【规　　格】每丸重1.4g。10丸/袋。

【用法用量】嚼服。每日1～2次，每次1～2丸。

【不良反应】尚不明确。

【禁　　忌】尚不明确。

【注意事项】尚不明确。

【贮　　藏】密封，置常温干燥处。

【包　　装】药品包装用复合膜袋。

【有 效 期】暂定36个月。

【生产单位】德格县宗萨藏医院

　　　　　　本制剂仅限本医疗机构使用。

色竺当佐

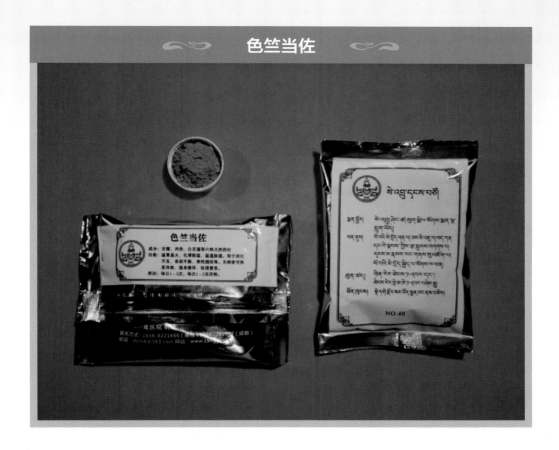

【药品名称】色竺当佐 Sezhu Dangzuo

【处方组成】石榴、肉桂、白豆蔻等六味。

【性　　状】本品为黑色粉末；气微香，味酸、微辣。

【功能主治】温胃益火，化滞除湿，温通脉道。用于消化不良，食欲不振，寒性腹泻等。

【规　　格】每袋装20g。

【用法用量】每日1～2次，每次1～2克。

【不良反应】尚不明确。

【禁　　忌】尚不明确。

【注意事项】尚不明确。

【贮　　藏】密封，置常温避光处。

【包　　装】药品包装用复合膜袋。

【有 效 期】暂定36个月。

【生产单位】德格县宗萨藏医院

本制剂仅限本医疗机构使用。

色竺根得

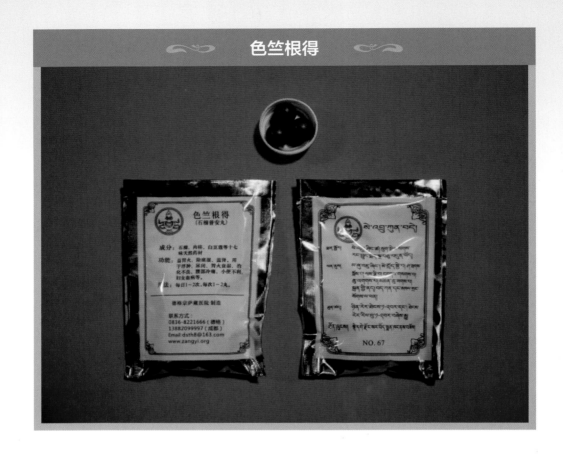

【药品名称】色竺根得 Sezhu Gende

【处方组成】石榴、肉桂、白豆蔻等十七味。

【性　　状】本品为褐色至棕褐色水丸；气微香，味苦甘。

【功能主治】益胃火，除痰湿，温肾。用于浮肿，尿闭，胃火衰弱，消化不良，腰部冷
痛，小便不利，妇女血病等。

【规　　格】每丸重1.35g。10丸/袋。

【用法用量】嚼服。每日1～2次，每次1～2丸。

【不良反应】尚不明确。

【禁　　忌】尚不明确。

【注意事项】尚不明确。

【贮　　藏】密封，置常温干燥处。

【包　　装】药品包装用复合膜袋。

【有 效 期】暂定36个月。

【生产单位】德格县宗萨藏医院

本制剂仅限本医疗机构使用。

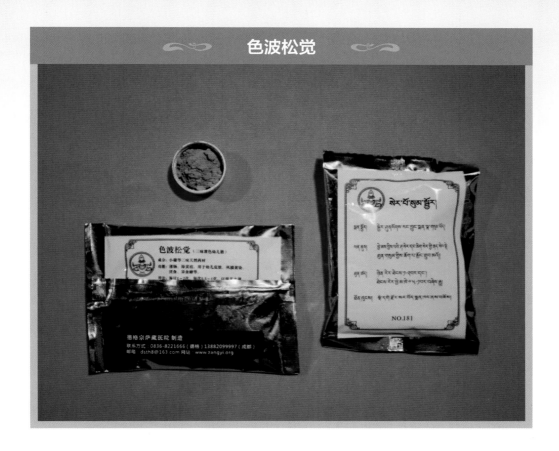

【药品名称】色波松觉 Sebo Songjue

【处方组成】小檗等三味。

【性　　状】本品为浅黄至深黄色细粉；气微香，味微苦。

【功能主治】清肠，除黄疸。用于幼儿皮肤、巩膜黄染，厌食，异食癖等。

【规　　格】每袋装25g。

【用法用量】每日1～2次，每次0.5～1克，以温开水调和服用。

【不良反应】尚不明确。

【禁　　忌】尚不明确。

【注意事项】尚不明确。

【贮　　藏】密封，置常温干燥处。

【包　　装】药品包装用复合膜袋。

【有 效 期】暂定36个月。

【生产单位】德格县宗萨藏医院

　　　　　　本制剂仅限本医疗机构使用。

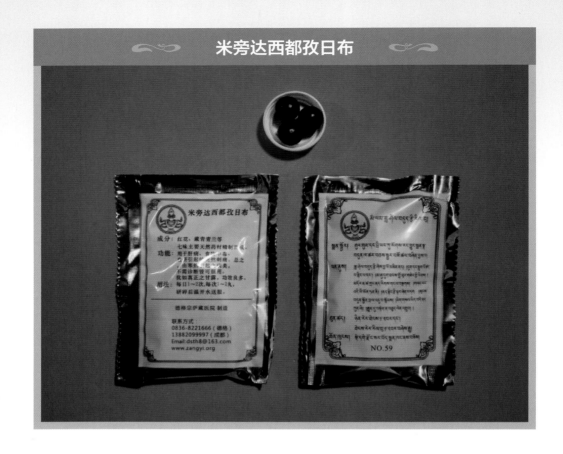

【药品名称】米旁达西都孜日布 Mipang Daxi Duzi Ribu

【处方组成】渣驯、藏红花、甘青青兰等八味。

【性　　状】本品为黑色水丸，除去外衣后显墨绿色至棕红色；气香，味苦。

【功能主治】用于肝病，食物中毒，血瘀引起的突然刺痛。由于寒热引起之病类。

【规　　格】每丸重1.4g。10丸/袋。

【用法用量】嚼服。每日1～2次，每次1～2丸。

【不良反应】尚不明确。

【禁　　忌】尚不明确。

【注意事项】尚不明确。

【贮　　藏】密封，置常温干燥处。

【包　　装】药品包装用复合膜袋。

【有 效 期】暂定36个月。

【生产单位】德格县宗萨藏医院

　　　　　　本制剂仅限本医疗机构使用。

米旁察奈根色

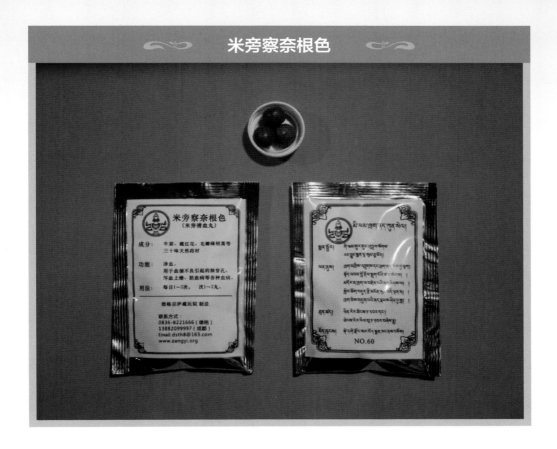

【药品名称】米旁察奈根色 Mipang Chanai Gense

【处方组成】牛黄、藏红花、猫瓣绿绒蒿等三十味。

【性　　状】本品为褐色至棕褐色水丸；气香，味苦。

【功能主治】净血。用于血循不良引起的肺穿孔、坏血上壅、胆血病等各种血病。

【规　　格】每丸重1.2g。10丸/袋。

【用法用量】嚼服。每日1～2次，每次1～2丸。

【不良反应】尚不明确。

【禁　　忌】尚不明确。

【注意事项】尚不明确。

【贮　　藏】密封，置常温干燥处。

【包　　装】药品包装用复合膜袋。

【有 效 期】暂定36个月。

【生产单位】德格县宗萨藏医院

　　　　　　本制剂仅限本医疗机构使用。

贡嘎却觉

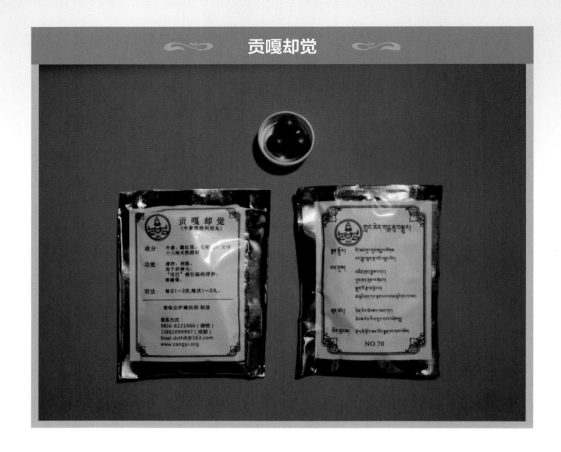

【药品名称】贡嘎却觉 Gongga Quejue

【处方组成】牛黄、藏红花、毛瓣绿绒蒿等十八味。

【性　　状】本品为棕色至棕褐色水丸；气香，味苦。

【功能主治】清肝，利尿。用于肝肿大，冈巴病引起的浮肿、疼痛等。

【规　　格】每丸重1.3g。10丸/袋。

【用法用量】嚼服。每日1～2次，每次1～2丸。

【不良反应】尚不明确。

【禁　　忌】尚不明确。

【注意事项】尚不明确。

【贮　　藏】密封，置常温干燥处。

【包　　装】药品包装用复合膜袋。

【有　效　期】暂定36个月。

【生产单位】德格县宗萨藏医院

　　　　　　本制剂仅限本医疗机构使用。

佐沃尼阿

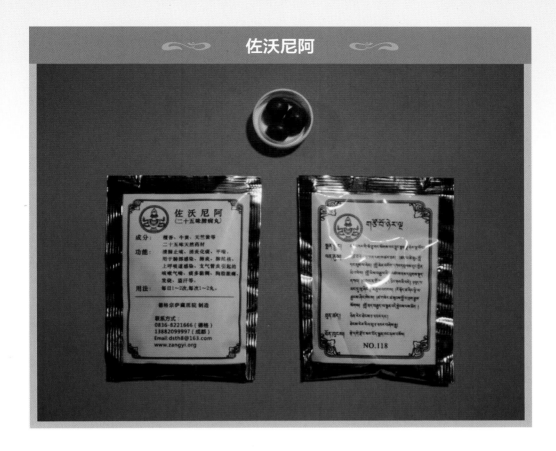

【药品名称】佐沃尼阿 Zuowo Ni'a

【处方组成】檀香、牛黄、天竺黄等二十五味。

【性　　状】本品为棕色至黑色水丸，除去外衣后显浅黄绿色至棕灰色；气微香，味苦、微涩。

【功能主治】清肺止咳，消炎化痰，平喘。用于肺部感染，肺炎，肺结核，上呼吸道感染，支气管炎引起的咳嗽气喘、痰多黏稠、胸肋胀痛、发烧、盗汗等。

【规　　格】每丸重1.1g。10丸/袋。

【用法用量】嚼服。每日1～2次，每次1～2丸。

【不良反应】尚不明确。

【禁　　忌】尚不明确。

【注意事项】尚不明确。

【贮　　藏】密闭，置常温干燥处。

【包　　装】药品包装用复合膜袋。

【有 效 期】暂定36个月。

【生产单位】德格县宗萨藏医院

本制剂仅限本医疗机构使用。

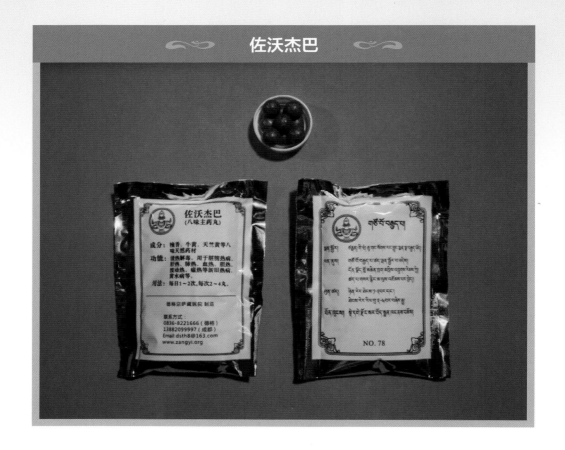

【药品名称】佐沃杰巴 Zuowo Jieba

【处方组成】檀香、牛黄、天竺黄等八味。

【性　　状】本品为浅棕黑色水丸，除去外衣后为浅灰色至棕灰色；气微香，味苦、涩。

【功能主治】清热解毒。用于脏腑热病，肝热，肺热，血热，胆热，波动热，瘟热等新旧热病，黄水病等。

【规　　格】每丸重0.8g。20丸/袋。

【用法用量】嚼服。每日1～2次，每次2～4丸。

【不良反应】尚不明确。

【禁　　忌】尚不明确。

【注意事项】尚不明确。

【贮　　藏】密封，置常温干燥处。

【包　　装】药品包装用复合膜袋。

【有 效 期】暂定36个月。

【生产单位】德格县宗萨藏医院

　　　　　　本制剂仅限本医疗机构使用。

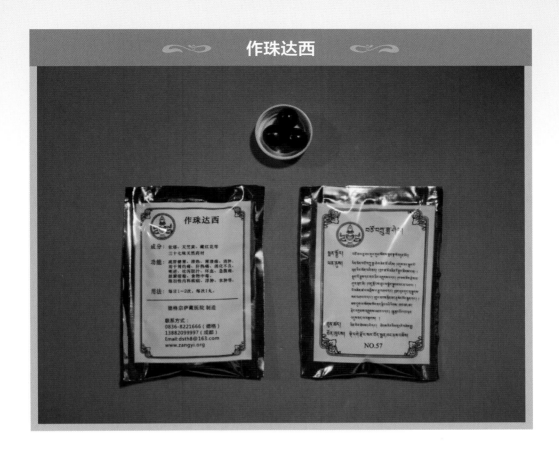

【药品名称】 作珠达西 Zuozhu Daxi

【处方组成】 佐塔、天竺黄、藏红花等三十七味。

【功能主治】 疏肝健胃，清热，胃溃疡，消肿。用于胃灼痛，肝热痛，消化不良，呃逆，吐泻胆汁，坏血，急腹痛，脏腑痞瘤，食物中毒，陈旧性内科疾病，浮肿，水肿等。

【用法用量】 每日1～2次，每次1丸。

【生产单位】 德格县宗萨藏医院

本制剂仅限本医疗机构使用。

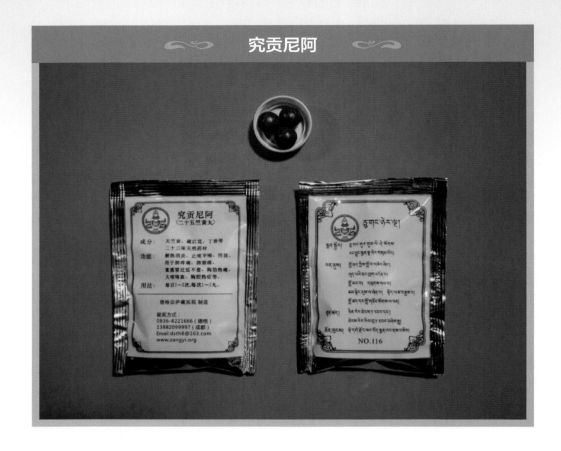

究贡尼阿

【药品名称】究贡尼阿 Jiugong Ni'a

【处方组成】天竺黄、藏红花、丁香等二十三味。

【性　　状】本品为浅棕色至棕红色水丸，除去外衣后显浅棕红至深棕红色；气香，味涩、苦。

【功能主治】解热消炎，止咳平喘，排脓。用于肺疼痛，肺脓疡，重感冒迁延不愈，胸肋热痛，久咳咯血，胸腔热症等。

【规　　格】每丸重1.1g。10丸/袋。

【用法用量】嚼服。每日1～2次，每次1～2丸。

【不良反应】尚不明确。

【禁　　忌】尚不明确。

【注意事项】尚不明确。

【贮　　藏】密闭，置常温干燥处。

【包　　装】药品包装用复合膜袋。

【有 效 期】暂定36个月。

【生产单位】德格县宗萨藏医院

本制剂仅限本医疗机构使用。

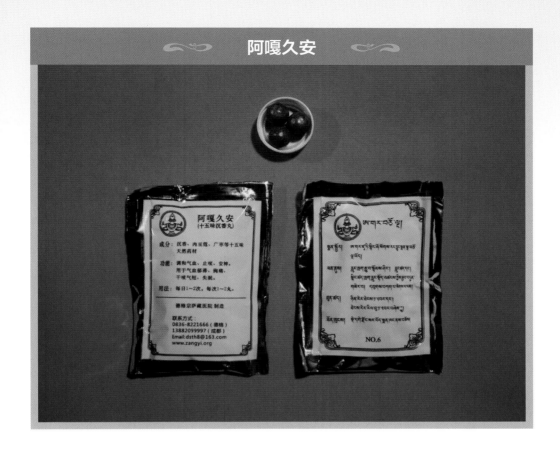

阿嘎久安

【药品名称】阿嘎久安 Aga Jiuan

【处方组成】沉香、肉豆蔻、广枣等十五味。

【性　　状】本品为棕红色至棕色水丸；气香，味苦。

【功能主治】调和气血，止咳，安神。用于气血郁滞，胸痛，干咳气短，失眠。

【规　　格】每丸重1.1g。10丸/袋。

【用法用量】嚼服。每日1～2次，每次1～2丸。

【不良反应】尚不明确。

【禁　　忌】尚不明确。

【注意事项】肾病患者慎服。

【贮　　藏】密封，防潮。

【包　　装】药品包装用复合膜袋。

【有 效 期】暂定36个月。

【生产单位】德格县宗萨藏医院

　　　　　　本制剂仅限本医疗机构使用。

阿嘎索昂

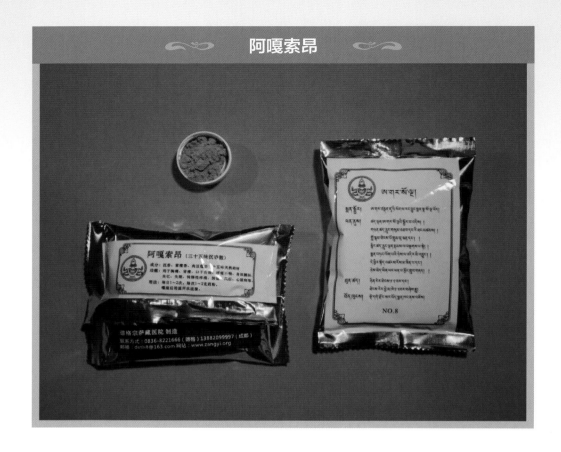

【药品名称】阿嘎索昂 Aga Suoang

【处方组成】沉香、紫檀香、肉豆蔻等三十五味。

【性　　状】本品为浅红黄至棕黄色细粉；气微香，味微苦、涩。

【功能主治】用于胸痛，背痛，口干舌燥，呼吸不畅，身体颤抖，失忆，失眠，转移性疼痛，肺燥，风症，心脏病等。

【规　　格】每袋装18g。

【用法用量】每日1～2次，每次1～2g。

【不良反应】尚不明确。

【禁　　忌】尚不明确。

【注意事项】尚不明确。

【贮　　藏】密封，置常温干燥处。

【包　　装】药品包装用复合膜袋。

【有 效 期】暂定36个月。

【生产单位】德格县宗萨藏医院

　　　　　　本制剂仅限本医疗机构使用。

纽孜尼阿

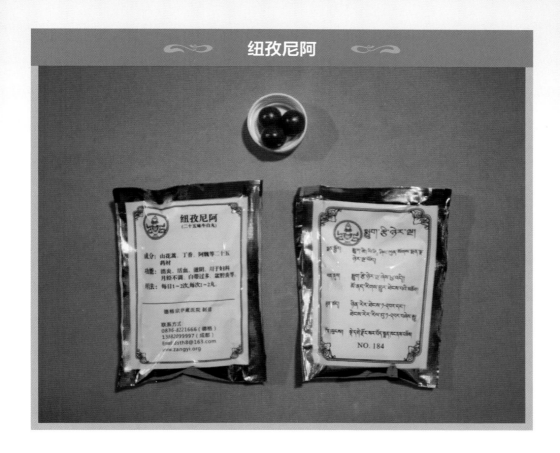

【药品名称】纽孜尼阿 Niuzi Ni'a

【处方组成】山花蒿、丁香、阿魏等二十五味。

【性　　状】本品为棕红色至棕黄色水丸；气香，味微涩、苦。

【功能主治】消炎，活血，滋阴。用于妇科月经不调，白带过多，盆腔炎等。

【规　　格】每丸重1.05g。10丸/袋。

【用法用量】嚼服。每日1～2次，每次1～2丸。

【不良反应】尚不明确。

【禁　　忌】尚不明确。

【注意事项】尚不明确。

【贮　　藏】密封，置常温干燥处。

【包　　装】药品包装用复合膜袋。

【有 效 期】暂定36个月。

【生产单位】德格县宗萨藏医院

　　　　　　本制剂仅限本医疗机构使用。

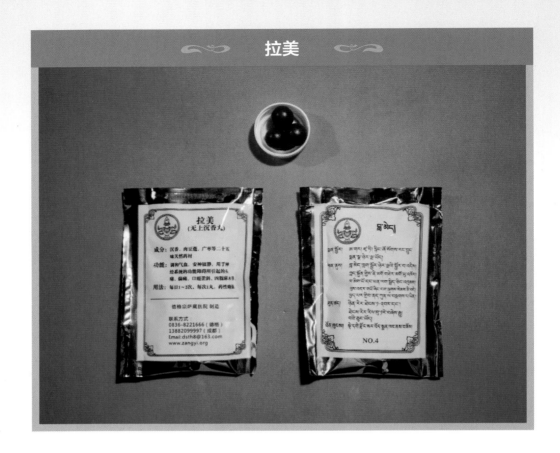

【药品名称】拉美 Lamei

【处方组成】沉香、肉豆蔻、广枣等二十五味。

【性　　状】本品为棕红色至红色水丸，除去包衣后显土黄色至棕黄色；气微香，味苦。

【功能主治】调和血气，安神镇静。用于神经系统功能障碍引起的头痛、偏瘫、口眼歪斜、四肢麻木等。

【规　　格】每丸重1.3g。10丸/袋。

【用法用量】嚼服。每日1～2次，一次1丸。

【不良反应】尚不明确。

【禁　　忌】尚不明确。

【注意事项】药性略强，孕妇忌服。

【贮　　藏】密封，置常温干燥处。

【包　　装】药品包装用复合膜袋。

【有效期】暂定36个月。

【生产单位】德格县宗萨藏医院

本制剂仅限本医疗机构使用。

其美森色

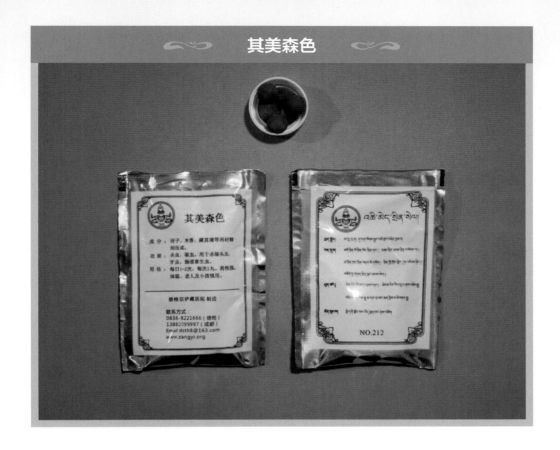

【药品名称】其美森色 Qimei Sense

【处方组成】诃子、木香、藏菖蒲等。

【性　　状】本品为丸剂。

【功能主治】杀虫，驱虫。用于杀除头虫，牙虫，肠道寄生虫。

【规　　格】每丸重0.61g。10丸/袋。

【用法用量】嚼服。每日1～3次，每次1丸。

【不良反应】尚不明确。

【禁　　忌】药性强，体弱、老人小孩慎用。

【注意事项】尚不明确。

【贮　　藏】密封，防潮。

【包　　装】药品包装用复合膜袋。

【有 效 期】暂定36个月。

【生产单位】德格县宗萨藏医院

本制剂仅限本医疗机构使用。

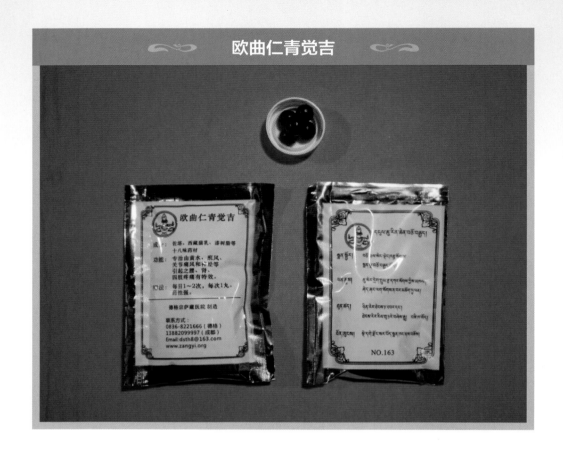

【药品名称】欧曲仁青觉吉 Ouqu Renqing Jueji

【处方组成】佐塔、西藏猫乳、漆树脂等十八味。

【性　　状】本品为黑色水丸，除去外衣后显深灰褐色；气微香，味涩、苦。

【功能主治】用于由黄水、麻风、关节痛风和神经等引起之腰、肾、四肢疼痛，有特效。

【规　　格】每丸重0.65g。10丸/袋。

【用法用量】嚼服。每日1～2次，每次1丸。

【不良反应】尚不明确。

【禁　　忌】孕妇禁用。

【注意事项】尚不明确。

【贮　　藏】密封，防潮。

【包　　装】药品包装用复合膜袋。

【有效期】暂定36个月。

【生产单位】德格县宗萨藏医院

　　　　　　　本制剂仅限本医疗机构使用。

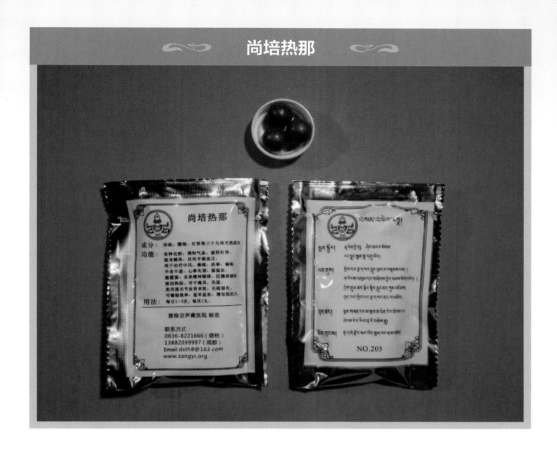

【药品名称】尚培热那 Shangpei Rena

【处方组成】珍珠、珊瑚、甘草等三十九味。

【性　　状】本品为浅棕红色至深棕红色水丸；气微香，味酸、微甜。

【功能主治】安神化瘀，调和气血，滋阴补肾，强身健体，双向平衡血压。用于中风，瘫痪，痉挛，癫痫，半身不遂，心律失调，脑溢，脑震荡，各类精神障碍，狂躁抑郁病，陈旧热症。

【规　　格】每丸重1.5g。5丸/袋。

【用法用量】嚼服。每日1～3次，每次1丸。

【不良反应】尚不明确。

【禁　　忌】孕妇禁用。

【注意事项】尚不明确。

【贮　　藏】密封，置常温干燥处。

【包　　装】药品包装用复合膜袋。

【有　效　期】暂定36个月。

【生产单位】德格县宗萨藏医院

本制剂仅限本医疗机构使用。

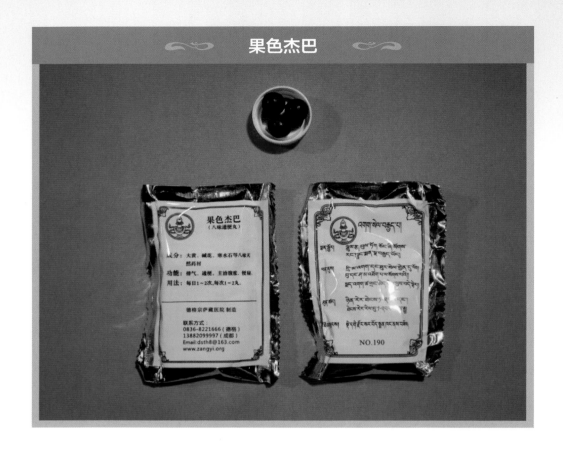

【药品名称】果色杰巴 Guose Jieba

【处方组成】大黄、碱花、寒水石等八味。

【性　　状】本品为黑色水丸，除去外衣后显棕红至棕黑色；气香，味苦、微酸。

【功能主治】排气，通便。主治腹胀，便秘。

【规　　格】每丸重1.8g。10丸/袋。

【用法用量】嚼服。每日1～2次，每次1～2丸。

【不良反应】尚不明确。

【禁　　忌】尚不明确。

【注意事项】尚不明确。

【贮　　藏】密封，置常温干燥处。

【包　　装】药品包装用复合膜袋。

【有 效 期】暂定36个月。

【生产单位】德格县宗萨藏医院

　　　　　　本制剂仅限本医疗机构使用。

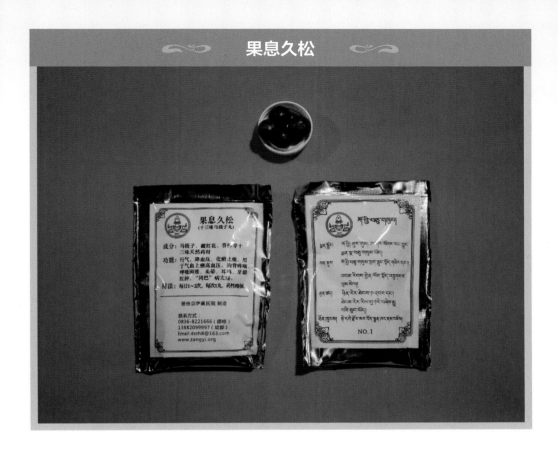

【药品名称】果息久松 Guoxi Jiusong

【处方组成】马钱子、藏红花、香樟木等十三味。

【性　　状】本品为黄棕色至棕色水丸；气微香，味微苦、辛。

【功能主治】行气，降血压，化瘀止痛。用于气血上壅，高血压，胸背疼痛，呼吸困难，头晕，耳鸣，牙龈红肿，冈巴病亢盛。

【规　　格】每丸重1.2g。10丸/袋。

【用法用量】嚼碎后服用。每日1～2次，一次1丸。

【不良反应】尚不明确。

【禁　　忌】尚不明确。

【注意事项】药性略强，孕妇忌服。

【贮　　藏】密封，置常温干燥处。

【包　　装】药品包装用复合膜袋。

【有 效 期】暂定36个月。

【生产单位】德格县宗萨藏医院

本制剂仅限本医疗机构使用。

帕莫竹巴

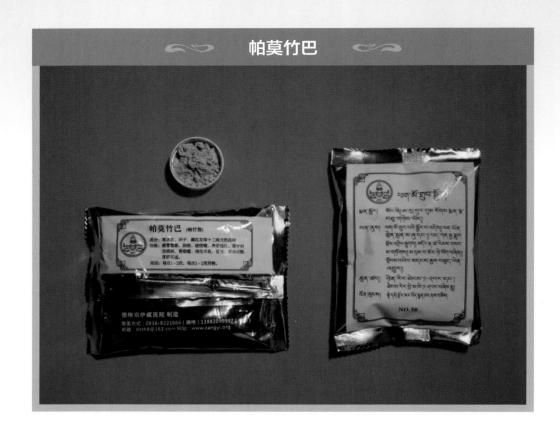

【药品名称】帕莫竹巴 Pamo Zhuba

【处方组成】寒水石、诃子、藏红花等十二味。

【性　　状】本品为黄色至棕黄色粉末；气微香，味辛酸。

【功能主治】健胃散寒，除痰，破痞瘤，养精壮青。用于剑突痰病，胃痞瘤，消化不良，胃胀，胃烧泛酸，胃肝不适。

【规　　格】每袋30g。

【用法用量】一次1～2克，一日1～2次。

【贮　　藏】密封，置常温干燥处。

【不良反应】尚不明确。

【禁　　忌】尚不明确。

【注意事项】尚不明确。

【包　　装】药品包装用复合膜袋。

【有 效 期】暂定36个月。

【生产单位】德格县宗萨藏医院

　　　　　　本制剂仅限本医疗机构使用。

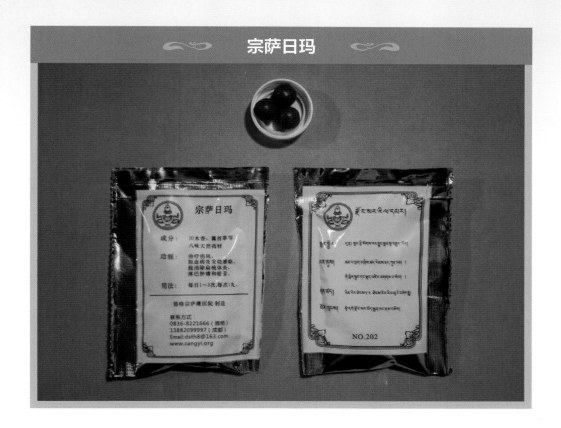

【药品名称】宗萨日玛 Zongsa Rima

【处方组成】川木香、翼首草等八味。

【性　　状】本品为紫红至棕红色水丸，除去外衣后显棕灰色至棕红色；气微香，味苦、涩。

【功能主治】用于伤风，胆血病及发烧感染，能消除扁桃体炎，淋巴肿痛和哑音。

【规　　格】每丸重1.4g。10丸/袋。

【用法用量】嚼服。每日1～3次，每次1丸。

【不良反应】尚不明确。

【禁　　忌】尚不明确。

【注意事项】尚不明确。

【贮　　藏】密封，置常温干燥处。

【包　　装】药品包装用复合膜袋。

【有 效 期】暂定36个月。

【生产单位】德格县宗萨藏医院

本制剂仅限本医疗机构使用。

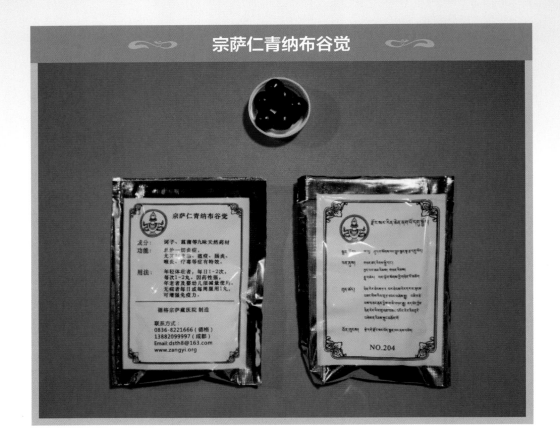

【药品名称】宗萨仁青纳布谷觉 Zongsa Renqing Nabu Gujue

【处方组成】诃子、菖蒲等九味。

【性　　状】本品为黑色水丸，除去外衣后显浅灰色至黑色；味微苦。

【功能主治】治疗炎症，尤其对流感，瘟疫，肠炎、喉炎等症有特效。

【规　　格】每丸重0.8g。10丸/袋。

【用法用量】嚼服。成人每日1～2次，每次1～2丸。

【不良反应】尚不明确。

【禁　　忌】尚不明确。

【注意事项】年老者及婴幼儿须减量使用或遵医嘱。

【贮　　藏】密封，置常温干燥处。

【包　　装】药品包装用复合膜袋。

【有 效 期】暂定36个月。

【生产单位】德格县宗萨藏医院

　　　　　　本制剂仅限本医疗机构使用。

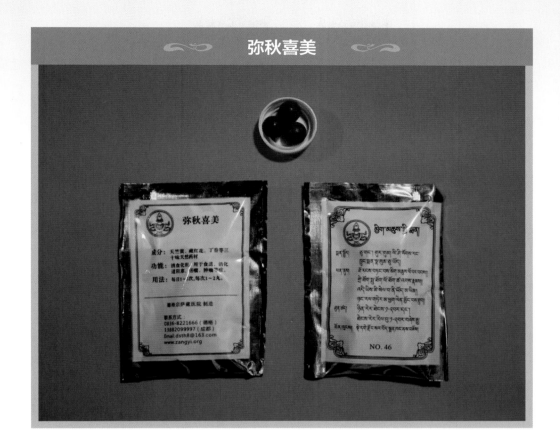

弥秋喜美

【药品名称】弥秋喜美 Miqiu Ximei

【处方组成】天竺黄、藏红花、丁香等三十味。

【性　　状】本品为褐色至棕褐色水丸；气微香，味酸、涩、咸。

【功能主治】消食化积。用于食道、消化道阻塞，痞瘤，肿瘤等症。

【规　　格】每丸重1.45g。10丸/袋。

【用法用量】嚼服。每日1～2次，每次1～2丸。

【不良反应】尚不明确。

【禁　　忌】孕妇忌用。

【注意事项】孕妇忌用。

【贮　　藏】密封，置常温干燥处。

【包　　装】药品包装用复合膜袋。

【有 效 期】暂定36个月。

【生产单位】德格县宗萨藏医院

　　　　　　本制剂仅限本医疗机构使用。

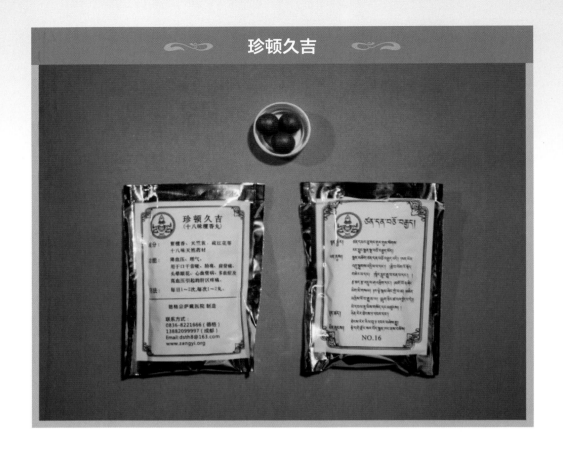

珍顿久吉

【药品名称】珍顿久吉 Zhendun Jiuji

【处方组成】紫檀香、天竺黄、藏红花等十八味。

【性　　状】本品为棕红色至棕褐色水丸；气微香，味苦。

【功能主治】降血压，理气。用于口干音哑，胁痛，肩背痛，头晕眼花，心血管病，多血症及高血压引起的肝区疼痛。

【规　　格】每丸重1.2g。10丸/袋。

【用法用量】嚼服。每日1～2次，每次1～2丸。

【不良反应】尚不明确。

【禁　　忌】尚不明确。

【注意事项】尚不明确。

【贮　　藏】密封，置常温干燥处。

【包　　装】药品包装用复合膜袋。

【有 效 期】暂定36个月。

【生产单位】德格县宗萨藏医院

本制剂仅限本医疗机构使用。

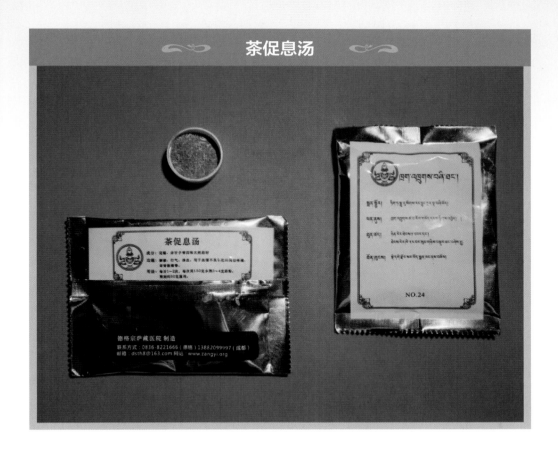

茶促息汤

【药品名称】茶促息汤 Chacu Xitang

【处方组成】花锚、余甘子等四味。

【性　　状】本品为黄色至棕黄色粉末；气香，味微苦。

【功能主治】解郁，行气，净血。用于血循不良引起的胸肋疼痛，肩背胀痛等。

【规　　格】每袋装23g。

【用法用量】每日1～2次，每次用150克水熬3～4克药粉，熬到约50克服用。

【不良反应】尚不明确。

【禁　　忌】尚不明确。

【注意事项】尚不明确。

【贮　　藏】密封。

【包　　装】药品包装用复合膜袋。

【有 效 期】暂定36个月。

【生产单位】德格县宗萨藏医院

　　　　　　本制剂仅限本医疗机构使用。

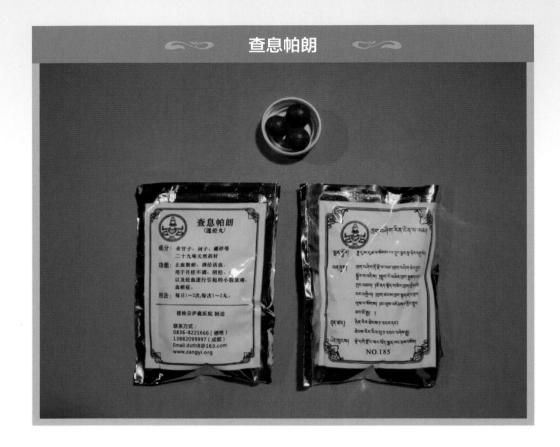

查息帕朗

【药品名称】查息帕朗 Chaxi Palang

【处方组成】余甘子、诃子、硼砂等二十九味。

【性　　状】本品为灰棕色水丸，气微香，味酸、苦、涩。

【功能主治】止血散瘀、调经活血。用于月经不调，闭经，痛经，经血逆行引起的小腹
　　　　　　胀痛、血瘀症。

【规　　格】每丸重1.3g。10丸/袋。

【用法用量】嚼服。每日1～2次，每次1～2丸。

【不良反应】尚不明确。

【禁　　忌】孕妇忌服。

【注意事项】尚不明确。

【贮　　藏】密封，置常温干燥处。

【包　　装】药品包装用复合膜袋。

【有 效 期】暂定36个月。

【生产单位】德格县宗萨藏医院
　　　　　　本制剂仅限本医疗机构使用。

钦哲达西

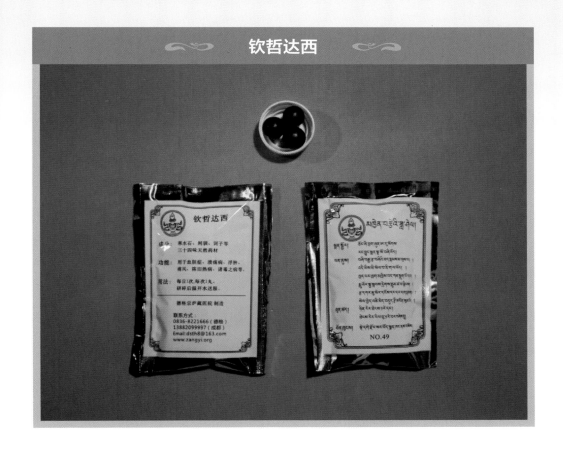

【药品名称】钦哲达西 Qinzhe Daxi

【处方组成】寒水石、渣驯、诃子等三十四味。

【性　　状】本品为黑色水丸，除去外衣显灰棕色至棕色；味苦、微咸。

【功能主治】用于血胆症，溃疡病，浮肿，痛风，陈旧热病，诸毒之病等。

【规　　格】每丸重2.8g。5丸/袋。

【用法用量】每日1～2次，每次1丸，研碎后温开水送服。

【不良反应】尚不明确。

【禁　　忌】孕妇忌用。

【注意事项】孕妇忌用。

【贮　　藏】密封。

【包　　装】药品包装用复合膜袋。

【有 效 期】暂定36个月。

【生产单位】德格县宗萨藏医院

本制剂仅限本医疗机构使用。

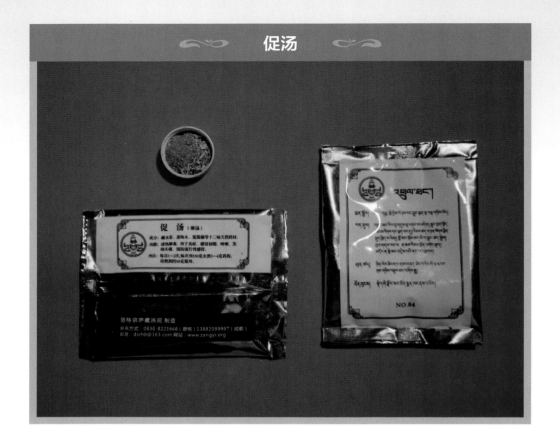

【药品名称】促汤 Cutang

【处方组成】藏木香、悬钩木、宽筋藤等十二味。

【性　　状】本品为灰黄色粗粉；气微香，味微苦、涩。

【功能主治】清热解毒。用于炎症，感冒初期，咳嗽，发烧头痛，预防流行性感冒。

【规　　格】每袋装30g。

【用法用量】每日1～2次，每次用150克水熬3～4克药粉，待熬到约50克服用。

【不良反应】尚不明确。

【禁　　忌】尚不明确。

【注意事项】尚不明确。

【贮　　藏】密闭，置常温干燥处。

【包　　装】药品包装用复合膜袋。

【有 效 期】暂定36个月。

【生产单位】德格县宗萨藏医院

　　　　　　本制剂仅限本医疗机构使用。

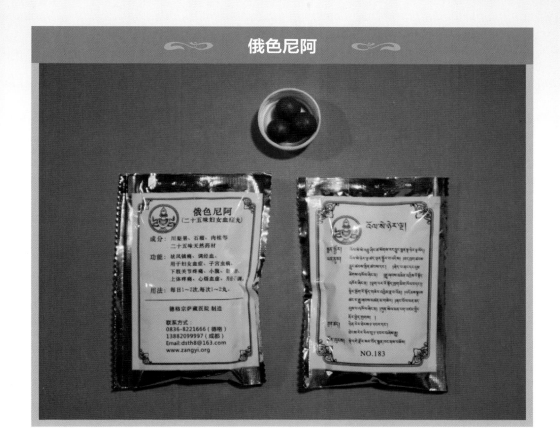

【药品名称】俄色尼阿 Ese Ni'a

【处方组成】川梨果、石榴、肉桂等二十五味。

【性　　状】本品为浅红棕色至红棕色水丸；气微香，味酸。

【功能主治】祛风镇痛，调经血。用于妇女血症，子宫虫病，下肢关节疼痛，小腹、
　　　　　　肝、胆、上体疼痛，心烦血虚，月经不调。

【规　　格】每丸重1.1g。10丸/袋。

【用法用量】嚼服。每日1～2次，每次1～2丸。

【不良反应】尚不明确。

【禁　　忌】尚不明确。

【注意事项】尚不明确。

【贮　　藏】密封，置常温干燥处。

【包　　装】药品包装用复合膜袋。

【有 效 期】暂定36个月。

【生产单位】德格县宗萨藏医院
　　　　　　本制剂仅限本医疗机构使用。

帝达多青久吉

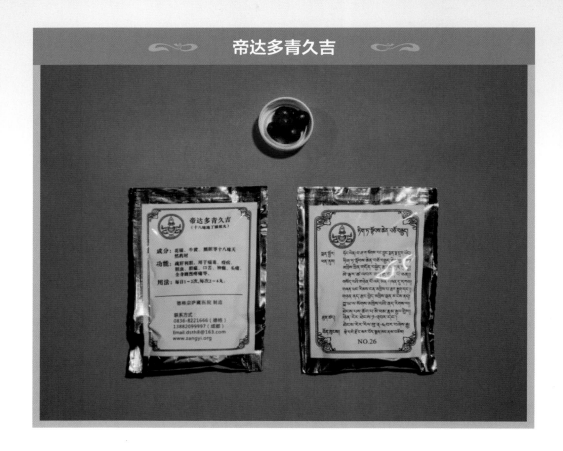

【药品名称】帝达多青久吉 Dida Duoqing Jiuji

【处方组成】花锚、牛黄等十八味。

【性　　状】本品为灰褐色至褐色水丸；气微香，味苦、涩。

【功能主治】疏肝利胆。用于瘟毒，疫疠，胆虫，胆瘟，口苦神癫，头痛，全身剧烈疼
　　　　　　痛等。

【规　　格】每丸重0.54g。20丸/袋。

【用法用量】嚼服。每日1~2次，每次2~4丸。

【不良反应】尚不明确。

【禁　　忌】尚不明确。

【注意事项】尚不明确。

【贮　　藏】密封，置常温干燥处。

【包　　装】药品包装用复合膜袋。

【有 效 期】暂定36个月。

【生产单位】德格县宗萨藏医院

　　　　　　本制剂仅限本医疗机构使用。

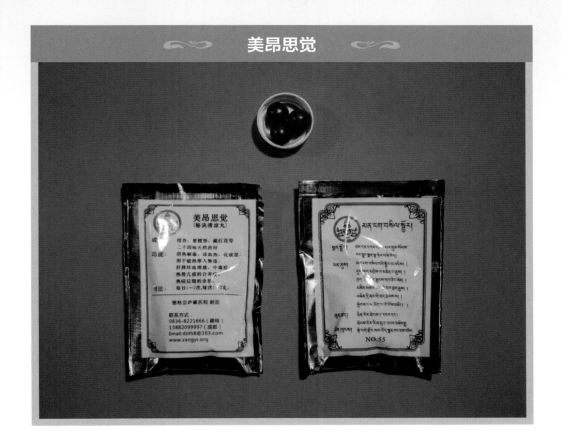

美昂思觉

【药品名称】美昂思觉 Meiang Sijue

【处方组成】檀香、紫檀香、藏红花等二十四味。

【性　　状】本品为棕色至棕红色水丸；气辛，味苦。

【功能主治】清热解毒，凉血热，化痰湿。用于瘟热窜入脉道，肝脾坏血增盛，中毒症，热势亢盛的合并症，热病后期的余邪。

【规　　格】每丸重1.3g。10丸/袋。

【用法用量】嚼服。每日1～2次，每次1～2丸。

【不良反应】尚不明确。

【禁　　忌】孕妇忌用。

【注意事项】孕妇忌用。

【贮　　藏】密封，置常温干燥处。

【包　　装】药品包装用复合膜袋。

【有 效 期】暂定36个月。

【生产单位】德格县宗萨藏医院

　　　　　　本制剂仅限本医疗机构使用。

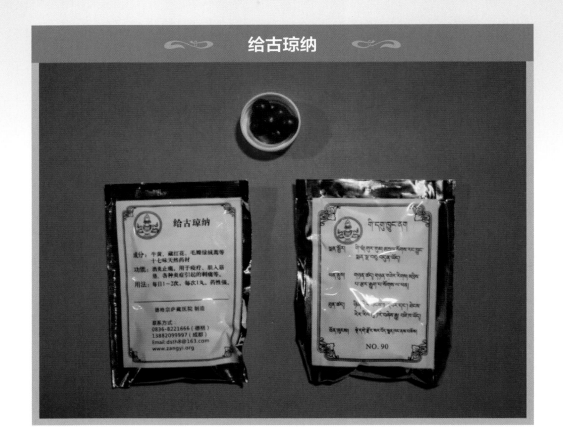

给古琼纳

【药品名称】给古琼纳 Geigu Qiongna

【处方组成】牛黄、藏红花、毛瓣绿绒蒿等十七味。

【性　　状】本品为黑色水丸，除去外衣后显灰绿色至棕灰色；气香，味微苦、涩。

【功能主治】消炎止痛。用于疫疗，胆入筋络，各种炎症引起的刺痛等。

【规　　格】每丸重0.7g。10丸/袋。

【用法用量】嚼服。每日1～2次，每次1丸。

【不良反应】尚不明确。

【禁　　忌】孕妇禁用。

【注意事项】药性强。

【贮　　藏】密封，置常温干燥处。

【包　　装】药品包装用复合膜袋。

【有 效 期】暂定36个月。

【生产单位】德格县宗萨藏医院

　　　　　　本制剂仅限本医疗机构使用。

给蒂

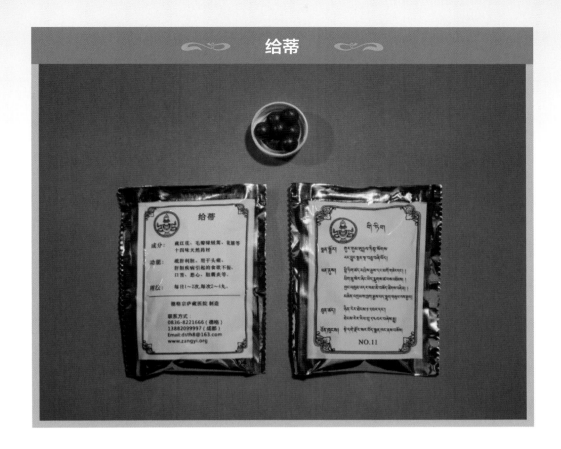

【药品名称】给蒂 Geidi

【处方组成】藏红花、毛瓣绿绒蒿、花锚等十四味。

【性　　状】本品为棕黄色至棕色水丸；味苦。

【功能主治】疏肝利胆。用于头痛，肝胆疾病引起的食欲不振、口苦、恶心、胆囊炎等。

【规　　格】每丸重0.25g。20丸/袋。

【用法用量】嚼服。每日1～2次，每次2～4丸。

【不良反应】尚不明确。

【禁　　忌】尚不明确。

【注意事项】尚不明确。

【贮　　藏】密封，置常温干燥处。

【包　　装】药品包装用复合膜袋。

【有 效 期】暂定36个月。

【生产单位】德格县宗萨藏医院

本制剂仅限本医疗机构使用。

息协昂巴

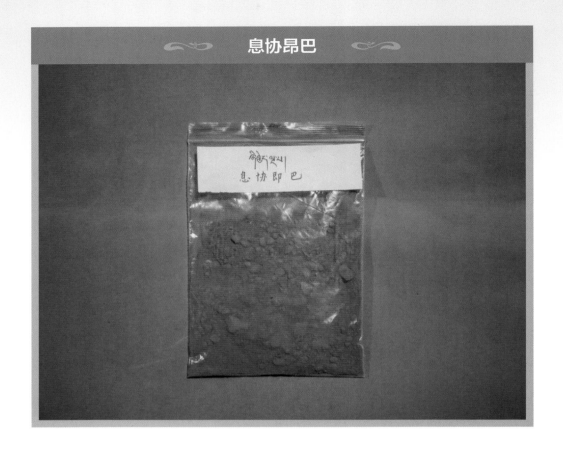

【药品名称】息协昂巴 Xixie Angba

【处方组成】大黄、干姜等六味。

【性　　状】本品为浅红棕色细粉；气香。

【功能主治】用于消化不良，肠胃胀气，活血通络，跌打损伤，陈旧淤血，消除瘀斑，皮肤斑点。善治上身疼痛、月经不调。

【规　　格】每袋装22g。

【用法用量】每日1～2次，每次1～2克。

【不良反应】尚不明确。

【禁　　忌】尚不明确。

【注意事项】尚不明确。

【贮　　藏】密封，置常温干燥处。

【包　　装】药品包装用复合膜袋。

【有 效 期】暂定36个月。

【生产单位】德格县宗萨藏医院

本制剂仅限本医疗机构使用。

颂塔尼阿

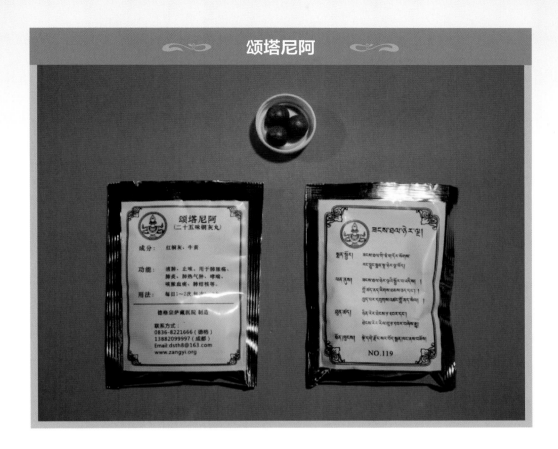

【药品名称】颂塔尼阿 Songta Ni'a

【处方组成】红铜灰、牛黄、岩白菜等二十五味。

【性　　状】本品为浅棕黄色至深棕黄色水丸，除去外衣后显浅红黄色至棕黄色；气香，味苦、微甜。

【功能主治】清肺，止咳。用于肺脓疡，肺炎，肺热气肿，哮喘，咳脓血痰，肺结核等。

【规　　格】每丸重1.2g。10丸/袋。

【用法用量】嚼服。每日1～2次，每次1～2丸。

【不良反应】尚不明确。

【禁　　忌】尚不明确。

【注意事项】尚不明确。

【贮　　藏】密封，置常温干燥处。

【包　　装】药品包装用复合膜袋。

【有 效 期】暂定36个月。.

【生产单位】德格县宗萨藏医院

　　　　　　本制剂仅限本医疗机构使用。

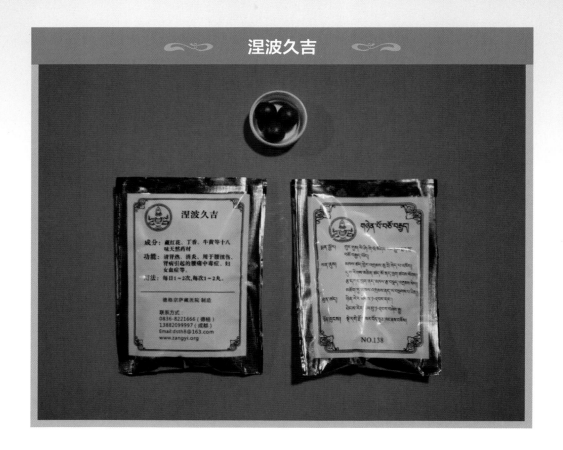

【药品名称】涅波久吉 Niebo Jiuji

【处方组成】藏红花、丁香、牛黄等十八味。

【性　　状】本品为浅棕红色至棕红色水丸；气香，味苦、涩。

【功能主治】清肾热，消炎。用于腰扭伤，肾病引起的腰痛，中毒症，妇女血症等。

【规　　格】每丸重1.3g。10丸/袋。

【用法用量】嚼服。每日1～2次，每次1～2丸。

【不良反应】尚不明确。

【禁　　忌】孕妇禁用。

【注意事项】尚不明确。

【贮　　藏】密封，置常温干燥处。

【包　　装】药品包装用复合膜袋。

【有　效　期】暂定36个月。

【生产单位】德格县宗萨藏医院

　　　　　　本制剂仅限本医疗机构使用。

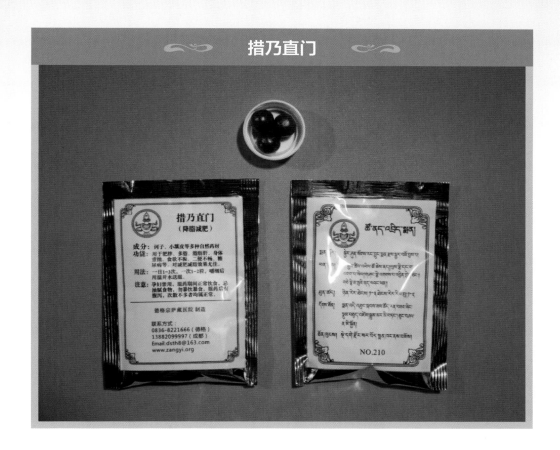

【药品名称】措乃直门 Cuonai Zhimen

【处方组成】诃子、小檗皮等。

【性　　状】本品为浅棕色至棕色水丸；气微香，味微苦。

【功能主治】用于肥胖，多脂，脂肪肝，身体重拙，食欲不振，二便不畅，糖尿病等。

【规　　格】每丸重1.1g。5丸/袋。

【用法用量】每日1～3次，每次1～2丸，嚼细后温开水送服。

【不良反应】尚不明确。

【禁　　忌】尚不明确。

【注意事项】尚不明确。

【贮　　藏】密封，置常温干燥处。

【包　　装】药品包装用复合膜袋。

【有 效 期】暂定36个月。

【生产单位】德格县宗萨藏医院

　　　　　　本制剂仅限本医疗机构使用。

堆蒂

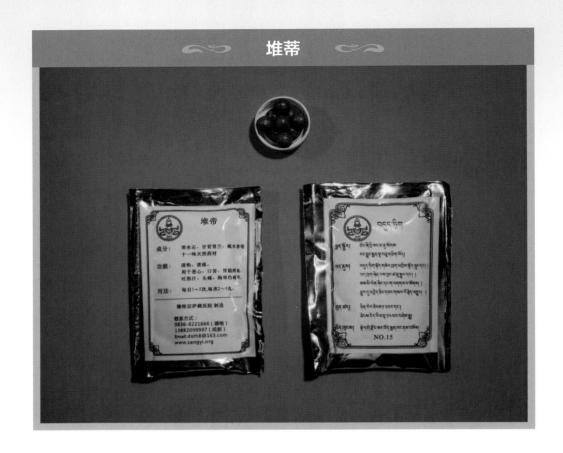

【药品名称】堆蒂 Duidi

【处方组成】寒水石、甘青青兰、藏木香等十一味。

【性　　状】本品为灰白色至灰色水丸；味苦、涩。

【功能主治】清热，溃疡。用于恶心，口苦，胃脘疼痛，吐胆汁，头痛，胸部灼痛等。

【规　　格】每丸重0.7g。20丸/袋。

【用法用量】嚼服。每日1～2次，每次2～4丸。

【不良反应】尚不明确。

【禁　　忌】尚不明确。

【注意事项】尚不明确。

【贮　　藏】置常温干燥处。

【包　　装】药品包装用复合膜袋。

【有 效 期】暂定36个月。

【生产单位】德格县宗萨藏医院

　　　　　　本制剂仅限本医疗机构使用。

基喜根卓

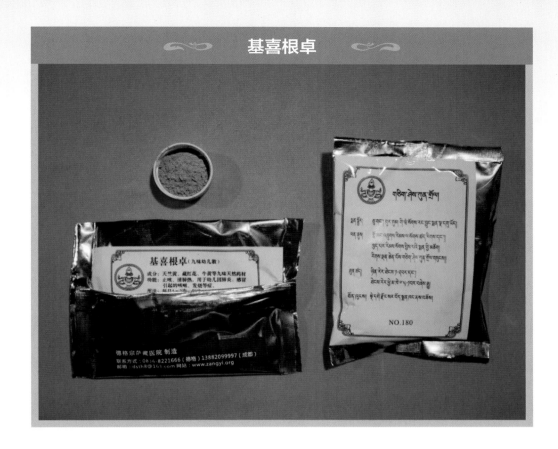

【药品名称】基喜根卓Jixi Genzhuo

【处方组成】天竺黄、藏红花、牛黄等九味。

【性　　状】本品为颗粒剂，内容物为黄白色至棕黄色颗粒；气微香，味微甘、苦。

【功能主治】止咳，清肺热。用于幼儿因肺炎、感冒引起的咳嗽、发烧等症。

【规　　格】每丸1.2g。

【用法用量】每日1～2次，每次半袋，以温开水调和服用。

【不良反应】尚不明确。

【禁　　忌】尚不明确。

【注意事项】尚不明确。

【贮　　藏】密封，置常温干燥处。

【包　　装】药品包装用复合膜袋。

【有 效 期】暂定36个月。

【生产单位】德格县宗萨藏医院

　　　　　　本制剂仅限本医疗机构使用。

萨琼

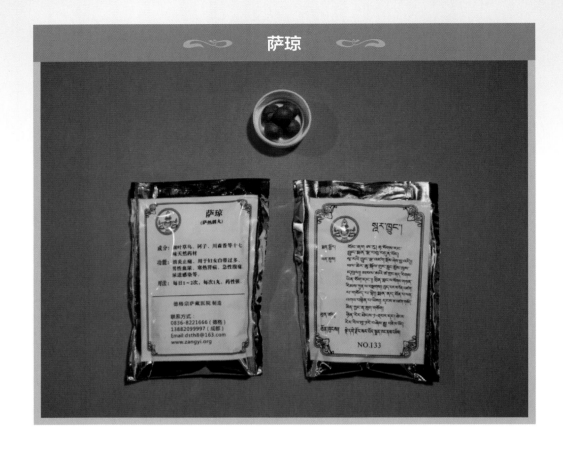

【药品名称】萨琼Saqiong

【处方组成】细叶草乌、诃子、川木香等十七味。

【性　　状】本品为浅棕红色至棕黑色水丸，除去外衣后显浅红棕色至棕红色；气微香，味微苦。

【功能主治】消炎止痛。用于妇女白带过多，男性血尿，寒热肾病，急性腹痛，尿道感染等。

【规　　格】每丸重0.55g。20丸/袋。

【用法用量】嚼服。每日1～2次，每次1丸。

【不良反应】尚不明确。

【禁　　忌】尚不明确。

【注意事项】药性强。

【贮　　藏】密封，置常温干燥处。

【包　　装】药品包装用复合膜袋。

【有 效 期】暂定36个月。

【生产单位】德格县宗萨藏医院

本制剂仅限本医疗机构使用。

崩孜久尼

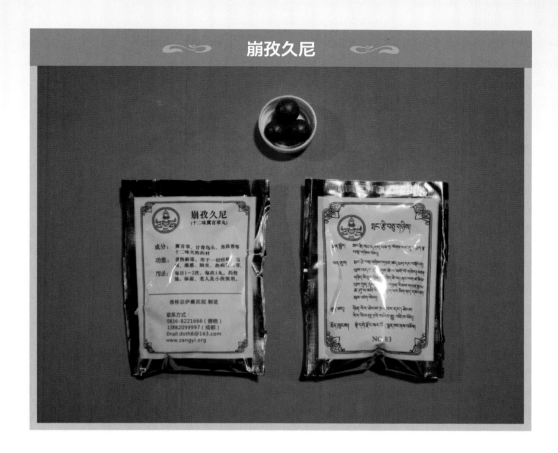

【药品名称】崩孜久尼Bengzi Jiuni

【处方组成】翼首草、甘青乌头、角茴香等十二味。

【性　　状】本品为灰棕色的水丸；气香，味苦、有麻舌感。

【功能主治】清热解毒。用于一切疫病，瘟病，流感，脑炎，热病发烧等。

【规　　格】每丸重1.1g。10丸/袋。

【用法用量】嚼服。每日1～2次，每次1丸。

【不良反应】尚不明确。

【禁　　忌】尚不明确。

【注意事项】孕妇忌服，药性强，体弱、老人及小孩慎用。

【贮　　藏】密封，置常温干燥处。

【包　　装】药品包装用复合膜袋。

【有 效 期】暂定36个月。

【生产单位】德格县宗萨藏医院

　　　　　　本制剂仅限本医疗机构使用。

崩杰久阿（十五味龙胆花丸）

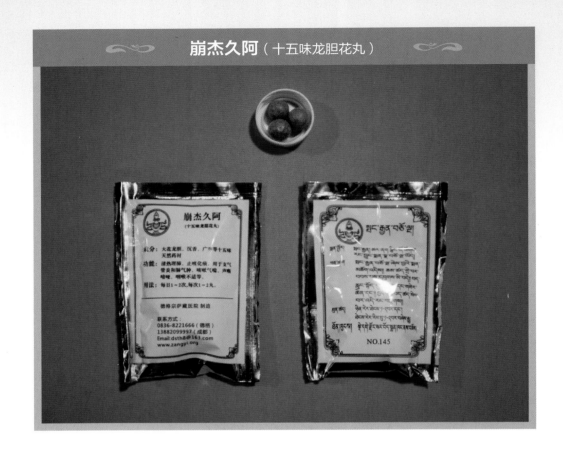

【药品名称】崩杰久阿（十五味龙胆花丸）Bengjie Jiua

【处方组成】大花龙胆、沉香、广枣等十五味。

【功能主治】清热理肺，止咳化痰。用于支气管炎和肺气肿，咳嗽气喘，声嘶音哑，咽喉不适等。

【用法用量】每日1～2次，每次1～2丸。

【生产单位】德格县宗萨藏医院

本制剂仅限本医疗机构使用。

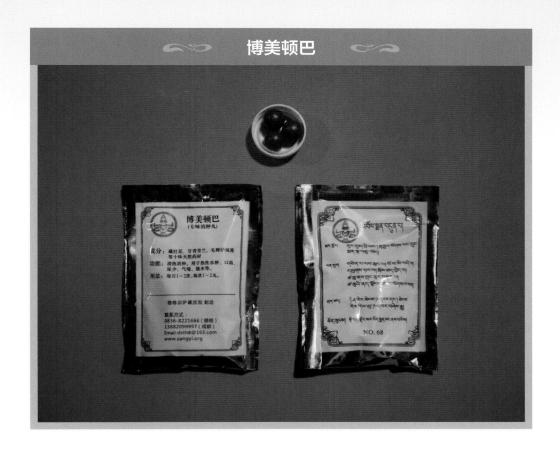

博美顿巴

【药品名称】博美顿巴Bomei Dunba

【处方组成】藏红花、甘青青兰、毛瓣绿绒蒿等十味。

【性　　状】本品为黄棕色至黄褐色水丸；味酸、微苦。

【功能主治】清热消肿。用于热性水肿，口渴，尿少，气喘，腹水等。

【规　　格】每丸重1.25g。10丸/袋。

【用法用量】嚼服。每日1～2次，每次1～2丸。

【不良反应】尚不明确。

【禁　　忌】尚不明确。

【注意事项】尚不明确。

【贮　　藏】密封，置常温干燥处。

【包　　装】药品包装用复合膜袋。

【有 效 期】暂定36个月。

【生产单位】德格县宗萨藏医院

　　　　　　本制剂仅限本医疗机构使用。

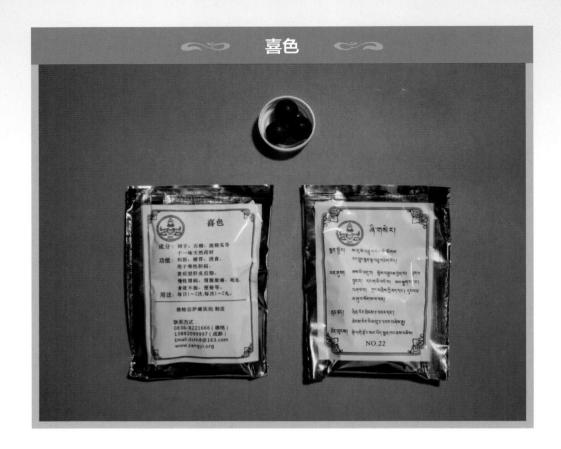

【药品名称】喜色Xise

【处方组成】诃子、石榴、波棱瓜子等十一味。

【性　　状】本品为褐色至黑色水丸；气微香，味苦、咸。

【功能主治】利胆，健胃，消食。用于寒性胆病，黄疸型肝炎后期，慢性胃病，胃腹胀痛，呃逆，食欲不振、便秘等。

【规　　格】每丸重1.8g。10丸/袋。

【用法用量】嚼服。每日1～2次，每次1～2丸。

【不良反应】尚不明确。

【禁　　忌】尚不明确。

【注意事项】尚不明确。

【贮　　藏】密封，置常温干燥处。

【包　　装】药品包装用复合膜袋。

【有 效 期】暂定36个月。

【生产单位】德格县宗萨藏医院

　　　　　　本制剂仅限本医疗机构使用。

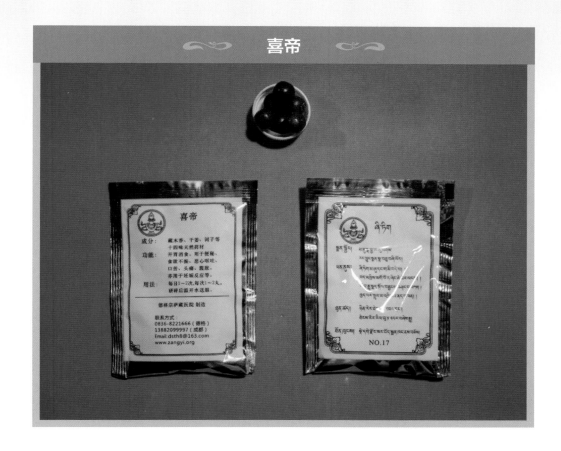

【药品名称】喜帝Xidi

【处方组成】藏木香、干姜、诃子等十四味。

【性　　状】本品为棕色至棕褐色水丸；气香，味酸。

【功能主治】开胃消食。用于便秘，食欲不振，恶心呕吐，口苦，头痛，腹胀。亦用于妊娠反应等。

【规　　格】每丸重1.4g。10丸/袋。

【用法用量】每日1～2次，每次1～2丸，研碎后温开水送服。

【不良反应】尚不明确。

【禁　　忌】尚不明确。

【注意事项】尚不明确。

【贮　　藏】置常温干燥处。

【包　　装】药品包装用复合膜袋。

【有 效 期】暂定36个月。

【生产单位】德格县宗萨藏医院

　　　　　　本制剂仅限本医疗机构使用。

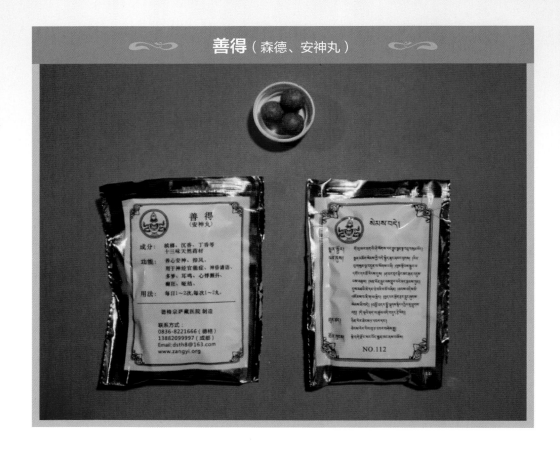

善得（森德、安神丸）

【药品名称】善得（森德、安神丸）Shan De

【处方组成】槟榔、沉香、丁香等十三味。

【性　　状】本品为棕色至棕黄色水丸，除去外衣后显浅灰黄色至棕黄色；气微香，味咸、苦、涩、微麻。

【功能主治】养心安神，抑风。用于神经官能症，神昏谵语，多梦，耳鸣，心悸颤抖，癫狂，哑结。

【规　　格】每丸重1.2g。10丸/袋。

【用法用量】嚼服。每日1～2次，每次1～2丸。

【不良反应】尚不明确。

【禁　　忌】尚不明确。

【注意事项】尚不明确。

【贮　　藏】密闭，置阴凉干燥处。

【包　　装】药品包装用复合膜袋。

【有 效 期】暂定36个月。

【生产单位】德格县宗萨藏医院

　　　　　　本制剂仅限本医疗机构使用。

普纳谷汤

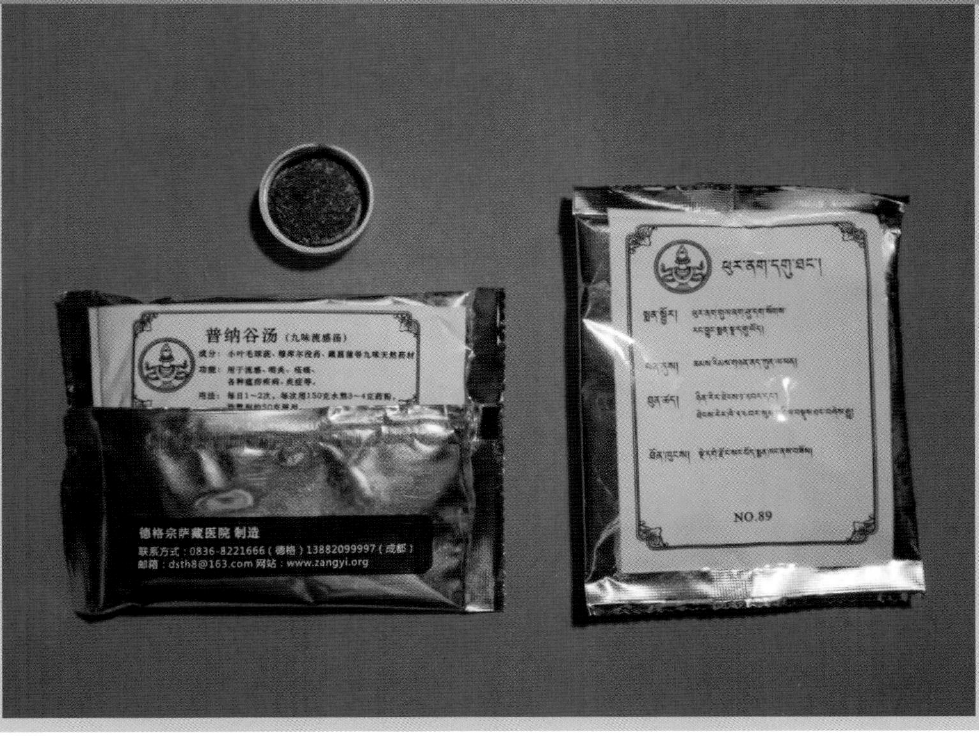

【药品名称】普纳谷汤 Puna Gutang

【处方组成】小叶毛球莸、穆库尔没药、藏菖蒲等九味。

【性　　状】本品为浅灰色细粉；气香，味苦、涩。

【功能主治】用于流感，咽炎，疮疡，各种瘟疬疾病，炎症等。

【规　　格】每袋装25g。

【用法用量】每日1～2次，每次用150克水熬3～4克药粉，待熬到约50克服。

【不良反应】尚不明确。

【禁　　忌】孕妇禁用。

【注意事项】尚不明确。

【贮　　藏】密封，置常温干燥处。

【包　　装】药品包装用复合膜袋。

【有 效 期】暂定36个月。

【生产单位】德格县宗萨藏医院

　　　　　　本制剂仅限本医疗机构使用。

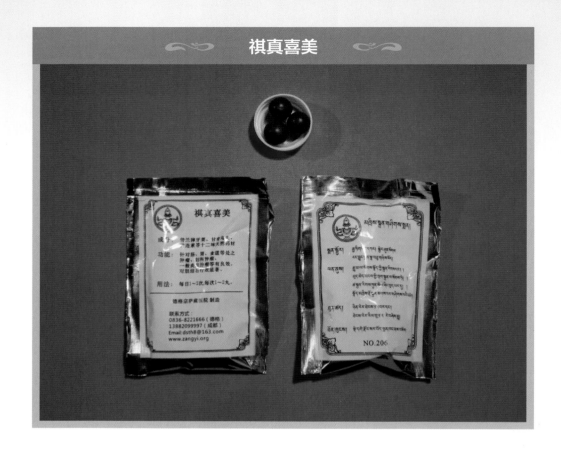

【药品名称】祺真喜美 Qizhen Ximei

【处方组成】普兰獐牙菜、甘青乌头、黄连素等十二味。

【性　　状】本品为黑色水丸；气香，味苦、微涩。

【功能主治】针对肠、胃、食道等处之肿瘤，妇科肿瘤，一般炎症肿瘤等有良效，对胆结石疗效显著。

【规　　格】每丸重1.7g。5丸/袋。

【用法用量】嚼服。每日1～3次，每次2丸。

【不良反应】尚不明确。

【禁　　忌】尚不明确。

【注意事项】尚不明确。

【贮　　藏】密封，置常温干燥处。

【包　　装】药品包装用复合膜袋。

【有 效 期】暂定36个月。

【生产单位】德格县宗萨藏医院

　　　　　　本制剂仅限本医疗机构使用。

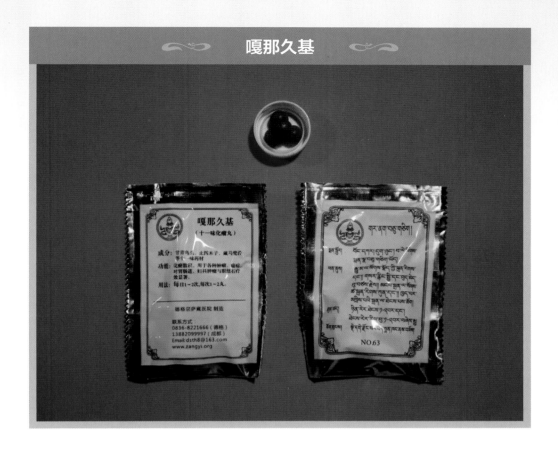

【药品名称】嘎那久基 Gana Jiuji

【处方组成】甘青乌头、止泻木子、藏马兜铃等十一味。

【性　　状】本品为褐色至黑褐色水丸；气香。

【功能主治】化瘀散积。用于肿瘤，癌症。对胃肠道、妇科肿瘤与胆结石疗效显著。

【规　　格】每丸重0.85g。20丸/袋。

【用法用量】嚼服。每日1～2次，每次1～2丸。

【不良反应】尚不明确。

【禁　　忌】尚不明确。

【注意事项】尚不明确。

【贮　　藏】密封，置常温干燥处。

【包　　装】药品包装用复合膜袋。

【有 效 期】暂定36个月。

【生产单位】德格县宗萨藏医院

　　　　　　本制剂仅限本医疗机构使用。

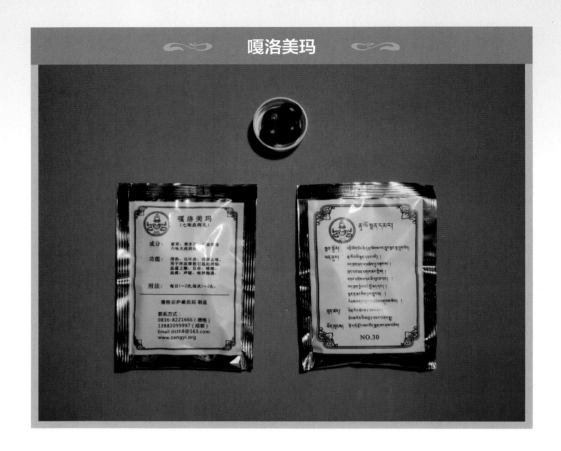

【药品名称】嘎洛美玛 Galuo Meima

【处方组成】紫草、寒水石、川木香等六味。

【性　　状】本品为棕褐色至黑褐色水丸；气微香，味苦、甘。

【功能主治】清热，化坏血，清肺止咳。用于坏血窜散引起的肺病、血盛上壅、目赤、咳嗽、血痰、声哑、喉肿胸满。

【规　　格】每丸重1.2g。10丸/袋。

【用法用量】嚼服。每日1～2次，每次1～2丸。

【不良反应】尚不明确。

【禁　　忌】忌食酸冷。

【注意事项】尚不明确。

【贮　　藏】密封，置常温干燥处。

【包　　装】药品包装用复合膜袋。

【有 效 期】暂定36个月。

【生产单位】德格县宗萨藏医院

　　　　　　本制剂仅限本医疗机构使用。

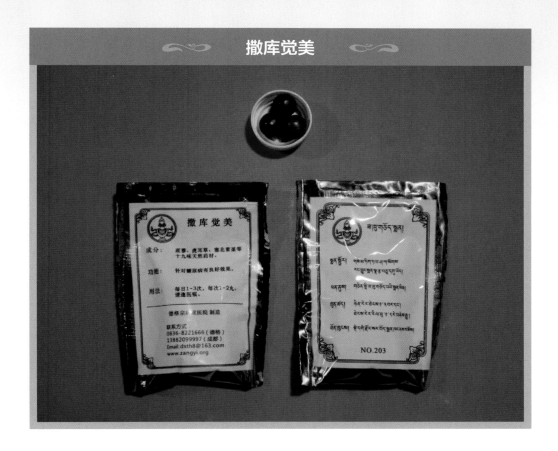

撒库觉美

【药品名称】撒库觉美 Saku Juemei

【处方组成】蒺藜、虎耳草、塞北紫堇等十九味。

【性　　状】本品为浅棕黄色至棕黄色水丸；气香，味苦、微涩。

【功能主治】治疗糖尿病。

【规　　格】每丸重1.3g。5丸/袋。

【用法用量】嚼服。每日1～3次，每次1～2丸。

【不良反应】尚不明确。

【禁　　忌】尚不明确。

【注意事项】尚不明确。

【贮　　藏】密封，置常温干燥处。

【包　　装】药品包装用复合膜袋。

【有 效 期】暂定36个月。

【生产单位】德格县宗萨藏医院

　　　　　　本制剂仅限本医疗机构使用。

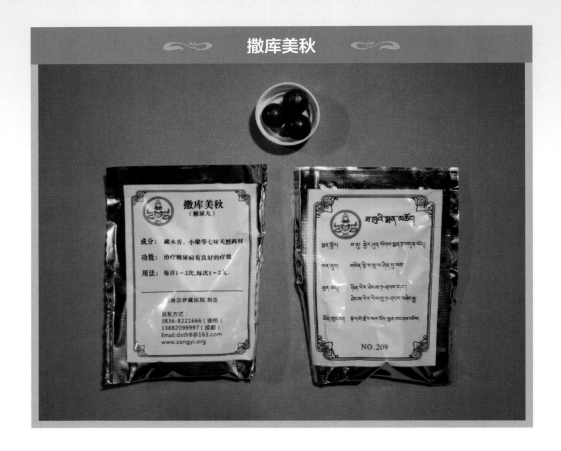

【药品名称】撒库美秋 Saku Meiqiu

【处方组成】藏木香、小檗等七味。

【功能主治】治疗糖尿病。

【规　　格】每丸重1.5g。5丸/袋。

【用法用量】嚼服。每日1～3次，每次2丸。

【不良反应】尚不明确。

【禁　　忌】尚不明确。

【注意事项】尚不明确。

【贮　　藏】密封，置常温干燥处。

【包　　装】药品包装用复合膜袋。

【有 效 期】暂定36个月。

【生产单位】德格县宗萨藏医院

　　　　　　本制剂仅限本医疗机构使用。

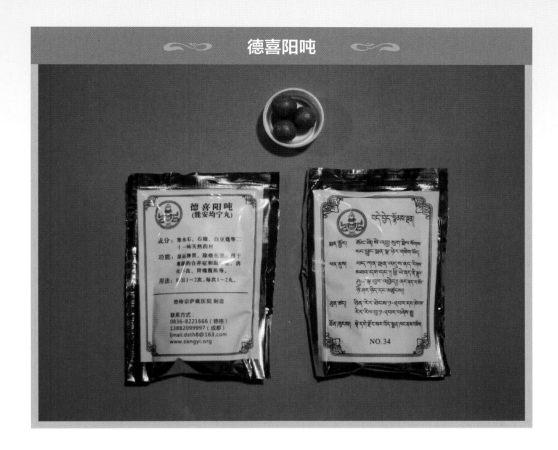

德喜阳吨

【药品名称】德喜阳吨 Dexi Yangdun

【处方组成】寒水石、石榴、白豆蔻等二十一味。

【性　　状】本品为灰棕褐色至黑棕色水丸；气微香，味辣、涩。

【功能主治】湿运脾胃，除痰化湿。用于寒湿的合并症和混合症，消化不良，胃痛腹
　　　　　　胀等。

【规　　格】每丸重1.45g。10丸/袋。

【用法用量】嚼服。每日1～2次，每次1～2丸。

【不良反应】尚不明确。

【禁　　忌】尚不明确。

【注意事项】尚不明确。

【贮　　藏】密封，防潮。

【包　　装】药品包装用复合膜袋。

【有 效 期】暂定36个月。

【生产单位】德格县宗萨藏医院
　　　　　　本制剂仅限本医疗机构使用。

德智松觉

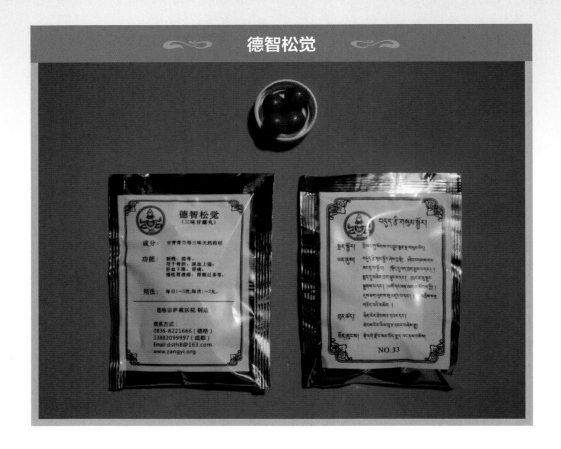

【药品名称】德智松觉 Dezhi Songjue

【处方组成】甘青青兰等三味。

【性　　状】本品为灰色至灰棕黑色水丸；气芳香，味苦。

【功能主治】制酸，接骨。用于骨折，涎血上溢，肝血下降，胃痛，慢性胃溃疡，胃酸
　　　　　　过多等。

【规　　格】每丸重1.8g。10丸/袋。

【用法用量】嚼服。每日1～2次，每次1～2丸。

【不良反应】尚不明确。

【禁　　忌】尚不明确。

【注意事项】尚不明确。

【贮　　藏】密封，置常温干燥处。

【包　　装】药品包装用复合膜袋。

【有 效 期】暂定36个月。

【生产单位】德格县宗萨藏医院
　　　　　　本制剂仅限本医疗机构使用。

德智勒丘

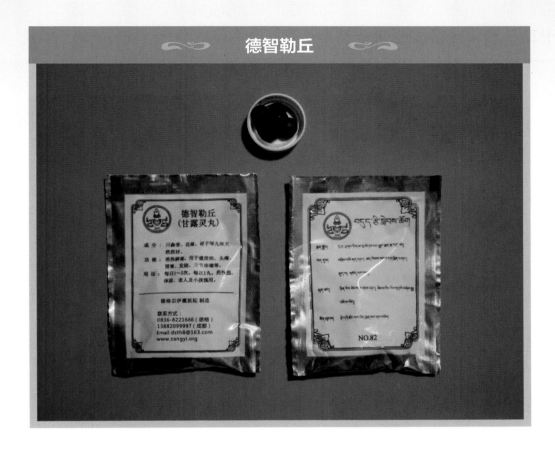

【药品名称】德智勒丘 Dezhi Leqiu

【处方组成】川木香、花锚、诃子等九味。

【性　　状】本品为黑色水丸；气香，味微苦。

【功能主治】清热解毒。用于瘟疫病，头痛，胃寒，发烧，关节疼痛等。

【规　　格】每丸重0.75g。10丸/袋。

【用法用量】嚼服。每日1～2次，每次1～2丸。

【不良反应】尚不明确。

【禁　　忌】尚不明确。

【注意事项】药性强，体弱者、老人及小孩慎用。

【贮　　藏】密封，置常温干燥处。

【包　　装】药品包装用复合膜袋。

【有 效 期】暂定36个月。

【生产单位】德格县宗萨藏医院

　　　　　　本制剂仅限本医疗机构使用。

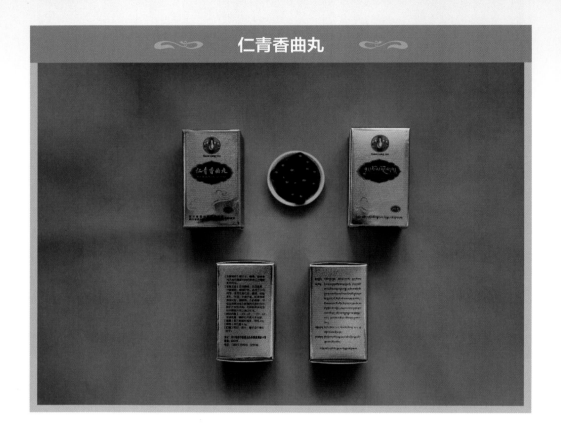

仁青香曲丸

【药品名称】仁青香曲丸 Renqing Xiangqu Wan

【处方组成】藏红花、檀香、珊瑚等。

【功能主治】安神镇惊，活血通络，开胸解闷，醒脑开窍。用于中风，风湿，强直性脊柱炎，癫痫，神志紊乱，失语，半身不遂，肌萎缩侧索硬化症，脑瘫痪，心肌梗死，抑郁症等精神性功能障碍和各种创伤，陈旧性皮肤疾病。无病服用具有良好的醒脑开窍之清血作用。

【规　　格】每丸重0.5g。每瓶25g。

【用法用量】一次2～3丸，一日1～3次，或遵医嘱。嚼碎后用温开水送服。

【贮　　藏】密封、避光、置阴凉干燥处保存。

【包　　装】聚乙烯塑料瓶装。

【生产单位】四川省若尔盖县藏医院（藏医药研究所）

本制剂仅限本医疗机构使用。

夏萨降糖丸（十三味石榴丸）

【药品名称】夏萨降糖丸（十三味石榴丸）Xiasa Jiangtang Wan

【处方组成】石榴、姜黄等十余味组成。

【功能主治】生津止渴，甘平养胃，涩敛固阴，固精。用于多饮，多尿，多食，消瘦，体倦无力，小便混浊，遗精，糖尿病。

【规　　格】每丸重0.5g。每瓶30g。

【用法用量】一次2～3丸，一日2～4次，或遵医嘱。嚼碎后用温开水送服。

【贮　　藏】置阴凉干燥处保存。

【包　　装】聚乙烯塑料瓶装。

【生产单位】四川省若尔盖县藏医院（藏医药研究所）
　　　　　　本制剂仅限本医疗机构使用。

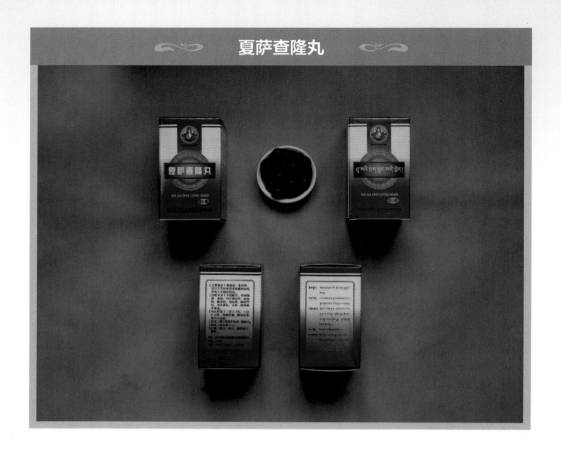

夏萨查隆丸

【药品名称】夏萨查隆丸 Xiasa Zhalong Wan

【处方组成】紫檀香、兔耳草、余甘子等。

【功能主治】平稳降压，安神镇静，通络。用于高血压，高血脂，脑血栓，冠心病，胸闷气短，神志紊乱，头痛，肢体麻木等症。

【规　　格】每丸重0.5g。每瓶25g。

【用法用量】一次2～3丸，一日2～3次，或遵医嘱。嚼碎后用温开水送服。

【贮　　藏】密封、避光、置阴凉干燥处。

【包　　装】聚乙烯塑料瓶装。

【生产单位】四川省若尔盖县藏医院（藏医药研究所）

本制剂仅限本医疗机构使用。

夏萨熏香粉

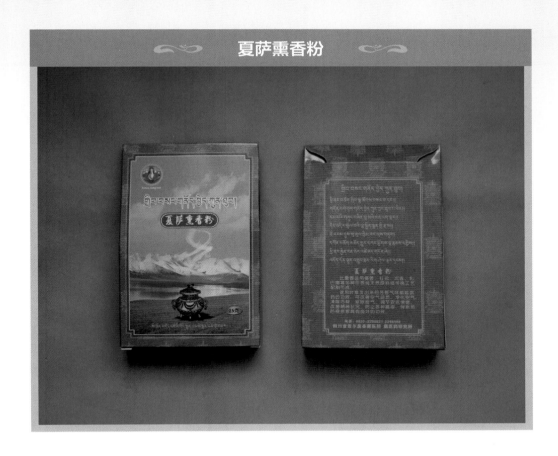

【药品名称】夏萨熏香粉 Xiasa Xunxiang Fen

【处方组成】檀香、红花、沉香等。

【功能主治】使用时散发出来的芳香气味能起到药用功效，可改善空气品质，净化空气，清除污秽，驱除晦气，调节安抚情绪，改善精神状况，防止各种瘟疫，特别是预防感冒，具有良好的功效。

【用法用量】点燃，熏。

【生产单位】四川省若尔盖县藏医院（藏医药研究所）
　　　　　　本制剂仅限本医疗机构使用。

十三、若尔盖县第二藏医院（红星乡卫生院）

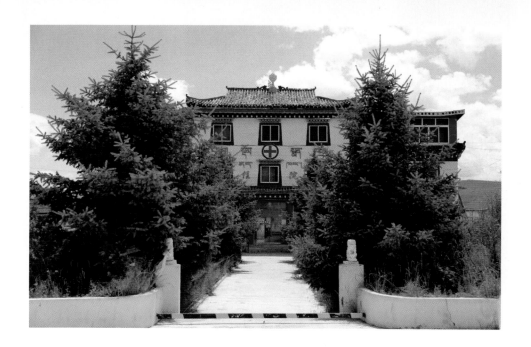

    红星乡卫生院由著名藏医药专家旦科创建于1965年，时属川、甘、青具有民族特色的第一所热当坝藏医院。1971年，在全国把医疗卫生工作的重点放到农村去的政策号召下，藏医院改名为红星合作医疗站。医院给来自阿坝、甘南、青海的诸多藏医人员创造学习条件，旦科老师亲自为各地学生们授课，使一所小小藏医院与外界的卫生系统对接，逐步走向规范化。

    1979年，经恩师多年的努力，"阿坝州卫校藏医中专班"第一、二届先后在本院开办并毕业，标志着安多藏医教示事业迈向一个新起点。1996年，党的各项民族政策逐步得到落实，原来的红星乡合作医疗站改称为红星乡卫生院。通过几代藏医人员不懈的努力，现已形成临床、教学、科研、传承藏医药文化、制剂、药材种植为一体的综合性藏医医院。2018年3月20日，若尔盖县委将若尔盖县红星乡卫生院和纳木中心卫生院整合，组建若尔盖县第二藏医院。

    医院自制的常用制剂有用于消化不良的"夏萨德西丸""智托洁白丸"等。

儿科止咳散

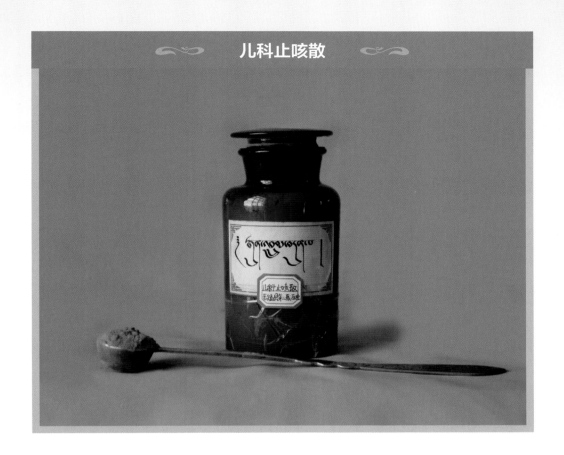

【药品名称】儿科止咳散 Erke Zhike San

【处方组成】葡萄、桂皮、红花等。

【功能主治】用于小儿发烧、咳嗽。

【用法用量】一次0.5克，一日3次。或遵医嘱。

【生产单位】若尔盖县第二藏医院

　　　　　　本制剂仅限本医疗机构使用。

风湿关节散

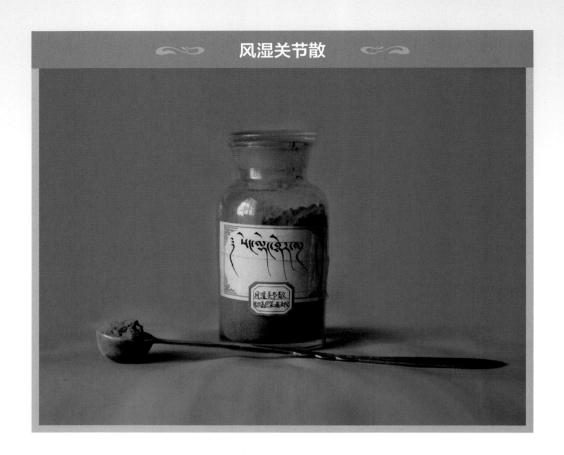

【药品名称】风湿关节散 Fengshiguanjie San

【处方组成】石榴、桂皮、红花等。

【功能主治】用于风湿关节病。

【用法用量】一次1克，一日2次。或遵医嘱。

【生产单位】若尔盖县第二藏医院

本制剂仅限本医疗机构使用。

妇科活血化瘀散

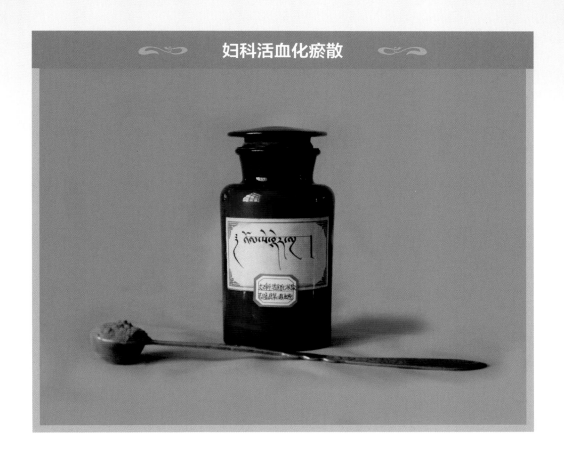

【药品名称】妇科活血化瘀散 Fuke Huoxuehuayu San

【处方组成】红花、石榴等。

【功能主治】活血化瘀。用于妇科病。

【用法用量】一次1克，一日2～3次。或遵医嘱。

【生产单位】若尔盖县第二藏医院

本制剂仅限本医疗机构使用。

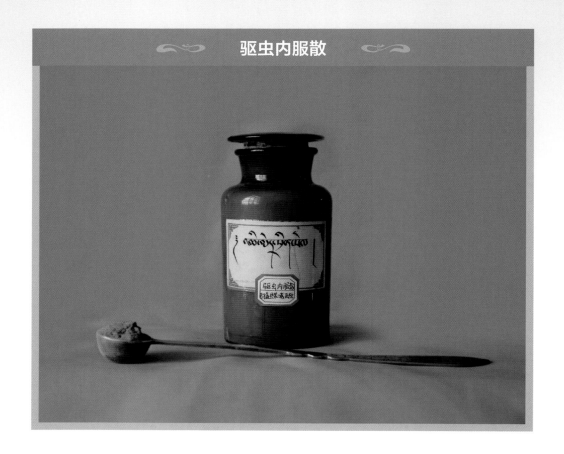

【**药品名称**】驱虫内服散 Quchongneifu San

【**处方组成**】红花、石榴等。

【**功能主治**】祛虫。

【**用法用量**】一次1克，一日3次。或遵医嘱。

【**生产单位**】若尔盖县第二藏医院

本制剂仅限本医疗机构使用。

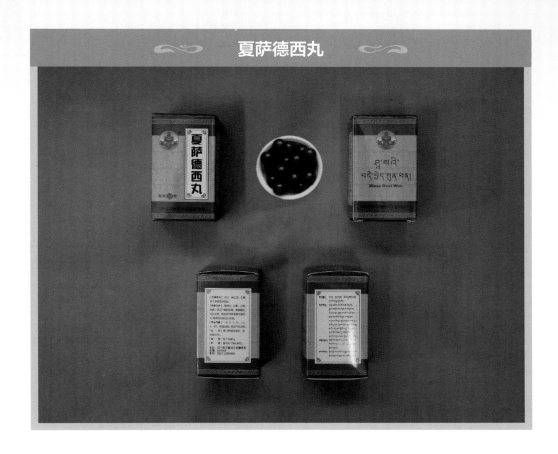

夏萨德西丸

【药品名称】夏萨德西丸 Xiasa Dexi Wan

【处方组成】诃子、藏红花、石榴等十余味组成。

【功能主治】清胃热，止酸，止痛，消食。适用于胃脘疼痛，胃痛腹胀，消化不良，呕逆泄泻等急慢性胃肠炎，胃溃疡及新旧肝病等。

【规　　格】每2丸重1克。每瓶装50克。

【用法用量】一次2～3丸，一日2～4次，或遵医嘱。用温开水送服。

【贮　　藏】置阴凉干燥处保存。

【包　　装】聚乙烯塑料瓶装。

【生产单位】若尔盖县第二藏医院

本制剂仅限本医疗机构使用。

消化内服散

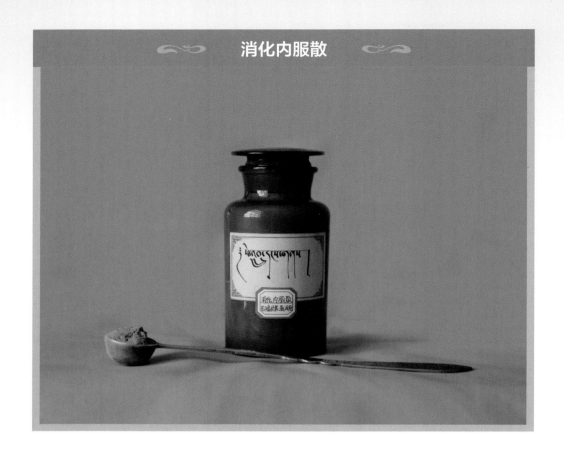

【药品名称】消化内服散 Xiaohuaneifu San

【处方组成】石榴、荜茇等。

【功能主治】用于消化不良。

【用法用量】一次1克，一日2次。或遵医嘱。

【生产单位】若尔盖县第二藏医院

　　　　　　本制剂仅限本医疗机构使用。

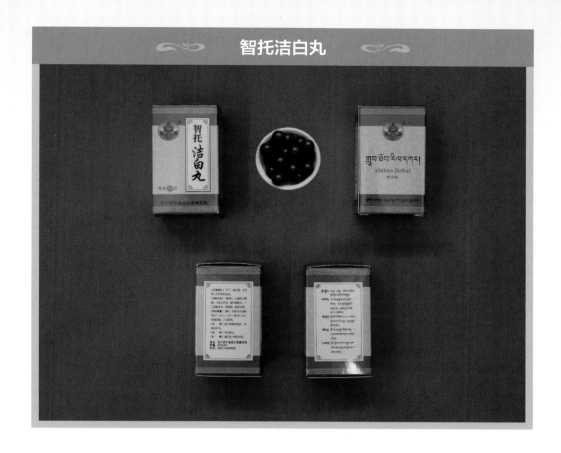

智托洁白丸

【药品名称】智托洁白丸 Zhituo Jiebai Wan

【处方组成】诃子、藏木香、木瓜等十余味组成。

【功能主治】清胃热，止痛，止胃酸。主要治疗急、慢性胃肠炎，十二指肠球炎，胃溃疡，食道炎等。

【规　　格】每丸重1克。每瓶装30克。

【用法用量】嚼烂、用温开水送服。每次1～2丸，每日2～3次，或遵医嘱。小儿酌减。

【贮　　藏】置阴凉干燥处保存。

【包　　装】聚乙烯塑料瓶装。

【生产单位】若尔盖县第二藏医院

本制剂仅限本医疗机构使用。

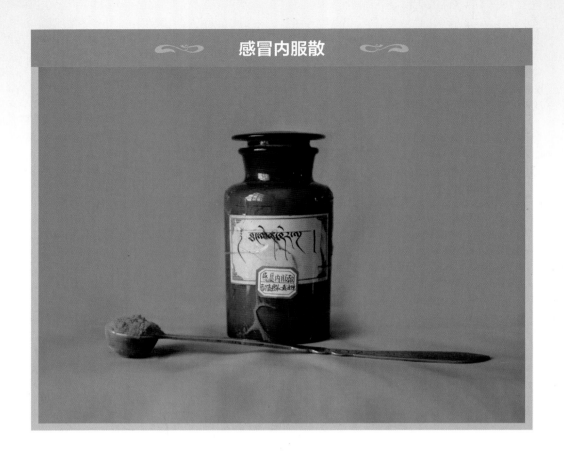

【药品名称】感冒内服散Ganmaoneifu San

【处方组成】红花、桂皮、石榴等。

【功能主治】用于发烧、头痛等症。

【用法用量】一次1克，一日2～3次。或遵医嘱。

【生产单位】若尔盖县第二藏医院

　　　　　　本制剂仅限本医疗机构使用。